सम्पूर्ण योग विज्ञान

AF647191

द्वितीय संस्करण

सम्पूर्ण योग विज्ञान

आसन, प्राणायाम व सूर्य नमस्कार वैज्ञानिक आधार एवं आहार चिकित्सा सहित

राजीव जैन "त्रिलोक"

MANJUL

मंजुल पब्लिशिंग हाउस

MANJUL

मंजुल पब्लिशिंग हाउस

कॉरपोरेट एवं संपादकीय कार्यालय

• द्वितीय तल, उषा प्रीत कॉम्प्लेक्स, 42 मालवीय नगर, भोपाल-462 003

विक्रय एवं विपणन कार्यालय

• सी-16, सेक्टर 3, नोएडा, उत्तर प्रदेश - 201301, इंडिया

वेबसाइट : www.manjulindia.com

वितरण केन्द्र

अहमदाबाद, बेंगलुरू, कोच्चि, कोलकाता, चेन्नई,
हैदराबाद, मुम्बई, नई दिल्ली, पुणे

प्रथम संस्करण : 2012
संशोधित द्वितीय संस्करण : 2015
7वीं आवृत्ति 2026

कॉपीराइट © 2012 राजीव जैन

ISBN 978-81-8322-266-2

मुद्रण व जिल्दसाज़ी : सौरभ प्रिंटर्स प्राइवेट लिमिटेड

यह पुस्तक आंशिक रूप से लेखक की पुस्तक
'सम्पूर्ण योग विद्या' पर आधारित है।

इस पुस्तक के माध्यम से प्रकाशक या लेखक का आशय पाठकों को कोई भी पेशेवर सलाह या सेवा देना नहीं है। पुस्तक में बताए गए विचार, प्रक्रियाएँ और सुझाव किसी भी चिकित्सकीय सेवा का विकल्प नहीं हैं। इसलिए स्वास्थ्य से संबंधित किसी भी मामले में चिकित्सकीय परामर्श को ही प्राथमिकता दें। इसमें दी गई किसी भी जानकारी या सूचना के उपयोग से यदि किसी पाठक को कोई हानि होती है तो प्रकाशक और लेखक की कोई जवाबदेही नहीं होगी।

यह पुस्तक इस शर्त पर विक्रय की जा रही है कि प्रकाशक की लिखित पूर्वानुमति के बिना इसे या इसके किसी भी हिस्से को न तो पुनः प्रकाशित किया जा सकता है और न ही किसी भी अन्य तरीक़े से, किसी भी रूप में इसका व्यावसायिक उपयोग किया जा सकता है। यदि कोई व्यक्ति ऐसा करता है तो उसके विरुद्ध कानूनी कार्रवाई की जाएगी।

विषय सूची

श्रद्धांजलि

गुरुदेव आचार्य श्री 108 विमलसागर जी महाराज को नमोस्तु करते हुए, अपने पूज्य पिताश्री स्व. विजय कुमार जैन (केवलारी, म.प्र.) एवं माताश्री स्व. श्रीमती कमला बाई जैन तथा पिता तुल्य स्व. श्री कृष्णचंद्र रखेजा सा एवं माताश्री स्व. श्रीमती मंजुल देवी रखेजा जी को शत्-शत् नमन करता हूँ, जिनके दिए संस्कार ही आत्मोद्धारक बन गए।

जब मेरी उम्र लगभग 2 साल थी, तभी मेरी माँ का स्वर्गवास हो गया था। इसके बाद जिस माँ ने मेरी अँगुलि पकड़कर मुझे मार्गदर्शन दिया, वे थीं स्व. श्रीमति उमा देवी जैन। अब वे भी निर्वाण प्राप्ति के लिए अगले जन्म की यात्रा पर निकल चुकी हैं, उनको मेरा बारम्बार प्रणाम।

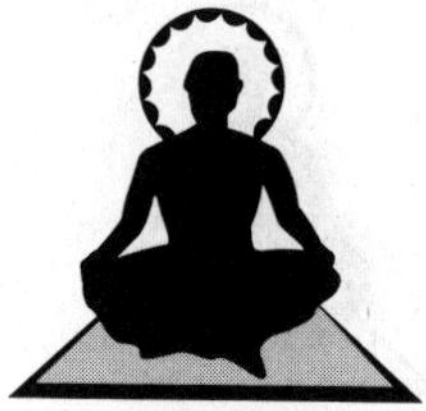

समर्पण

वे जो स्वस्थ होना चाहते हैं या जो स्वस्थ हैं एवं उस ईश्वरीय शक्ति को जिसने समस्त प्राणियों को स्वास्थ्य प्रदान करने के लिए मुझे निमित्त बनाया। साथ ही उन सबको जो इस मार्ग द्वारा समस्त प्राणियों को मोक्षमार्गी, सुखी, निरोग एवं समृद्ध देखना चाहते हैं।

आभार

मैं सर्वप्रथम आभार व्यक्त करता हूँ मंजुल पब्लिशिंग हाउस के डायरेक्टर श्रीमान विकास रखेजा साहब एवं श्रीमती अनु रखेजा का, जिन्होंने मुझे लिखने की प्रेरणा ही नहीं वरन् अपना वात्सल्य भी प्रदान किया।

इस पुस्तक की टाइपसेटिंग, आंतरिक सज्जा एवं डिज़ाइनिंग का कार्य श्री दीपक शर्मा एवं प्रवीण शर्मा की लगनशीलता व रचनात्मकता से संपन्न हुआ। पुस्तक को सुंदर स्वरूप प्रदान करने के लिए मैं इन दोनों का हृदय से आभारी हूँ।

मैं आभारी हूँ अपने सभी शुभचिंतकों का, पाठकों का एवं मेरी पत्नी आशा जैन, पुत्री अनुश्री जैन व पुत्र आदीश जैन का, जो हमेशा मेरे साथ मेरी छाया बनकर रहे।

शुभ आशीष

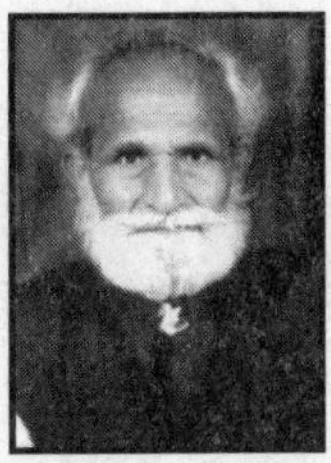

मुझे बड़ी प्रसन्नता हो रही है कि जिस प्रकार मैंने अपने गुरुओं, आचार्यों - 108 श्री विमल सागरजी महाराज, आर्यिकारत्न माता ज्ञानमतिजी, श्री कृष्ण दासजी परमहंस महाराज 'नेपालीबाबा', स्वामी सत्यानंद सरस्वती जी महाराज, स्वामी सच्चिदानंद सरस्वती जी, जिन्होंने हरदा (म.प्र.) में मुझे (मेरा नामकरण कर) 'स्वामी प्रणवानंद सरस्वती' के नाम से सम्बोधित किया था, स्वामी धीरेन्द्र ब्रह्मचारी जी, संचालक अंतर्राष्ट्रीय विश्वायतन योगाश्रम, कटरा (जम्मू-कश्मीर)- के ज्ञान एवं कला को लगन व निष्ठा के साथ आत्मसात् कर उसे जन-जन तक पहुँचाने का प्रयास किया और लगातार कर रहा हूँ।

ठीक उसी प्रकार मेरे सुयोग्य शिष्य प्रिय राजीव जैन "त्रिलोक" ने समस्त संसार को मानव जाति के जीवन में सुख-शांति, स्वास्थ्य एवं आत्मोन्नति में सहायक एक ऐसी पुस्तक की रचना कर समाज को अर्पित की है, जिसमें प्रायः उन सभी विषयों का समायोजन किया गया है, जो मानव जीवन की सार्थकता के लिए आवश्यक हैं एवं मानव मात्र के लिए हितकारी हैं।

मैं लगभग 50 वर्षों से गुरुजनों के इस ज्ञान (योग) को लोगों के स्वास्थ्य के साथ उनकी आध्यात्मिक भावनात्मक उन्नति के लिए निर्लोभ होकर बाँट रहा हूँ, ताकि वे मानव जीवन को सफल बनाकर आध्यात्म की ऊँचाई तक पहुँच सकें।

यहाँ पर मैं एक बात विशेष रूप से कहना चाहूँगा कि मेरे योग गुरु स्वामी सत्यानंद सरस्वती जी एवं स्वामी धीरेन्द्र ब्रह्मचारी जी हमेशा मुझसे एक बात कहा करते थे कि जिस तरह हमने अपनी योग कलाएँ तुम्हें सिखाई हैं, वैसे ही तुम भी उन्हें ज्यों का त्यों अपने शिष्यों और जन-जन तक पहुँचाना। उनकी इसी बात को ध्यान में रखकर (जो कि उनका आदेश था) मैंने लगभग 20 वर्षों से साधना कर रहे अपने शिष्य राजीव जैन "त्रिलोक" से कहा है कि चाहे योग की कक्षाएँ लो या किसी भी प्रकार की योग की पुस्तकें लिखो, उनमें वैसा ही लिखने का प्रयास करना, जैसा उन्होंने बताया है। ताकि उनकी बताई हुई योग कला का ह्रास न हो और उनका नाम अजर-अमर रहे, साथ ही तुम भी अध्यात्म की ऊँचाईयाँ प्राप्त करो। इसी मंगल कामना एवं आर्शीवाद के साथ तुम गुरु परम्परा द्वारा चली आ रही व मेरे द्वारा दी हुई इस योग कला को जन-जन तक पहुँचाने का कार्य करना।

इति शुभम्

योगाचार्य डॉ. फूलचंद "योगीराज"

'आयोग मित्र' (म.प्र. मानव अधिकार आयोग)

उपाध्यक्ष - मध्य प्रदेश योग परिषद

आमुख

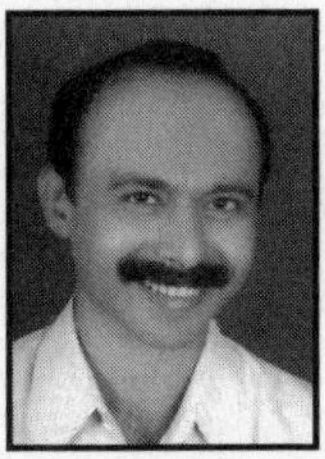

आदि काल में ज्ञान की परम्परा का विकास करने वाले अलख निरंजन भगवान शिव 1008 श्री आदिनाथ को हम नमन करते हैं एवं उनके ॐकार रूपी दिव्यघोष को, जो कि वीर प्रभु के शासनकाल तक माँ सरस्वती का रूप लेकर माता जिनवाणी कहलाईं, उन शारदा देवी (वाणी) को भी मेरा शत्-शत् नमन।

यही सम्यक् ज्ञान बड़े-बड़े संत, महात्मा, ऋषि-मुनियों एवं आचार्यों ने अपने शिष्यों को ज्यों का त्यों प्रदान किया। जिस कारण भारतीय संस्कृति लहलहाती रही और इसने पूरे विश्व में अपनी अलग पहचान बनाई।

'यह ज्ञान का पुंज उन्हीं का आशीर्वाद है।'

सर्वप्रथम मुझे आध्यात्मिक ज्ञान की धारा मेरे पूज्य पिताजी से ही प्राप्त हुई। कई बार उनकी मुलाक़ातें दिव्यात्माओं से भी हुआ करती थीं। ईश्वर की कृपा कहें कि मेरे अंदर भी आध्यात्मिक विकास दिन-प्रतिदिन होता गया। आध्यात्मिक जिज्ञासा बढ़ती गई। मैंने कई विषयों का अध्ययन किया। चूँकि आध्यात्मिक विषय बहुत गहन एवं विस्तृत है, अतः अलग-अलग विषयों के लिए मैंने कई गुरुओं का सान्निध्य प्राप्त किया और साधक बनकर निरंतर अभ्यास करता रहा। यदि आज भी कहीं आध्यात्मिक या योग क्रिया से संबंधित किसी शिविर का आयोजन होता है, तो मैं एक अबोध बालक की तरह बिना पूर्व परिचय दिए विनम्रता से उस ज्ञान एवं क्रिया को ग्रहण करने का प्रयास करता हूँ। यह एक ऐसा विषय है जिसे हम जितना सीखेंगे हमारे ज्ञान का उतना ही अधिक विकास होगा।

मैं उन संत, आचार्यों, योगियों के नाम लेना चाहूँगा, जिनसे मुझे प्रत्यक्ष या परोक्ष रूप से ज्ञान प्राप्त हुआ।

सर्वप्रथम मैं गौतम गणधराचार्य को नमन करूँगा एवं श्री कुंदकुंदाचार्य, श्री शुभचंद्राचार्य, प.पू. आचार्य विद्यासागरजी, प.पू.क्षु. ध्यान सागरजी महाराज, महर्षि पतंजलि महाराज, ऋषि घेरण्ड, मुनि वशिष्ठजी, स्वामी शिवानंद, स्वामी सत्यानंद सरस्वती, श्री बी.के.एस. आयंगार, श्री बर्फ़ानी बाबा, स्वामी विशुद्धानंद परमहंस 'ज्ञानगंज', मं.म.पं. गोपीनाथ कविराज, स्वामी कार्तिकेयजी, स्वामी धीरेंद्र ब्रह्मचारी, परमहंस निरंजनानंद सरस्वती, डॉ. के.एम. गांगुली जी, बाबा रामदेव, श्रीमती शशि सूद, श्रीमान एस.डी.सूद को मैं प्रणाम करता हूँ। यह ज्ञान की पुस्तिका आप सबका आशीर्वाद ही है, क्योंकि आप सबकी ज्ञानात्मा एवं आपकी सम्यक् दृष्टि भी तो सबको स्वस्थ देखने के लिए आकुल रही है।

आदरणीय पं. राजमल जी को भी प्रणाम करूँगा, जिन्होंने मुझे अध्यात्म की प्रेरणा दी।

मैं त्रिलोक प्राच्य विद्या रिसर्च सेंटर की टीम एवं स्वर्गीय अजय कुमार वर्मा,

डॉ. एच. मालवी, श्री एम.पी. यादव, डॉ. श्री अशोक जनवदे, डॉ. सुभाष अत्रे (पूर्व डी.जी.पी.), श्री मनोज कुलकर्णी, श्री हेमंत चौहान (अतिरिक्त पुलिस अधीक्षक), डॉ. महेश भार्गव, श्रीचन्द्रगोपाल जेठवानी, श्री देवेन्द्र शर्मा (कार्टूनिस्ट), डॉ. शोभित, स्व. दीदी सविता सैनी, नेहा त्रिपाठी (PG, आहार एवं पोषण), डॉ. प्रमोद शंकर सोनी, श्री संजीव दुबे तथा डॉ. अक्षय जैन का भी हृदय से आभारी हूँ।

हमने योग ही नहीं भारतीय संस्कृति की प्राच्य विद्या को अक्षुण्ण बनाए रखने के लिए एवं उसमें अधिक से अधिक शोध हो, जिसका लाभ पूरे विश्व को प्राप्त हो, इस दृष्टि को साकार करने के लिए त्रिलोक प्राच्य विद्या रिसर्च सेंटर की स्थापना की, जो कि वर्षों से अपना कार्य सुचारु रूप से करता आ रहा है। इस अनुसंधान केंद्र में अधिक से अधिक जानकारी समाहित हो, यह विचार कर हमने कई योगी, हठयोगी, ज्योतिषी, वास्तुविद, आयुर्वेदाचार्य, तंत्र-मंत्र, त्राटक-विशेषज्ञ, कुण्डलिनी जागरण विद्या, रहस्यपूर्ण अलौकिक वस्तु/स्थान, सिद्ध भूमियाँ, पारद विज्ञान, स्वर्णतंत्रम्, दुर्लभ जड़ी-बूटियाँ, सूर्य विज्ञान (जिसमें एक वस्तु को दूसरी वस्तु में रूपांतरित किया जाता है), हस्तलिखित ज्योतिष शास्त्र, परामनोविज्ञान आदि कई प्राच्य विद्याएँ एवं ढेर सारे अनुभव एकत्रित किए और ये सभी अनुभव/प्रयोग हम अपने जिज्ञासु साधकों को क्रमशः बताते जाएँगे।

हमारा प्रयास है कि यह पूरा जगत् और आप भौतिक, आध्यात्मिक, शारीरिक एवं मानसिक रूप से सुखी एवं समृद्ध हों। इस पुस्तिका को तैयार करने में हमने बहुत मेहनत की है। यह इस पुस्तक का द्वितीय संशोधित संस्करण है। यह सब आपकी ही पुण्यात्मक किरणों से संभव हुआ है। हमने पूरा प्रयास किया है कि आपको आसनों के अधिक प्रचलित नामों से अवगत कराएँ। तब भी विशेष रूप से देखा गया है कि देश, काल की परिस्थिति के अनुसार भिन्न-भिन्न आचार्यों ने एक ही आसन के अलग-अलग नाम दिए और कई बार यह भी देखने में आया है कि एक ही नाम के आसनों को अलग-अलग रूपों में कराया जाता है। कई बार एक ही आसन की थोड़ी सी क्रिया भिन्न कराकर उसका नाम भी परिवर्तित कर दिया गया है, परंतु हमारा साधकों से निवेदन है कि वे इस प्रकार की भिन्नताओं की ओर ध्यान न दें एवं स्वयं व दूसरों को उन योगासनों के लाभों से अवगत कराएँ तथा आत्म कल्याण व जन कल्याण की भावना रखें। विद्यार्थी वर्ग से भी निवेदन है कि योगासन के नाम व उनके चित्र, विधि आदि की जानकारी योग शिक्षक से विवेकपूर्वक प्राप्त कर लें। यद्यपि इस पुस्तक की रचना में हमने कई बातें ध्यान में रखी हैं, किंतु हमारा निवेदन है कि योग विद्या संबंधी कोई भी क्रिया करने से पहले किसी योग प्रशिक्षक/गुरु से परामर्श अवश्य लें। यदि आप अपनी कोई बात हमारे समक्ष रखना चाहते हैं या कहीं कोई त्रुटि हुई हो, तो निःसंकोच हमें अवगत कराने की कृपा करें, हम आपके आभारी रहेंगे।

इति शुभम्,

योगाचार्य - राजीव जैन "त्रिलोक"
हिमालय योग निकेतन समिति
त्रिलोक प्राच्य विद्या रिसर्च सेन्टर
मो. 09826530366
rajeevjaintrilok@gmail.com

मंगल-पाठ

ओंकारं बिंदुसंयुक्तं नित्यं ध्यायन्ति योगिनः।
कामदं मोक्षदं चैव ओंकाराय नमो नमः।।

योग साधना की समस्त क्रियाएँ क्रमशः धैर्यपूर्वक, आत्मविश्वास व पूर्ण आस्था के साथ उत्तरोत्तर करनी चाहिए, तब वे हमें शारीरिक एवं मानसिक लाभ के साथ आध्यात्मिकता के चर्मोत्कर्ष के आनंद की भी अनुभूति प्रदान कराती हैं।

-RJT

हमारा स्वास्थ्य हमारे इस विश्व को भी
स्वास्थ्य प्रदान करने में सहयोगी बनता है।

-RJT

प्रार्थना

योगेन चित्तस्य पदेन वाचां,
मलं शरीरस्य च वैद्यकेन।
योऽपाकरोतं प्रवरं मुनीनां,
पतञ्जलिं प्राञ्जलिरानतोऽस्मि।।

हरिहर, ब्रह्मा, बुद्ध, जिनेश्वर, परम पिता अल्लाह ताला,
वाहे गुरु यह अरज करूँ मैं, बना रहूँ मैं दिल वाला।

निरपराध को कभी न मारूँ, बनूँ नहीं मन का काला,
चाहे कोई क्यों न मुझे दे, पारसमणियों की माला।

निर्बल दुखियारे जीवों पर, सक्रिय करुणा सदा करूँ,
अवसर पर मैं बनूँ सहायक, धीरज साहस सदा धरूँ।

कष्टों में मुस्काना सीखूँ, दुष्कर्मों से सदा डरूँ,
वर्तमान में जीना सीखूँ, लेकर प्रभु का नाम मरूँ।

जो बर्ताव मुझे अप्रिय हो, वह न किसी के साथ करूँ,
छोटों को दे प्रेम बड़ों से, मैं आदर से बात करूँ।

योगाभ्यास करूँ मैं प्रतिदिन, अच्छी सेहत प्राप्त करूँ,
'ध्यान' योग के अवलंबन से, सब रोगों का नाश करूँ।

पुरिसायारो अप्पा, जोई वरणाणदंसण समग्गो।
जो झायदि सो जोई, पावहारो भवदि णिद्दंदो।।

अर्थः पुरुष के शरीर में स्थित जो आत्मा, योगी बनकर श्रेष्ठ ज्ञान और दर्शन से पूर्ण आत्मा का ध्यान करता है, वह रोगी पापों का हरने वाला तथा राग-द्वेष से रहित होता है।

मोक्ष पाहुण
आचार्य श्री कुन्द कुन्द स्वामी

महत्त्वपूर्ण यह नही कि आप कितने समय से और
कितने प्रकार के योग करते हैं
महत्त्वपूर्ण तो यह है कि आपकी सोच एवं आपकी
पद्धति कितनी विकसित है।

-RJT

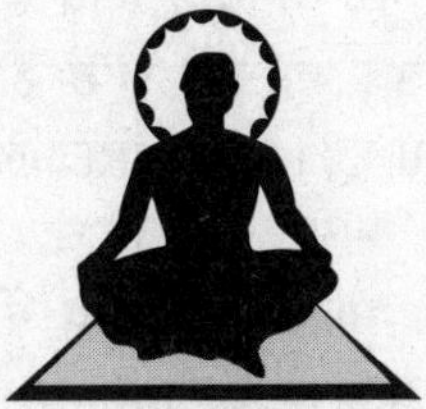

योग परिचय

एक वैचारिक दृष्टिकोण

इतिहास की दृष्टि से यह व्यक्त करना अत्यंत कठिन होगा कि विश्व में योग विद्या का आविर्भाव कब, कैसे और कहाँ से हुआ। यदि हम प्राचीन ग्रंथों पर नज़र डालें तो योग विद्या का उल्लेख वेदों और जैन धर्म के ग्रंथों में मिलता है। अतः कह सकते हैं कि योग विद्या की परंपरा प्राचीन काल से ही चली आ रही है। योग विद्या का प्रचलन उस समय से है जब योग से संबंधित ज्ञान लिपिबद्ध न होकर एक आचार्य से दूसरे आचार्य एवं अन्य शिष्यों तक यह विद्या गुरु-मुख से पहुँचाई जाती रही है परंतु इस तर्क-वितर्क में उलझना कि योग का आविर्भाव कब हुआ और किसने किया, यह उतना महत्त्वपूर्ण नहीं है बल्कि योग साधना के रहस्यों को कब और किसने उद्‌घाटित किया यह प्रश्न महत्त्वपूर्ण है। योग कई हज़ार वर्षों से संसार में अपना वर्चस्व बनाए हुए है। इसने विश्व के सभी धर्मों को अनुप्राणित किया और मानव जाति को सही दिशा की ओर अग्रसर किया।

योग वास्तव में एक 'सार्वभौम् विश्व मानव धर्म' है। योग की दृष्टि में धर्म एक विज्ञान है किंतु योग को किसी धर्म विशेष से न जोड़ते हुए उसका अध्ययन करें तो पाएँगे कि हम अपने किसी धार्मिक अंग का ही पठन-पाठन कर रहे हैं और अपनी आस्था एवं धार्मिक भावनाओं को मानव जाति के कल्याण व उत्थान के लिए दृढ़ कर रहे हैं। इस प्रकार हम योग के रहस्य को स्पष्ट रूप से समझने का प्रयास कर सकते हैं।

जिन ऋषियों ने आत्मा का दर्शन कर लिया था यह उनके द्वारा प्रतिपादित विधियों का निर्देशन है और आध्यात्मिक आचार प्रणाली का क्रमिक दर्शन कराता है एवं साधक को अपने लक्ष्य तक पहुँचाने में समर्थ होता है। इस प्रकार व्यावहारिक रूप में योग दीक्षात्मक दर्शन एवं सार्वभौम् धर्म का प्रतीक है।

आज जनमानस का मानना है कि महर्षि पतंजलि ने योग का निरूपण किया जबकि योग के प्रथम गुरु भगवान शिव ही हैं। कुछ लोगों का मानना है कि हिरण्य-गर्भ रचित योगसूत्र जो अब लुप्त हो गए हैं, उन्हीं के आधार पर पतंजलि योग दर्शन की रचना हुई। महर्षि पतंजलि ने अष्टांग योग का प्रतिपादन किया जो कि यम, नियम, आसन, प्राणायाम, प्रत्याहार, धारणा, ध्यान तथा समाधि के रूप में गृहीत है। भारतीय वाङ्मय में योग पर वृहत् चिंतन प्रस्तुत किया गया है। गीता में भगवान श्री कृष्ण कहते हैं -

तपस्विभ्योऽधिको योगी ज्ञानिभ्योऽपि मतोऽधिकः।
कर्मिभ्यश्चाधिको योगी तस्माद्योगी भवार्जुन।। (6/46)

हे अर्जुन! तू योगी बन जा। क्योंकि तपस्वियों, ज्ञानियों और सकाम कर्म में निरत् जन - इन सभी में योगी श्रेष्ठ है।

श्रीमद्भागवत् महापुराण में अपने सखा उद्धव को उपदेश देते हुए श्री कृष्ण कहते हैं -

जितेन्द्रियस्य युकृस्य जितश्रवासस्य योगिनः।
मयि धारयतश्चेत उपतिष्ठन्ति सिद्धयः।। (11/15/1)

प्रिय उद्धव! जब योगी इन्द्रिय, प्राण और मन को वश में करके अपना चित्त मुझमें लगाकर मेरी धारणा करने लगता है तब उसके सामने बहुत सी सिद्धियाँ उपस्थित हो जाती हैं। इसका स्पष्ट अर्थ यह है कि योग के द्वारा सभी सिद्धियाँ (अणिमा, महिमा, लधिमा, प्राप्ति, प्रकाम्य, ईशिता, वशिता, कामावसायिता नाम की अष्टसिद्धियाँ) स्वतः प्राप्त हो जाती हैं। परंतु योग की चरम उपलब्धि मात्र सिद्धि प्राप्ति के संकुचित प्रकोष्ठ को अधिगत् करना नहीं, वरन् आत्मज्ञान और आत्मबल की प्राप्ति है।

योग की विभिन्न पद्धतियों एवं उपासना की अनेकानेक विधियों का प्रमुख लक्ष्य चित्त को राग, द्वेष आदि मल से रहित उसमें सत्वगुण का उद्रेक करके वृत्तियों को निर्मलता प्रदान करना है। योग स्वरूप-बोध से स्वरूपोपलब्धि तक की यात्रा है। अंतःश्चेतना की जागृति का योग अन्यतम साधन है।

चरित्र निर्माण में योग का जो महत्त्व है वह भी स्पष्ट है। मानव में निहित सात्विक तत्व जब योग साधना द्वारा जागृत हो उठते हैं तब वह मानवीय गुणों से मण्डित हो जाता है। क्षमा, दया, करुणा, ज्ञान-दर्शन और वैराग्य की अभिवृद्धि ही चरित्र निर्माण की भित्तियाँ हैं।

योग के प्रकार

प्राचीन ग्रंथों में योग के अनेक प्रकारों का उल्लेख हुआ है रुचि-भेद से उन योगों के अनुगामी भी कई प्रकार के हैं। योग प्रदीप में राज योग, अष्टांग योग, हठ योग, लय योग, ध्यान योग, भक्ति योग, क्रिया योग, मंत्र योग, कर्म योग और ज्ञान योग का उल्लेख करते हुए योग को कई प्रकार का माना गया है। श्री कृष्ण भगवान् ने तीन योगों का उपदेश दिया है - ज्ञान योग, कर्म योग, भक्ति योग।

योग का अर्थ और परिभाषा

योग शब्द का सामान्य अर्थ है जुड़ना, मिलना, युक्त होना या एकत्र करना। संस्कृत में योग की व्युत्पत्ति युज धातु से मानी गई है, योग शब्द "युज" धातु के बाद करण और भाव वाच्य में धञ प्रत्यय लगाने से बना है। संस्कृत में युज धातु का प्रयोग रुधादिगण में संयोग के लिए प्रयुक्त हुआ है, "युजिर योगे[1]"। दिवादिगण में समाधि के लिए "युज समाधौ[2]"। चुरादिगण में संयमन के लिए प्रयुक्त हुआ है "युज संयमने[3]"। इन अर्थों में वर्णित "युज" धातु में धञ प्रत्यय जोड़ने से योग शब्द व्युत्पन्न हुआ है।

योग शब्द का व्यावहारिक अर्थ बहुत व्यापक है। इसका क्षेत्र भी बहुत विस्तृत है। इस प्रकार योग के विभिन्न अर्थ मिलते हैं।

योग सांख्य का ही क्रियात्मक रूप है। योग विश्व के सभी धर्म, संप्रदाय, मत-मतांतरों के पक्षपात और तर्क-वितर्क से रहित सार्वभौम् धर्म है, जो तत्व (आत्मा) का ज्ञान स्वयं के अनुभव द्वारा प्राप्त करना सिखलाता है और साधक को उसके अंतिम लक्ष्य (मोक्ष) तक पहुँचाता है।

आज योग से सम्बंधित अनेक प्रकार की भ्रांतियाँ फैली हुई हैं। यदि हम साफ़ शब्दों में समझें तो स्थूलता से सूक्ष्मता की ओर जाना तथा बहिरात्मा से अंतरात्मा की ओर जाना ही योग है। चित्त की वृत्तियों द्वारा हम स्थूलता की ओर जाते हैं अर्थात् हम स्थिर चित्त न होकर बहिर्मुख होते जाते हैं। हम जितने अस्थिर चित्त होते जाएँगे, रज और तम की मात्रा भी उतनी ही बढ़ती जाएगी। परंतु जब हम चित्त को अंतरोन्मुख करते जाएँगे तब हमारे अंदर उतने ही सत् अर्थात् सम्यक् ज्ञान और सम्यक् दर्शन का प्रादुर्भाव होता जाएगा और आत्म-दर्शन प्राप्त कर निर्विकल्प अवस्था को प्राप्त हो सकेंगे।

---

1 'युजिर योगे' सिद्धांत कौमुदी धातुक्रम संख्या 1444
2 'युज समाधौ' सिद्धांत कौमुदी धातुक्रम संख्या 1177
3 'युज संयमने' सिद्धांत कौमुदी धातुक्रम संख्या 1807

पतंजलि ने अपने योग-दर्शन के समाधि पाद के द्वितीय सूत्र में योग की परिभाषा को इस प्रकार दर्शाया है - **योगश्चित्तवृत्तिनिरोधः**।।2।। अर्थात् चित्त की वृत्तियों का निरोध ही योग है।

श्री पतंजलि आगे लिखते हैं :

तदा द्रष्टुः स्वरूपेऽवस्थानम् ।।3।।

अर्थात् तब (वृत्तियों का निरोध होने पर) द्रष्टा के स्वरूप में अवस्थिति होती है।

वृत्तिसारूप्यमितरत्र ।।4।।

दूसरी (स्वरूप अब स्थिति से अतिरिक्त) अवस्था में द्रष्टा वृत्ति के समान रूप वाला प्रतीत होता है।

ऊपर दूसरे सूत्र में केवल चित्तवृत्ति निरोध शब्द है। सर्व चित्तवृत्ति निरोध नहीं है।

इस प्रकार सूत्रकार ने संप्रज्ञात और असंप्रज्ञात दोनों प्रकार की समाधियों को योग बताया है। असंप्रज्ञात-समाधि जिसमें सब वृत्तियों का निरोध हो जाता है वह निरुद्ध अवस्था तो योग है ही परंतु संप्रज्ञात-समाधि भी जिसमें सात्विक एकाग्रवृत्ति बनी रहती है, वह एकाग्र अवस्था भी योग के लक्षण के अंतर्गत है अर्थात् जब चित्त से रज और तम का मलरूपी आवरण हट जाए तब सत् के प्रकाश में जो एकाग्रता रहे उसको भी योग ही समझना चाहिए।

योग की विभिन्न परिभाषाएँ एवं विभिन्न ग्रंथों में तुलना :

- ★ **वेदान्त के अनुसार :** जीवात्मा और परमात्मा का संपूर्ण रूप से मिलना योग है।
- ★ देहात्म बुद्धि त्यागकर अर्थात शरीर से ममत्व भाव हटाकर आत्म भाव उत्पन्न करना योग है।
- ★ **सांख्य मतानुसार : "पुंप्रकृत्योर्वियोगेऽपि योग इत्यभिधीयते"** पुरुष, प्रकृति का पृथकत्त्व स्थापित कर दोनों का वियोग करके पुरुष का स्वरूप में स्थित होना योग है।
- ★ **योग कर्मसु कौशलम् :** कर्म का कौशलरूप भी योग है। ।।गीता।।
- ★ प्राण और अपान के संयोग, चन्द्र और सूर्य के मिलन को, शिव और शक्ति के एक्य को भी योग कहते हैं।

★ **योग भाष्य के अनुसार :**

"योगः समाधिः सच सर्व भौमश्चित्तस्य धर्मः।"

★ **महात्मा याज्ञवल्य के शब्दानुसार :**

"संयोग योग इत्युक्तो जीवात्म परमात्लो।"

★ **योग शास्त्र मतानुसार :**

"सर्व चिंता परित्यक्तो निश्चिन्तो योग उच्यते।"

★ **प्रत्यभिज्ञान दर्शनानुसार :**

"शिव तथा आत्मा के अभेद ज्ञान का नाम ही योग है।"

★ **योग वशिष्ठ के अनुसार :**

"संसार सागर से पार होने की युक्ति को ही योग कहते हैं।"

★ **श्री भारती कृष्णतीर्थ के मतानुसार :**

"नारायण के साथ नर के एकात्म हो जाने के साधन को योग कहते हैं।"

★ **श्री अरविंद के कथनानुसार :**

"योग का अर्थ केवल ईश्वर की प्राप्ति ही नहीं अपितु उस क्रिया का नाम है जिसके द्वारा भगवतचौतन्य की अभिव्यक्ति हो तथा वह स्वयं ही भगवत कर्म का अंग बन सके।"

★ **संपूर्णानंद (चिद विलास) ने लिखा है कि :**

"आत्मसाक्षात्कार का एकमात्र उपाय योग है।"

★ **भगवान श्रीकृष्ण ने कहा है कि :**

नात्यश्नतस्तु योगोऽस्ति न चैकान्तमनश्नतः।
न चाति स्वप्नशीलस्य जाग्रतो नैवचार्जुन।।
युक्ताहार विहारस्य युक्त चेष्टस्य कर्मसु।
युक्त स्वप्नावबोधस्य योगो भवति दुःखहा।। गीता 6-16/17

जो बहुत भोजन करता है, उसका योग सिद्ध नहीं होता। जो निराहार रहता है, उसका भी योग सिद्ध नहीं होता। जो बहुत सोता है, उसका भी योग सिद्ध नहीं होता और ना ही उसका योग सिद्ध होता है जो बहुत जागता है।

जो मनुष्य आहार-विहार में, दूसरे कर्मों में, सोने-जागने में परिमित रहता है उसका योग दुःखभंजन हो जाता है।

★ **इस पुस्तक के लेखक के विचार अनुसार (राजीव जैन 'त्रिलोक') :**

"इस स्थूल शरीर में स्थित अवचेतन मन के द्वारा सम्यक् रूप से प्रारूप में उतरकर आत्म दर्शन करना ही योग है।"

★ **श्रीमद् योगगीता के अनुसार :**

"प्राणापानसमायोगो योगश्चित्तात्मनोस्तथा
यत्र जीवेशयोर्योगस्तं योगं विद्धि भूपते।।"

बह्मानंद कहते हैं कि हे भूपते! जिसके अभ्यास से प्राण और अपान की एकता होती है, चित्त और आत्मा का तादात्म्य होता है और जीव व ईश्वर की एकात्मकता होती है, उसको तू योग जान अर्थात यही योग का लक्षण है।

★ **श्री यशोविजयकृता 'द्वात्रिंशिका' में लिखा है :**

मोक्षेण योजनादेव योगो ह्यत्र निरुच्यते।

अर्थात जिन-जिन साधनों से आत्मा की शुद्धि और मोक्ष का योग होता हैं उन साधनों को योग कहते हैं।

यशोविजय द्वात्रिंशिका में आगे लिखा है :

समितिगुप्ति धारणं धर्मव्यापारत्वमेव योग त्वम्।

अर्थात मन, वचन, काय (समिति के तीन प्रकार) शरीरादि को संयत करने वाला धर्मव्यापार ही योग है।

★ **किसी योगी ने कहा है :**

योगं वदान्यै बल बुद्धि श्रेष्ठं
पौरुष भवेत सदचित्त सौख्यं।
आत्मं परमात्मं भवतां नरेणं
क्षेमं च श्रेय योगं सुधीनः।।

अर्थात् संपूर्ण जीवन में योग ही एक ऐसा मार्ग है, जिसके द्वारा पुरुष को बल, बुद्धि, श्रेष्ठता, पौरुष एवं सच्चरित्रता - ये पाँच सर्वोत्तम गुण प्राप्त होते हैं।

योग के द्वारा ही व्यक्ति सामान्य स्तर से ऊपर उठकर आत्मा और परमात्मा तक पहुँचने की क्षमता प्राप्त कर लेता है और इसके माध्यम से ही व्यक्ति को कल्याण, शुभत्व और सुधि प्राप्त होती है।

वर्तमान परिप्रेक्ष्य में योग की आवश्यकता

पहले की अपेक्षा आज योग की अधिक आवश्यकता है। पहले पर्यावरण, वातावरण, खान-पान, रहन-सहन सभी कुछ आज की अपेक्षा बहुत ही प्राकृतिक था, परंतु आज दूषित वातावरण, प्रदूषित पर्यावरण, फ़ास्ट फ़ूड एवं डिब्बाबंद भोज्य पदार्थ, विटामिन और प्रोटीन रहित खानपान, बदलता परिवेश और विकृत मानसिकता इन सभी ने हमारे संपूर्ण स्वास्थ्य को प्रभावित किया है। आज वैज्ञानिकों ने जहाँ कई सुविधाएँ प्रदान की हैं। वहीं उनके विपरीत प्रभाव ने हमारे स्वास्थ्य को नकारात्मकता प्रदान की है। इन सभी बातों के कारण आज योग शिक्षा की बहुत अधिक आवश्यकता है। क्योंकि योग द्वारा हम मात्र वर्तमान पीढ़ी को ही नहीं, आने वाली पीढ़ियों को भी सही सोच एवं सच्चा मार्गदर्शन दे सकते हैं।

योग क्या करता है

यह बता पाना मुश्किल है कि योग क्या-क्या करता है। यह तो इसका प्रयोग करने पर ही मालूम हो सकता है। फिर भी हमने कुछ शब्दों में इस बात को बताने की कोशिश की है।

योग साधना के मार्ग में प्रवृत्त होने पर उदरप्रदेश के रोग जैसे अपच, अरुचि, अजीर्ण, क़ब्ज़, गैस, खट्टी डकार आदि में लाभ मिलता है। योग में बताए आहार से रक्तचाप, मधुमेह, हृदय रोग जैसी घातक बीमारियों से बचा जा सकता है। शांति एवं संतोष की भावना स्वभाविक रूप से जीवन में समाहित हो जाती है। छल-कपट, झूठ, चोरी एवं चरित्रहीनता से साधक दूर ही रहता है। जिस कारण व्यक्तिगत एवं सामाजिक, दोनों स्तरों पर नैतिकता का विकास होता है।

योग हमें शारीरिक संपन्नता के साथ मानसिक शक्ति भी प्रदान करता है। जिससे मानसिक तनाव से मुक्ति मिलती है। योग निद्रा, एवं ध्यान के द्वारा हम अपनी स्मृति क्षमता को भी बढ़ा सकते हैं। योग हमारी कार्यकुशलता एवं कार्यक्षमता में अभूतपूर्व वृद्धि करता है।

योग से हमारे शरीर के परिसंचरण-तंत्र, पाचन-तंत्र, श्वसन-तंत्र एवं उत्सर्जन-तंत्र क्रियाशील हो जाते हैं। वैज्ञानिक परीक्षणों से यह सिद्ध हो गया है कि आयु बढ़ने के साथ-साथ होने वाली शारीरिक शिथिलता एवं वैचारिक अस्थिरता का निदान योगाभ्यास के द्वारा किया जा सकता है। योग द्वारा हम अपनी नकारात्मकता को दूर कर सकते हैं एवं अपनी रोगनाशक शक्ति का विकास कर सकते हैं।

इस प्रकार यह निर्विवाद सत्य है कि योग एक वैज्ञानिक पद्धति है, न कि केवल शारीरिक व्यायाम। इसके आसन व षट्कर्म जहाँ शरीर को निरोग एवं सुडौल बनाते हैं और रोग प्रतिरोधक क्षमता बढ़ाते हैं, वहीं प्राणायाम ध्यान आदि मानसिक एकाग्रता, शारीरिक ओज-तेज को भी बढ़ाते हैं।

लगभग सभी भारतीय दर्शनों ने इसे स्वीकारा है। जब तक मनुष्य का चित्त या अंतःकरण निर्मल नहीं होता, कषाएँ मंद नहीं होतीं, तब तक उसे सम्यक दर्शन और सम्यक् ज्ञान का बोध नहीं हो सकता। आत्म उत्थान के लिए योग सर्वोत्तम साधन है। इससे शरीर और मन की शुद्धि होती है।

योग-विज्ञान जीवनयापन का सच्चा पथ प्रदर्शक है। ज्ञान का जीवन से सीधा संबंध होने के कारण प्रत्येक क्षेत्र में प्रयोगात्मक, क्रियात्मक विज्ञान की आवश्यकता रही है। योग पूर्णतः प्रायोगिक मनोविज्ञान है। इस प्रकार योग मानव का चहुँमुखी विकास करता है। योग विज्ञान होने के साथ-साथ एक उत्तम जीवन जीने की कला भी सिखाता है।

योग क्या है?

यदि हम अंग्रेज़ी वर्णमाला YOGA के चार वर्णों के आधार पर विचार करें तो हमें यह स्पष्ट नज़र आएगा कि इन चार वर्णों को अलग-अलग करने पर क्या अर्थ निकलता है।

Y	ield	योग व्यक्ति को कौन से परिणाम प्रदान करता है ?
O	btains	योग से व्यक्ति को कौन सी नई उपलब्धियाँ प्राप्त होती हैं ?
G	ive up	योग द्वारा व्यक्ति क्या-क्या छोड़ सकता है ?
A	ttains	योग से व्यक्ति अंततः क्या प्राप्त करता है ?

Yield (योग व्यक्ति को कौन से परिणाम प्रदान करता है?)

- साँस के नियंत्रण को शारीरिक रूप से पुष्ट रखता है।
- ध्यान मानसिक स्थिरता प्रदान करता है। संवेगात्मक संतुलन बनाने में सहायक होता है - सुख-दुःख में मान-अपमान की चिंता नहीं रह जाती।
- मनोवैज्ञानिक रूप से अच्छा महसूस करना, जीवन प्रसन्नचित्त होना, समाज के साथ अच्छे से जुड़ना, कल्याणकारी कार्यों के साथ संतुष्टि का आभास होना।
- सभी शाश्वत-मूल्य, सत्य, धर्म, शांति, प्रेम तथा अहिंसा हमारे जीवन को सदैव सुखमय बनाते हैं तथा इन्हीं के पालन से आध्यात्मिकता को महसूस किया जाता है।

Obtains (योग से व्यक्ति को कौन सी नई उपलब्धियाँ प्राप्त होती हैं)

- इसके द्वारा उद्‌देश्यपूर्ण जीवन का निर्माण होता है तथा जीवन की दिशा का निर्धारण होता है।
- इसके द्वारा व्यक्ति में जागृति, चेतनता, सजगता बनी रहती है। जिससे उसे अपने द्वारा किए गए कर्मों, विचारों आदि की जानकारी होती है, वह एक होशपूर्ण, सैद्धांतिक और अच्छे इंसान की तरह जीता है।
- इससे व्यक्ति गहन ध्यान के माध्यम से एकाग्रचित्त होता है तथा वह सर्व शक्तिमान के समक्ष स्वयं को समर्पित करके अहम् का परित्याग करता है।
- इससे व्यक्ति में व्यवस्थित एवं योजनाबद्ध तरीक़े से काम करने की प्रवृत्ति उत्पन्न होती है।
- व्यक्ति में सकारात्मकता, रचनात्मकता तथा विरक्ति का भाव पैदा होता है।

Give up (योग द्वारा व्यक्ति क्या-क्या छोड़ सकता है?)

- व्यक्ति में बुरी आदतें, ग़लत प्रवृत्तियाँ, मादक पदार्थों का सेवन, विखण्डित व्यक्तित्व के कारण उत्पन्न समस्याएँ - जो भी उसे नुक़सान पहुँचाते हैं, वह उन सभी को छोड़ देता है।
- उसकी नकारात्मक एवं विध्वंसात्मक सोच धीरे-धीरे समाप्त होने लगती है और उसे अपने बारे में सम्यक् ज्ञान होने लगता है।
- सांसारिक पदार्थों में आसक्ति, धन लोलुपता, मान-सम्मान की इच्छा, आवश्यकताओं की पूर्ति की चिंता आदि में धीरे-धीरे कमी आती है।
- अवांछित तथा अतार्किक कार्यों तथा विचारों से, जिनसे स्वयं का अहित तो होता ही है तथा समाज का परिवेश भी बिगड़ता है, को वह छोड़ देता है। अतः योग करने से मन की निर्मलता बढ़ती है।

Attains (योग से व्यक्ति अंततः क्या प्राप्त करता है?)

- सर्वांगीण स्वास्थ्य की प्राप्ति होती है, शरीर पुष्ट रहता है, मन शांत रहता है, सभी ओर से ख़ुशियाँ मिलती हैं और आध्यात्म की प्राप्ति होती है।
- जीवन में कौशल का विकास होता है, जीवन गुणवत्तामय बनता है, अच्छे इंसान के गुणों का जन्म होता है, सर्वत्र श्रेष्ठता ही दिखाई देती है, हर परिवेश मोहक होता है, जीवन लय एवं रसपूर्ण होता है, संपूर्णता की कामना होती है, जीवन प्रेम से परिपूर्ण होता है।
- चित्त प्रसन्न रहता है, हर प्राणी में जीवन दिखाई देता है, जीवन जीने का आनंद आता है, भावनाओं का आदान-प्रदान होता है।

- सभी नकारात्मकताओं से चिंता मिटती है, आराम का अनुभव होता है, शांति का एहसास होता है, मन एवं हृदय शून्य में चले जाते हैं, उठा-पटक एवं द्वन्दों का अंत होता है, शारीरिक विकारों का विनाश होता है और व्यक्ति को शांति प्राप्त होती है।
- इन सबके साथ ही व्यक्ति अपने को सफल महसूस करता है और उसे जीतने का एहसास होता है। उसे अपनी आत्मा के सही मूल्य का ज्ञान होता है।

योग द्वारा जीवन जीने की कला

संभवतः लोगों ने योग का अर्थ केवल व्यायाम, योगासन, प्राणायाम या शारीरिक क्रिया को समझ रखा है। लेकिन अगर हम योग को गहराई से समझ सकते और उसका वास्तविक अर्थ निकाल सकते तो हम इसे जीवन की सबसे बड़ी उपलब्धि बना लेते। योग से हम मात्र शारीरिक, मानसिक व भौतिक उच्चता ही प्राप्त नहीं करते हैं वरन् अपने जीवन की राह को सुखी और समृद्ध कर पूरे परिवार को संपूर्ण लक्ष्य दे सकते हैं एवं अध्यात्मिकता के चरम शिखर को भी छू सकते हैं।

मैं जब भी कोई योग शिविर लगाता हूँ, तो सभी शिविरार्थियों को योग के साथ-साथ उनके जीवन के उत्थान के लिए भी प्रेरित करता हूँ। अपने वक्तव्य में मैं योग के साथ जीने की कला भी सिखाता हूँ, ताकि साधक इसे आत्मसात् कर सकें।

- यह एक नियम है कि हम जैसा सोचते हैं, शरीर में वैसा ही घटित होता है। उदाहरण के तौर पर हम देखते हैं कि जैसे ही हमें क्रोध आता है, हमारे हाव-भाव वैसे ही होने लगते हैं। भौंहें तन जाती हैं, रक्त संचार बढ़ जाता है। माँसपेशियाँ खिंच जाती हैं। शरीर में एकत्रित ऊर्जा अनावश्यक रूप से नष्ट होती है, जिससे मानसिक तनाव बढ़ जाता है। हमारे आस-पास का परिवेश, वातावरण भी ख़राब हो जाता है। हमारी छवि बिगड़ जाती है और नकारात्मकता का प्रवेश हो जाता है। शरीर में एक प्रकार के विष का निर्माण होता है जो नुक़सानदायक होता है। हमेशा क्रोध करते रहने से शरीर की रोग प्रतिरोधक क्षमता कम हो जाती है, जिससे शरीर जल्द ही कमज़ोर हो जाता है और आसानी से रोगग्रस्त होने लगता है। जीवन में हमारे साथ कई बातें घटित होती हैं। हम शारीरिक एवं मानसिक रोग से ग्रसित व आर्थिक रूप से भी कमज़ोर हो जाते हैं। तो हमारे मित्र भी वैसे ही बनते हैं। कई बार ग़लत आदतें भी पड़ जाती हैं, जैसे नशे की लत। इससे दमकते चेहरे भी मुरझा जाते हैं। हम आहार लेते हैं, लेकिन शरीर पर उसका सकारात्मक असर नहीं दिखता। दिनों-दिन हालत बदतर होती जाती है। परिवार टूट जाते हैं, बच्चे संस्कारवान नहीं बन पाते। समाज तिरस्कार

भरी दृष्टि से देखने लगता है। इससे हम उपेक्षाओं के शिकार हो जाते हैं। संसार से ऊब जाते हैं और जीवन अर्थहीन लगने लगता है। सुबह से शाम तक चिंता सताती है तथा रात्रि में नींद भी नहीं आती। जीवन दवाइयों के सहारे चलता है। चारों ओर निराशा नज़र आती है। तो क्या हम इसलिए पैदा हुए हैं? तो क्या हम बाक़ी ज़िंदगी में कुछ नहीं कर पाएँगे?

कौन कहता है कि अब तुम कुछ नहीं कर पाओगे? कौन कहता है कि तुम कुछ नहीं हो?

नहीं, तुम बहुत कुछ हो।

तुम आज भी वैसे हो। तुम अनंत शक्तियों के पुंज हो। तुम्हारी आत्मा में कोई अवगुण नहीं है। जो भी अवगुण आए थे, वे सब बाहर से ही आए थे और बाहर ही छूट जाएँगे। तुम्हारे अंदर अनंत ज्ञान है। तुम सच्चे इंसान हो, तुम्हारे अंदर बहुत सारी क्षमताएँ हैं, उन्हें विकसित करो। तुम्हारे अंदर सुख का भंडार है। उठो, अभी! पूरे जोश के साथ उठो, अच्छा करने लगो, मत देखो ज़माने को। ज़माना तुम्हारा साथ तब देगा, जब तुम उनको विश्वास में ले लोगे।

अकेले ही संघर्ष करो। तुम्हारे साथ अदृश्य शक्तियाँ हैं। तुम्हारे पूर्वजों की किरणें हैं। 'नियम ले लो' अभी से तुम्हारे अंदर नई चेतना का प्रादुर्भाव होगा।

क़सम खा लो कि आज से मैं नए जीवन की शुरुआत करूँगा, क्रोध नहीं करूँगा, माँसाहार का सेवन नहीं करूँगा, नशा नहीं करूँगा, अपशब्द नहीं बोलूँगा। कहो कि मैं अहंकार का त्याग करता हूँ, माया से मुक्ति चाहता हूँ और लोभ को छोड़ता हूँ।

अब मैं अपनी शुद्धता के साथ ही विचरण करूँगा।

मैं सबसे प्रेम करूँगा, सबको स्नेह दूँगा। किसी से कोई अपेक्षा नहीं करूँगा, सबको वात्सल्य दूँगा। ऐसा करने पर आप देखेंगे कि आपके चारों ओर शांति ही शांति है, शुद्ध वातावरण है। आपका मान-सम्मान बढ़ गया है। आप मुस्कुराते हैं तो आपको देखकर पूरा विश्व मुस्कराता है।

कुछ दिनों बाद आप देखेंगे कि आपका शरीर पहले से अच्छा हो गया है, मानसिक रूप से आप अधिक स्वस्थ हो गए हैं। आप स्वयं की, और दूसरों की नज़रों में ऊपर उठ गए हैं। आप हर प्रकार से अच्छे हो गए हैं।

यह छोटा सा उदाहरण देने का हमारा उद्देश्य सिर्फ़ इतना है कि हम जैसा सोचते हैं, हमारे इस शरीर में वैसे ही रासायनिक तत्वों का निर्माण होने लगता है। हमारी सोच अच्छी होगी तो ऐसे रसायनों का निर्माण होगा जो अमृततुल्य होंगे जो कि हमें इस समय से लेकर मृत्यु पर्यन्त हर प्रकार की पोषकता प्रदान करेंगे। तो क्यों न हम आज से ही सब कुछ बदल लें और यम, नियम को अपने जीवन में अपना लें।

- उपनिषद् में लिखा है कि 'यथा पिण्डे तथा ब्रह्मांडे' इस छोटे से वाक्य में अनगिनत बातें छिपी हैं। हमारा यह शरीर तो ब्रह्मांड की अभिव्यक्ति है। जो तत्व एवं शक्तियाँ इस ब्रह्मांड का निर्माण करती हैं, वही हमारे शरीर, मस्तिष्क और सूक्ष्म शरीर का भी निर्माण करती है। आप और हम देखते हैं कि प्रकृति का वातावरण असंतुलित हो रहा है। जिस कारण से हमारा ब्रह्मांड भी बीमार हो गया है एवं जहाँ-तहाँ प्राकृतिक विपदाएँ ही दिखाई दे रही हैं। इसी प्रकार यदि हमारा खान-पान, रहन-सहन भी असंतुलित होगा तो यह शरीर तथा मस्तिष्क भी रोगयुक्त हो जाएगा। हम पराधीन हो जाएँगे। इसलिए संतुलित जीवन जिएँ, बेफ़िक्र हो जाएँ। इस प्रकार हमें अपने जीवन जीने का अंदाज बदल कर और योग को आत्मसात् कर हम इस जीवन को सफल एवं सुंदरतम् बना सकते हैं।

योगासनों से लाभ के वैज्ञानिक कारण

यौगिक सूक्ष्म व्यायाम, यौगिक स्थूल व्यायाम, पवन मुक्तासन समूह, वायु निरोधक एवं शक्ति बंध की क्रियाओं से लाभ – सुबह के समय शरीर में कड़ापन होता है। उच्च अभ्यास के लिए शरीर एकदम से तैयार नहीं रहता। अतः हल्के व्यायाम करने से अंगों-उपांगों में लोच, लचीलापन आ जाता है। हल्के व्यायाम से हमारे सन्धि संस्थान व पूरे शरीर के जोड़ खुल जाते हैं। रक्त संचार पर्याप्त मात्रा में होने लगता है और आगे के योगासनों में समस्या नहीं होती।

पूरे शरीर में तीव्रता आ जाती है। शरीर हल्का हो जाता है। शरीर में स्फूर्ति आ जाती है। सन्धि जोड़ खुल जाने के कारण उनमें फँसी हुई वायु रक्त संचार की तीव्रता के कारण वहाँ से निकल जाती है। पूरे शरीर को एक प्रकार की नई ताज़गी, चेतनता प्राप्त होती है। मस्तिष्क में रक्त का प्रवाह तीव्र होने से उसे क्रियाशील बनाता है। इस प्रकार हमारे पैर के अँगूठे से लेकर टखना, पिंडली, घुटना, जंघा, नितंब, उपस्थ, कमर, उदर, पीठ, मेरुदण्ड, फेफड़े, हाथ की अंगुलियाँ, कुहनी, स्कंध, ग्रीवा, आँख, सिर, पाचनतंत्र के अंग आदि सभी भाग क्रियाशील हो जाते हैं और उनके विकार दूर होकर हमें निरोगी काया प्रदान करते हैं।

पद्मासन एवं ध्यान से संबंधित आसनों से लाभ : पद्मासन एवं इनसे संबंधित आसनों को करने से हमारे कुण्डलिनी चक्र की ऊर्जा उर्ध्वमुखी होती है अतः मूलाधार से लेकर सहस्त्रधार चक्र की ऊर्जा को हम आत्मसात् कर उनसे होने वाले सभी लाभ प्राप्त कर सकते हैं। जीवन में नई चेतना का प्रादुर्भाव होता

है। इस अवस्था में बैठकर ध्यान करने से हम आत्म साक्षात्कार प्राप्त कर सकते हैं। पद्मासन में बैठने से हमारा मेरुदण्ड स्थिरता को प्राप्त करता है; अतः बुढ़ापे में झुकने की समस्या नहीं होती। पद्मासन में बैठने से ध्यान और धारणाओं के द्वारा हम अपनी स्मरण शक्ति को तेज़ कर सकते हैं।

वज्रासन से संबंधित आसनों से लाभ : जब हम वज्रासन में बैठते हैं, तो यह हमारे श्रोणी प्रदेश, प्रजनन अंग और पाचनतंत्रों के अंगों में रक्त संचार को सुचारु कर उन्हें सुदृढ़ बनाता है। प्रजनन अंग के कई अन्य रोगों को लाभ प्रदान करता है। जैसे हर्निया, शिथिलता, शुक्राणु का न बनना, बवासीर, अण्डकोश ग्रन्थि की वृद्धि, हाइड्रोसिल आदि एवं महिलाओं के मासिक स्राव की गड़बड़ी को दूर करता है।

खड़े होकर किए जाने वाले आसनों से लाभ : इस प्रकार के आसनों से पिंडली एवं जंघाओं की माँसपेशियों में मज़बूती आती है जिस कारण उनमें होने वाले रोग जैसे गठिया, कंपवात, पिंडलियों का दर्द, घुटने की समस्या आदि रोगों से छुटकारा मिल जाता है। खड़े होकर करने वाले आसनों से पीठ की पेशियों में भी खिंचाव आता है, जिससे वे व्यवस्थित होती हैं।

पीछे की ओर झुककर किए जाने वाले आसनों से लाभ : पीछे की ओर झुककर किये जाने वाले आसनों से हमारे फेफड़े, फुफ्फुस फैलते हैं, जिस कारण वे ऑक्सीजन की अधिक मात्रा संग्रहित कर हमारे शरीर को नवयौवनता प्रदान करते हैं। पीछे झुकने से उदर प्रदेश की पेशियाँ तनती हैं। जिस कारण पाचन तंत्र पुष्ट होता है, क्योंकि रक्तादि पर्याप्त मात्रा में पहुँचता है और उनके अंगों की अच्छी मालिश भी हो जाती है।

पीछे झुकने से हमारे मेरुदण्ड की तंत्रिकाएँ पुष्ट होती हैं। पूरा शरीर इनसे जुड़ा हुआ होता है। अतः उनके संतुलन को ठीक कर उनसे होने वाली बीमारियाँ जैसे, स्लिप डिस्क, साइटिका, स्पॉण्डिलाइटिस एवं मेरुदण्ड के कई रोग आदि को ठीक करता है।

आगे झुककर किए जाने वाले आसनों से लाभ : इस प्रकार के आसन से उदर प्रदेश में संकुचन होता है, जिस कारण उसमें अधिक दबाव पड़ता है। पीठ की कशेरुकाएँ फैलती हैं और माँसपेशियाँ उदीप्त होती हैं। मेरुदण्ड की ओर रक्त संचार पर्याप्त मात्रा में होता है। जिससे वह अपने काम को सुव्यवस्थित रूप से करता है। उदर प्रदेश में संकुचन और दबाव पड़ने के कारण उदर प्रदेश के अंगों की अच्छी मालिश हो जाती है। जिस कारण पाचन तंत्र के रोग नष्ट होते हैं व गुर्दा, यकृत, अग्नाशय आदि अंग मज़बूत होकर निरोग रहते हैं।

मेरुदण्ड मोड़कर किए जाने वाले आसनों से लाभ : हमारे शरीर का स्तम्भ मेरुदण्ड यदि स्वस्थ है तो हमारा शरीर वृक्ष के तने की तरह सुगठित दिखेगा। इसको मोड़कर किए जाने से हमारे भीतरी अंगों की अच्छी मालिश हो जाती है। माँसपेशियों का अच्छा व्यायाम हो जाता है। मेरुदण्ड अधिक लोचदार व लचीलापन लिए रहता हैं। मेरुदण्ड को मोड़कर किए जाने वाले आसनों से पाचनतंत्रों के अंगों का भी अच्छा व्यायाम हो जाता है, अतः ये अंग उद्दीप्त होकर सुचारु ढंग से कार्य करते हैं।

सिर के बल किए जाने वाले आसनों से लाभ : सिर के बल किए जाने वाले आसन से मस्तिष्क में रक्त संचार बढ़ जाता है, जिससे सिर को संपूर्ण पोषण मिलता है। पीयूष ग्रंथि की कार्यप्रणाली बेहतर होती है। अतः हमारे सोचने-समझने की शक्ति का विकास होता है। हमारे पूरे शरीर में रक्त संचार तीव्र हो जाता है। जिस कारण हृदयप्रदेश सुव्यवस्थित होकर हमारे रक्त की शुद्धता को बढ़ाता है। उदर प्रदेश के भीतरी अंग, पीठ आदि की कार्यपद्धति बेहतर ढंग से कार्य करने लगती है। हमारे मानसिक रोग हों, झड़ते बाल हों, चेहरे की सुंदरता हो या हम कह सकते हैं कि सिर, कंधे के बल किए जाने वाले आसन कायाकल्प का काम करते हैं।

योगासनों का शरीर के अंगों पर पड़ने वाला प्रभाव

(एक वैज्ञानिक दृष्टिकोण)

यह बात बिलकुल सत्य है कि हमारे ऋषि-मुनियों का ज्ञान अथाह था। लेकिन होता यह है कि हम उनके ज्ञान की पराकाष्ठा की तुलना अपने ज्ञान से करते हैं और उनके ज्ञान को तर्क-वितर्क करके ग़लत साबित कर देते हैं या फिर पश्चिमी देशों के वैज्ञानिकों की बातें मान लेते हैं। वो कहते हैं कि प्राचीन संतों ने ग़लत कहा तो हम ग़लत मान लेते हैं और यदि वे कहते हैं कि तुम्हारे ऋषियों ने सही कहा तो हम सही मान लेते हैं। हम अपने दिमाग़ को सकारात्मक ढंग से लगाना ही नहीं चाहते। अब हम योग को ही देख लें, लाखों वर्षों से हमारे यहाँ यह परंपरा चली आ रही थी। हमने कई दशक पूर्व से अपने अज्ञान, आलस्य के कारण योगासनों में ध्यान देना बंद कर दिया था या कोई करता था तो हम हँसते थे और सामने करने वाला भी कई बार इसी कारण से करना छोड़ देता था। अब चूँकि पश्चिमी देश के लोगों ने अपनाना चालू कर दिया तो हमारी भी आँखें खुल गईं।

यह बात सिर्फ़ योगासन की ही थी बल्कि कई बातें हम अभी भी नहीं

मानते जैसे महान आत्माओं ने कहा है कि रात्रि भोजन और मद्य, माँस का सेवन नहीं करना चाहिए। ऐसी कई बातें हैं जिन्हें हम अनदेखा कर रहे हैं। अब हम रात्रि भोजन का वैज्ञानिक कारण देखें तो डॉक्टरों का भी कहना है कि सोने से 4 घंटे पहले भोजन कर लेना चाहिए। यदि हम भोजन करके तुरंत सो जाते हैं तो भोजन पचेगा नहीं। रात भर उदर में पड़ा रहेगा, भोजन सड़ेगा। हमारी उदर-क्रिया पूर्ण रूप से विटामिन, प्रोटीन का शोषण और अपना कार्य नहीं कर पाती। पेट को कभी विश्राम ही नहीं मिल पाता। भोजन पच नहीं रहा हो तो वायु विकार उत्पन्न होते हैं, जिससे कई-तरह की बीमारियाँ होने की संभावना रहती है।

अतः आचार्यों ने सोने के चार घंटे पहले भोजन करने को कहा है। यदि हम यहाँ वैज्ञानिक कारण जानें तो पाएँगे कि हम उन चार घंटों में काफ़ी परिश्रम कर चुके होते हैं जिससे भोजन को पचने में समस्या नहीं हो पाती।

शाकाहार पर आचार्यों ने बताया कि शाकाहार पूर्णतः सुपाच्य होने के साथ-साथ हमें शारीरिक, मानसिक व आध्यात्मिक ऊर्जा भी प्रदान करता है और हम कई प्रकार के पाप, दोषों से बच जाते हैं। हमारे अंदर तामसिकता नहीं पनप पाती, क्योंकि कहा है कि "जैसा खाओ अन्न वैसा बने मन।" अच्छे आहार से अच्छे विचार आते हैं। घर के वातावरण में सुख, शांति व समृद्धि रहती है।

अत्यधिक वासना करने से हम कई प्रकार की बीमारियों से घिर जाते हैं। शरीर का ओज, तेज नष्ट हो जाता है। चेहरे की कांति ख़त्म हो जाती है। चेहरा झुर्रियों से भर जाता है। शरीर कमज़ोर हो जाता है। मानसिक कमज़ोरियाँ हो जाती हैं। आँखों में फ़र्क़ दिखने लगता है। हाथ-पैर कमज़ोर हो जाते हैं। याद्दाश्त् कमज़ोर हो जाती है। आधुनिक शोधों से ज्ञात हुआ है कि अत्यधिक वासना से मस्तिष्क सिकुड़ने लगता है।

ऐसी सैकड़ों चीज़ें हमारे पूज्यनीय ऋषि-मुनियों, संतों, आचार्यों ने बताईं यदि हम उनकी बात आत्मसात् करें तो हमारे जीवन में बहुत बड़ा परिवर्तन हो सकता है।

हम यहाँ पर योगासनों का शरीर में क्या प्रभाव पड़ता है उसकी वैज्ञानिक विवेचना करेंगे।

पाचन-संस्थान

इस धरा का एक नियम है कि जिस वस्तु का हम उपयोग नहीं करते, उसकी कार्यक्षमता क्रमशः कम होती जाती है। आज कई आधुनिक उपकरण आने से मनुष्य की शारीरिक कार्यक्षमता कम हो गई है जिस कारण उस अंग के कार्य करने की दक्षता भी कम हो गई है।

आज पाचन-तंत्र पर भी इन्हीं किन्हीं कारणों का प्रभाव ज़बर्दस्त पड़ रहा है जिस कारण से क़ब्ज़, अजीर्ण, अम्लता, वायु-विकार, गुर्दे ख़राब होना, आंतों का सही ढंग से काम न करना, अल्सर, दस्त, बवासीर आदि कई रोगों की उत्पत्ति हो रही है।

हमें ऐसे आसन करना है कि उदर-प्रदेश पर दबाव पड़े। जैसे आगे झुकने वाले आसन, पश्चिमोत्तानासन, योगमुद्रासन, नौकासन आदि। ऐसे आसन जिससे उदर-प्रदेश पर खिंचाव या तनाव आए जैसे धनुरासन, भुजंगासन, मत्स्यासन, चक्रासन आदि। वे आसन जिससे कि उदर-प्रदेश के दोनों बाज़ुओं पर दबाव व तनाव आए। वे हैं कटिचक्रासन, अर्द्धमत्स्येन्द्रासन, तिर्यक् ताड़ासन, तिर्यक् भुजंगासन, उत्तान मण्डूकासन आदि। इस प्रकार उपरोक्त आसनों से पाचन-तंत्र के संपूर्ण अंगों की अच्छी मालिश हो जाती है। रक्त-संचार बढ़ जाता है। जिससे रक्त की रुकावटें दूर होती हैं। पाचन-तंत्र सुचारु रूप से काम करने लगता है। हमारे अनियमित जीवन, अस्त-व्यस्त ज़िंदगी में आए हुए विक्षेप दूर होते हैं। इन आसनों से संपूर्ण उदर-प्रदेश के अंगों की कार्यक्षमता बढ़ जाती है। उदर-प्रदेश के सामने की माँसपेशियों (फ्रंट एब्डॉमिनल मसल्स) को पूर्ण रूप से योग्य व्यायाम मिल जाता है अतः पाचन-तंत्र हमारे किए हुए भोजन से पर्याप्त मात्रा में विटामिन, प्रोटीन आदि पोषक तत्वों का शोषण कर हमें स्वास्थ्य प्रदान करता है और कई बीमारियों से बचाता है।

इसी प्रकार प्राणायाम से (अंतर्कुंभक, बहिर्कुंभक करने से) फेफड़े व उदर अंग व्यवस्थित ढंग से काम करने लग जाते हैं।

मुद्राओं के साथ तीनों बंध एवं नौलि व शुद्धि क्रियाओं को करने से पाचन-तंत्र के समस्त अंग सुचारु ढंग से काम करते हैं। ध्यान के आसन में भी बैठने से उदर-प्रदेश के कई छोटे-मोटे विक्षेप दूर हो जाते हैं क्योंकि ध्यानासन में बैठने से उदर-प्रदेश की सामने की माँसपेशियों में हल्का तनाव उत्पन्न होता है जिससे समस्त उदर-प्रदेश को लाभ मिलता है। अतः हम कह सकते हैं कि योग-क्रियाओं का पाचन-तंत्र को सुचारु रूप से कार्य करने में सहयोग मिलता है।

श्वसन संस्थान

आज हम देखते हैं कि पूरा वायुमंडल प्रदूषित है। वातावरण अशुद्ध हो गया है एवं यदि आप किसी व्यस्त व्यक्ति से कहें कि योगासन वगैरह किया करो, तो वह कहता है कि साँस लेने की तो फ़ुर्सत नहीं है, योग वगैरह कब करेंगे। तो हम कहेंगे कि भैया साँस तो ढंग से लो, वरना जिओगे कैसे ? यह तो एक व्यंग्यात्मक बात हो गई, परंतु इस व्यंग्य से यह बात सिद्ध हो जाती है कि आम आदमी की ज़िंदगी कैसी हो गई है।

साँस लेने की कला आना आवश्यक है अन्यथा हृदय, फेफड़े ही कमज़ोर नहीं होंगे बल्कि श्वसन संस्थान की सम्पूर्ण कार्य प्रणाली अपना कार्य सुचारु रूप से नहीं कर पाएगी। यही नहीं हमारे शरीर में लगभग छह सौ खरब छोटी-बड़ी कोशिकाएँ भी हैं, जिन्हें स्वस्थ रहने के लिए शुद्ध वायु (ऑक्सीजन) की ज़रूरत पड़ती ही है। अतः योगासन एवं प्राणायाम की विशेष क्रियाओं को कर हम फेफड़े, प्रकोष्ठ कोशिकाएँ ही नहीं सम्पूर्ण शरीर को स्वस्थता प्रदान कर सकते हैं।

श्वसन-संस्थान के लिए चक्रासन, मयूरासन, सर्वांगासन, हलासन, शलभासन, पश्चिमोत्तानासन, मण्डूकासन अति लाभकारी आसन हैं। ये सभी आसन उदर एवं वक्षः गुहा पर दबाव व तनाव डालकर श्वसन-संबंधी माँसपेशियों को अधिक कार्यशील एवं सक्रियता प्रदान करती है।

हमारे योगाचार्यों ने श्वसन-तंत्र को मज़बूत बनाने के लिए प्राणायाम का भी उपयोग बताया है। तरह-तरह के प्राणायामों का उद्देश्य लगभग एक ही है। अंतर्कुंभक बाह्यकुंभक, दीर्घ, पूर्ण एवं समगति आदि की क्रियाएँ श्वसन-तंत्र के अंतर्गत अंगों की मालिश के साथ उनके द्वारा शुद्ध होने वाला रक्त अधिक शुद्ध होता हुआ रक्त-संचार को ठीक करता है, जिससे जीवनीय शक्ति बढ़ जाती है। फेफड़े मज़बूत, अधिक सक्रिय एवं लोचयुक्त हो जाते हैं। सभी नाड़ी-केंद्रों में संतुलन बनाकर उच्च रक्तचाप एवं निम्न रक्तचाप के रोगियों का लाभ प्रदान करती है।

उड्डियान बंध, बाह्य एवं अंतःकुंभक, कपाल-भाति, नाड़ीशोधन प्राणायाम, नौलि, नेति, धौति आदि सभी क्रियाएँ सम्पूर्ण श्वसन प्रणाली-तंत्र को निरोग रखती हैं। जिससे श्वसन संबंधी होने वाले रोग, दमा, सर्दी, नज़ला एवं उच्च रक्तचाप, निम्न रक्त चाप, रक्त की अशुद्धि आदि नहीं हो पाते।

रक्त संचार-प्रणाली एवं हृदय-प्रदेश

हृदय को रक्त परिवहन तंत्र का केंद्र कहा जाता है। योग-क्रिया में जो आसन किया जाता है, उससे संबंधित अंग में विशेष रक्त-संचार व दबाव एवं तनाव उत्पन्न होने से वह अंग में सुधार होने लगता है तथा उसके अंदर बाहरी कीटाणुओं से लड़ने की क्षमता पैदा हो जाती है और वह बिलकुल सही ढंग से अपना कार्य करता है, जैसे शरीर के अधोभाग हेतु वज्रासन, गौमुखासन, मण्डूकासन, भद्रासन, शशांकासन, आदि। कमर के अंग के लिए पद्मासन, योगमुद्रा, बद्ध पद्मासन, मत्स्यासन आदि। उदर-प्रदेश के लिए शलभासन, धनुरासन, पश्चिमोत्तानासन, हलासन, सर्वांगासन, मयूरासन, चक्रासन, मूलबंध, नौलि, कुंजल आदि एवं शीर्षासन व उसके समूह, विपरीतकरणी,

पश्चिमोत्तानासन, त्रिकोणासन, शशांकासन, उत्तानमण्डूकासन, तोलांगुलासन, द्विपाद कंधरासन आदि आसन शरीर के सभी माँसपेशियाँ, अवयव संस्थान आदि अंगों को रक्त-संचार सुचारु रूप से प्रदान कर उन्हें निरोग बनाए रखते हैं।

शीर्षासन, सर्वांगासन आदि आसन जिनमें पैरों की स्थिति ऊपर की तरफ़ रहती हैं, वे रक्त-संचार की मंद गति दूर कर शिराओं से हृदय-प्रदेश स्थित सभी शिराओं, धमनियों की रक्तचाप-प्रणालियों को सुव्यवस्थित कर उन्हें सुयोग्यता प्रदान करते हैं। कई बार हम देखते हैं कि यदि अधिक शारीरिक और मानसिक कार्य करें तो हृदय-गति और रक्तचाप में अनावश्यक रूप से तनाव उत्पन्न होता है, जिससे हृदय-प्रदेश को हानि होने की संभावना बनी रहती है। इसके लिए शवासन, शिथिलीकरण की क्रिया, ध्यान के आसन, प्राणायाम आदि अभ्यास हृदय को लाभ प्रदान करते हैं। अतः दिल का दौरा या हृदय संबंधित कोई विकार उत्पन्न नहीं हो पाते और हमारा शरीर स्वस्थ रहता है।

नाड़ी संस्थान

72,000 नाड़ियों की इस देह को स्वस्थ रखने के लिए काफ़ी सोच-विचार की आवश्यकता है और सिर्फ़ सोच-विचार ही पर्याप्त नहीं है, उन्हें क्रियात्मक रूप से लागू भी करना होगा। जैसे टेलीविज़न का एक छोटा-सा पुर्ज़ा भी ख़राब हो जाए तो तस्वीरें साफ़ नहीं आतीं। उसे ठीक करने के बाद ही तस्वीर साफ़ आती है। हमारी इस काया का भी यही हाल है। जब तक हम इस देह में रहते हैं, तब तक इसकी बहुत देख-रेख करना पड़ती है, क्योंकि यह शरीर असंख्य पुद्गल परमाणुओं से मिलकर बना है।

नाड़ी-संस्थान को प्रभावित करने वाले लगभग सभी योग-व्यायाम उपयोगी सिद्ध हुए हैं, तथापि सूर्य नमस्कार, उत्तानपादासन, पश्चिमोत्तानासन, लोलासन, कुक्कुटासन, धनुरासन आदि आसन अधिक लाभकारी हैं। धारणा और ध्यान के अभ्यास एवं शवासन व शिथिलीकरण की क्रिया द्वारा भी पर्याप्त लाभ मिल सकता है।

उपरोक्त आसनों को करने से तनाव, अनिद्रा, चिंता, अशांति, चिड़चिड़ापन, आवेग, क्रोध एवं मानसिक विकारों का नाश होकर व्यक्ति शांत, आध्यात्मिक, हँसमुख चेहरा एवं गंभीर प्रकृति को प्राप्त होता है।

लसिका-संस्थान

चूँकि लसिका-संस्थान के कार्यों पर वे ही आसन प्रभावकारी हैं जो रक्तसंचार-प्रणाली को प्रभावित करते हैं, अतः रक्तसंचार-प्रणाली से संबंधित आसन देखें।

अंतःस्त्रावी ग्रंथियों को प्रभावित करने वाले आसन

1. **पीनियल ग्रंथि :** सूर्य नमस्कार, योग मुद्रा, पाद हस्तासन, भ्रामरी, कपाल-भाति, त्राटक, नेति तथा शीर्षासन से प्रभावित होती है।
2. **पिट्युटरी ग्रंथि :** यह भी शीर्षासन से अधिक प्रभावित होती है।
3. **थायरॉइड ग्रंथि :** यह ग्रंथि सर्वांगासन, हलासन एवं विपरीतकरणी से प्रभावित होती है।
4. **यकृत :** मत्स्येन्द्रासन (दाँईं ओर)।
5. **प्लीहा :** उड्डियान बंध, नौली क्रिया।
6. **क्लोम :** मत्स्येन्द्रासन (बाँईं ओर)।
7. **एड्रीनल :** मयूरासन, सिंहासन, नेति, उज्जायी प्राणायाम।
8. **वृक्क :** भुजंगासन, सूर्य नमस्कार, मार्जरि आसन, शशांकासन।
9. **अण्डकोष :** सिद्धासन, पद्मासन, वज्रासन और मूलबंध, वज्रोली मुद्रा तथा योनिमुद्रा से प्रभावित होते हैं।

शरीर के विभिन्न अवयवों पर प्रभाव डालने वाले आसन

संपूर्ण उदर प्रदेश के अवयव जैसे जठर, यकृत, प्लीहा, आन्त्र, आमाशय : वज्रासन, सर्वांगासन, हलासन, पश्चिमोत्तानासन, भुजंगासन, शलभासन, मत्स्येन्द्रासन, शीर्षासन, उत्तानपादासन, पवनमुक्तासन, शक्ति बंध के आसन।

हृदय : शीर्षासन, सर्वांगासन, शवासन, योग-निद्रा, नाड़ी शोधन प्राणायाम, सूर्य नमस्कार।

फुफ्फुस : चक्रासन, मयूरासन, सर्वांगासन, हलासन, शलभासन, पश्चिमोत्तानासन, उड्डियान बंध, नाड़ी शोधन प्राणायाम, कपाल-भाति।

मस्तिष्क : शीर्षासन के समूह, सर्वांगासन, मत्स्यासन, पद्मासन, सिद्धासन, योगमुद्रासन।

आँख : शीर्षासन, सूर्य नमस्कार, सूत्र नेति, जल नेति, सामान्य त्राटक।

नाक, दाँत, कान : सूर्य नमस्कार, सर्वांगासन, मत्स्यासन, सिंहासन, नाड़ीशोधन, भ्रामरी प्राणायाम।

आयुर्वेद में वात, पित्त व कफ़

हमारे भारतवर्ष की सबसे प्राचीन चिकित्सा पद्धति में से एक आयुर्वेद भी है। आयुर्वेद के अनुसार त्रिदोष ही हमारे शरीर के रोगों की जड़ है। जब यह दोष सम अवस्था में हो तो शरीर स्वस्थ रहता है और यदि एक भी दोष विषमता को प्राप्त होता है तो उससे सम्बंधित रोग उत्पन्न हो जाते हैं। अनुवांशिक तथा जन्मजात रूप से व्यक्ति के शरीर में किसी एक अथवा दो दोषों की प्रमुखता हो सकती है जिसके कारण उसके शरीर की प्रकृति निर्धारित होती है।

वात, पित्त व कफ़ को शांत करने वाले आसन

वात दोष शांत करने के लिए

1. ताड़ासन
2. उत्कटासन
3. त्रिकोणासन
4. हस्तपादासन
5. सूर्य नमस्कार
6. जानुशीर्षासन
7. पश्चिमोत्तानासन
8. मेरु वक्रासन
9. उग्रासन
10. योगमुद्रा
11. नौकासन (पीठ व पेट के बल)
12. विपरीतकरणी
13. हलासन
14. शलभासन
15. शवासन।

पित्त दोष शांत करने के लिए

1. मार्जारी आसन
2. नौकासन, विपरीत नौकासन
3. पर्वतासन
4. सर्वांगासन
5. विपरीतकरणी
6. अश्वसंचालन आसन
7. जानुशीर्षासन
8. उग्रासन
9. पश्चिमोत्तानासन
10. हस्त उत्तानासन
11. सेतुबंधासन
12. भुजंगासन
13. सुप्त वज्रासन
14. आकर्ण धनुरासन
15. शवासन।

कफ़ दोष शांत करने के लिए

1. हस्त उत्तानासन
2. पर्वतासन
3. ताड़ासन
4. वृक्षासन
5. त्रिकोणासन
6. वीरासन
7. भुजंगासन
8. शलभासन
9. उग्रासन
10. अश्वसंचालन आसन
11. सेतुबंधासन
12. नौकासन
13. धनुरासन
14. चक्रासन
15. आकर्ण धनुरासन
16. शवासन।

अष्टांग योग

अष्टांग योग की उपयोगिता

योगाङ्गानुष्ठानादशुद्धिक्षये ज्ञानदीप्तिराविवेकख्यातेः। (प.यो.द.2/28)

अर्थ : योग के अंग का अनुष्ठान (प्रयोग, क्रियात्मक रूप) करने से अशुद्धि का नाश होने पर ज्ञान का प्रकाश, विवेक ख्याति पर्यंत हो जाता है।

व्याख्या : आगे बताए जाने वाले योग के आठ अंगों का अनुष्ठान करने से अर्थात् उनको आचरण में लाने से चित्त के मल का अभाव होकर वह सर्वथा निर्मल हो जाता है। उस समय योगी के ज्ञान का प्रकाश, विवेक ख्याति (सात प्रकार की सबसे ऊँची अवस्था वाली प्रज्ञा बुद्धि) तक हो जाता है। अर्थात् उसे आत्मा का स्वरूप बुद्धि, अहंकार और इन्द्रियों से सर्वथा भिन्न प्रत्यक्ष दिखाई देता है।

अष्टांग योग के कार्य एवं महत्त्व

यदि हम गहराई से देखें तो योग के आठ अंग कोई साधारण कार्य नहीं करते यह तो ऋषि-मुनियों की बहुत बड़ी सोच है, उनकी बड़ी अनुकंपा है जो उन्होंने इसको अलग-अलग बाँटकर फिर एक माला के रूप में पिरोकर हमें अवगत करा दिया क्योंकि सभी आठ अंगों के अलग-अलग कार्य हैं जो कि हमारे हाथ पैर के नाख़ून से लेकर हमें मोक्ष तक का रास्ता बताते हैं। यह हमारे और इस विश्व के लिए बहुत बड़ी उपलब्धि हैं यह महान आत्माओं का दिया हुआ हमारे लिए बहुत बड़ा उपहार (गिफ़्ट) है। क्यों न हम इसे आत्मसात् कर उनके प्रति कृतज्ञता व्यक्त करें।

अष्टांग योग के आठ अंग (यम, नियम, आसन, प्राणायाम, प्रत्याहार, धारणा, ध्यान और समाधि) हैं।

1. **"यम"** हमें क्रमशः सामाजिक एवं धार्मिक रूप से जीना सिखाता है जिस कारण हमारी सामाजिक नैतिक मूल्य की वृद्धि होती है।
2. **"नियम"** हमारे पूरे जीवन की कार्य पद्धति को बदल देता है यह हमारे चरित्र को उज्ज्वल करता है। और हमें अनुशासन में रहना सिखाता है।
3. **"आसन"** हमें जीवन के अंतिम क्षणों तक निरोग रखता है हमारे शरीर का विकास उत्तरोत्तर करता है।
4. **"प्राणायाम"** हमारे प्राण को एक नया आयाम देता है। प्राणायाम हमें श्वास लेने की कला सिखाता है और हमारे प्राण का उत्थान व विकास करता है।

5. **"प्रत्याहार"** हमें हमारी इंद्रियों से विजय दिलाता है। यह स्वयं से स्वयं को जीतने की कला सिखाता है यह हमारा मानसिक विकास करता है।
6. **"धारणा"** अंग हमारे मन को एकाग्र करता है हमारा बौद्धिक विकास करता है।
7. **"ध्यान"** हमें कई उपलब्धियाँ प्रदान कराता है। हमें जीवन के लगभग सभी कार्यक्षेत्र के लिए ध्यान के सोपान की आवश्यकता पड़ती है। ध्यान द्वारा हम आत्मज्ञान तक प्राप्त कर सकते हैं।
8. **"समाधि"** द्वारा हम अपने अवचेतन मस्तिष्क का विकास कर परम आनंद प्राप्त कर सकते हैं जो कि जीवन का अंतिम लक्ष्य होता है।

इस प्रकार हम अष्टांग योग द्वारा अपने जीवन के समस्त क्षेत्रों का विकास कर पूरे जीवन को क्रमबद्ध तरीक़े से जीने की कला सीख सकते हैं।

अष्टांग योग के अंग

यमनियमासनप्राणायामप्रत्याहारधारणाध्यान समाधयोऽष्टावङ्गानि।
(प.यो.द. 2/29)

अर्थ : यम, नियम, आसन, प्राणायाम, प्रत्याहार, धारणा, ध्यान और समाधि योग के आठ अंग हैं। इन आठ अंगों की दो भूमिकाएँ हैं।

1. बहिरंग 2. अंतरंग

यम, नियम, आसन, प्राणायाम और प्रत्याहार इन पाँच अंगों को बहिरंग कहते हैं, क्योंकि इनकी विशेषता बाहर की क्रियाओं से ही सम्बंधित है। शेष तीन अर्थात् धारणा, ध्यान और समाधि अंतरंग हैं। इसका संबंध केवल अंतःकरण से होने के कारण इनको अंतरंग कहते हैं।

अब इन आठ अंगों का विवेचन किया जाता है :

यम

अहिंसासत्यास्तेयब्रह्मचर्यापरिग्रहायमाः। (प.यो.द. 2/30)

अर्थ : अहिंसा, सत्य, अस्तेय (चोरी का अभाव), ब्रह्मचर्य और अपरिग्रह (संग्रह का अभाव) ये पाँचों यम हैं।

1. **अहिंसा : अहिंसा प्रतिष्ठायां तत्सन्निधौ वैरत्यागः।** (प.यो.द. 2/35)

जब योगी का अहिंसा भाव पूर्णतः दृढ़ स्थिर हो जाता है तब उसके निकटवर्ती हिंसक जीव भी अपना वैरभाव छोड़ देते हैं। किसी जीव को मन, वचन और शरीर द्वारा कभी किसी प्रकार किचिंत् मात्र भी कष्ट न

पहुँचाने का नाम अहिंसा है। जैन धर्म में इन पाँच यमों को पाँच महाव्रत का नाम दिया गया है। उनको धर्म की आधार-शिला माना गया है। धर्म शास्त्रों में लिखा है कि सब जीवों के साथ संयम से व्यवहार रखना अहिंसा है। संसार में जितने भी जीव (प्राणी) हैं उनको जाने-अनजाने में न स्वयं मारना चाहिए और न दूसरों से मरवाना चाहिए। जो मनुष्य प्राणियों की स्वयं हिंसा करता है, दूसरों से हिंसा करवाता है और हिंसा करने वालों का अनुमोदन (बड़ाई) करता है, वह संसार में अपने लिए बैर को बढ़ाता है। और, कहा भी है कि अहिंसा परमोधर्मः एवं जियो और जीने दो।

अतः मन, वचन, काय से किंचित् मात्र भी किसी भी प्राणी को दुःख न देना ही अहिंसा है व दूसरों के दोषों को भी विस्मृत कर देना इसी के अंतर्गत आते हैं।

2. सत्य : सत्य प्रतिष्ठायां क्रिया फलाश्रयत्वम। (प.यो.द. 2/36)

सदा अप्रमादी (आलस्य रहित) और सावधान रहकर असत्य को त्यागकर हितकारी सत्य वचन ही बोलने चाहिए। सत्य की दृढ़ स्थिति हो जाने पर क्रिया फल के आश्रय का भाव आ जाता है। योगी को वरदान, आशीर्वाद या शाप देने का सामर्थ्य प्राप्त हो जाता है।

3. अस्तेय : अस्तेय प्रतिष्ठायां सर्वरत्नोपस्थानम्। (प.यो.द. 2/37)

चोरी के अभाव की दृढ़ स्थिति हो जाने पर उस योगी के सामने सब प्रकार के रत्न प्रकट हो जाते हैं। पदार्थ सचेतन हो या अचेतन, थोड़ा हो या बहुत वह वस्तु जिसके अधिकार में हो उसकी आज्ञा लिए बिना पूर्ण संयमी साधक न तो स्वयं ग्रहण करते हैं और न दूसरों को ग्रहण करने के लिए प्रेरित करते हैं और न ही उसका अनुमोदन करते हैं। दूसरों की बिना दी हुई वस्तु भी चोरी से ग्रहण नहीं करनी चाहिए।

4. ब्रह्मचर्य : ब्रह्मचर्य प्रतिष्ठायां वीर्यलाभः। (प.यो.द. 2/38)

ब्रह्मचर्य धर्म का मूल है। इसलिए निग्रंथ मुनि ब्रह्मचर्य के पालन में दृढ़ बने रहते हैं। जब साधक ब्रह्मचर्य का पूर्ण पालन करता है तब उसके शरीर, मन और आत्मा में असीम शक्ति का प्रादुर्भाव होता है।

5. अपरिग्रह : अपरिग्रह स्थैर्ये जन्मकथन्तासंबोधः। (प.यो.द. 2/39)

अपरिग्रह अर्थात् परिग्रह का प्रयास न करना। आवश्यकता से अधिक वस्तु का संग्रह न करना ही अपरिग्रह है। निग्रंथ मुनि किसी प्रकार का परिग्रह नहीं रखते, अपरिग्रही व्यक्ति को योग साधना और धार्मिक क्रिया-कलाप से उत्तम फल की प्राप्ति होती है।

नियम

प्रत्येक साधक के जीवन में नियम अवश्य होने चाहिए। व्यक्ति चाहे सांसारिक सुख की इच्छा करता हो या आध्यात्मिक सुख प्राप्त करना चाहता हो, उसके जीवन में उत्कृष्ट नियम अवश्य होने चाहिए। पतंजलि के अनुसार पाँच नियम निम्नलिखित हैं :-

1. शौच 2. संतोष 3. तप 4. स्वाध्याय 5. ईश्वर-प्रणिधान

1. शौच : शौचात्स्वाङ्गजुगुप्सा परैरसंसर्गः। (प.यो.द. 2/40)

शौच के पालने वाले को अपने अंगों से वैराग्य और दूसरों से संसर्ग करने की इच्छा का अभाव होता है। अर्थात् अपने शरीर में और दूसरों के शरीर में आसक्ति का भाव नहीं रहता। मैत्री आदि की भावना के द्वारा अथवा जप-तप आदि अन्य किसी साधना द्वारा आंतरिक शौच के लिए अभ्यास करने से राग-द्वेष, ईर्ष्या आदि मलों का अभाव होकर मनुष्य का अन्तःकरण निर्मल और स्वच्छ हो जाता है। मन की व्याकुलता का नाश होकर उसमें सदैव प्रसन्नता बनी रहती है। विक्षेप-दोष का नाश होकर एकाग्रता आ जाती है और सब इन्द्रियाँ मन के वश में हो जाती हैं। अतः उसमें आत्मदर्शन की योग्यता आ जाती है।

2. संतोष : संतोषादनुत्तमसुखलाभः। (प.यो.द. 2/42)

संतोष से बढ़कर कोई दूसरा सुख नहीं! किसी ने कहा है कि संतोषामृत पिया करो - अर्थात् संतोष रूपी अमृत का पान करो (धारण करो)। साधक को जब संतोष होता है तो तृष्णा का नाश होता है, चाहत का अभाव होता है। किसी कवि ने कहा है कि

गोधन, गजधन, बाजधन और रत्न धन खान।
जब आवै संतोष धन, सब धन धूरि समान।।

3. तप : कायेन्द्रियसिद्धिरशुद्धिक्षयात्तपसः। (प.यो.द. 2/43)

तप के प्रभाव से अशुद्धि का नाश होता है। शरीर और इन्द्रियों की सिद्धि होती है। तप कई प्रकार के होते हैं परंतु वह तप जो अपने स्वानुभूति के दर्शन कराए जिससे अंतरंग और बहिरंग दोनों शुद्ध होकर उत्थान को प्राप्त हो जाएँ, तप कहलाता है।

4. स्वाध्याय : स्वाध्यायादिष्टदेवतासम्प्रयोगः।

(प.यो.द. 2/44)

स्वाध्याय से इष्टदेवता का दर्शन होता है। जैन धर्म में स्वाध्यायः परम तपः माना गया है। अर्थात् स्व यानी आत्मा (मैं) का अध्ययन चिंतन-मनन करना ही स्वाध्याय है। शास्त्रों का अध्ययन अध्यापन करना स्वाध्याय है।

5. ईश्वर-प्रणिधान : समाधिसिद्धिरीश्वर प्रणिधानात्।

(प.यो.द. 2/45)

समाधि की सिद्धि ईश्वर-प्रणिधान से होती है। साधक जब अपनी इच्छा, कर्म और प्रत्येक वह वस्तु जिससे उसके अहंकार की पुष्टि होती है, ईश्वर को समर्पित कर दे, वह ईश्वर-प्रणिधान है। जब व्यक्ति ईश्वर के प्रति निर्विकार भाव से अपने को समर्पित करता है तो वह समाधि की चरम दशा में पहुँच जाता है। जब वह भेदविज्ञान की दृष्टि अर्थात् जड़ और चेतन को पृथक-पृथक देखता है तो सम्यक् दर्शन और सम्यक् दृष्टि प्राप्त हो जाती है और वह ईश्वर का साक्षात्कार कर लेता है। यही ईश्वर-प्रणिधान है।

आसन

योग का तीसरा अंग आसन है। महर्षि पतंजलि के अनुसार :

स्थिरसुखमासनम्। (प.यो.द. 2/46)

सुखपूर्वक स्थिर बैठने का नाम आसन है।

व्याख्या : जिस क्रिया से स्थिरतापूर्वक (हलन-चलन रहित) निराकुलता लिए सुखपूर्वक दीर्घकाल तक बैठा जा सके वह आसन कहलाता है। स्थिर और सुखपूर्वक शारीरिक स्थिति से मानसिक संतुलन आता है। मन की चंचलता रुकती है। योगी आसनों के अभ्यास से शरीर और मन पर विजय प्राप्त कर अपना जीवन धन्य कर लेता है। साधक जानता है कि स्वस्थ शरीर में ही स्वस्थ मस्तिष्क का विकास होता है। आसनों के निरंतर अभ्यास से शारीरिक असमर्थता और मानसिक बाधाओं से व्यक्ति स्वयं को मुक्त कर हल्का महसूस करता है। साधक परमात्मा की प्राप्ति के लिए आकाश में नहीं देखता, पर्वतों की ख़ाक नहीं छानता। वह तो अभ्यास के द्वारा क्रमशः अपने अंदर महसूस करता है।

प्रयत्नशैथिल्यानन्तसमापत्तिभ्याम्। (प.यो.द. 2/47)

प्रयत्न की शिथिलता से और अनंत (परमात्मा) में मन लगाने से आसन सिद्ध होता है।

स्वाभाविक शरीर की चेष्टा का नाम प्रयत्न है। उस स्वाभाविक चेष्टा से अंगमेजयत्व के रोकने के निमित्त उपरत् होना प्रयत्न की शिथिलता है। इस प्रयत्न की शिथिलता से आसन सिद्ध होता है। फिर साधक शरीर और मन की उपेक्षा नहीं करता और न ही उसको नष्ट करने की कोशिश करता है। वह उसे ज्ञान प्राप्ति का उपकरण मानता है।

ततो द्वंद्वानभिघातः। (प.यो.द. 2/48)

अर्थ : अब कहते हैं कि आसन-सिद्धि हो जाने से या अधिकार प्राप्त कर लेने से सर्दी-गर्मी, भूख-प्यास, जय-पराजय, लाभ-हानि, मान-अपमान, शरीर-मन, मन-शरीर इस प्रकार के द्वंद्व समाप्त हो जाते हैं तब साधक योगमार्ग की चौथी सीढ़ी प्राणायाम तक पहुँचता है।

प्राणायाम

(अधिक जानकारी के लिए आगे प्राणायाम पर विस्तृत विवेचना की गई है)

तस्मिन् सति श्वासप्रश्वासयोर्गतिविच्छेदः प्राणायामः।

(प.यो.द. 2/49)

अर्थ : उस आसन की सिद्धि होने के बाद श्वास-प्रश्वास की गति विच्छेद होना (विच्छेद हो जाना) प्राणायाम है।

श्वास : प्राणवायु का नासिका द्वारा अंदर प्रवेश कराना श्वास कहलाता है।

प्रश्वास : कोष्ठ-स्थित वायु का नासिका छिद्रों द्वारा बाहर निकलना प्रश्वास कहलाता है।

श्वास-प्रश्वास की गतियों का प्रवाह रेचक, पूरक और कुंभक द्वारा बाह्यभ्यंतर दोनों स्थानों में रोकना प्राणायाम कहलाता है। यहाँ आसन की सिद्धि के बाद प्राणायाम करना चाहिए, ऐसा बताया है। इससे यह प्रतीत होता है कि आसन की स्थिरता का अभ्यास किए बिना जो प्राणायाम करते हैं, वे ग़लत करते हैं। प्राणायाम का अभ्यास करते समय आसन की स्थिरता का होना आवश्यक है।

बाह्यभ्यन्तरस्तम्भवृत्तिर्देशकालसंख्याभिःपरिदृष्टोदीर्घसूक्ष्मः।

(प.यो.द. 2/50)

अर्थ : प्राणायाम बाह्यवृत्ति, आभ्यांतरवृत्ति और स्तम्भवृत्ति ऐसे तीन प्रकार का होता है। देश, काल (समय) और संख्या द्वारा देखा हुआ लंबा और हल्का होता जाता है।

बाह्य वृत्ति प्राणायाम

कोष्ठ स्थित वायु को बाहर निकालकर उसकी स्वाभाविक गति का अभाव करना रेचक या बाह्यवृत्ति प्राणायाम कहलाता है।

आभ्यांतर वृत्ति प्राणायाम

प्राणवायु को नासिका-रंध्रों से अंदर खींचकर उसकी स्वाभाविक गति का अभाव पूरक प्राणायाम या आभ्यांतर वृत्ति प्राणायाम कहलाता है।

स्तम्भ वृत्ति प्राणायाम

श्वास-प्रश्वास दोनों गतियों के अभाव से प्राणवायु को एकदम जहाँ है वहीं रोक देना स्तंभवृत्ति प्राणायाम या कुंभक प्राणायाम कहलाता है।

देश, काल, संख्या के हिसाब से प्राणायाम की व्याख्या इस प्रकार से है :

1. देश परिदृष्ट

देश से देखा या नापा हुआ जैसे रेचक में नासिका तक प्राण का निकलना। पूरक में मूलाधार तक श्वास का ले जाना। कुंभक में नाभिचक्र आदि में एकदम रोक देना।

2. काल परिदृष्ट

समय से देखा हुआ, विशेष समय में श्वास की कुछ मात्राओं का निकलना, अंदर ले जाना और रोकना जैसे दो सेकंड में रेचक, एक सेकंड में पूरक और चार सेकंड में कुंभक।

3. संख्या परिदृष्ट

संख्या से परिपूर्ण जैसे इतनी संख्या में पहला। (मन में संख्या निर्धारण कर लें) इतनी संख्या में दूसरा और इतनी संख्या में तीसरा प्राणायाम। इस प्रकार अभ्यास किया हुआ प्राणायाम दीर्घ और सूक्ष्म अर्थात् लंबा और हल्का होता है।

भावार्थ : जैसे-जैसे साधक अपना अभ्यास बढ़ाता है, वैसे-वैसे रेचक, पूरक और कुंभक ये तीनों प्रकार का प्राणायाम देश, काल और संख्या के परिमाण से दीर्घ (लंबा) और सूक्ष्म (हल्का, पतला) होता चला जाता है।

अब चौथे प्राणायाम का वर्णन करते हैं।

बाह्याभ्यन्तरविषयाक्षेपी चतुर्थः। (प.यो.द. 2/51)

अर्थ : बाहर और भीतर के विषयों का त्याग या आलोचना करने वाला चौथा प्राणायाम है।

इस अवस्था का साधक बाहर और भीतर के विषय-कषाय के चिंतन-मनन का त्याग कर देने से अर्थात् इस समय प्राण (वायु) बाहर निकल रहे हैं या भीतर जा रहे या चल रहे हैं या ठहरे हुए हैं, इस प्रकार के भाव का त्याग करके मन को इष्ट-चिंतन में लगा देने से देश, काल और संख्या के ज्ञान के बिना ही अपने आप जो प्राणों की गति जिस किसी देश में रुक जाती है वह चौथा प्राणायाम कहलाता है। उपरोक्त तीनों प्रकार के प्राणायाम से यह सर्वथा भिन्न है। इसमें मन की चंचलता शांत होने के कारण अपने आप प्राणों (वायु) की गति रुकती है।

प्राणायाम का फल

ततः क्षीयते प्रकाशावरणम्। (प.यो.द. 2/52)

अर्थ : उस प्राणायाम के अभ्यास से ज्ञान रूपी प्रकाश को ढ़कने वाला अज्ञान का आवरण क्षीण हो जाता है।

पंचशिखाचार्यानुसार

तपो न परं प्राणायामात् ततो विशुद्धिर्मलानां दीप्तिश्च ज्ञानस्य।

अर्थ : प्राणायाम से बढ़कर कोई तप नहीं। उससे कर्मफल धुल जाते हैं और ज्ञान का प्रकाश होता है।

भगवान मनु के अनुसार

जैसे अग्नि से पके हुए स्वर्ण आदि धातुओं के मल नष्ट हो जाते हैं उसी प्रकार प्राणायाम करने से इन्द्रियों के मल नष्ट हो जाते हैं।

प्राणायाम का और दूसरा फल बताते हैं :

धारणासु च योग्यता मनसः। (प.यो.द. 2/53)

अर्थ : धारणाओं में मन की योग्यता होती है।

व्याख्या : प्राणायाम से मन स्थिर होता है और उसमें धारणा की योग्यता आ जाती है।

प्रत्याहार

अब प्रत्याहार के लक्षण व्यक्त करते हैं :

स्वविषयासम्प्रयोगे चित्तस्वरूपानुकार इवेन्द्रियाणां प्रत्याहारः।

(प.यो.द. 2/54)

अर्थ : अपने विषयों के साथ सम्बंध न होने पर चित्त के स्वरूप का अनुकरण इन्द्रियों का प्रत्याहार कहलाता है।

व्याख्या : सूत्रकार कहते हैं कि प्राणायाम के अभ्यास से पाँचों इन्द्रियों के बाह्य विषय और मन धीरे-धीरे निर्मलता को प्राप्त होते जाते हैं। साधक का ध्यान अंतरोन्मुख हो जाता है। विषय-कषाय सब विलीन हो जाते हैं। इसी का नाम प्रत्याहार है। यही योगी की पाँचवीं अवस्था है। वह अंतर-आत्मा के ज्ञानदीप से बाहर के इन्द्रिय-जनित विषय-कषाय को जलाकर सम्यक्-दृष्टि हो जाता है।

आगे प्रत्याहार का फल बताते हैं।

ततः परमा वश्यतेन्द्रियाणाम्। (प.यो.द. 2/55)

अर्थ : उस प्रत्याहार से इन्द्रियों का उत्तम वशीकार होता है।

याज्ञवल्क्य ने प्रत्याहार का लक्षण बताते हुए लिखा है कि स्वभावतः अपने-अपने विषयों में विचरण करती हुई इन्द्रियों का बलपूर्वक एकाएकी आकर्षण प्रत्याहार कहलाता है।

विषयों से चित्त के निवृत्त होने में जैसा चित्त का स्वरूप होता है वैसा ही इन्द्रियों की एकाग्रता होना प्रत्याहार है।

गोरक्ष पद्धति में सूत्रकार कहते हैं कि पाँच इन्द्रियाँ-घ्राण, चक्षु, जिह्वा, कर्ण और स्पर्शन के विषय गंध, दृष्टि, स्वाद, सुनना और स्पर्श - उन्हें यथाक्रम साधनों द्वारा धीरे-धीरे त्याग करना अर्थात् इन्द्रियों को उनके विषय-कषाय से विमुख करना प्रत्याहार कहलाता है। आसन और प्राणायाम को सिद्ध कर लेने के बाद मानसिक विषय-विकार को हटाकर अपने स्वरूप में स्थित होना प्रत्याहार कहलाता है। आगे कहते हैं कि जैसे कछुआ अपने सिर, पैर आदि अंगों को सिकोड़कर अपने भीतर छिपा लेता है वैसे ही योगियों को चाहिए कि वे अपनी इन्द्रियों को विषयों से हटाकर उनकी वृत्तियों को आत्मा में अनुरक्त करें। विषय-सुखों में आसक्त होकर यह जीव अपना बड़ा भारी अहित कर रहा है। अतः इन सबका त्याग कर व्यक्ति को अपना आत्मकल्याण करना चाहिए, यही प्रत्याहार की सार्थकता है।

पिछले अध्याय में यम, नियम, आसन, प्राणायाम और प्रत्याहार इन पाँच

बहिरंग साधनों का फल सहित वर्णन किया गया है। शेष तीन अंतरंग साधना धारणा, ध्यान और समाधि का वर्णन यहाँ से किया जाता है। जब शरीर आसनों द्वारा व्यवस्थित कर साधा गया, जब मन (चित्त) प्राणायाम की अग्नि से शुद्ध किया गया और जब इन्द्रियाँ प्रत्याहार के द्वारा वशीभूत की गई हैं, तब साधक अष्टांग योग की छठी अवस्था धारणा को प्राप्त करता है।

धारणा

देशबन्धश्चित्तस्य धारणा। (प.यो.द. 3/1)

अर्थ : चित्त का वृत्तिमात्र से देश विशेष में बाँधना धारणा कहलाता है।

व्याख्या : यहाँ देश विशेष से तात्पर्य किसी अंग के आस-पास के स्थान जैसे कटि देश, उदर देश, ललाट देश से है। ये शरीर के भीतर के देश (स्थान, जगह) हैं और बाहर के स्थान सूर्य, चंद्र या किसी देवता की प्रतिमा इनमें से किसी एक स्थान विशेष में मन की वृत्ति को लगाना धारणा है। (धारणा अध्याय भी देखें)

ध्यान

तत्र प्रत्ययैकतानता ध्यानम्। (प.यो.द. 3/2)

अर्थ : उसमें वृत्ति का एक सा बना रहना ध्यान है।

व्याख्या : धारणा में चित्त जिस वृत्तिमात्र से ध्येय में लगता है, जब वह वृत्ति इस प्रकार समान प्रवाह से लगातार उदय होती रहे कि दूसरी कोई और वृत्ति बीच में न आए तब उसको ध्यान कहते हैं। अनेक आचार्यों ने अनेक प्रकार से व्याख्याएँ की हैं : (ध्यान अध्याय भी देखें)

वाचस्पति मिश्र ने कहा है कि :

मन का एकाग्र और एकतान हो जाना ध्यान है।

न्याससूत्र-वृत्ति के श्री विश्वनाथ के अनुसार -

प्रणिधानम चित्त एकाग्रमिदम।

अर्थात् प्रणिधान में चित्त एकाग्र हो जाता है।

ध्यान मन के ठहराव (चंचलता का अभाव) की अवस्था है जिसमें चित्त-वृत्ति का निरोध होता है। जहाँ पर राग-द्वेष का अभाव हो जाता है, रजोगुण और तमोगुण शून्य प्रायः हो जाते हैं और चित्त की क्षिप्त, विक्षिप्त

और मूढ़ अवस्थाएँ विलीन हो जाती हैं। चित्त की चौथी अवस्था एकाग्रावस्था है जहाँ सत्गुण प्रबल होने पर मानसिक शक्तियाँ एकमात्र एक विषय या एक देश पर केंद्रित होती हैं। चित्त की पंचम अवस्था निरुद्धावस्था है। जहाँ मन, बुद्धि, अहंकार, राग और द्वेष का भेद नहीं रहता और समस्त आंतरिक शक्तियाँ परमात्मा की शरण में या सेवा में समर्पित की जाती हैं। यहाँ मैं और मेरा का बोध हटकर ध्यानस्थ की अवस्था होती है।

समाधि

तदेवार्थमात्रनिर्भासं स्वरूपशून्यमिव समाधिः। (प.यो.द. 3/3)

अर्थ : जब ध्यान में केवल ध्येय मात्र का आभास होता है और स्वरूप शून्य सा हो जाता है तब समाधिस्थ अवस्था कहलाती है। ध्येयाकारनिर्भास ध्यान ही जब ध्येय स्वभाव के आवेश से अपने ज्ञानात्मक स्वभाव से शून्य के समान होता है, वह समाधि की अवस्था कहलाती है।

ध्यान की अंतिम अवस्था का नाम समाधि है जो कि स्थिरचित्त की सर्वोत्तम अवस्था है। आत्मविस्मृति की तरह ध्यान ही समाधि है। ध्यान करते-करते जब साधक आत्मविस्मृत हो जाता है, जब केवल ध्येय-विषयक सत्ता की ही उपलब्धि होती रहती है तथा अपनी सत्ता विस्मृत हो जाती है। ध्येय से अपना पृथकत्व ज्ञानगोचर नहीं होता है तब ध्येय विषय पर उस प्रकार का चित्त-स्थैर्य ही समाधि है। आत्म-साक्षात्कार की स्थिति समाधि बिना नहीं होती। समाधि साधना की खोज का अंत है।

त्रयमेकत्र संयमः। (प.यो.द. 3/4)

अर्थ : ये धारणा, ध्यान और समाधि तीनों ही एकत्र संयम कहे जाते हैं। तीनों की शास्त्रीय भाषा संयम है। अतः इस ग्रंथ में जहाँ कहीं भी संयम बोला गया हो, वहाँ धारणा, ध्यान, समाधि से मतलब है, ऐसा समझना चाहिए।

तज्जयात्प्रज्ञालोकः। (प.यो.द. 3/5)

अर्थ : संयम जय से समाधि में प्रज्ञा (बुद्धि) का आलोक (प्रकाश) होता है। अर्थात् जितने सूक्ष्मतर विषय में संयम किया जाता है, उतनी ही बुद्धि निर्मल होती जाती है। अर्थात् साधक की बुद्धि में अलौकिक ज्ञान शक्ति आ जाती है। प्रज्ञालोक का अर्थ है, सम्प्रज्ञात रूप प्रज्ञा का आलोक, भुवन-ज्ञानादि नहीं। ग्रहीत-ग्रहण-ग्राह्य विषयक जो तात्विक प्रज्ञा या समापत्ति है, वह कैवल्य का सोपान है। उसी को मुख्यतः प्रज्ञालोक नाम से कहा गया है।

तस्य भूमिषु विनियोगः। (प.यो.द. 3/6)

अर्थ : भूमियों में उस संयम का विनियोग करना चाहिए।

व्याख्या : सूत्रकार का कहना है कि जिन्होंने निम्न भूमियों को नहीं जीता वे परवर्ती भूमियों को लाँघकर परान्त भूमियों में संयम लाभ नहीं कर सकते। अर्थात् पहले स्थूल विषय पर संयम करें फिर क्रम से सूक्ष्म विषय पर संयम करें और इस प्रकार क्रमशः आगे बढ़ते जाएँ।

त्रयमन्तरङ्गं पूर्वेभ्यः। (प.यो.द. 3/7)

अर्थ : धारणा, ध्यान और समाधि – ये तीन संप्रज्ञात योग के पहले कहे हुए यम, नियम, आसन, प्राणायाम और प्रत्याहार साधनों की अपेक्षा अंतरंग हैं।

व्याख्या : संप्रज्ञात योग के ही धारणा, ध्यान तथा समाधि अंतरंग हैं, क्योंकि समाधि द्वारा तत्वसमूहों का स्फुट् ज्ञान होने पर एकाग्र स्वभाव चित्त द्वारा वह ज्ञान जब विधृत रहता है तब वह संप्रज्ञात कहलाता है।

तदपि बहिरङ्गं निर्बीजस्य। (प.यो.द. 3/8)

अर्थ : तब भी अर्थात् धारणा, ध्यान, समाधि अंतरंग साधनत्रय निर्बीज समाधि (असंप्रज्ञात समाधि) के बहिरंग साधन हैं। उसका अंतरंग केवल परवैराग्य है। कारण, यहाँ संप्रज्ञात का भी अभाव या निरोध हो जाता है। वृत्ति-निरोध को लेकर देखने में संप्रज्ञात और असंप्रज्ञात दोनों ही योग या समाधि हैं पर सबीज समाधि को लेकर विचारने से असंप्रज्ञात का अर्थ होगा बहिरंग समाधि।

योग-आसनों के नाम - एक रहस्यमय तार्किक दृष्टिकोण

हठयोग के अंतर्गत विभिन्न प्रकार के योगासनों का वर्णन आता है। हमारे आचार्यों ने विभिन्न प्रकार के आसनों के नाम भिन्न-भिन्न प्रकार से रखे। उन्होंने इन्हें बड़े अर्थपूर्ण नाम दिए। कुछ आसनों के नाम पक्षियों से संबंधित हैं जैसे बकासन (बगुला), मयूरासन (मोर), कुक्कुटासन (मुर्गा), हंसासन (हंस)। कुछ के नाम कीड़ों से जोड़े गए हैं : वृश्चिकासन (बिच्छू), शलभासन (टिड्डा)। कुछ के नाम जानवरों पर आधारित हैं : श्वानासन (कुत्ता), उष्ट्रासन (ऊँट), सिंहासन (सिंह), गोमुखासन (गाय), वातायन (घोड़ा), आदि। कुछ के नाम पेड़-फूल आदि पर रखे जैसे वृक्षासन (पेड़), ताड़ासन (ताड़), पद्मासन (कमल) आदि। कुछ जलचर और उभयचर प्राणियों के नाम पर भी हैं जैसे मत्स्यासन (मछली), कूर्मासन (कछुआ), भेकासन मेढ़क), मकरासन (मगर)। ज़मीन में रेंगने वाले प्राणी सर्प को सर्पासन व भुजंगासन नाम दिया। हनुमानासन, वीरासन, महावीरासन, बुद्धासन जैसे आसनों के नाम भगवान की छवि से लिए और महान ऋषियों जैसे कपिल (कपिलासन), वशिष्ठ (वशिष्ठासन), विश्वामित्र, भागीरथ आदि नाम उनकी याद के लिए हमारे संस्कार में डाले।

आख़िर क्या कारण रहा कि हमारे महाज्ञानी ऋषि-मुनियों ने ये नाम उनसे जोड़े। यहाँ यह तर्क बड़े सरल ढंग से किया जा सकता है कि जब हम उस आसन की अंतिम स्थिति में पहुँचते हैं तो वह आसन उसके स्वरूप में वैसा ही दिखता है जैसा आसन का नाम है। जैसे मयूरासन, जब हम यह आसन लगाते हैं तो यह आसन मयूर के समान ही दिखाई पड़ता है और साधक को उसके प्रति लगाव भी उत्पन्न करना रहा है। इसके पीछे और भी तर्क दिए जा सकते हैं। मेरा (लेखक) विचार है कि जब हम भिन्न-भिन्न प्राणियों के समान उनकी आकृति ग्रहण करते हैं तो साधक के मन में उनके प्रति सम्मान व प्रेम उत्पन्न होना चाहिए एवं प्राणियों से घृणा नहीं होनी चाहिए। कारण वह जानता है कि सारी सृष्टि में छोटे जीव से लेकर बड़े-बड़े महात्माओं तक वही विश्वात्मा श्वास लेता है, जो असंख्य रूपों को ग्रहण करता है। वह निराकार रूप ही उसका सबसे महान रूप है। वैसे यहाँ तर्क यह भी है कि ईश्वर ने प्रत्येक प्राणी को एक न एक गुण विशेष रूप से प्रदान किया है, यहाँ तक कि पेड़-पौधे तक में कोई न कोई गुण विशेष रहता है। चूँकि मनुष्य अपने अंदर अधिक से अधिक गुण समाहित करना चाहता है, अतः उसका उद्देश्य आसन से वह प्राप्त करना है एवं उस आसन से जो उसके लाभ हैं वह भी प्राप्त करना चाहता है। एक कारण और तार्किक है कि हमें वे आचार्य प्रकृति से निकटस्थ करना चाहते हैं ताकि प्रकृति के गुणों को भी आत्मसात् कर सकें।

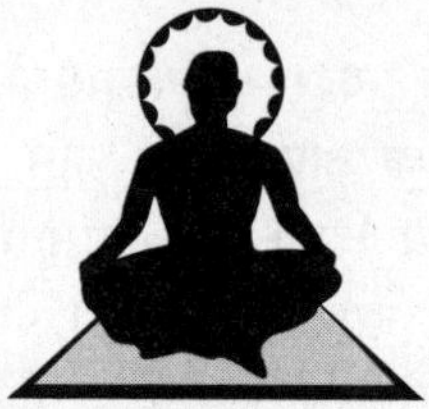

योग-सावधानियाँ/नियम

योगाभ्यास शुरू करने से पहले साधकों को काफ़ी नियमों व सावधानियों का ध्यान रखना पड़ता है, अतः प्रत्येक साधक को निम्नलिखित बातों पर ध्यान अवश्य देना चाहिए। जैसे कि हम जब किसी मकान का निर्माण करते हैं, तो उसकी नींव पर विशेष ध्यान देकर उसको मज़बूत बनाते हैं ताकि उस पर खड़ी होने वाली इमारत बहुत दिनों तक स्थाई बनी रहे वैसे ही यदि हम योग क्रिया से संबंधित नियम व सावधानियों को अपने जीवन में उतारते हैं तो हमारे जीवन में होने वाली कई प्रकार की कठिनाईयों का हल अपने आप ही हो जाता है।

अभ्यास क्रम

- किसी योग्य प्रशिक्षक की देख-रेख में ही योगासन एवं योग की क्रियाओं का अभ्यास करना चाहिए।
- किसी भी योगासन को करें, परंतु मूल अवस्था में लौटते समय क्रिया का क्रम विपरीत ही होना चाहिए जैसा अंतिम अवस्था में पहुँचने के पहले था।
- योगाभ्यास क्रमशः और क्रियात्मक रूप से करें तो ज़्यादा लाभान्वित होंगे।
- योगासन एवं समस्त क्रिया करते समय संपूर्ण ध्यान अभ्यास पर ही केंद्रित रखें।
- योग क्रिया न ही किसी की देखा-देखी करें और न ही किसी को दिखाने का प्रयास करें।
- योगाभ्यास स्व-अर्थ की क्रिया है, जैसा करेंगे वैसा लाभ मिलेगा।
- योगाभ्यास की जो समय-सीमा और गति तय है। उसी अनुपात में करें, अन्यथा हानि की भी संभावना है।

- यम नियम के पालन पर विशेष ध्यान दें।
- कौन-सा योगासन आपको करना है और कौन सा नहीं इसका निर्णय पुस्तक का संपूर्ण अध्ययन करने के बाद ही लें।
- किसी भी आसन को एकदम से नहीं करना चाहिए। पहले हल्के व्यायाम, सूक्ष्म आसन, स्थूल आसन या पवनमुक्तासन से संबंधित आसनों को करें ताकि शरीर का कड़ापन समाप्त हो और शरीर नरम बने एवं मांसपेशियों में लचीलापन आए फिर (प्रारंभिक, मध्यम, उच्च अभ्यास) प्राणायाम एवं ध्यान का क्रम उपयुक्त रहता है।
- किसी भी आसन को ज़बर्दस्ती न करें। क्रमशः अभ्यास से आसन स्वतः सरल हो जाता है।
- योग की किसी भी क्रिया के अंत में शवासन करने का ध्यान अवश्य रखें। शवासन करने से अभ्यास क्रिया में आया हुआ किसी भी प्रकार का तनाव दूर होकर प्रसन्नता का एहसास होता है।
- जैसे कोई आसन सामने की तरफ़ झुकने वाला है तो क्षणिक विश्राम के बाद पीछे की तरफ़ झुकने वाला आसन (अपनी अवस्था एवं रोग को देखते हुए विवेक का उपयोग अवश्य करें, ऐसा करने से किसी भी प्रकार की विकृति नहीं आती है।) करें।

श्वास-प्रश्वास

- किसी भी योग क्रिया को करते समय श्वास-प्रश्वास के प्रति सजगता बनाए रखें।
- श्वास नासिका द्वार से ही भरें, मुख से नहीं।
- प्रत्येक आसन का अपना एक श्वास-प्रश्वास का क्रम होता है। उसका अवश्य ध्यान रखें।

आहार

- आसनों के अभ्यास से पहले मूत्राशय एवं आँतें रिक्त होना चाहिए।
- यदि किसी को क़ब्ज़ की शिकायत हो तो वह पहले पुस्तक में दी हुई शंख-प्रक्षालन की क्रिया किसी गुरु की देख-रेख में करें या उनसे परामर्श लें, तत्पश्चात् अन्य योगाभ्यास करें।
- शरीर को फुर्तीला, चुस्त, सुंदर और चिरयुवा बनाने के लिए जितना महत्त्व हम योगासन को देते हैं, उतना ही महत्त्व हमें आहार को भी देना चाहिए।
- बहुत ज़्यादा खट्टा, तीखा, तामसी, बासा एवं देर से पचने वाला आहार नहीं लेना चाहिए। आज इस बात को वैज्ञानिक भी मानने लगे हैं कि

हमारा भोजन सात्विक, शाकाहारी, शुद्ध, ताज़ा एवं बिना जटिलता लिए हो।

- आसन करने से कुछ समय पहले एक ग्लास ठंडा एवं ताज़ा पानी पी सकते हैं यह सन्धि स्थलों का मल निकालने में अत्यंत सहायक होता है।
- साधक को शराब, गाँजा, भाँग, तम्बाकू, बीड़ी, सिगरेट, आदि मादक पदार्थ का सेवन नहीं करना चाहिए।
- यदि किसी रोग से पीड़ित हों तो आसन एवं आहार की जानकारी किसी विशेषज्ञ से लें।
- भोजन करने के आधे घंटे पहले एवं भोजन करने के कम से कम चार घंटे बाद ही योगाभ्यास क्रिया करें।
- यदि ज़्यादा क़ब्ज़ नहीं है तो योगाभ्यास से यह रोग (सामान्य पाचन विकार) दूर हो जाता है। वैसे भी शंख-प्रक्षालन वर्ष में कम से कम एक या दो बार अवश्य करना चाहिए।
- तामसिक भोजन जैसे अंडा, मछली, मांस आदि का त्याग कर देना चाहिए क्योंकि "जैसा खाओ अन्न, वैसा बने मन"।

स्नान

- आसन से पूर्व व आसन के कुछ समय बाद स्वच्छ एवं शीतल जल से स्नान करें (ऋतु एवं अवस्था अनुसार)।

वस्त्र

- आसन करते समय चुस्त कपड़े न पहनें। ढीले, आरामदायक, सूती एवं सुविधाजनक वस्त्रों का ही प्रयोग करें।
- आसन के लिए कंबल या दरी का प्रयोग करें।
- कंबल आदि का प्रयोग करने से अभ्यास के समय निर्मित विद्युत प्रवाह नष्ट नहीं होता।
- पुरुष साधकों को कच्छा या लँगोट अवश्य पहनना चाहिए।

समय

- योगासनों का अभ्यास प्रातः सूर्योदय के समय अच्छा माना जाता है।
- प्रातःकाल सूर्य से निकलने वाली ऊर्जा हमें नई ताक़त देती है क्योंकि वह ऊर्जा जीवन को संचार प्रदान करने वाली होती है।
- प्रातःकाल योग करने का कारण संभवतः व्यक्ति का तनाव मुक्त रहना भी है।

- प्रत्येक आसन की समय सीमा अपने शरीर की परिस्थिति को भी देखकर करें।
- प्रातःकाल व्यक्ति के पास समयाभाव भी नहीं रहता।
- प्रातःकाल योग करने से व्यक्ति दिनभर तरोताज़ा और स्फूर्ति महसूस करता है। अतः वह दिनभर प्रसन्नचित्त हो प्रत्येक कार्य करता है। यदि किसी कारणवश धूप से आने के बाद योगाभ्यास करना हो तो कुछ देर विश्राम करें।
- निश्चित समय और निश्चित स्थान पर अभ्यास अधिक प्रभावशाली हो जाता है।

स्थान

- अभ्यास के लिए स्थान साफ़-सुथरा, हवादार, शांत, मन को प्रसन्न करने वाला, अच्छा एवं प्रदूषण मुक्त वातारण होना चाहिए।
- योगाभ्यास का स्थान समतल होना चाहिए।
- यदि बन्द कमरे में योगाभ्यास कर रहे हों तो खिड़की एवं दरवाज़े खोल लें।

दिशा

- लेटकर किए जाने वाले आसनों में पैरों की दिशा उत्तर या पूर्व हो तो अति उत्तम रहती है।
- खड़े होकर किए जाने वाले आसनों में मुख पूर्व की तरफ़ हो तो विशेष लाभ प्राप्त होता है।
- प्रार्थना आदि करते समय उत्तर-पूर्व दिशा का चयन करें, तो अतिशीघ्र स्वास्थ्य लाभ होता है।
- दिशा का महत्त्व इसलिए भी है कि इससे हमारी चेतना ऊर्ध्वमुखी होती है एवं आध्यात्मिक ऊर्जा के साथ-साथ कई लाभ स्वतः प्राप्त हो जाते हैं।

दृष्टि

- प्रारंभ में नेत्र बंद न करें। अभ्यास हो जाने के बाद ही नेत्रों को बंद रखें, परंतु मन को निष्क्रिय और चंचल न होने दें।
- नेत्र बंद (योग शिक्षक के आदेशानुसार) रहते हुए भी आसन क्रियाओं के प्रति मस्तिष्क को सजग रखें।

अवस्था/आयु

- योगासन के लिए आयु-सीमा का कोई निर्धारण नहीं है तथापि व्यक्ति को अपनी उम्र, अवस्था, अभ्यास आदि समझकर विवेक का उपयोग करना चाहिए।

रोगी के लिए

- योगासन से संबंधित क्रियाएँ तो होती ही हैं रोगों को दूर कर स्वास्थ्य प्रदान करने के लिए परंतु रोगी उस आसन को न करें जिससे उनकी पीड़ा अथवा रोग की तीव्रता बढ़ती हो। जैसे – उच्च रक्तचाप के रोगी शीर्षासन या सर्वांगासन आदि न करें।
- 'किस रोग में कौन सा आसन करें अथवा कौन सा आसन न करें ?' वह अध्याय अवश्य देखें। साथ ही, रोग की अवस्था में किसी योग्य शिक्षक के परामर्श के पश्चात् ही आसन करें।

ध्यान

- वह रोग जिसके लिए आप योग क्रियाएँ कर रहे हैं, अभ्यास करते समय उसका सकारात्मक चिंतन करें कि वह रोग ठीक हो रहा है।
- अभ्यास काल में मन को चिंता, क्रोध घबराहट, घृणा, ईर्ष्या, भय, अहंकार, प्रतिशोध की भावना आदि उद्वेगों से पूर्णतः मुक्त रखें।

योग अभ्यास के दौरान विशेष बातें

- योग की क्रियाएँ पूर्णतः विवेक का उपयोग करते हुए ही करें।
- पूर्ण विश्वास, धैर्य और सकारात्मक विचार रखें।
- मन में ईर्ष्या, क्रोध, जलन, द्वेष एवं खिन्नता न रखें।
- नशीले पदार्थों का सेवन एवं गंदी मानसिकता न रखें।
- यदि किसी आसन के अभ्यास के दौरान परेशानी का अनुभव हो तो योग्य गुरु एवं विवेक का उपयोग करें।
- गरिष्ठ भोजन, माँसाहार, अत्यधिक वासना एवं देर रात तक जागने जैसी आदतों का त्याग करें।

योग करने वाले साधकों को सभी सावधानियों एवं नियमों का पालन अवश्य करना चाहिए, अन्यथा शरीर में कई प्रकार के विकार उत्पन्न हो सकते हैं। जैसे हड्डी का खिसकना, जोड़ों में दर्द का बढ़ जाना, हृदय गति का कम या ज्यादा होना, नाभि का सरकना, क़ब्ज़ होना या दस्त लगना, माँसपेशियों में दर्द होना, श्वास गति का अनियंत्रित होना, थकान महसूस करना आदि। साथ ही कई प्रकार की शारीरिक, मानसिक एवं आर्थिक हानि होने की संभावना भी रहती है।

सरल योग क्रियाएँ

पवनमुक्तासन समूह की क्रियाएँ

वायुनिरोधक, उदर प्रदेश एवं शक्तिबंध हेतु सरल क्रियाएँ

लगभग सभी योग केंद्रों में ये सरल व्यायाम कराए जाते हैं जो कि पवनमुक्तासन* की अभ्यास श्रेणी के अंतर्गत आते हैं। प्रतिदिन प्रारंभ में कराए जाने का कारण यह है कि इनका प्रयोग मांसपेशियों तथा शरीर के लगभग सभी जोड़ों में लचीलापन लाने के लिए व शरीर का कड़ापन दूर करने के लिए किया जाता है। पिछले अध्यायों में सूक्ष्म व्यायाम एवं स्थूल व्यायाम की श्रृंखला दी गई है वे सभी व्यायाम भी शरीर को स्थायित्व प्रदान करते हैं।

निम्नलिखित सभी क्रियाएँ करने से हमारे शरीर के जोड़ खुल जाते हैं तथा शरीर का आलस्य समाप्त हो जाता है। साधक स्फूर्ति एवं ताजगी महसूस करता है जिससे आगे होने वाली योग क्रियाओं व अभ्यासों में सरलता होती है।

सभी आसन सरल होते हुए भी बहुत अधिक प्रभावकारी हैं जो कि शरीर को नई चेतना और ऊर्जा प्रदान करते हैं।

वायु निरोधक क्रियाएँ

पादांगुली, पादतल, पादपृष्ठएवंगुल्फशक्तिवर्धक/विकासकक्रिया

विशेषः सूक्ष्म व्यायाम में हमने यही क्रिया खड़े होकर की थी। इसे बैठकर भी कर सकते हैं। जो कि लगभग सभी योग केंद्रों में कराई जाती है।

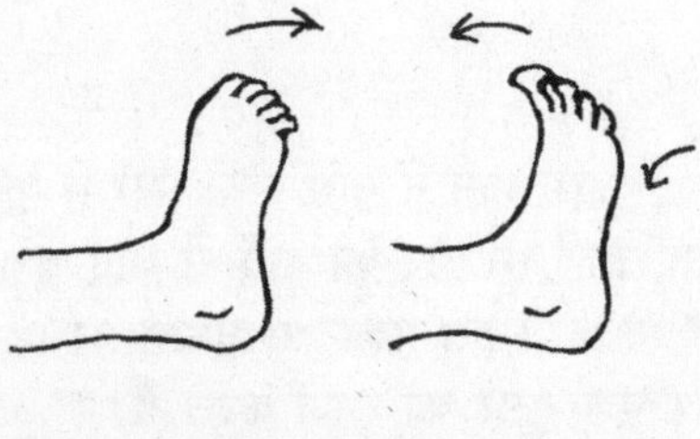

अभ्यास क्रम 1 : बैठ जाएँ। सामने की तरफ़ पैरों को लंबा करें। थोड़ा सा पीछे झुकते हुए हाथों को अगल-बगल में नितंबों के पीछे ज़मीन पर रख दें। मेरुदंड, ग्रीवा व सिर को झुकने न दें एवं कुहनियाँ भी न मोड़ें और मन को

---

*मैंने पवनमुक्तासन की क्रियाओं की बारीकियाँ सबसे पहले डॉ. के.एम. गांगुली साहब से सीखी इसके बाद डॉ. फूलचन्द योगाचार्य जी से एवं इसके बाद एक शिविर में परमहंस निरंजनानंद सरस्वती से यह योग क्रियाएँ सीखीं। आप सभी का मैं आभार व्यक्त करता हूँ।

तनाव मुक्त रखें। पूरा ध्यान पैरों की अँगुलियों पर रखते हुए दसों अँगुलियों को आगे झुकाएँ, फिर पीछे झुकाएँ।

श्वासक्रम/समय : अँगुलियाँ आगे झुकाते समय श्वास छोड़ें। अपनी तरफ़ करते समय श्वास लें। 10 से 15 बार आगे-पीछे करें।

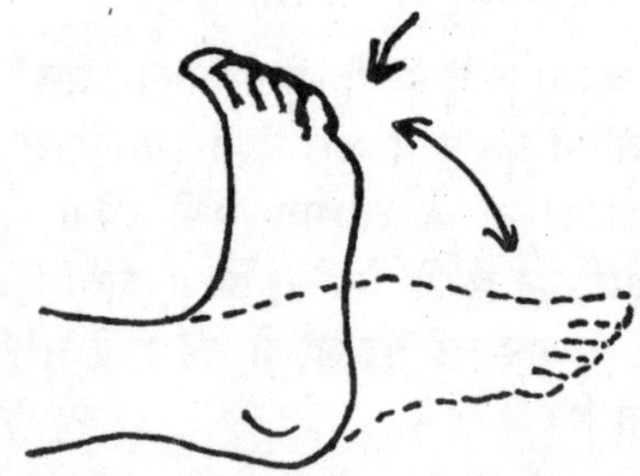

अभ्यास क्रम 2 : अब पैरों के पंजों को टखनों के जोड़ों से आगे की तरफ़ इतना झुकाएँ कि वे ज़मीन को स्पर्श करने लगे। जितना अधिक से अधिक झुका सकते हैं, झुकाएँ। पूरे पंजे को वापस अपनी तरफ़ जितना मोड़ सकते हैं, मोड़ने का प्रयास करें।

श्वासक्रम/समय : अँगुलियाँ एवं पैरों के पंजे अपनी तरफ़ करते समय श्वास लें एवं वापस आगे झुकाते समय श्वास छोड़ें। 10 से 15 बार यही क्रम दोहराएँ।

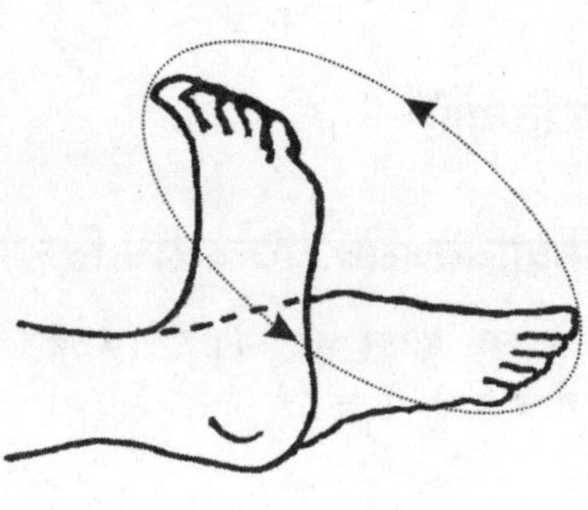

अभ्यास क्रम 3 : अब दोनों पैरों के बीच थोड़ा अंतर कर उन्हें दूर कर दें। पहले दाहिने पैर से अभ्यास करें। दाहिने पैर के पंजे को टखने से वृत्ताकार घुमाना है। अतः दाएँ से बाएँ तरफ़ 10 से 15 बार घुमाएँ। फिर बाएँ से दाँये 10 से 15 बार करें। यही अभ्यास बाएँ पैर से करें। अब दोनों पंजों को मिलाकर उपरोक्त अभ्यास करें। यही क्रिया निम्नलिखित प्रकार से भी कर सकते हैं।

इसी क्रम में अब दोनों पैरों में कुछ फ़ासला रखें और एक पैर को बाएँ से दाएँ तो दूसरे पैर को दाएँ से बाएँ वृत्ताकार घुमाएँ। अब यही क्रम दूसरी दिशा में भी करें। इस प्रकार से घुमाने पर आपस में दोनों पैरों के अंगूठे वृत्त पूरा होने पर एक-दूसरे को स्पर्श करते हैं।

श्वासक्रम/समय : पंजों को ऊपर लाते समय श्वास लें और नीचे की तरफ़ जाते समय श्वास छोड़ें। उपरोक्त सभी क्रियाएँ 10 से 15 बार समान रूप से करनी चाहिए।

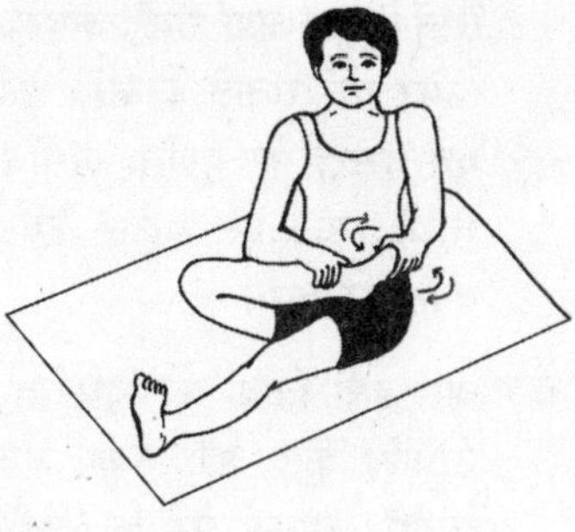

अभ्यास क्रम 4 : पंजों को वृत्ताकार बनाने के लिए इस प्रकार से भी अभ्यास कर सकते हैं। एक पैर लंबवत् कर दूसरे पैर के पंजे को पहले पैर की जंघा पर ऐसा रखें कि गुल्फ बाहर की तरफ़ आ जाएँ। अब एक हाथ से टखने को पकड़कर दूसरे हाथ से अँगुलियाँ पकड़ लें। पहले दाएँ से बाएँ फिर बाएँ से दाएँ 10 से 15 बार वृत्ताकार घुमाएँ। यही अभ्यास दूसरे पैर से करें।

श्वासक्रम/समय : अभ्यास क्रम तीन के अनुसार।

सुप्त जानु संचालन क्रिया – अभ्यास क्रम 5

(घुटनों को आगे-पीछे करने की क्रिया)

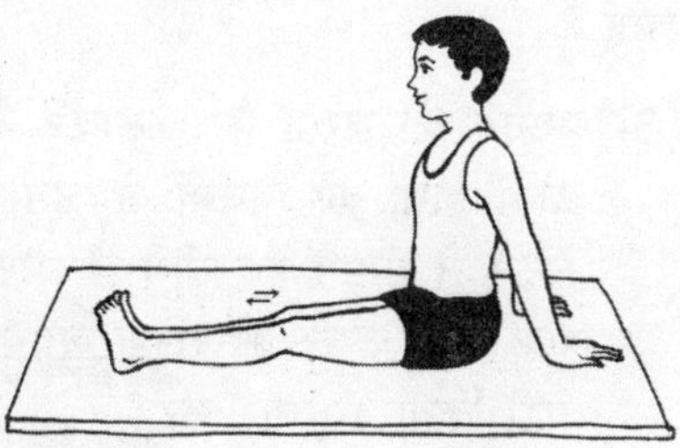

सामने की तरफ़ पैरों को लंबवत् करके बैठें। चूँकि इसमें घुटनों को संचालित कर आगे-पीछे करना है। अतः माँसपेशियों को संकुचित करते हुए घुटनों को अपनी तरफ़ खींचें। कुछ क्षण रुकें एवं ढीला छोड़ दें। यही क्रम पुनः दोहराएँ।

श्वासक्रम/समय : घुटनों को अपनी तरफ़ खींचते हुए श्वास लें एवं ढीला करते समय श्वास छोड़ें। 10 से 15 बार यही क्रम दोहराएँ।

लाभ :
- पिंडली, पंजे, टखना, घुटने एवं अँगुलियों के जोड़ मज़बूत एवं लचीले होते हैं।
- भविष्य में होने वाले गठिया जैसे रोगों की संभावना उस अंग में नहीं रहती। पिंडली के दर्द में राहत एवं ऐंठन को ठीक करता है।

उत्तान जानु संचालन क्रिया – अभ्यास क्रम 6

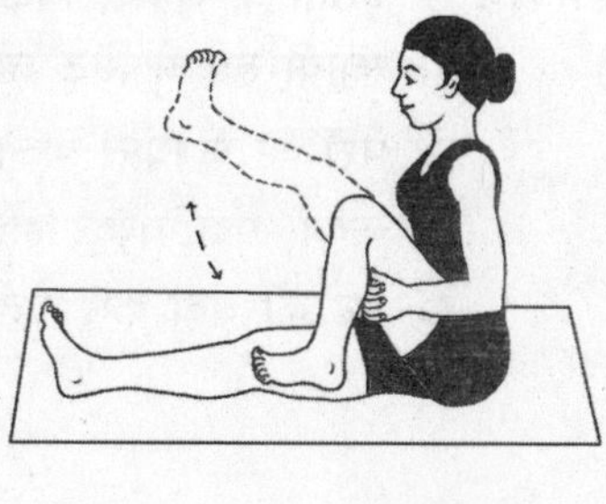

(अ) अपने आसन में सामने की तरफ़ समानांतर रूप से पैर फैलाकर बैठें। दोनों हाथों से दाहिनी जंघा को पकड़ें, दाहिने घुटने को मोड़ते हुए, जंघा को उदर व वक्षःस्थल से सटाएँ। अब इस पैर को धीरे-धीरे ऊपर की तरफ़

तानें। कुछ क्षण रुकें, वापस ज़मीन पर रख दें। इस प्रक्रिया में पैर जितना ऊपर कर सकते हैं करें। यहाँ तक कि नासिका का घुटने से स्पर्श हो जाए एवं दूसरा पैर पूर्णतः ज़मीन से स्पर्श करता रहे तथा मेरुदण्ड और कमर सीधी रखें। इस प्रकार उपरोक्त क्रिया 10 बार करें एवं यही क्रिया पैर बदलकर करें।

(ब) अब इसी क्रिया को विपरीत तरीक़े से करें। पहले दाहिना पैर सीधा ऊपर उठाएँ। कुछ क्षण रुकें। घुटने से मोड़कर जाँघ को अपने सीने से स्पर्श कराएँ। वापस पैर को ज़मीन पर रख दें। यह क्रिया 10 बार करें और दूसरे पैर से इसी क्रिया को दुहराएँ।

उत्तान द्विजानु संचालन क्रिया – अभ्यास क्रम 7

यह अभ्यास क्रम 6 की तरह ही है, परंतु इसमें दोनों पैरों से एक साथ करना होता है।

(अ) सामने की तरफ़ पैर फैलाकर बैठें। पैरों को समानांतर चिपकाकर रखें। दोनों हाथों को नितंबों के अगल-बग़ल में पीछे रखें, अब दोनों पैरों को घुटने से मोड़ते हुए सीने से स्पर्श कराना है। इसके पश्चात दोनों पैरों को एक साथ ऊपर की तरफ़ लंबवत कर दें और वापस ज़मीन पर रख दें। यही क्रिया 10 बार करें।

(ब) इस क्रिया में दोनों पैरों को पहले ज़मीन से ऊपर उठाएँ। तत्पश्चात घुटनों से मोड़ते हुए छाती से स्पर्श कराएँ और वापस ज़मीन पर रख दें। 10 बार यही क्रिया को दुहराएँ।

श्वासक्रम : पैर को मोड़ते समय श्वास बाहर निकालें एवं पैर ऊपर की तरफ़ सीधे करते समय श्वास लें।

सावधानियाँ : तीव्र कमर दर्द, हृदय रोग, उच्च रक्तचाप वाले विवेक पूर्वक करें।

लाभ :
- घुटनों के समस्त विकार दूर होते हैं। कमर दर्द व नितंबों का दर्द स्थायी रूप से मिट जाता है।
- पैरों का कंपवात वाला रोग नहीं हो पाता।
- क़ब्ज़, मंदाग्नि दूर होकर भूख बढ़ती है।
- पेट की चर्बी कम होती है।

जानु चक्रमय बनाने की क्रिया – अभ्यास क्रम 8

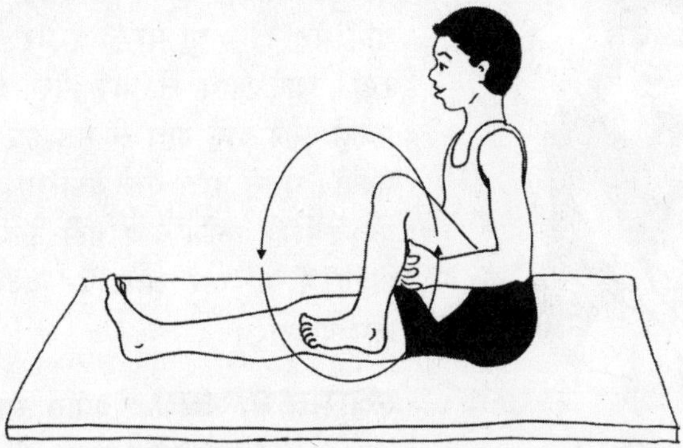

सामने की तरफ़ दोनों पैरों को फैलाकर बैठें। चूँकि हाथों से जंघा को पकड़कर घुटने से आगे के हिस्से को घुमाना है अतः दाहिनी जाँघ को दोनों हाथों से पकड़कर उदर प्रदेश के पास लाये या दाहिने जाँघ के नीचे से भुजाओं को निकालकर एक दूसरे पंजे से कुहनियाँ पकड़ ले एवं उदर प्रदेश से जंघा को सटाते हुए पंजे को ऊपर की तरफ़ उठाएँ और घुटने एवं घुटने से निचले हिस्से को 10 बार दाएँ से बाएँ वृत्ताकार घुमाएँ तथा 10 बार बाएँ से दाएँ वृत्ताकार घुमाएँ। अब यही क्रिया बाएँ पैर से करें।

श्वासक्रम : पैरों को ऊपर ले जाते समय श्वास लें एवं नीचे लाते समय श्वास छोड़ें।

ध्यान : घुटने की निरोगता हेतु।

लाभ :
- गठिया जैसी बीमारियों से निजात दिलाता है।
- घुटने के जोड़ को मज़बूती प्रदान करता है और दर्द से राहत दिलाता है।
- जमे हुए रक्त को विनियमित करता है।

श्रोणी विकासक एवं शक्तिवर्धक क्रिया – अभ्यास क्रम 9

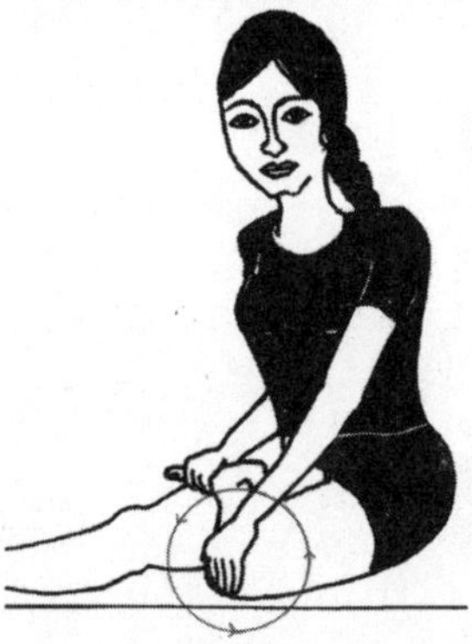

दोनों पैरों को सामने फैलाकर बैठ जाएँ। बाएँ पैर की जंघा पर दाएँ पैर के पंजे को रखें। बाएँ हाथ से दाएँ पैर के पंजे को पकड़ें और दाएँ हाथ से मुड़े हुए घुटनों को पकड़ें। घुटने द्वारा एक बड़ा सा चक्र बनाने की कोशिश करें। अब यही क्रिया विपरीत दिशा में भी करें तथा पैर बदलकर यही क्रम दोहराएँ।

श्वासक्रम/समय : श्वास सामान्य रखें एवं 10–10 चक्र दोनों तरफ़ से करें।

लाभ :
- संपूर्ण श्रोणी प्रदेश, कमर, नितंब, प्रजनन अंग आदि को लाभ मिलता है।
- आसन करने में इन अंगों से होने वाली परेशानियाँ नहीं होती हैं।

गतिमय अर्द्ध तितली आसन – अभ्यास क्रम 10

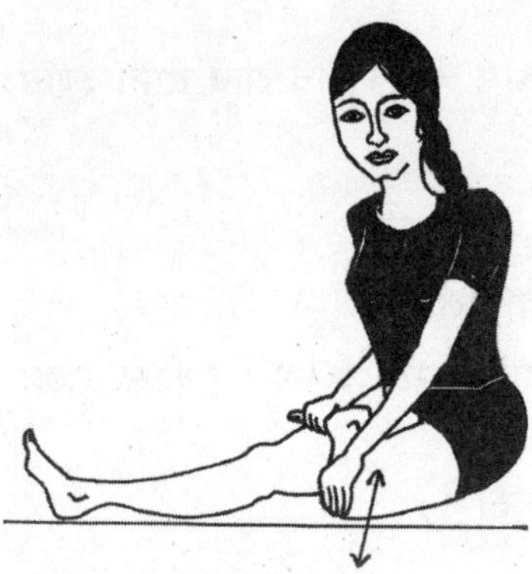

सामने की तरफ़ सीधे पैर फैलाकर बैठ जाएँ। कमर, रीढ़ और गर्दन सीधी तनी रहें। बाएँ पैर को मोड़कर दाएँ पैर की जाँघ पर रखें, दाएँ हाथ से बाएँ पैर के अँगूठे को पकड़कर रखें ताकि आगे-पीछे न हो एवं बाएँ हाथ से बाएँ पैर के घुटने को पकड़ें। अब बाएँ हाथ से घुटने को ज़मीन की तरफ़ दबाएँ और फिर घुटने को वक्षःस्थल की ओर उठाएँ। इस क्रिया को शनैः शनैः इस प्रकार करें कि घुटना ज़मीन को छूने लगे। यही क्रिया पैर बदलकर करें।

श्वासक्रम : घुटने को ऊपर उठाते समय श्वास लें एवं नीचे करते समय श्वास छोड़ें।

गतिमय पूर्ण तितली आसन – अभ्यास क्रम 11

पहला प्रकार : सामने की तरफ़ पैर फैलाकर बैठ जाएँ। कमर, रीढ़, गर्दन एवं सिर सीधा रखें। अब दोनों पैरों को मोड़ते हुए दोनों तलवों को आपस में मिलाएँ और जननेंद्रिय के पास सटाकर रखें। दोनों हाथों से दोनों पैरों के पंजों को पकड़ें और दोनों जाँघों को ऊपर-नीचे पहले धीरे-धीरे फिर कुछ तेज़ी से ज़मीन से स्पर्श कराने की कोशिश करें।

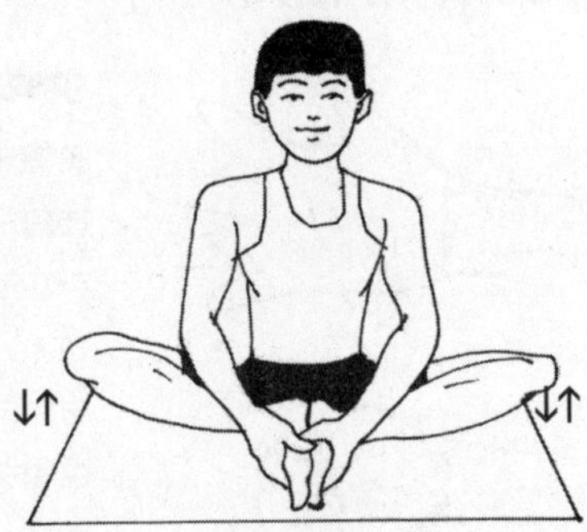

दूसरा प्रकार : सामने की तरफ़ पैर फैलाकर बैठ जाएँ। कमर, रीढ़, गर्दन व सिर सीधा एवं तना हुआ रखें। दोनों पैरों को मोड़ते हुए दोनों तलवों को आपस में मिलाएँ और जननेंद्रिय के पास सटाकर रखें। दोनों हाथ घुटनों पर रखें (बायाँ हाथ बाएँ घुटने पर एवं दाहिना हाथ दाएँ घुटने पर) एवं धीरे-धीरे दोनों हाथों से दोनों घुटनों को ज़मीन की तरफ़ दबाएँ फिर इन्हें वापस ऊपर आने दें। यही क्रम 20 से 25 बार करें। घुटनों का स्पर्श ज़मीन से कराने की कोशिश करें।

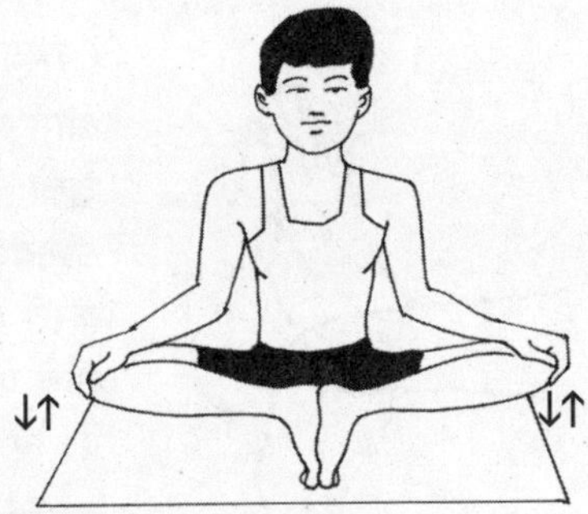

श्वासक्रम : सामान्य।

लाभ :
- तितली आसन से घुटने और नितंबों के जोड़ मज़बूत होते हैं और यह नितंब में बढ़ी हुई अनावश्यक चर्बी कम कर उन्हें संतुलित करता है।
- वायु प्रकोप शांत करता है।
- अधोभाग में नई चेतना प्रदान करता है।
- पाचनतंत्र को स्थायित्व प्रदान करता है।
- जंघाओं को सुडोल बनाता है।

सावधानियाँ : साइटिका एवं कमरदर्द वाले रोगी परिस्थिति अनुसार करें एवं तीव्र दर्द हो तो न करें।

मुष्टिका, मणिबंध, कोहनी, स्कंध शक्तिवर्धक/ विकासक क्रिया

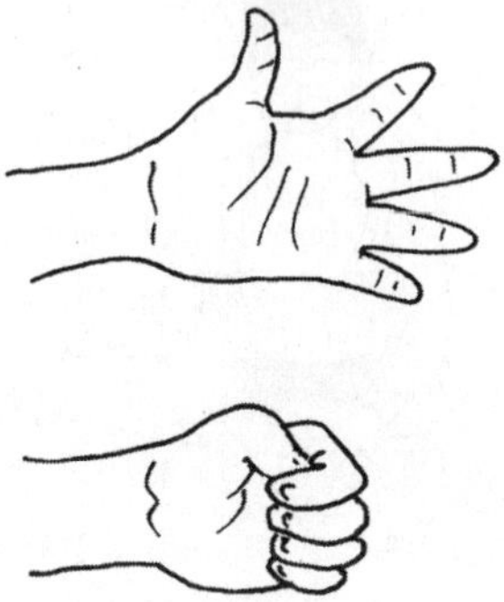

अभ्यास क्रम 12 : सुखासन के किसी भी आसन में बैठ जाएँ। दोनों हाथों को सामने की तरफ़ फैला लें। ऊँचाई कंधे के समकक्ष रखें। हथेलियाँ पूरी खुली हुई ज़मीन की तरफ़ रखें। अब अंगूठे को अंदर करें और अँगुलियों को कसकर बंद करें फिर मुष्टिका को खोलें और अँगुलियों को फैलाकर तनाव उत्पन्न करें।

श्वासक्रम/समय : अँगुलियों के फैलते समय श्वास छोड़े एवं बंद करते समय श्वास लें। 10 से 15 बार यही क्रिया दोहराएँ।

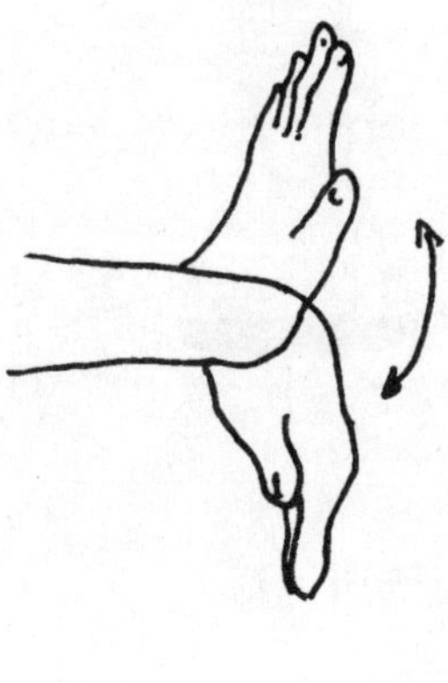

अभ्यास क्रम 13 : अब इसी क्रम में हाथों को आगे फैलाते हुए सामने की ओर तानें। हथेलियाँ खुली परंतु अँगुलियाँ आपस में सटी हुई हो। मणिबंध के जोड़ से पूरे पंजे को ऊपर की तरफ़ करते हुए अपनी तरफ़ तनाव दें। अब हथेलियों को नीचे की तरफ़ करते हुए पुनः अपनी तरफ़ तनाव दें। अभ्यास के दौरान हाथ बिलकुल सीधे हों।

श्वासक्रम/समय : ऊपर की तरफ़ करते हुए श्वास लें एवं नीचे की तरफ़ करते हुए श्वास छोड़े। 10 से 15 बार इस क्रिया को करें।

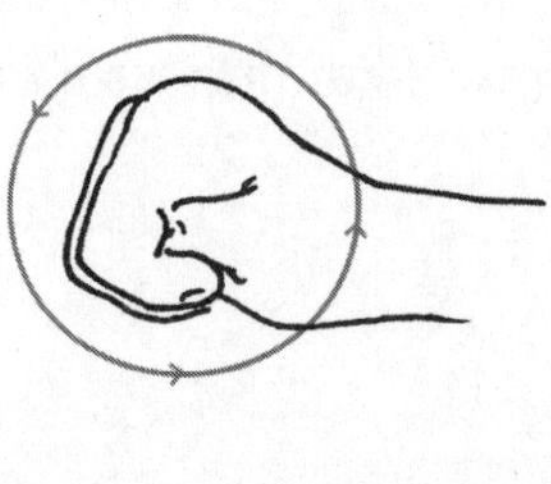

अभ्यास क्रम 14 (अ) : अब उपरोक्त विधि में स्थित होकर अँगूठे को अंदर करते हुए मुट्ठी बाँधें और दाएँ से बाएँ वृत्ताकार 10 से 15 बार घुमाएँ। अब बाएँ से दाएँ यही क्रिया करें। हाथों को बदलकर यही क्रिया दोहराएं। भुजाएँ सीधी एवं हथेली ज़मीन की तरफ़ रखें।

अभ्यास क्रम 14 (ब) : अब यही क्रिया दोनों हाथों को सामने की तरफ़ फैलाकर करें। दोनों मुट्ठियाँ एक ही दिशा में घुमाएँ। अर्थात् बाएँ से दाएँ 10 से 15 बार फिर दाएँ से बाएँ 10 से 15 बार।

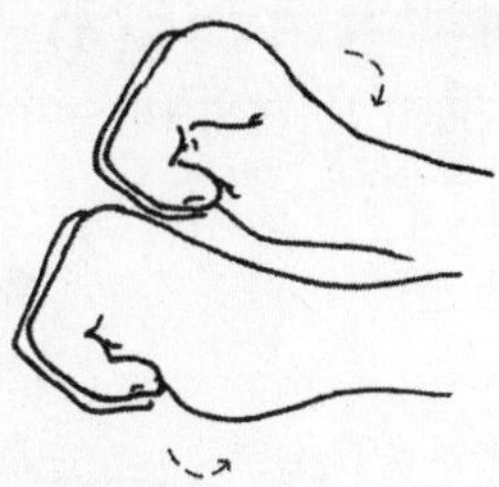

अभ्यास क्रम 14 (स) : अब दोनों मुट्ठियों को विपरीत दिशा में एक साथ घुमाएँ जैसे बाईं मुट्ठी को दाएँ से बाएँ तो दाईं मुट्ठी को बाएँ से दाएँ तरफ़ घुमाएँ। यही क्रम उल्टी दिशा में करते हुए दोनों मुट्ठियाँ घुमाएँ।

लाभ : कलाइयों के जोड़ मज़बूत होते हैं एवं अँगुलियों में होने वाले रोग नहीं होते। हाथों का रक्त संचार समुचित रूप से होता है।

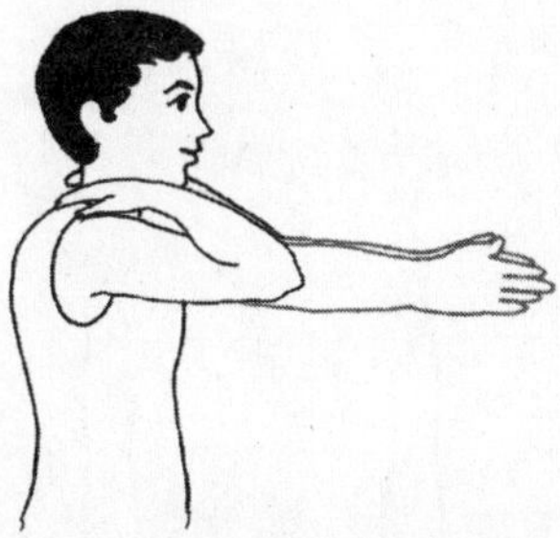

अभ्यास क्रम 15 (अ) : सुखासन से किसी भी आसन में बैठें। दोनों हाथों को (कंधे के समानांतर) सामने फैलाएँ। हथेलियाँ आसमान की तरफ़ या एक-दूसरे के आमने-सामने रखें। अब अंगुलियों से कंधों को स्पर्श करें। कोहनियों से हाथों को मोड़ें और कंधों को पूर्णतः स्पर्श करने की कोशिश करें। तत्पश्चात् भुजाओं को पुनः सीधा करें। इस प्रकार 10 से 15 आवृत्तियाँ करें।

अभ्यास क्रम 15 (ब) : उपरोक्त स्थिति में ही बैठें। हाथों को पक्षियों के पंख की तरह अगल-बगल में फैलाएँ। हथेलियाँ आसमान की तरफ़ रखें। कंधे के समानांतर ही स्थिति निर्मित करें। अब हाथों को कोहनियों से मोड़ें और कंधों का स्पर्श करें। वापस हाथों को अगल-बगल में फैलाएँ। इस प्रकार 10 से 15 आवृत्तियाँ करें।

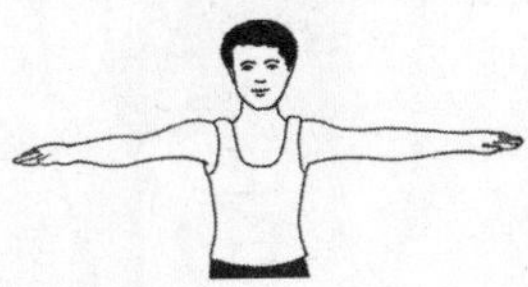

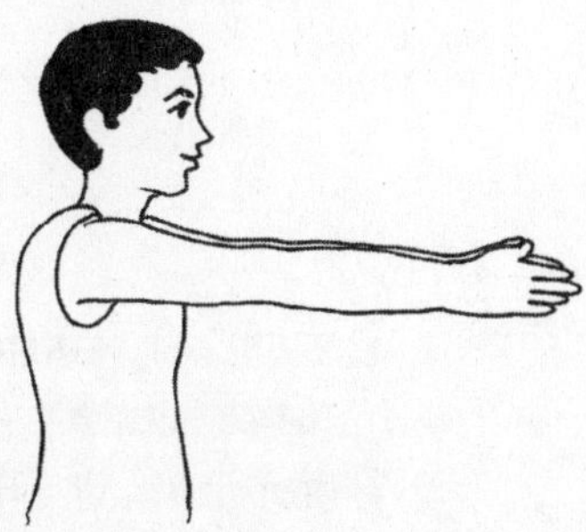

अभ्यास क्रम 15 (स) : उपरोक्त स्थिति में ही बैठें। यह विधि गतिमय है। सामने की तरफ़ हाथों को कंधे के समानांतर फैला लें। हथेलियों का मुख आमने-सामने की तरफ़ रहेगा। अब दोनों को गतिमय करते हुए अगल-बगल में ले जाएँ और पुनः वापस सामने की तरफ़ ले आएँ। पुनः गति करते हुए हाथों को अगल-बगल में लाएँ और पुनः सामने की तरफ़ लाते हुए हाथों को शिथिल करें एवं गोद में रखें। इस प्रकार 10 से 15 आवृत्तियाँ करें। (हाथों को अगल-बगल में ले जाते हुए हथेलियाँ ज़मीन की तरफ़ एवं लाते समय हथेलियाँ सामने की तरफ़ रहेंगी।)

अभ्यास क्रम 15 (द) : सुखासन की स्थिति में बैठें एवं हाथों को अगल-बगल में फैला लें। हथेलियाँ ज़मीन की तरफ़ और भुजाएँ कंधों के समानांतर ही रखें।

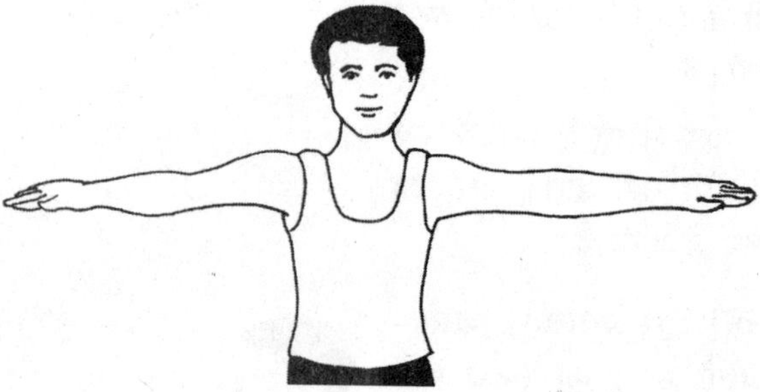

अब दोनों हाथों को गति करते हुए ऊपर की तरफ़ ले जाएँ। भुजाएँ कानों को स्पर्श करती हुई एवं हथेलियों का मुख आमने-सामने की तरफ़ होना चाहिए। वापस हाथों को कंधे के समानांतर लाएँ और गोद में रख लें। फिर दोबारा हाथों को कंधे के समानांतर लाएँ तथा हाथों को सिर के ऊपर की तरफ़ तानें और वापस नीचे कंधे के समकक्ष फैलाएँ। उन्हें गोद में रख लें। आप इस विधि को गिनती करते हुए भी कर सकते हैं। एक गिनती करते हुए कंधों को अगल-बग़ल में फैलाएँ। दो गिनती करते हुए ऊपर की तरफ़ ले जाएँ। तीन गिनती करते हुए वापस कंधों के समकक्ष अगल-बग़ल में रखें और चार गिनती करते हुए हाथों को गोद में रख लें। इस प्रकार 5 से 10 बार करें।

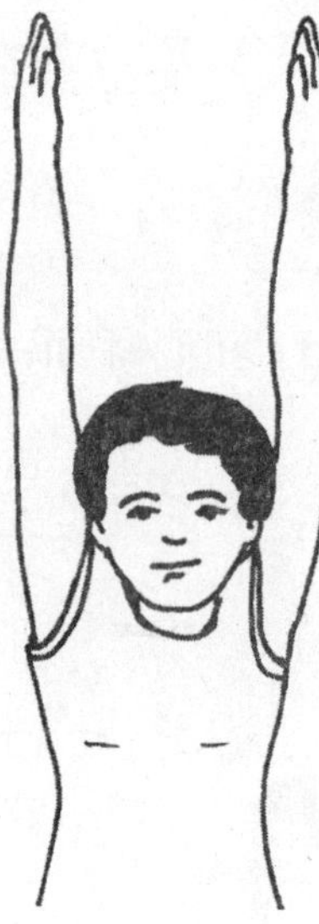

श्वासक्रम/समय : हाथों को फैलाते/उठाते समय श्वास लें एवं मोड़ते/नीचे लाते समय श्वास छोड़ें। उपरोक्त सभी क्रियाएँ आवश्यकतानुसार कर सकते हैं।

लाभ :
- फेफड़ों की कार्यक्षमता में वृद्धि होती है। वक्षःस्थल चौड़ा और मज़बूत होता है।
- हाथों के समस्त जोड़ सुचारु ढंग से कार्य करने लगते हैं।
- कंधे मज़बूत होते हैं।

कंधों को घुमाने की क्रिया (स्कंध संचालन क्रिया)

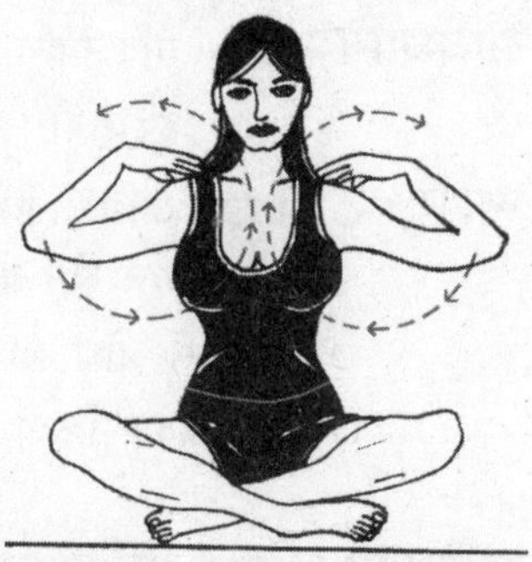

अभ्यास क्रम 16, विधि : सुखासन के किसी भी आसन पर बैठ जाएँ। दोनों हाथों को कंधों के समानांतर फैलाएँ और कुहनियों से मोड़ते हुए दाईं हथेली को दाएँ कंधे पर एवं बाईं हथेली को बाएँ कंधे से स्पर्श करते हुए रखें। अब दोनों कुहनियों को सामने लाते हुए छाती के सामने आपस में स्पर्श कराने का प्रयास करें। तत्पश्चात कुहनियों को ऊपर उठाते हुए कानों से स्पर्श कराने का प्रयास करें एवं कुहनियों को जितना पीछे ले जा सकते हैं, ले जाएँ ताकि छाती अधिक फैल सके। दोनों भुजाओं का बगल से स्पर्श कराते हुए कुहनियाँ वापस मूल अवस्था मे ले जाएँ। इस प्रकार कुहनियों को घुमाते हुए 10 से 20 चक्र पूरे करें। अब यही क्रिया विपरीत दिशा की ओर करें।

श्वासक्रम : कुहनियाँ ऊपर उठाते समय श्वास लें एवं नीचे की ओर आते समय श्वास छोड़ें।

लाभ :
- छाती उन्नत एवं पुष्ट होती है। महिलाएँ इस क्रिया को करके वक्षःस्थल सुडौल बना सकती हैं।
- फेफड़ों के फैलने एवं संकुचन करने से उनकी कार्य प्रणाली में सुधार आता है। आकसीजन लेने की क्षमता बढ़ती है।
- कंधो के जोड़ सशक्त होते हैं।

वक्षःस्थल को घुमाने की क्रिया

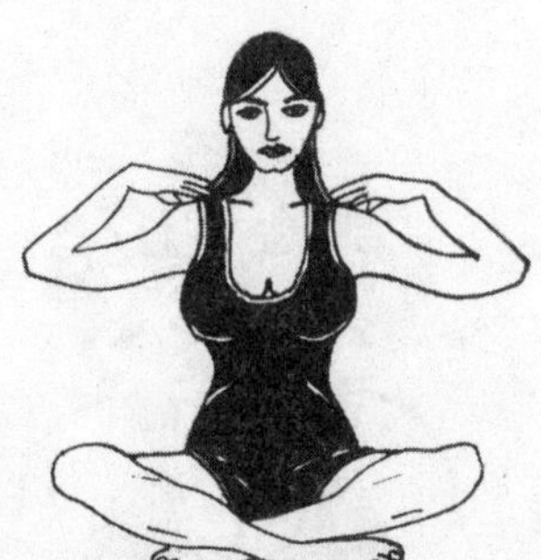

विधि : सुखासन के किसी भी आसन में बैठ जाएँ। हाथों को कुहनियों से मोड़कर अँगुलियों को कंधों पर रख लें। अब धीरे-धीरे कंधों को दाएँ से बाएँ वक्षःस्थल के साथ आधा घुमाना है और फिर धीरे-धीरे वापस बाएँ से दाएँ आना है। इस प्रकार इस अभ्यास को आप चाहे तो धीरे-धीरे भी कर सकते हैं या जल्दी-जल्दी भी कर सकते हैं। इसमें मुख्य बात यह है कि सिर की स्थिति एवं दृष्टि बिल्कुल स्थिर रहेगी। सिर्फ़ कंधे और वक्षःस्थल ही गतिमय होंगे।

श्वासक्रम : दाएँ एवं बाएँ मुड़ते समय श्वास छोड़ें एवं मूल अवस्था में आते समय श्वास लें।

सावधानियाँ :
- यदि गर्दन में कोई रोग है तो विवेक का पूर्ण उपयोग करें।
- हृदय रोग या उच्च रक्तचाप हो तो क्रमशः अभ्यास करें।

लाभ :
- फेफड़े अधिक क्रियाशील हो जाते हैं जिस कारण उनमें अधिक ऑक्सीजन लेने की क्षमता पैदा होती है।
- गर्दन में लोच, लचक पैदा होती है।
- उदर प्रदेश क्रियाशील होता है।

गतिमय ग्रीवा शक्तिवर्धक/विकासक क्रिया

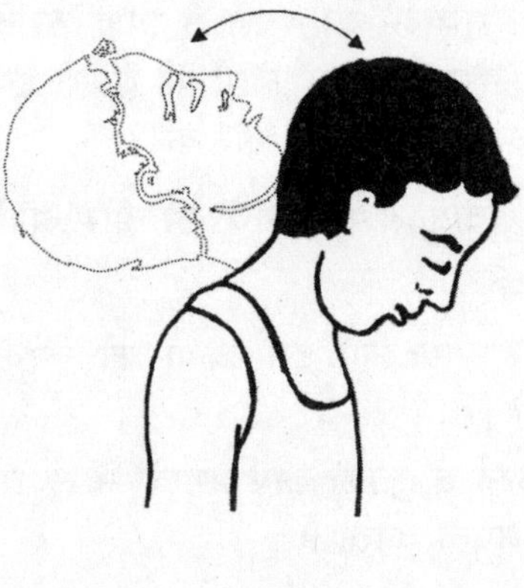

अभ्यास क्रम 17 (अ) : सुखासन के किसी भी आसन में बैठ जाएँ। अँगुलियों से ज्ञान मुद्रा बनाकर उन्हें गोद में या घुटनों पर रखें। आँखें बंद करें। अब सिर को धीरे-धीरे आगे की ओर इतना झुकाएँ कि ठुड्डी कंठकूप (वक्षःस्थल) को स्पर्श करने लगे फिर सिर को ऊपर उठाएँ और पीछे की तरफ़ धीरे-धीरे ले जाएँ। वापस मूल अवस्था में आएँ एवं इसी क्रम को 5 से 10 बार या आवश्यकता अनुसार करें।

श्वासक्रम : सामने की तरफ़ झुकाते समय श्वास छोड़ें एवं पीछे की तरफ़ झुकाते हुए श्वास लें।

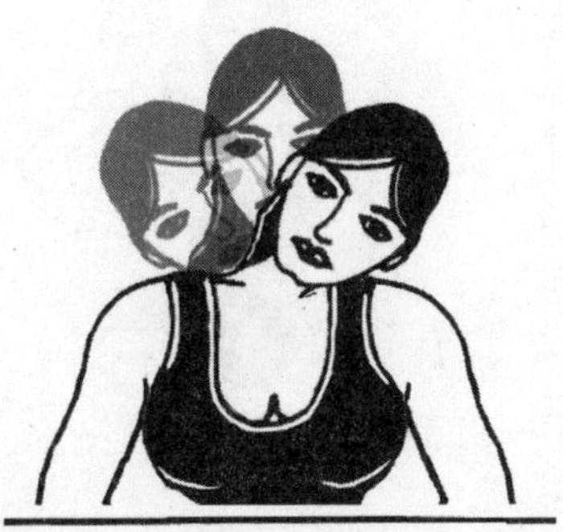

अभ्यास क्रम 17 (ब) : उसी अवस्था में बैठे हुए अब सिर को बाईं तरफ़ इतना झुकाने का प्रयास करें कि बायाँ कान बाएँ कंधे को स्पर्श करने लगे। सिर को धीरे-धीरे वापस सीधा करें और यही अभ्यास दाईं तरफ़ भी करें। इस प्रकार 5 से 10 आवृत्तियाँ करें।

श्वासक्रम : सिर को झुकाते समय श्वास छोड़ें। सिर को ऊपर उठाते समय श्वास लें।

अभ्यास क्रम 17 (स) : उसी स्थिति में बैठे रहें। अब सिर को बिना झुकाए बाईं तरफ़ इतना घुमाएँ कि ठुड्डी कंधे के सीध में हो जाए और धीरे-धीरे वापस पहली स्थिति में आएँ। अब सिर को दाईं तरफ़ घुमाएँ ताकि ठुड्डी और कंधे एक सीध में हो जाएँ। यह एक आवृत्ति हुई। इसी प्रकार 5 से 10 आवृत्ति करें।

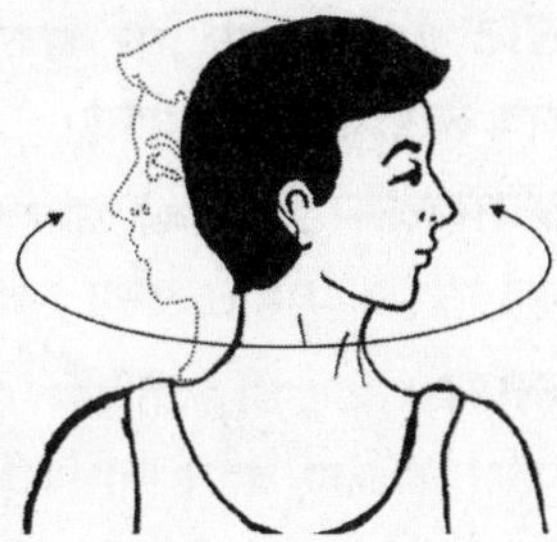

श्वासक्रम : बाएँ/दाएँ तरफ़ मोड़ते समय श्वास छोड़ें एवं सिर को सामने लाते समय श्वास लें।

अभ्यास क्रम 17 (द) : उसी स्थिति में बैठे रहें। अब सिर को वृत्ताकार घुमाना है अतः सिर को सामने की तरफ़ झुकाएँ और धीरे-धीरे दाहिने तरफ़ से बाईं तरफ़ घुमाते हुए एक वृत बनाएँ। इसी अभ्यास को कम से कम 5 से 10 बार करें। अब इसी क्रिया को विपरीत दिशा से कर 5 से 10 आवृत्ति पूरी करें।

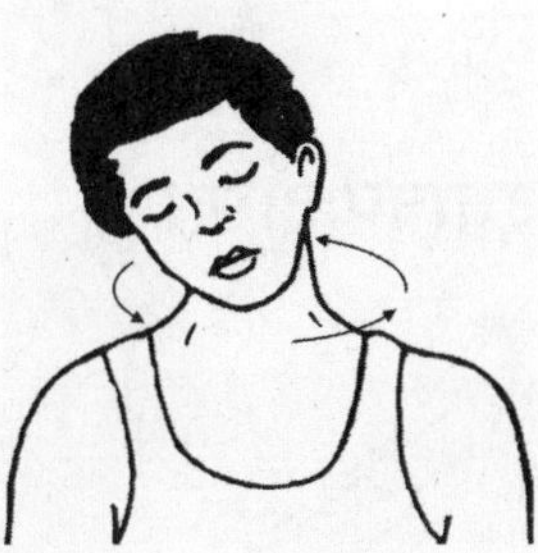

श्वासक्रम : सिर को ऊपर की तरफ़ ले जाते समय श्वास लें एवं नीचे की तरफ़ लाते समय श्वास छोड़ें।

सावधानियाँ :
- चक्कर आने पर रुक जाएँ एवं आँखें खोलकर आराम करें।
- गर्दन में किसी भी प्रकार के दर्द में या किसी भी प्रकार की कोई समस्या अथवा परेशानी महसूस हो तो योग गुरु से परामर्श लें।

अभ्यास क्रम 17 (ई) : उपरोक्त विधि के अनुसार ही बैठें। अब गर्दन को सामने की तरफ़ धीरे-धीरे झुकाएँ। कुछ क्षण रुकें, वापस सिर को ऊपर की तरफ़ उठाएँ। धीरे-धीरे पीछे ले जाएँ। कुछ क्षण रुकें। धीरे-धीरे वापस सिर को सीधा करें। कुछ क्षण रुकें एवं सिर को धीरे-धीरे दाईं तरफ़ घुमाएँ। कुछ क्षण रुकें और वापस धीरे-धीरे सिर को सीधा करें। फिर सिर को बाईं तरफ़ घुमाएँ और वापस सिर सामने की तरफ़ ले आएँ। यह एक आवृत्ति हुई। इस प्रकार 5 आवृत्ति करें।

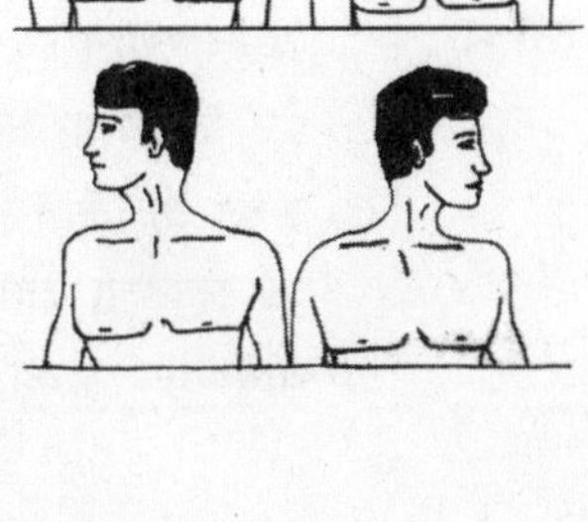

नोट : एक तरफ़ सिर झुकाते समय जितना समय लगता है, उतना ही समय सब तरफ़ लगना चाहिए।

श्वासक्रम : सिर को ऊपर ले जाते समय श्वास लें और झुकाते समय श्वास छोड़ें एवं सिर को घुमाते समय श्वास छोड़ें एवं सिर सामने सीधा करते समय श्वास लें।

लाभ : विद्यार्थी, ऑफ़िस में काम करने वाले और गर्दन झुकाकर काम करने वालों के लिए बहुत अधिक लाभदायक है। गर्दन संबंधी समस्त विकारों में लाभ मिलता है।

उदरप्रदेश अंग की क्रियाएँ

उत्तानपादासन

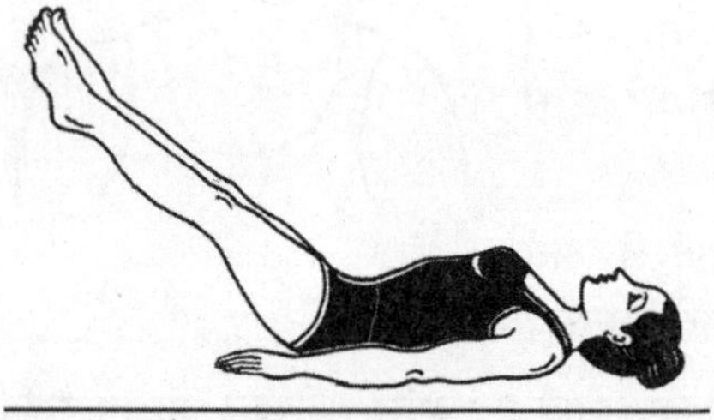

विशेष : यह आसन ध्रुव के पिता उत्तानपाद को समर्पित है।

अभ्यास क्रम 1 (अ): पीठ के बल ज़मीन पर लेट जाएँ। दोनों हाथों को कमर के अगल-बग़ल में रखें। हथेलियाँ ज़मीन पर स्थिर करें। श्वास लें और हाथों पर हल्का दबाव देते हुए दोनों पैरों को एक साथ ज़मीन से लगभग 60^{0} के कोण पर उठाएँ। दोनों पैर एक साथ मिले हुए हों व पंजे सामने की तरफ़ तने हुए हों। एक से 2 मिनिट इसी अवस्था में रुकें, मूल अवस्था में वापस आएँ। श्वास प्रक्रिया सामान्य रखें।

श्वासक्रम/समय : पैरों को ऊपर उठाते समय श्वास रोकें एवं नीचे आते समय श्वास छोड़ें। ऐसा 3 से 5 बार करें।

सावधानियाँ : कमर या रीढ़ आदि में किसी प्रकार का तेज दर्द हो तो न करें।

लाभ :
- अपने स्थान से हटी हुई नाभि को ठीक करता है।
- पेट की चर्बी कम करता है।
- क़ब्ज़ के लिए रामबाण है। पीठ, कमर एवं पेट की माँसपेशियों को सुदृढ़ता प्रदान करता है।
- वायु विकार का शमन करता है।

गतिमय उत्तानपादासन

अभ्यास क्रम 1 (ब):

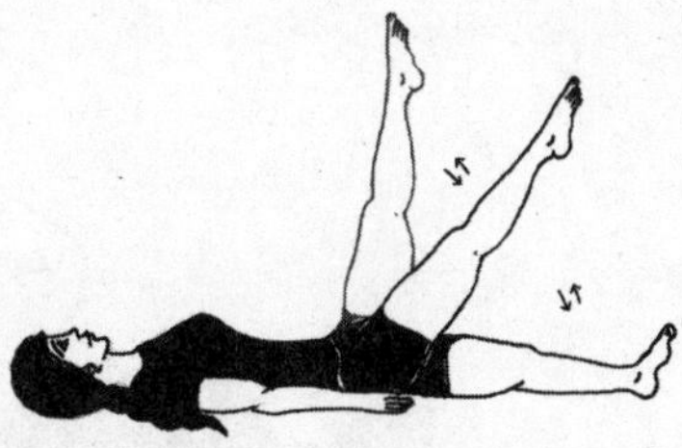

पीठ के बल ज़मीन पर लेट जाएँ। हथेलियाँ अगल-बग़ल में रखें। श्वास लेते हुए बाएँ पैर को इतना उठाएँ कि समकोण की आकृति निर्मित हो, कुछ देर रुकें एवं श्वास छोड़ते हुए वापस मूल अवस्था में आ जाएँ। इस प्रकार बाएँ पैर से 5-6 बार करें। यही क्रिया दाएँ पैर से करें। अब यही क्रिया दोनों पैरों से एक साथ करें।

लाभ :
- उदर प्रदेश, पाचन तंत्र, मेरुदण्ड, पीठ के निचले हिस्से की पेशियों को मज़बूत बनाता है। लोच व लचक पैदा करता है।
- चर्बी दूर कर जंघाएँ एवं नितम्ब सुडोल बनाता है।

पैरों द्वारा वृत्त बनाना/पादवृत्तासन

अभ्यास क्रम 2 :

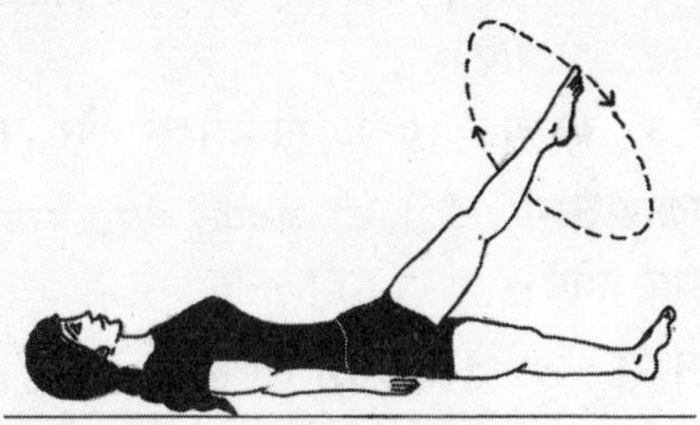

विधि : शवासन में लेट जाएँ। पहले दायाँ पैर सीधा उठाएँ और उसे दाएँ तरफ़ से बाएँ लाते हुए वृत्त बनाएँ। ऐसा 10 से 15 बार करें। अब उसी पैर से बाएँ से दाएँ तरफ़ घुमाएँ। अब बाएँ पैर से उपरोक्त क्रिया करें। अब दोनों पैरों से यही क्रिया दोहराएँ।

श्वासक्रम : क्रिया करते समय श्वास-प्रश्वास की गति सामान्य रखें।

लाभ :
- कमर दर्द में राहत।
- नितंब मज़बूत और सुडौल बनते हैं।
- पैर की समस्त माँसपेशियों को लाभ मिलता है।
- मोटापा कम करने के लिए सबसे अच्छा आसन है। पेट और जंघाओं की अतिरिक्त चर्बी को कम करता है।

नोट : चाहे तो प्रारंभ में दोनों पैरों से करते समय नीचे हाथ लगा लें। थकान होने पर विश्राम करें। जितना बड़ा वृत बना सकते है उतना बड़ा वृत बनाएँ।

पाद संचालन क्रिया/साइकिल चलाना/द्विचक्रिकासन

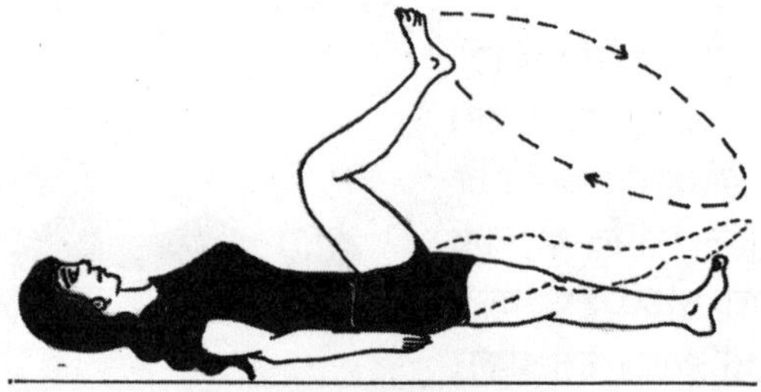

अभ्यास क्रम 3, (अ) विधि : शवासन में लेटें और कल्पना करें कि आप साइकिल चला रहे हैं।

1. पहले एक पैर उठाएँ और साइकिल चलाने जैसा आगे-पीछे, ऊपर-नीचे करें। 10-15 बार सीधा पैडल एवं उतना ही उल्टा पैडल मारें।
2. अब दूसरे पैर से पहले पैर की पुनरावृत्ति करें।
3. अब दोनों पैरों को साइकिल पर बैठकर चलाने की क्रिया करें।
4. अब दोनों पैरों को एक साथ जोड़ें और साइकिल चलाने की क्रिया को दोहराएँ।
5. हर बार 10-15 सीधे पैडल और फिर उल्टे पैडल घुमाएँ।

श्वासक्रम : पैरों को लंबवत् करते समय श्वास लें एवं घुटने मोड़ते समय श्वास छोड़ें।

लाभ :
- उदर-प्रदेश को लाभ होता है।
- टखने, पिंडली, घुटने, जाँघ, नितंब व कमर इन सभी अंगों को लाभ मिलता है।
- जोड़ों को खोलकर मांसपेशियों को सुचारु करता है।
- अपानवायु का निष्कासन करता है।
- मोटापे को कम करने में सहायक है।
- जंघाओं और नितम्बों को सुडोल बनाता है।

नोट :
- थकान होने पर आराम करें।
- अनुकूलतानुसार करें।
- पैरों को जितना पीछे ला सकते हैं उतना पीछे की तरफ़ लाएँ।
- हाथों को भी पैरों की ही तरह आगे-पीछे व ऊपर-नीचे चला सकते हैं।

सुप्त पाद संचालन क्रिया

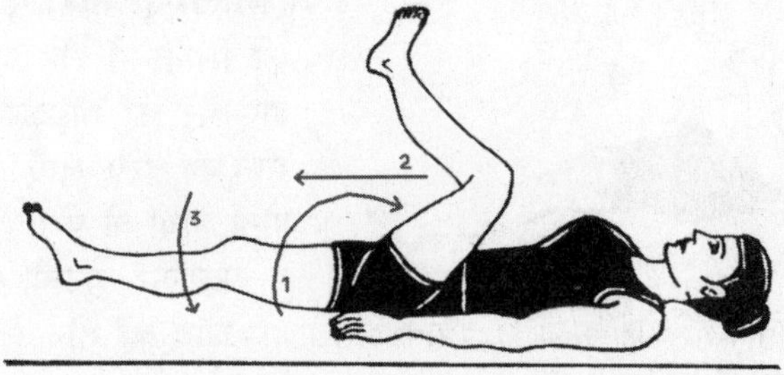

अभ्यास क्रम 3, (ब) विधि : ज़मीन पर पीठ के बल लेट जाएँ। हाथों को अगल-बग़ल में रखें। बाएँ पैर को घुटने से इतना मोड़ें कि जंघा का हिस्सा पेट से स्पर्श करने लगे। अब पैर को सामने की तरफ़ सीधा करें (ज़मीन से दो फीट ऊपर) और ज़मीन पर रख दें। यह क्रिया 5 से 10 बार पहले बाएँ पैर से फिर दाएँ पैर से करें। अब यही क्रिया विपरीत दिशा में करें। पहले बायाँ पैर ज़मीन से 2 फ़िट ऊपर उठाएँ फिर पैर को घुटने से मोड़कर पेट से लगाएँ और ज़मीन पर सीधा रख दें। यही क्रिया दाएँ पैर से करें।

यही क्रिया दोनों पैरों से करें। पहले दोनों पैरों को घुटने से मोड़कर पेट से लगाएँ। सामने की ओर पैर सीधा करें (ज़मीन से दो फिट ऊपर) और ज़मीन पर रख दें। 5 से 10 बार यही क्रिया करें अब इसके विपरीत करें। दोनों पैर ऊपर उठाएँ। घुटने से मोड़कर पेट से स्पर्श कराएँ और वापस ज़मीन पर रख दें।

श्वासक्रम : पैरों को लम्बवत् करते समय श्वास लें एवं घुटने मोड़ते समय श्वास छोड़े।

समय : ये सभी क्रियाएँ 5-10 बार करें।

लाभ :
- उदर प्रदेश में स्थित चर्बी को कम करता है।
- पाचन तंत्र मज़बूत कर क़ब्ज़ दूर करता है।
- नाभि अपने स्थान से हट गई हो, तो उसे ठीक करता है।
- घुटने, जंघा, पिंडली में रक्त संचार बढ़ाकर उन्हें मज़बूत करता है।
- पैरों के काँपने से निजात दिलाता है।
- जंघा और नितम्ब को सही अकार प्रदान करता है।

प्रकारांतर : यही क्रिया बैठकर करने से **उत्तान जानु संचालन क्रिया** कहलाती है।

सुप्त पवनमुक्तासन – अभ्यास क्रम 4 (अ)

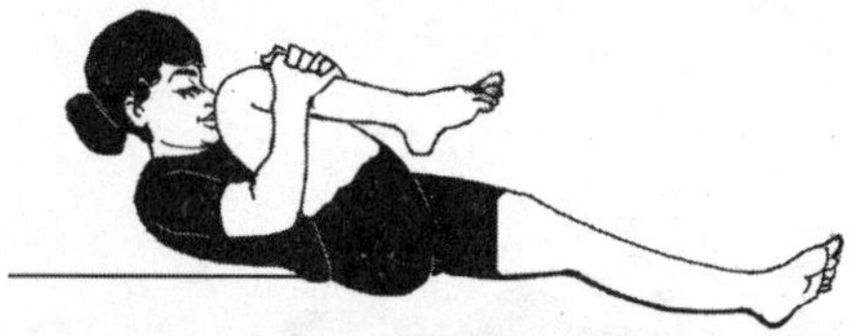

(पहला प्रकार) : शवासन की स्थिति में लेट जाएँ। अब दाएँ पैर को मोड़कर जाँघ को सीने की तरफ़ लाएँ। तदोपरांत दोनों हाथों के पंजों को आपस में फँसाकर घुटनों पर रखें। श्वास बाहर निकालें और हाथों से दबाव डालते हुए जाँघ को सीने से चिपकाने की कोशिश करते हुए सिर को ऊपर उठाकर नाक से घुटने का स्पर्श करें। कुछ देर इसी स्थिति में रहें। शवासन की स्थिति में आ जाएँ। श्वास एवं आसन के प्रति सजग रहें। इस प्रकार 3–5 बार करें और यही क्रिया पैर बदलकर करें।

सुप्त पवनमुक्तासन – अभ्यास क्रम 4 (ब)

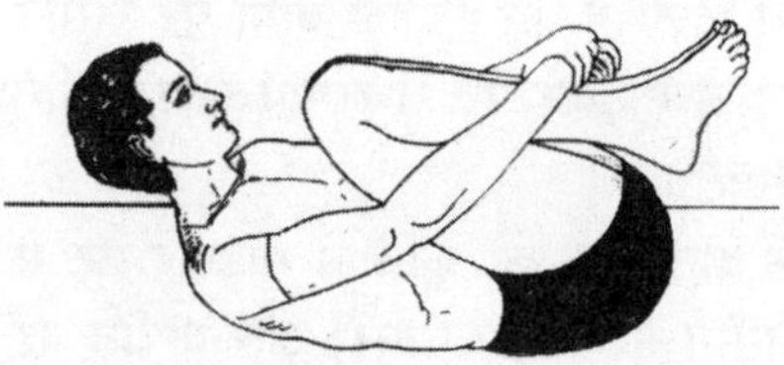

(दूसरा प्रकार) : शवासन की स्थिति में लेट जाएँ। अब दोनों पैरों को मोड़कर जाँघों को सीने से लगाने का प्रयास करें। इसके बाद दोनों हाथों से आलिंगन की भाँति घुटनों को लपेट लें। श्वास बाहर निकालें। अब हाथों से दबाव बनाते हुए जाँघों को सीने से चिपकाएँ और सिर को उठाते हुए नाक से घुटनों का स्पर्श करें। कुछ देर रुकें, वापस मूल अवस्था में आएँ। 8 से 10 बार यही क्रिया दोहराएँ। इसे **पूर्ण पवनमुक्तासन** भी कहते हैं।

पूर्ण पवनमुक्तासन में लुढ़कना – अभ्यास क्रम 5 (अ)

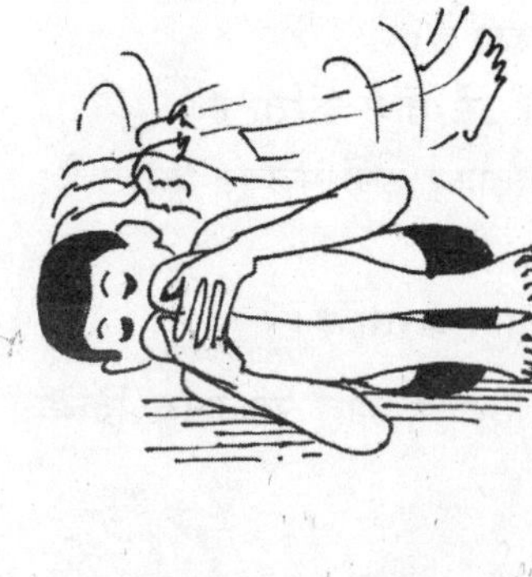

(तीसरा प्रकार) : पूर्ण पवनमुक्तासन की स्थिति में पहले बाईं तरफ़ लुढ़कना है। जिसमें बायाँ कान, कंधा, घुटना एवं समस्त बाएँ अंगों को ज़मीन से स्पर्श कराने की चेष्टा करना है। अब वापस आकर दाएँ अंग की तरफ़ लुढ़कना है। वापस मूल अवस्था में आएँ। यह एक आवृत्ति हुई। इस प्रकार 10 से 15 आवृत्ति करें।

गतिमय पवनमुक्तासन – अभ्यास क्रम 5 (ब)

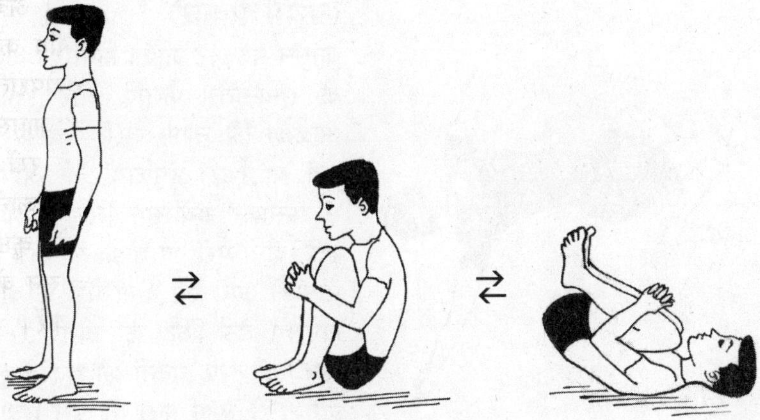

(चौथा प्रकार) : गतिमय के लिए पूर्ण पवनमुक्तासन की स्थिति में रहते हुए क्रमशः उकडू बैठें और बाद में हाथ छोड़ते हुए खड़े हो जाएँ (चाहें तो हाथों को ऊपर की तरफ़ तानें)। पुनः लौटते हुए उकडू की स्थिति के बाद पवनमुक्तासन की स्थिति में आएँ। यह एक आवृत्ति हुई। इस क्रिया को 5 से 10 बार करें।

सावधानी : व्यायाम क्रिया करते हुए सजग रहें, चूँकि इस पूरे अभ्यास में मेरुदण्ड पर विशेष दबाव पड़ता है। अतः पीठ के नीचे कंबल (मोटी तह करके) रख लें।

श्वासक्रम : गतिमय की स्थिति में श्वास सामान्य रखें।

लाभ :
- पवन-मुक्तासन क़ब्ज़ के रोगियों को विशेष रूप से लाभ देता है। मल-निष्कासन में कठिनाई, उदर-विकार के कारण होने वाले सिर-दर्द, अपान-वायु के ऊर्ध्वमुखी होने के कारण मस्तिष्क में गर्मी बढ़ने, संभ्रम आदि व्याधियों में यह आसन अत्यंत लाभकारी है।
- जैसा कि नाम है उसी अनुसार लाभ प्रदान करता है। शरीर से अपान-वायु को बाहर निकालता है। अतः शरीर हल्का महसूस होता है।
- मेरुदण्ड को सशक्त बनाता है।
- हृदय संबंधी विकार ठीक करता है। श्वास रोगी को लाभ मिलता है।
- चेहरे के तेज एवं ओज को बढ़ाता है।
- बालों को असमय झड़ने से रोकता है।
- शरीर को छरहरा करने में सहायक है।

मर्कटासन/सुप्त उदराकर्षणासन

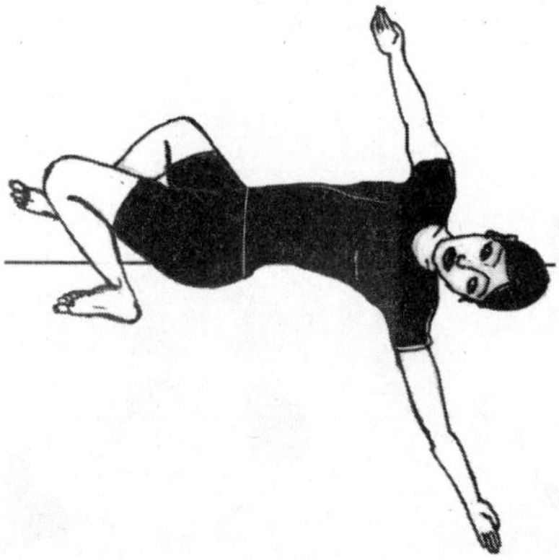

अभ्यास क्रम 6 :

(प्रथम प्रकार) : पीठ के बल आसन पर लेट जाएँ। हाथों को कंधों के समानांतर फैलाएँ और हथेली आकाश की तरफ़ खुली अवस्था में रखें या फिर अंगुलियों को आपस में फंसाकर हथेलियों सिर के पीछे रखें, दोनों पैरों को मोड़कर नितंब के पास ले आएँ एवं दोनों पैरों के बीच लगभग डेढ़ फ़िट का अंतर रखें। अब दाईं तरफ़ घुटनों को झुकाते हुए ज़मीन से स्पर्श करा दें। इस स्थिति में दायाँ पैर ज़मीन से स्पर्श करेगा एवं बायाँ घुटना भी दाएँ पैर के पंजे के पास ज़मीन पर स्पर्श करेगा। गर्दन को बाईं तरफ़ मोड़कर रखें। यही क्रिया बाईं तरफ़ पैर मोड़कर करें।

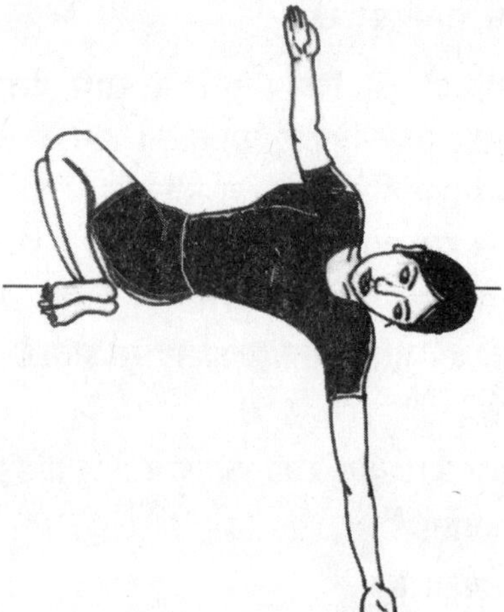

(द्वितीय प्रकार) : पीठ के बल आसन पर लेट जाएँ। हाथों की स्थिति पूर्ववत् ही रहेगी। दोनों पैरों को मोड़कर नितंब के पास रखें। दोनों घुटने आपस में सटाकर रखें। अब घुटनों को दाईं ओर झुकाते हुए ज़मीन से स्पर्श करा दें। बायाँ घुटना दाएँ घुटने के ठीक ऊपर होगा और दाएँ पैर के पंजे के ऊपर बाएँ पैर का पंजा होगा। गर्दन बाईं तरफ़ घुमाकर रखें। अब यही क्रिया पूर्ण करने के लिए बाईं तरफ़ पैरों को झुकाएँ व गर्दन दाईं तरफ़ करें।

(तृतीय प्रकार) : पीठ के बल आसन पर लेट जाएँ। हाथों को कंधों के समानांतर फैलाएँ। अब दाएँ पैर को नितंब से उठाकर मोड़ते हुए समकोण की स्थिति निर्मित करें (चित्र देखें) और बाएँ हाथ से दाएँ पैर के अँगूठे को पकड़ें। गर्दन दाईं तरफ़ मोड़कर रखें। अब यही आसन विपरीत दिशा में करें।

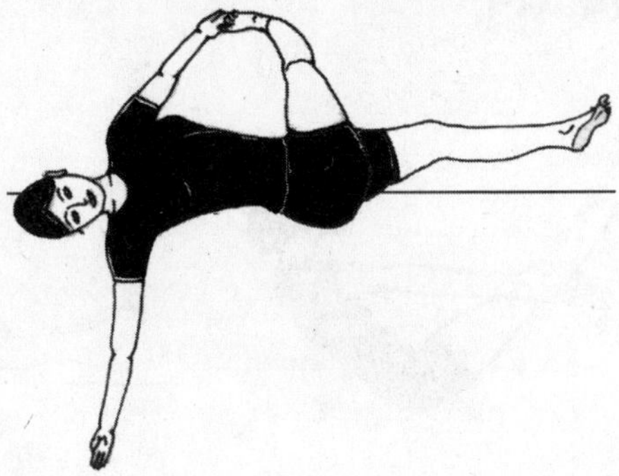

विशेष: पैर यदि बाएँ तरफ़ है तो सिर दाएँ तरफ़ करें एवं पैर दाएँ तरफ़ करते है तो सिर बाएँ तरफ़ करें इस प्रकार करते रहने से इन्टरनल मसाज होती है।

लाभ :
- प्रथम एवं द्वितीय प्रकार की विधि करने से स्लिप डिस्क, कमर दर्द, सायटिका, सर्वाइकल स्पोंडिलाइटिस वाले रोगियों को अतिशीघ्र लाभ पहुँचता है।
- पेट नरम करता है अर्थात् क़ब्ज़ व गैस दूर करता है।
- मेरुदण्ड को विशेष लाभ मिलता है।
- नितंब प्रदेश को भी लाभ प्राप्त होता है।
- पेट पर जमी चर्बी को दूर करता है। थोड़ा तेज़ गति से करने पर कमर पतली कर शरीर को छरहरा बनाता है।
- स्फूर्ति प्रदान करता है।

नोट : कुछ योग शिक्षक इसे **कटि मर्दनासन** भी कहते हैं।

योगाभ्यास मात्र व्यायाम ही नहीं बल्कि शारीरिक और मानसिक स्वास्थ्य प्रदान करने एवं शरीर तथा मन के एक रूप होकर कुछ नया घटित होने की संभावनाओं का क्रियात्मक अभ्यास है।

-RJT

नौकासन

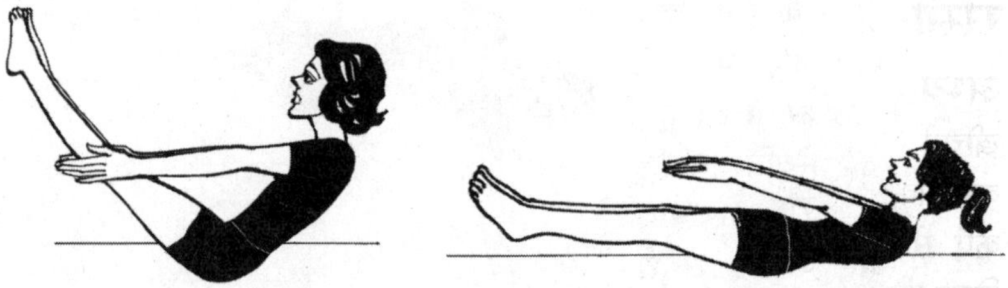

अभ्यास क्रम 8, विधि 1 : पीठ के बल लेट जाएँ। हाथों को भी समानांतर रखें। श्वास लें। दोनों पैर दोनों हाथ, धड़ व सिर को एक साथ ज़मीन से धीरे-धीरे ऊपर उठाएँ। ध्यान रहे सिर और पैर लगभग एक ही ऊँचाई पर रहें। जितनी देर इस अवस्था में रह सकते हैं उतनी देर रुकें। यह आसन **पूर्ण नौकासन** कहलाता है। यही क्रम 5-6 बार करें।

विधि 2 : दूसरे प्रकार से आप हाथों को लंबवत् रखे या अंगुलियों को आपस में मिलाकर सिर के पिछले हिस्से में रखें और लगभग 1 फ़िट पैर और कंधे उठाएँ। इस प्रकार यह आसन अर्द्धनौकासन कहलाएगा।

ध्यान : स्वाधिष्ठान, मणिपूरक एवं अनाहत चक्र पर।

श्वासक्रम : यदि कब्ज़ हो तो पहले श्वास लें और ऊपर उठते समय व अंतिम स्थिति में एवं वापस आते समय अंतर्कुंभक करें। इसके बाद श्वास छोड़ें।

लाभ :
- इस आसन से पीठ बहुत ज़्यादा मज़बूत होती है।
- पेट की आँतों पर अच्छा प्रभाव पड़ता है।
- अर्द्धनौकासन प्लीहा, यकृत और पित्ताशय की उचित देखभाल करता है।
- मेरुदण्ड दृढ़ और मज़बूत होता है।
- पेट की कृमियों का नाश करता है।
- पैरों को बल मिलता है, बुढ़ापे में पैरों का कांपना बंद होता है।
- अपने स्थान से हटी हुई नाभि को ठीक करता है।
- इस आसन को नियमित करने से महिलाएँ अपने स्त्री रोगों को लाभ पहुँचा सकती हैं जैसे डिम्बाशय, गर्भाशय, बच्चे के जन्म के बाद योनि, जरायु, और लटकते पेट को ठीक कर सकती हैं।

नोट : प्रथम विधि को कुछ योग गुरु **मुक्त हस्त मेरुदण्डासन** भी कहते हैं।

शक्ति बंध की क्रियाएँ

रस्सी खींचने की क्रिया

अभ्यास क्रम 1 (अ) : रस्सी खींचने की क्रिया को तीन प्रकार से कर सकते हैं। कल्पना करें कि हम कुएँ से पानी खींच रहे हैं। (हमारी क्रिया ठीक वैसी ही होनी चाहिए जैसी कि आपने देखी होगी - एक पैर आगे, एक पैर पीछे और पहले एक हाथ से फिर दूसरे हाथ से कुएँ से बाल्टी खींची जाती है। पहले इसी तरीक़े से करें फिर यही क्रिया पैर बदलकर करें। हाथ को जितना आगे व पीछे ले जा सकते हैं, ले जाएँ। यह क्रिया 10 से 20 बार करें।

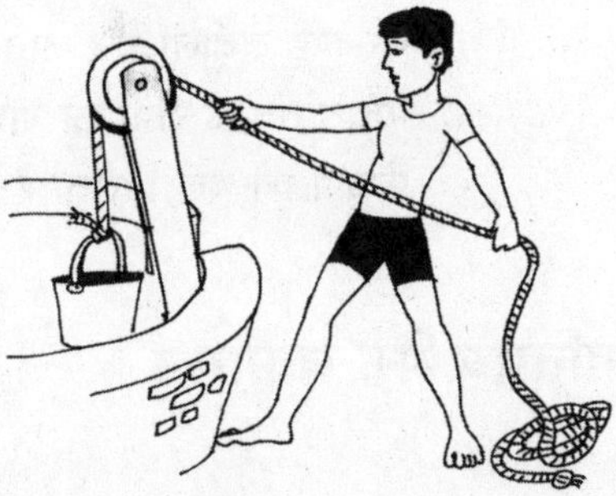

अभ्यास क्रम 1 (ब) : यही क्रिया बैठकर करें। सामने पैर तानकर बैठ जाएँ एवं उपरोक्त क्रिया करें।

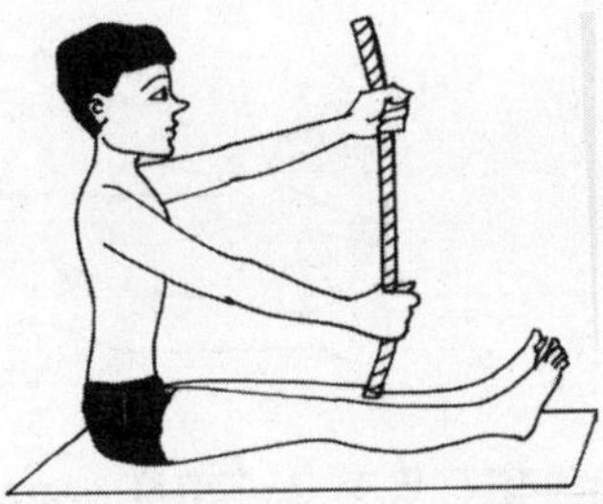

अभ्यास क्रम 1 (स) (दही मथना)

सामने पैर फैलाकर बैठ जाएँ और ऐसी कल्पना करें कि बाएँ हाथ में एक रस्सी का छोर है और दूसरे हाथ में दूसरी रस्सी का छोर। अब आप अलग-अलग हाथों से समानांतर रूप से एक साथ खींच रहे हैं और आपके सामने भी कोई साधक आपकी तरफ़ मुँह करके बैठा हुआ है। आपके द्वारा खींची हुई रस्सी को वह वापस खींच लेता है। आप फिर वही रस्सी दोबारा खींचते हैं सामने वाला साधक दोबारा वह रस्सी अपनी तरफ़ खींच लेता है। इस प्रकार की खींचा-तानी 15-20 बार करें। हाथों को जितना पीछे ले जा सकते हैं, ले जाएँ। यह क्रिया ठीक दही मथने के समान ही है।

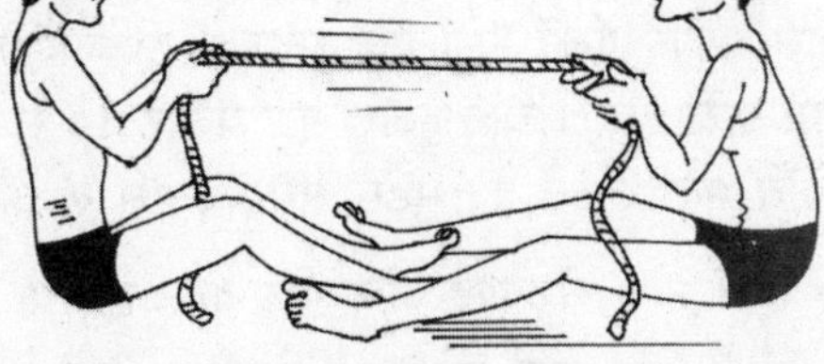

श्वासक्रम : हाथ आगे लाते समय श्वास लें एवं हाथ पीछे करते समय श्वास छोड़ें।

लाभ :
- हाथों के पंजे, कोहनी, भुजाएँ और कंधों की माँसपेशियों को ज़बर्दस्त व्यायाम मिल जाता है। जिनसे वह शक्तिशाली और लोचमय बन जाती हैं। स्त्रियों के उरोजों का विकास करता है।
- मेरुदण्ड लचीला बन जाता है।
- पाचन तंत्र के रोगों का नाश होता है। पेट में जमीं चर्बी नम होती है।
- फेफड़ो को बल मिलता है।

गतिमय मेरु वक्रासन

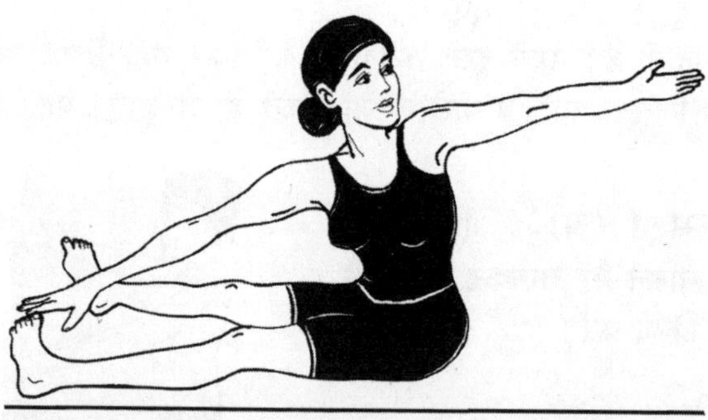

अभ्यास क्रम 2, विधि : अपने आसन में सामने पैर फैलाकर बैठ जाएँ। अब दाएँ हाथ को बाएँ पैर के अँगूठे के पास लाएँ। हो सके तो स्पर्श कराएँ। अपने शरीर के कमर से ऊपरी भाग को बाईं तरफ़ मोड़ते हुए बाएँ हाथ को पीछे की तरफ़ फैला दें एवं ऊपरी धड़ को मोड़ते हुए बाएँ हाथ को देखने का प्रयास करें। इस प्रकार दोनों हाथ एक सीध में हो जाएँगे। ठीक इसी प्रकार दूसरी तरफ़ से भी करें। यह 1 चक्र हुआ। इस प्रकार 10 से 20 बार करें। अभ्यस्त हो जाने पर गति बढ़ा सकते हैं। मुड़ते समय श्वास लें और वापस आते समय श्वास छोड़ें।

लाभ :
- मेरुदण्ड और पीठ के आंतरिक अंगों की मालिश होती है।
- उदर प्रदेश को निरोगता प्रदान करता है।
- फेफड़ों के सामान्य विकार दूर होते है।
- पेट के मोटापे को दूर करने में सहायक है।
- कमर पतली कर शरीर को छरहरा बनाता है।

आटा चक्की चलाने की क्रिया

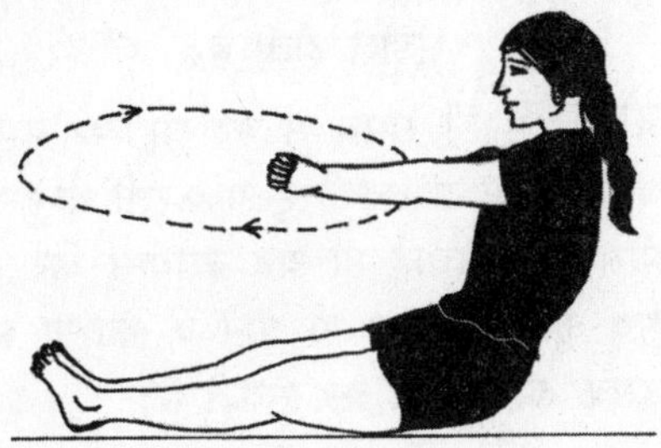

अभ्यास क्रम 3, (अ) : सामने की तरफ़ सीधे पैर करके बैठ जाएँ। हाथों को सीधे सामने की ओर तानते हुए पंजों को एक-दूसरे में फँसा लें। मन ही मन सोचें कि अब हम चक्की चला रहे हैं। इस प्रकार कमर और कमर के ऊपरी भाग को चारों तरफ़ चलाते हुए घेरा बनाएँ। जितना आगे-पीछे झुक सकते हैं उतना आगे-पीछे झुकें। अब यही क्रिया उल्टी तरफ़ से करें; पहले दाएँ से बाएँ फिर बाएँ से दाएँ 10 से 15 बार करें।

श्वासक्रम : पीछे की तरफ़ जाते समय श्वास लें एवं आगे की तरफ़ झुकते समय श्वास छोड़ें।

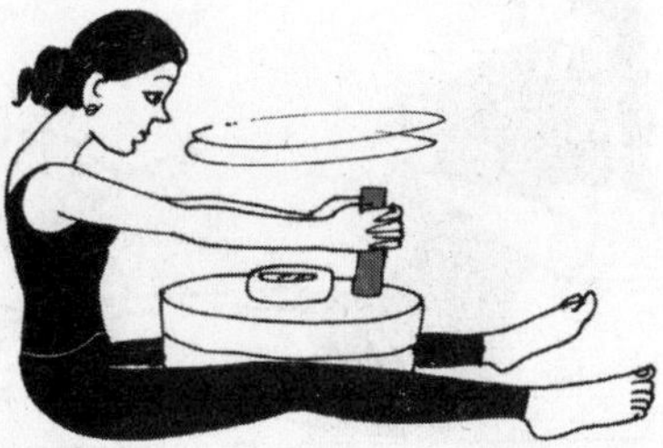

अभ्यास क्रम 3, (ब) : सामने की तरफ़ पैर फैलाकर बैठ जाएँ। अब दोनों पैरों को फैलाकर दूर-दूर कर लें और यह सोचें कि आपके ठीक सामने पैरों के बीच आटा चक्की रखी है। बस बाक़ी क्रिया पूर्वानुसार है।

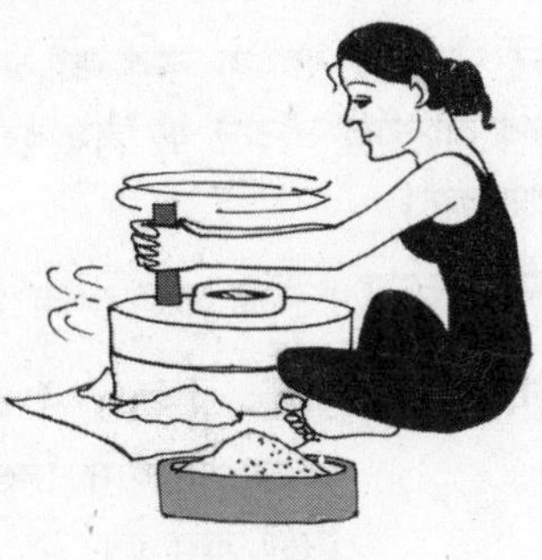

अभ्यास क्रम 3, (स) : तीसरी प्रक्रिया भी उपरोक्तानुसार ही है। इसमें आपको सिर्फ़ सुखासन में बैठना है और कल्पना करना है कि आपके सामने चक्की रखी है। और आप चक्की चला रहे हैं। पहले दाएँ से बाएँ, फिर बाएँ से दाएँ 10-15 बार यही क्रम दोहराएँ।

लाभ :
- सभी वर्ग के लिए यह लाभकारी है। इससे उदर-प्रदेश के अंदरूनी तंत्र की मालिश हो जाती है।
- शौच की कठिनाई में लाभ होता है।
- कमर दर्द से राहत मिलती है।
- मासिक धर्म की अनियमितताओं को दूर करता है।

- मोटापे को दूर करता है एवं कमर को पतली करता है।
- पेडू (पेट का निचला हिस्सा), नितम्ब एवं जंघाओं की आकृति सुडोल होती है।

नोट : पुराने समय में हर घर पर हाथ से अनाज पीसने के लिए पत्थर की बनी हुई आटा चक्की हुआ करती थी। महिला या पुरुष वर्ग प्रतिदिन गेहूँ वगैरह पीसकर अनचाहे ही यह व्यायाम कर लाभान्वित हो जाते थे। किंतु अब यह सब-कुछ संभव न हो पाने के कारण हम सिर्फ़ यह क्रिया व्यायाम स्वरूप कर उसके लाभ प्राप्त कर सकते हैं।

नौका-संचालन (नाव चलाने की क्रिया)

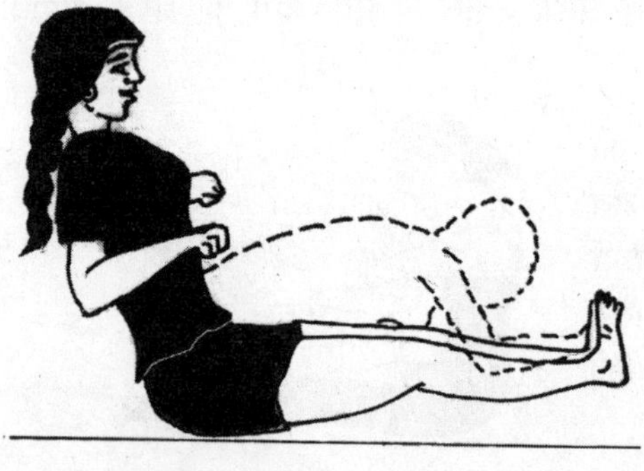

अभ्यास क्रम 4, विधिः सुखासन में बैठ जाएँ। पैर सामने की तरफ़ फैला लें। अब हमें कल्पना करना है कि हम नाव चला रहे हैं। यही सोचते हुए नाव चलाने की क्रिया करनी है। जितना आगे-पीछे होते हुए अभ्यास कर सकें उतना करना चाहिए। अब ठीक इसके विपरीत अभ्यास करें जैसे कि नाविक नाव को आगे गतिमय करने के लिए चप्पू चलाता है और नाव को पीछे लौटाने के लिए दूसरी तरह से चप्पू चलाता है। यही क्रिया 10-15 बार करें।

श्वासक्रम : पीछे जाते समय श्वास लें एवं आगे झुकते समय श्वास छोड़ें।

लाभ :
- इसके अभ्यास से कमर, मेरुदण्ड, पैर, पीठ, कंधे तथा हाथों को अच्छा व्यायाम मिल जाता है जिससे उससे संबंधित लाभ स्वतः मिल जाते हैं।
- शरीर में जमी हुई चर्बी को दूर कर बदन को छरहरा बनाता है।
- उदर प्रदेश को लाभ मिलता है।
- यह क्रिया शरीर में ऊर्जा प्रदान करती है।

मुष्टिका प्रघात क्रिया

अभ्यास क्रम 5, विधि : पैरों के पंजों के बल उकड़ू बैठ जाएँ। दोनों घुटनों के बीच की दूरी लगभग 2 फ़ुट के आस-पास रखें। अब दोनों हाथों को सामने लंबवत करते हुए अंगुलियों को आपस में फँसाकर बाँध कर मुष्ठिका जैसा बना लें। तत्पश्चात हाथों को ऊपर की तरफ़ ले जाएँ एवं नीचे लाएँ। ऐसा लगे कि आप अपनी मुष्ठिका से ज़मीन पर रखी वस्तु पर प्रघात कर रहे हैं। इस दौरान संभव हो तो हाथों को ऊपर उठाकर अधिकतम पीछे ले जाएँ और ऊपर हाथों की ओर देखने का भी प्रयास करें।

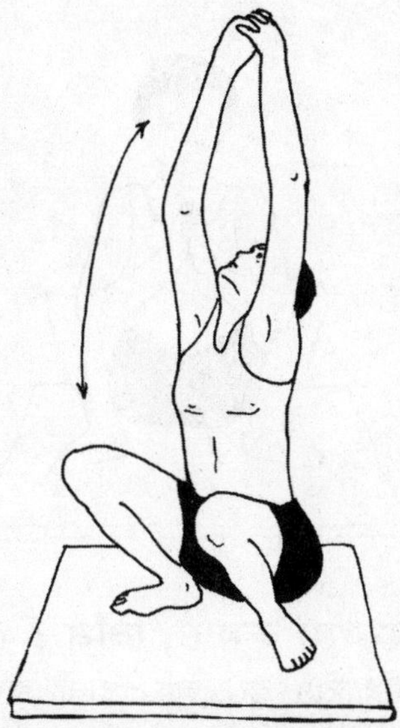

श्वासक्रम : हाथों को ऊपर उठाते समय श्वास लें एवं नीचे लाते समय श्वास छोड़ें। इसकी 5 से 10 आवृत्ति पूरी करें।

लाभ :
- महिलाओं के गर्भाशय की माँसपेशियों को विशेष लाभ।
- फेफड़े को स्थायित्व मिलता है एवं कंधों के जोड़ भी लाभान्वित होते हैं।
- वक्षःस्थल को विकसित करने में महिलाओं को अत्यधिक लाभ।
- प्रजनन तंत्र के अंगों को लाभ मिलता है।

नोट :
- कुछ योग शिक्षक इस क्रिया को **काष्ठ तक्षणासन** कहते हैं।
- अति उच्च्व रक्तचाप वाले तेज गति से न करें।

सुप्त नमस्कारम

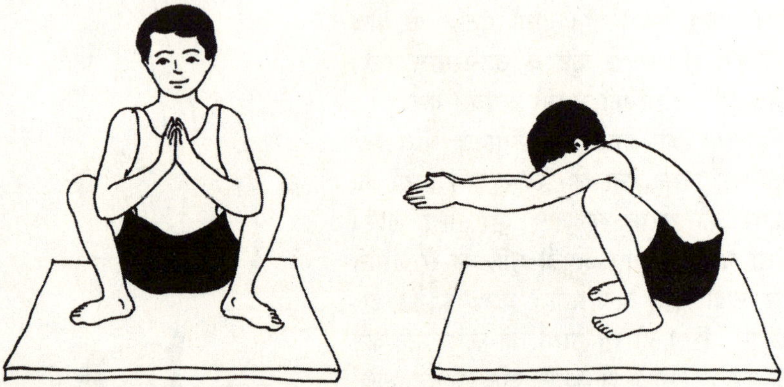

अभ्यास क्रम 6, विधि : पंजों के बल उकड़ू बैठ जाएँ। पंजों के बीच अधिकतम दूरी रखें। दोनों हाथों से प्रार्थना की मुद्रा बनाकर लंबवत् करें तत्पश्चात् दोनों हाथों को घुटनों के बीच में रखें व भुजाओं पर घुटनों से अंदर की तरफ़ दबाव डालें। श्वास लें। अब ऊपर की तरफ़ देखें एवं हाथों को प्रार्थना की मुद्रा में छाती के पास लाएँ और भुजाओं से पैरों पर बाहर की तरफ़ दबाव डालें। श्वास छोड़ते हुए वापस मूल अवस्था में आ जाएँ। इस प्रकार 5 से 10 बार यही क्रिया दोहराएँ।

लाभ : पैरों की समस्त माँसपेशियों को लाभ मिलता है। कंधे व पीठ की सामान्य वेदना में लाभ मिलता है। यह संपूर्ण श्रोणी प्रदेश को भी लाभ पहुँचाता है।

योग क्रियाओं द्वारा हम वापस
अपनी संस्कृति की ओर लौट रहे हैं।

-RJT

वायु निष्कासन क्रिया

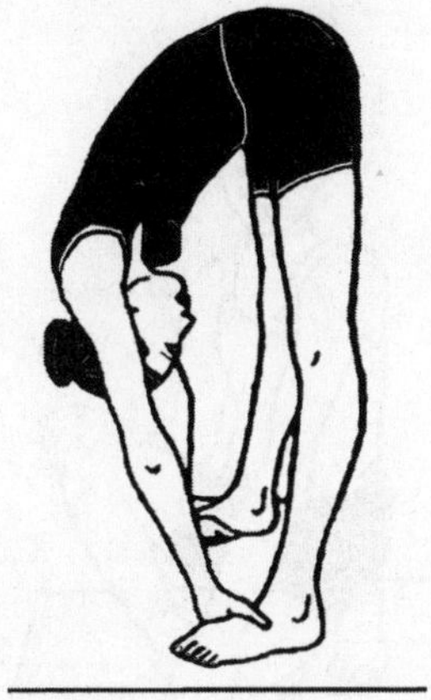

अभ्यास क्रम 7, विधि : दोनों पैरों के बीच अंतर रखते हुए पंजों के बल उकडू बैठ जाएँ। हथेलियों को पंजों के नीचे रखें। अंगुलियाँ अंदर की तरफ़ हो। चाहे तो पैरों के पंजों को अपने हाथों से पकड़ लें। घुटनों से कुहनियों पर दबाव डालें व श्वास लेते हुए सामने की तरफ़ देखें। श्वास छोड़े, घुटनों को सीधा करते हुए खड़े हो जाएँ नितम्ब उठा हुआ सिर झुकी स्थिति में घुटनों को देखें। पैरों के पंजे पकड़े रहें। अभ्यास के दौरान आँखें खुली हुई हों। मेरुदण्ड को अधिक से अधिक झुकाएँ, श्वास रोकते हुए अनुकूलतानुसार रुकें, श्वास लेते हुए मूल अवस्था में लौट आएँ। यह एक चक्र हुआ। 5 से 10 चक्र करें।

सावधानी : उच्च रक्तचाप, चक्कर आना, या मेरुदण्ड की जटिलता हो तो पूर्णतः सजगता के साथ कम अभ्यास करें।

लाभ :
- नाम के अनुसार वायु को अधोगामी बनाता है।
- वायु विकार दूर कर मन को आनंद देता है।
- समस्त स्कन्धि-स्थल, टखने, घुटने, कंधे, कुहनी आदि के जोड़ों में फँसी वायु को दूर कर दर्द से राहत मिलती है।
- पिंडलियों, जाँघों, मेरुदण्ड, पीठ आदि में खिंचाव पैदा कर रक्त संचार को सुचारु करता है।

प्रकारांतर : पाद हस्तासन की तरह हाथों के पंजों को सामने की तरफ़ से पकड़ सकते हैं।

कौआ चालन क्रिया

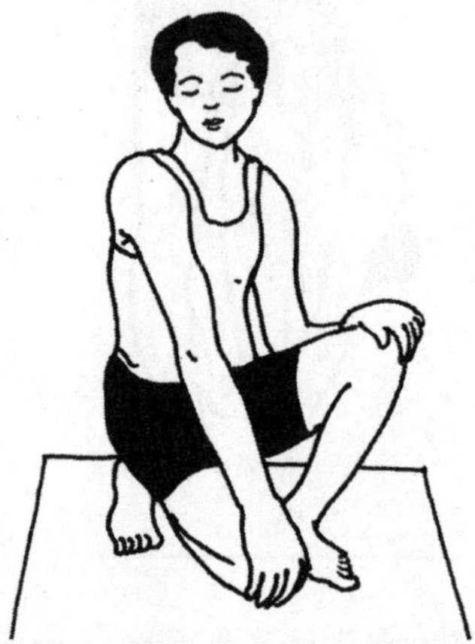

अभ्यास क्रम 8, विधि : ज़मीन पर पंजों के बल उकडू बैठ जाएँ। दोनों घुटनों पर अपनी हथेलियों को रख दें और पंजों के अगले हिस्से पर ज़ोर देकर चलना शुरू कर दें। जब आप अपना बायाँ पैर आगे बढ़ाएँ तो दायाँ घुटना ज़मीन पर स्पर्श करे और जब दायाँ पैर आगे बढ़ाएँ तो बायाँ घुटना ज़मीन पर स्पर्श करे। कम से कम 15-20 क़दम चलें फिर वापस अपनी जगह पर आ जाएँ। श्वास सामान्य ही रहने दें।

लाभ :
- पैरों में रक्त संचार को बढ़ाकर उन्हें निरोग रखता है। पैरों की माँसपेशियों को मज़बूत करता है।
- क़ब्ज़/उदर विकार में भी प्रभावकारी है।
- क़ब्ज़ की अधिकता वाले एक गिलास पानी पीकर भी यह आसनात्मक क्रिया कर सकते हैं।

उदराकर्षणासन

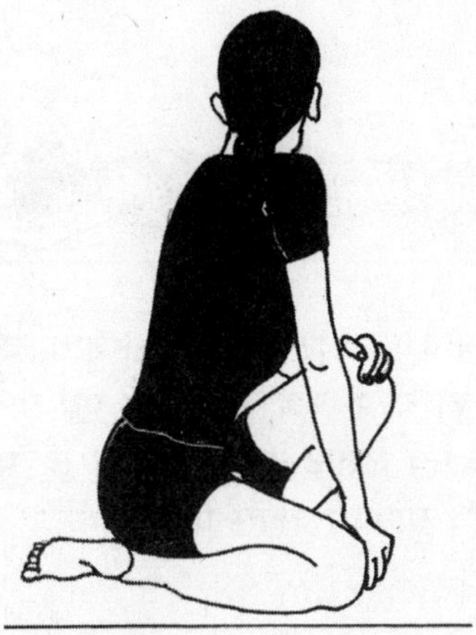

अभ्यास क्रम 9: शाब्दिक अर्थ : उदर का मतलब पेट एवं आकर्षण यानी खिंचाव या खींचना।

विधि : इस आसन का उपयोग शंख प्रक्षालन की क्रिया में किया जाता है। पंजों पर शरीर का वज़न रखते हुए उकडू बैठ जाएँ। दोनों हाथ घुटनों पर रखें। इसी स्थिति में कमर से ऊपरी भाग को दाहिनें तरफ़ मोड़ें व अपने पीछे की तरफ़ देखने का प्रयास करते हुए बाएँ घुटने को ज़मीन से स्पर्श कराएँ। दाहिनी जाँघ से पेट पर दबाव स्थापित करें। क्षणिक रुकते हुए मूल अवस्था में वापस आएँ। अब यही क्रिया बाईं तरफ़ के लिए करें। यह एक आवृत्ति हुई। इस प्रकार 8 से 10 आवृत्ति करें।

श्वासक्रम/समय : मूल अवस्था में गहरी श्वास लें एवं मुड़ें। लगभग 5 सेकंड तक अन्तःकुंभक करें और मूल अवस्था में आते समय श्वास छोड़ें।

लाभ :
- संपूर्ण उदर-प्रदेश को प्रभावित कर विकारों का नाश करता है।
- पाचनतंत्र की अंदरूनी मालिश होती है अतः पाचनतंत्र अपना कार्य सुचारु रूप से करता है।
- पेट की अतिरिक्त चर्बी को भी कम करने में सहायक है।

ऊर्जा प्रदायक विशेष आसन एवं क्रियाएँ

अद्वासन

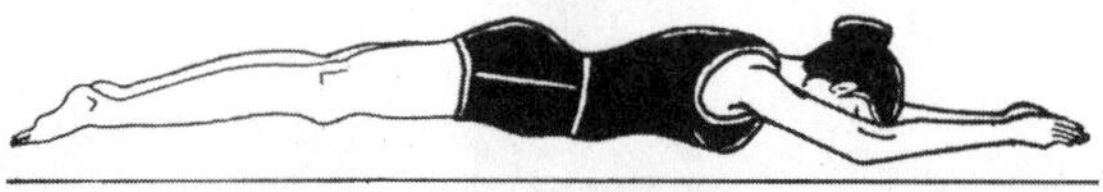

विधि : पेट के बल ज़मीन पर लेट जाएँ, दोनों हाथों की भुजाओं से कान का स्पर्श कराते हुए सामने की तरफ़ रखें। हथेलियाँ एवं पाद पृष्ठ ज़मीन से स्पर्श करते हुए रखें तथा नाक एवं ललाट को भी ज़मीन से स्पर्श कराएँ। इसी स्थिति में शरीर को शिथिल करें। सामान्य श्वास-प्रश्वास करें।

गतिमय अद्वासन

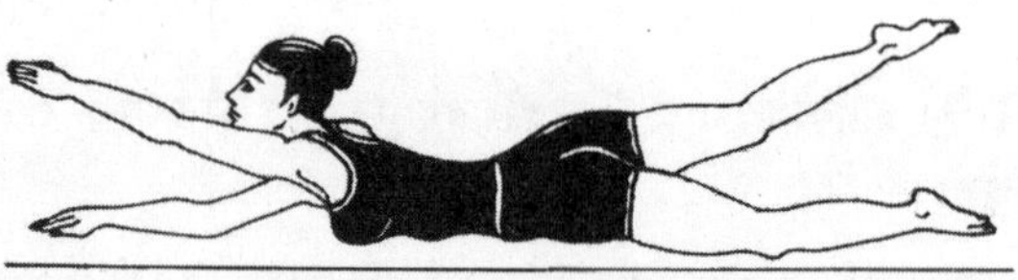

प्रकारांतर:

1. पेट के बल ज़मीन पर लेट जाएँ। दोनों हाथों को कान की तरफ़ से स्पर्श कराते हुए सामने की तरफ़ रखें। अब दाएँ हाथ एवं बाएँ पैर को एक साथ ऊपर की तरफ़ जितना उठा सकते हैं उठाएँ एवं सिर भी ऊपर उठाएँ। कुछ क्षण रुककर मूल अवस्था में वापस आएँ। इसी प्रकार बाएँ हाथ को एवं दाएँ पैर को एक साथ ऊपर की तरफ़ उठाएँ एवं सिर भी ऊपर उठायें। अब मूल अवस्था में वापस आएँ। यह एक चक्र हुआ। लगभग 10 चक्र पूरे करें।
2. दूसरे प्रकारांतर में दोनों हाथ, दोनों पैर एवं सिर (कुछ भाग छाती का) को एक साथ ऊपर उठाने की कोशिश करें। फ़िर मूल अवस्था में वापस आएँ। यह क्रिया लगभग 5 से 10 बार करें। ऊपर उठते समय श्वास लें एवं वापस आते समय श्वास छोड़ें।

लाभ :
- मेरुदण्ड से संबंधित रोगों के लिए अति लाभकारी।
- कमर दर्द, बदन दर्द एवं तनाव से मुक्ति।
- शिथिलिकरण के लिए उपयुक्त।
- ताज़गी प्रदान करता हैं।

गतिमय गोमुखासन

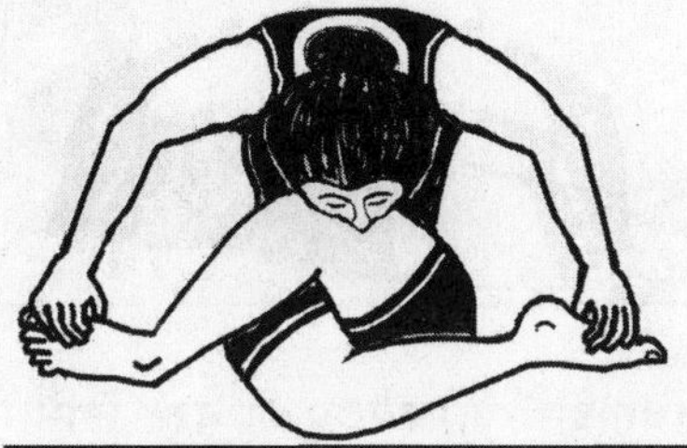

विधि : सामने की तरफ़ दोनों पैरों को फैलाकर बैठ जाएँ। बाएँ पैर को घुटने से मोड़कर पंजे को दाएँ नितंब के बग़ल में रख लें और इसी प्रकार दाएँ पैर के पंजे को बाएँ नितंब के समीप रखें। इस अवस्था में बाएँ घुटने के ऊपर दाएँ पैर का घुटना आ जाएगा। अब दाएँ हाथ से बाएँ पैर के अंगूठे को पकड़ें और बाएँ हाथ से दाएँ पैर के अंगूठे को पकड़ें। यह इसकी प्रारंभिक अवस्था है। धीरे-धीरे श्वास को छोड़ते हुए सामने की तरफ़ झुकें एवं माथे से घुटने के आगे को स्पर्श करने की कोशिश करें, कुछ क्षण रुकें। ऊपर उठते हुए श्वास लें। यह एक आवृत्ति हुई। इस प्रकार 5 से 10 बार करें।

प्रकारांतर : सामने की तरफ़ झुकते समय आप बाएँ और दाएँ पंजे की तरफ़ झुककर भी इस क्रिया को कर सकते हैं।

लाभ :
- कमरदर्द एवं मेरुदण्ड के सामान्य विकार को दूर करने में समर्थ।
- पीठ की माँसपेशियों में खिंचाव होने के कारण उनमें पर्याप्त मात्रा में रक्त-संचार होने लगता है अतः उनमें होने वाले विकार नहीं हो पाते।
- नितंबों के लचीलेपन को बढ़ाता है।
- चेहरे की झुर्रियों को कम कर ताज़गी प्रदान करता है।
- वायु विकार दूर करने में सहयोगी है।

सावधानी :
- सर्वाइकल प्राब्लम वाले इस आसन को न करें।
- मेरुदण्ड से संबंधित रोगी इस आसन को गतिमय न करें।

मकरासन

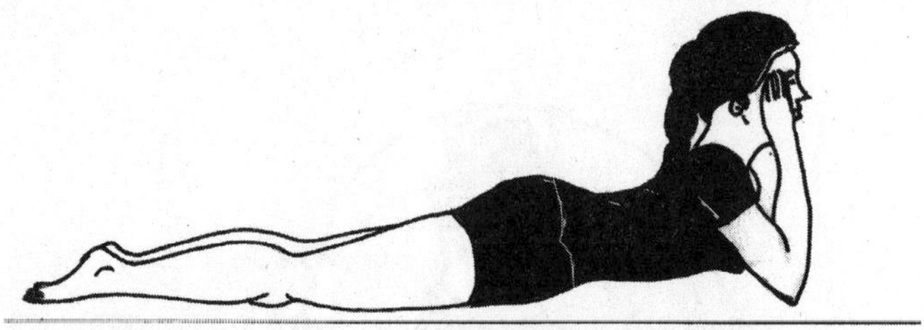

शाब्दिक अर्थ : जलचर प्राणी मगरमच्छ की तरह निर्मित की हुई आकृति को मकरासन कहते हैं।

विधि : सर्वप्रथम पेट के बल लेट जाएँ। चूँकि मगरमच्छ का सिर हमेशा उठा हुआ दिखाई देता है। अतः वैसी ही आकृति बनाने के लिए अपने दोनों हाथों की कोहनियों को ज़मीन पर टिकाएँ। अब गर्दन व सिर को उठाते हुए हथेलियों से गालों एवं ठुड्डी को सहारा दें। पूर्ण आराम की दशा में आँखों को बंद करते हुए ऊर्जा के ऊर्ध्वमुखी होने की कल्पना करें। सहज रूप से श्वास-प्रश्वास लें।

समय : अनुकूलतानुसार रुकें।

गतिमय मकरासन

विशेष : मकरासन से अन्य लाभ प्राप्त करने के लिए हम इसे थोड़ा गतिमय बनाते हुए अभ्यास कर सकते हैं।

प्रकारांतर :

1. पहले मकरासन की स्थिति में पहुँचे। अब धीरे-धीरे सिर को बाईं तरफ़ घुमाते हुए, अपने बाएँ पैर की एड़ी व पंजे को देखें, थोड़ा रुकें फिर वापस मूल स्थिति में आएँ। इसी प्रकार दाईं तरफ़ भी देखें। मूल अवस्था में वापस आएँ। यह 1 चक्र हुआ। इस प्रकार 10 चक्र पूरे करें। श्वास प्रक्रिया सामान्य रखें।

2. सबसे पहले मकरासन की स्थिति में पहुँचें। अब उसी स्थिति में रहते हुए धीरे-धीरे कुहनियों को आगे की तरफ़ सरकाना है। जैसे-जैसे कुहनियाँ आगे सरकेंगी वैसे-वैसे गर्दन के निचले हिस्से में हल्का तनाव उत्पन्न होगा। यथाशक्ति रुकें। और धीरे-धीरे वापस मूल अवस्था में आएँ। अब धीरे-धीरे कुहनियों को छाती के क़रीब लाएँ और वापस मूल अवस्था में आएँ। यह 1 चक्र हुआ। इसी प्रकार 5 से 10 चक्र पूरे करें।

3. मकरासन की स्थिति में रहें। अब पहले एक पैर को घुटने से मोड़कर जाँघ पर रखें। इस स्थिति में एड़ी नितंब प्रदेश को स्पर्श करेगी। दूसरा पैर वैसा ही रहेगा। इसी क्रम में अब दूसरा पैर जाँघ से स्पर्श करेगा, तो पहला पैर वापस ज़मीन पर आएगा। क्रमबद्ध तरीक़े से यही क्रिया दोहराएँ। इसी क्रिया को तेजी के साथ किया जा सकता है।

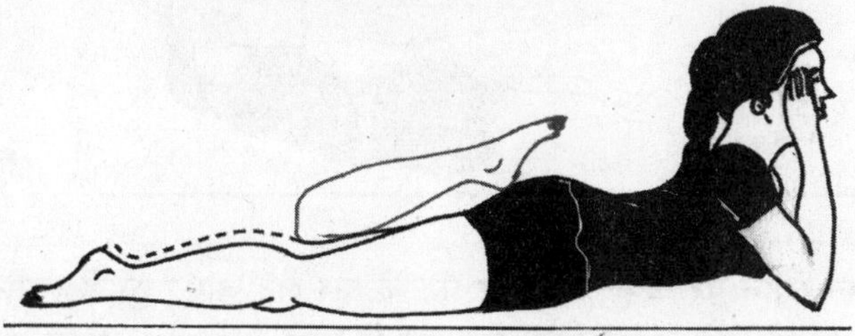

4. यही क्रिया दोनों पैरों से एक साथ भी करें। कम से कम 10 बार दोहराएं।

लाभ :
- सर्वाइकल प्रॉब्लम, स्लिपडिस्क, स्पॉण्डिलाइटिस में अत्यधिक लाभ।
- गर्दन की सामान्य बीमारियों में लाभ।
- स्फूर्ति, ताज़गी एवं ऊर्जा प्राप्त होती है।
- कमर दर्द, मेरुदण्ड वाले रोगियों को लाभ।
- अस्थमा/फुफ्फुस रोग से पीड़ित व्यक्ति भी लाभान्वित होता है।
- सर्वांगासन, हलासन एवं विपरीतकरणी मुद्रा के बाद यह आसन अवश्य करें।

व्यक्ति पहले धन कमाने के लिए
स्वास्थ्य की चिंता नहीं करता,
बाद में स्वास्थ्य ठीक करने के लिए
धन की चिंता नहीं करता। आश्चर्य है!

-RJT

सर्पासन

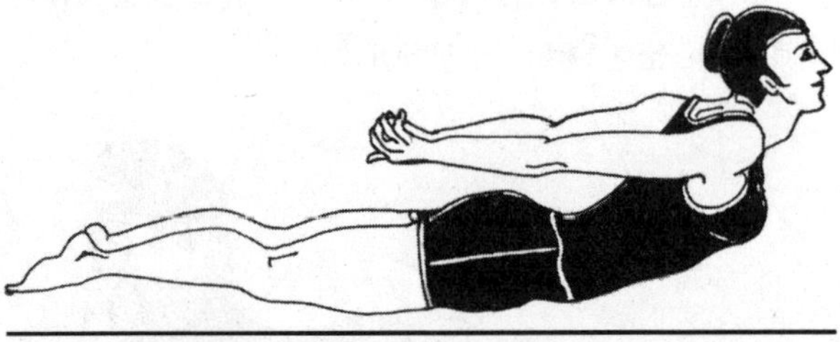

विधि : अपने स्थान पर कंबल के ऊपर पेट के बल लेट जाएँ। ठुड्डी ज़मीन पर टिकाएँ और सामने देखें। दोनों हाथों को पीठ के पीछे ले जाकर आपस में पंजों को फँसा लें। धीरे-धीरे श्वास खींचें। अब श्वास रोकते हुए सिर एवं वक्षःस्थल को ज़मीन से ऊपर उठाएँ। हाथों को पीछे की ओर तानते हुए यथासंभव ऊपर उठाएँ और महसूस करें कि कोई पीछे से हाथों को खींच रहा है।

श्वासक्रम/समय : अनुकूलतानुसार रुकें एवं श्वास छोड़ते हुए वापस मूल अवस्था में आएँ। इस क्रिया के कम से कम 5 चक्र करें।

लाभ :
- वक्षःस्थल चौड़ा, मजबूत होता है। फेफड़े सुचारु रूप से फैलते हैं।
- दमा (अस्थमा) के रोगियों को लाभ।
- उदर प्रदेश के अंगों की मालिश होती है। अतः सभी अंग निरोग होते हैं। क़ब्ज़ दूर होता है।

सावधानियाँ : उच्च रक्तचाप एवं हृदय रोगी अधिक परिश्रम के साथ न करें।

यह जानते हुए कि हमारा पेट हमारा है
उसके बाद भी व्यक्ति पेट में कुछ भी डाल लेता है।
अर्थात् क्या खाना चाहिए और क्या नहीं,
इसकी चिंता नहीं करता। सोचने वाली बात है!

-RJT

अर्ध शलभासन

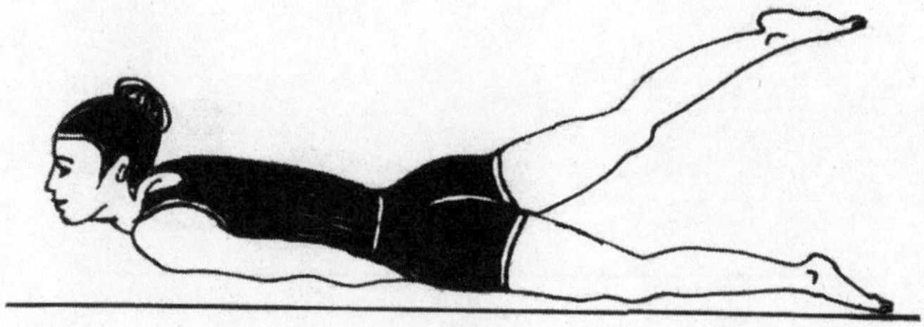

विधि : पेट के बल कंबल पर लेट जाएँ। दोनों हाथों की हथेलियों को जाँघों के नीचे रख लें। पैरों को लंबवत तानते हुए ठुड्डी को भी आगे की ओर थोड़ा-सा तानें। अब बाएँ पैर को ऊपर की तरफ़ (चित्रानुसार) जितना संभव हो ले जाएँ व दाएँ पैर को तनावमुक्त रखें। अनुकूलतानुसार रुकें एवं पैर को वापस लाएँ। इसी प्रकार दाएँ पैर से अभ्यास करें। यह अभ्यास कम से कम 5 से 10 चक्र तक करें।

श्वासक्रम/समय : श्वास लेने के साथ ही पैर ऊपर उठाएँ। कुंभक करें, पैर को नीचे लाते समय श्वास छोड़ें।

लाभ :
- क़ब्ज़ दूर करता है।
- उदर प्रदेश के अंगों को लाभ मिलता है।
- सायटिका एवं स्लिपडिस्क वालों को लाभ प्राप्त होता है।
- कमर दर्द एवं पीठ दर्द में लाभकारी।

गतिमय अर्ध शलभासन :

इसमें अभ्यस्त होने के बाद पैरों को ऊपर-नीचे करने की गति में तेज़ी लाएँ। दायाँ पैर ऊपर तो बायाँ पैर नीचे करें। इस प्रकार क्रमशः ऊपर-नीचे करते हुए पैरों को गति प्रदान करें।

शलभासन

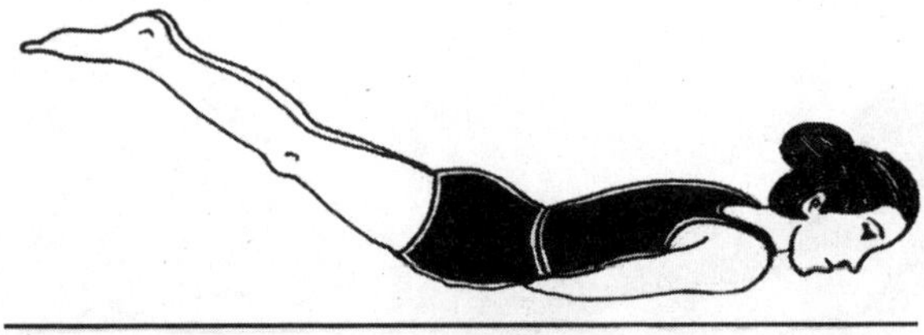

विधि : पेट के बल कंबल पर लेट जाएँ। दोनों हाथों की हथेलियों को अर्धमुट्ठी बनाकर जाँघों के नीचे रख लें। ठुड्डी को थोड़ा आगे की ओर तानते हुए ज़मीन पर ही स्थिर रखें। शरीर को शिथिल करें, परंतु पूर्णतः सजगता रखें।

अब दोनों पैरों को एक साथ लंबवत रखे एवं श्वास लेकर ऊपर की तरफ़ पैरों को उठाएँ। जितनी देर रुक सकते हैं रुकें एवं श्वास छोड़ते हुए पैरों को नीचे लाएँ। शरीर को शिथिल करें। इस प्रकार कम से कम 5 बार यह क्रिया करें। कुछ योग शिक्षक सिर को ऊपर की तरफ़ उठाना एवं हाथों को जंघा के पास रखवाकर यह करवाते हैं।

ध्यान : विशुद्धि चक्र पर।

सावधानियाँ : हृदय रोगी, हाई ब्लडप्रेशर, हर्निया के रोगी धैर्य पूर्वक करें।

गतिमय शलभासन : जिन साधकों को उपरोक्त बीमारियाँ न हों वे इस शलभासन को गत्यात्मक रूप से कर सकते हैं, चूँकि दोनों पैरों को एक साथ संतुलन देकर उठाना होता है इसलिए पूरी सजगता के साथ अभ्यास करें।

लाभ :
- मेरुदण्ड के गुरियों में आए हुए रिक्त स्थान को ठीक करता है।
- नित्य अभ्यास से टी.बी. (क्षयरोग) नहीं होता।
- क्लोन ग्रंथि सक्रिय होने के कारण मधुमेह के रोगियों को लाभ।
- उदर प्रदेश को निरोग रखता है। साइटिका व स्लिप डिस्क वाले रोगी इस क्रिया को अवश्य करें।
- यकृत एवं आमाशय को क्रियाशील बनाता है।
- स्लिप डिस्क का रोगी जल्द ही निरोगी हो जाता है।
- मूत्राशय संबंधी बीमारी दूर होती है।

नोट : कुछ योग शिक्षक इस आसन को **अर्ध शलभासन** भी कहते हैं।

विपरीत नौकासन

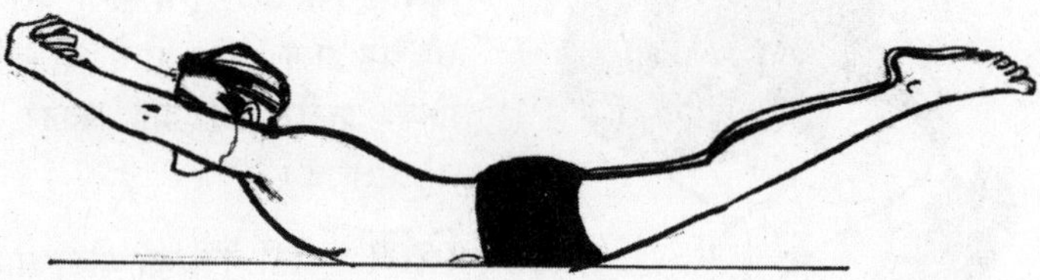

शाब्दिक अर्थ : विपरीत का अर्थ 'उल्टा' है।

विधि : पेट के बल ज़मीन पर लेट जाएँ। बाहों से दोनों कानों को दबाते हुए हाथों को आगे की तरफ़ नमस्कार की मुद्रा में ले जाएँ या आपस में फँसा लें। हल्का तनाव देते हुए धड़, सिर और पैरों को ऊपर उठाएँ। हाथ, सिर व पैरों को उठाते समय श्वास लें वापस आते समय श्वास छोड़े।

ध्यान : विशुद्धि चक्र पर।

लाभ :
- संपूर्ण शरीर को आराम देता है।
- शरीर में ऊष्णता को बढ़ाता है।
- मेरुदण्ड व कमर के लिए लाभकारी है।
- पैरों की माँसपेशियों में खिंचाव उत्पन्न कर रक्तसंचार विनियमित करता है।

टिप्पणी : यह **शलभासन** का ही एक प्रकार है।

यदि आप निरोगी हैं तो सदा निरोगी बने रहने के लिए योगाभ्यास करें और यदि आप रोग ग्रस्त हैं तो निरोग होने के लिए योगाभ्यास अवश्य ही करें और स्वस्थ व सुंदर हो जाएँ।

-RJT

मुर्गा आसनात्मक क्रिया

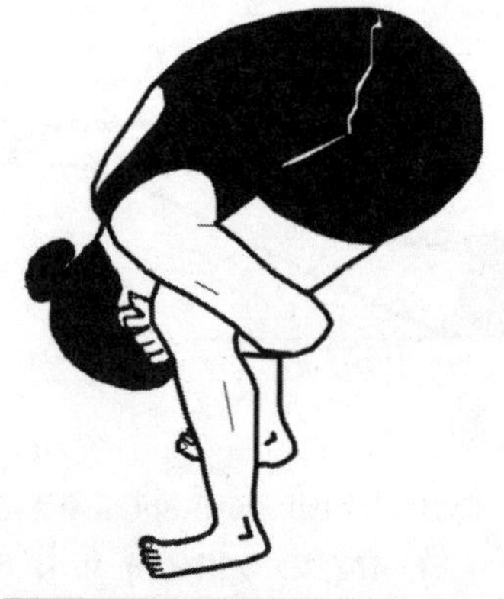

विशेष : पहले स्कूलों में जब कोई विद्यार्थी शरारत करता था तो शिक्षकगण उसे मुर्गा बना देते थे। वैसे तो यह एक सज़ा होती थी लेकिन यह क्रिया शरीर को कई प्रकार से लाभ पहुँचाती है।

विधि : दोनों पैरों को थोड़ा सा फैलाकर खड़े हो जाएँ। नीचे की तरफ़ झुकते हुए घुटनों को थोड़ा मोड़ें और दोनों हाथों को घुटने के अंदर की तरफ़ से डालकर कानों को पकड़ें। इस अवस्था में आने के बाद धीरे-धीरे नितंबों को ऊपर की तरफ़ उठाएँ और सिर को सामने की तरफ़ करने की कोशिश करें। 5 से 10 सेकंड रुकें और वापस मूल अवस्था में आएँ।

श्वासक्रम/समय : सामने की तरफ़ झुकते समय श्वास छोड़ें व मूल अवस्था में लौटते समय श्वास लें। 5 से 10 बार यही क्रिया करें।

लाभ :
- वायु निष्कासन के लिए बहुत अच्छा आसन है।
- चेहरे में रक्त संचार बढ़ने के कारण चेहरे के ओज-तेज में वृद्धि होती है। झुर्रियाँ समाप्त होती हैं।
- स्मरण शक्ति बढ़ती है। विद्यार्थियों को अवश्य करना चाहिए।
- आँखों के लिए लाभदायक है। क्रमशः अभ्यास करने से माइग्रेन में लाभ पहुँचता है।
- नितंब, जंघा, पीठ एवं मेरुदण्ड की माँसपेशियों में खिंचाव होता है इसलिए रक्त संचार बढ़ाकर उनके विकार दूर करने में सहायक है।

सावधानियाँ : हृदय रोगी, उच्च रक्तचाप, पुराने कमर दर्द के रोगी एवं गर्भवती महिलाएँ न करें।

त्रिलोकासन

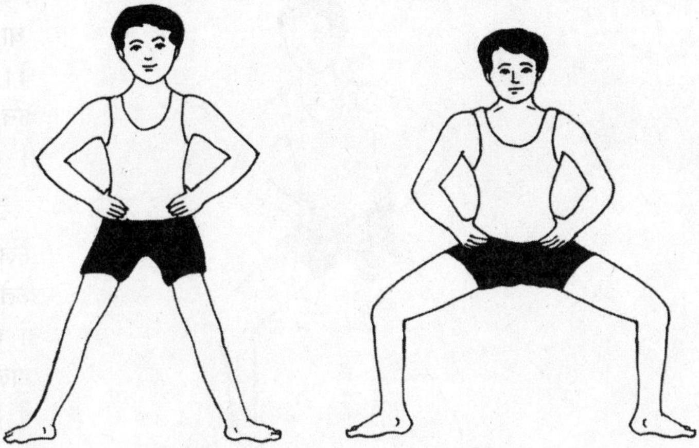

शब्दार्थ : त्रिलोक का अर्थ तीन लोक।

विधि : दोनों पैरों के बीच लगभग तीन फ़िट की दूरी रखकर खड़े हो जाएँ। दोनों हाथों को कमर पर इस प्रकार रखें कि अँगूठा कमर के पीछे पीठ की तरफ़ हो। चारों अँगुलियाँ सामने पेट की तरफ़ होनी चाहिए। मेरुदण्ड, ग्रीवा एवं सिर सीधा रखें। दृष्टि सामने की ओर रखें और अंतर्कुंभक करते हुए धीरे-धीरे ज़मीन की तरफ़ बैठने का प्रयास करें। क्षणिक रुकें, वापस मूल अवस्था में आएँ। धीरे-धीरे अभ्यास के द्वारा अधिक से अधिक ज़मीन के निकट नितंबों को ले जाने का प्रयास करें।

श्वासक्रम : नीचे बैठते समय श्वास छोड़ें एवं ऊपर उठते समय श्वास लें।

समय : 4 से 5 बार क्रिया करें।

विशेष : दोनों पैरों के पंजे बाहर की तरफ़ निकले हों। इस अवस्था में कमर पर रखे हुए हाथों की कुहनी पंजों की सीध में हो जाती है।

लाभ :
- पिंडली और जंघाएँ मज़बूत होती हैं।
- पैरों का कंपवात मिटता है।
- नियमित रूप से यह क्रिया करने पर जंघाओं की अनावश्यक चर्बी कम हो जाती है। जंघाएँ सुडौल बनती हैं।
- उदर प्रदेश लाभान्वित होता है।

गतिमय त्रिलोकासन

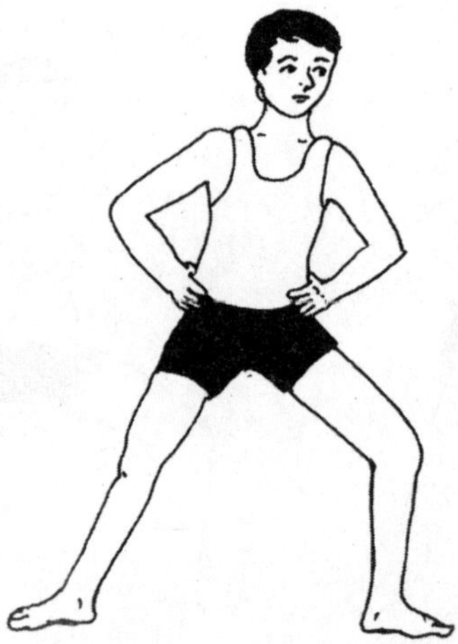

विधि : इस आसन को और अधिक गतिमय बनाने के लिए मूल अवस्था (त्रिलोकासन) में खड़े हो जाएँ। पहले बाएँ पैर पर धीरे-धीरे वज़न देते हुए घुटने से मोड़ें (चित्रानुसार)। पूरा भार बाएँ पैर की पिंडली पर देते हुए झुकें एवं बाएँ पैर के पंजे पर ज़ोर देते हुए बैठने की कोशिश करें। दूसरा पैर लंबवत ही रखें। इस प्रकार एक पैर मुड़ा हुआ एवं दूसरा पैर तना हुआ रहेगा। अब धीरे-धीरे बाएँ पैर पर ज़ोर देते हुए सीधे खड़े हो जाएँ। यही अभ्यास दाएँ पैर से करें।

श्वासक्रम/समय : नीचे बैठते समय श्वास छोड़ें। ऊपर उठते समय श्वास लें। 5-5 बार दोनों पैरों से करें।

विशेष :
- यह पिछले अभ्यास से थोड़ा कठिन है। अतः धीरे-धीरे ही करें।
- पैरों को अधिक से अधिक फैलाकर करने से सरलता महसूस होती है।

लाभ : वे सभी लाभ मिलते हैं, जो त्रिलोकासन से प्राप्त होते हैं एवं पैरों की माँसपेशियाँ अधिक शक्तिशाली हो जाती हैं।

गतिमय तिर्यक पृष्ठासन/गतिमय तिर्यक त्रिलोकासन

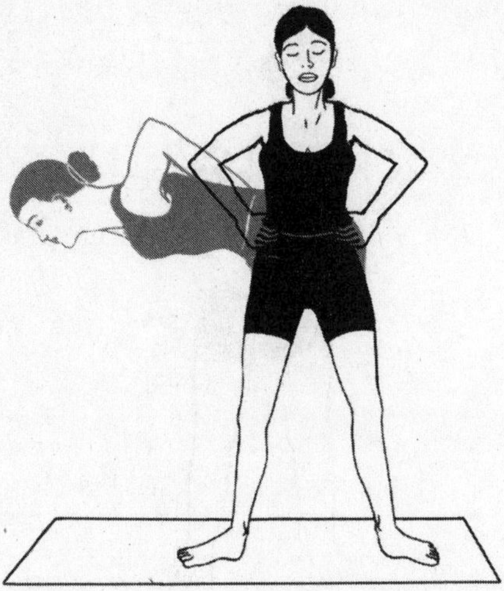

विधि : त्रिलोकासन की अवस्था में खड़े हो जाएँ या दोनों पैरों के बीच लगभग 3 फिट का अन्तर रखकर खड़े हो जाएँ हाथों को कमर पर रखें (अंगुलियाँ पेट की तरफ़ और अंगूठा पीठ की तरफ़ एवं पैरों की अंगुलियाँ बाहर की तरफ़ हो) अब कमर से ऊपर के भाग को बाएँ पैर की तरफ़ घुमाएँ और झुकाकर (चित्र देखें) समकोण की स्थिति निर्मित करें। कुछ देर रुकें और शरीर के ऊपरी भाग को घुमाते हुए मध्य में लाकर मूल अवस्था में आ जाएं। यही क्रिया दाहिने तरफ़ से भी करें। विपरीत तरीक़े से क्रिया करें जैसे पहले सामने की तरफ़ झुकें, घूमते हुए बाईं तरफ़ जाएँ, फिर तिर्यक अवस्था में खड़े हो, तत्पश्चात् ऊपरी भाग को सीधा कर सामने देखें। अभ्यस्त होने के बाद आसन करने में तेजी लाएँ।

श्वासक्रम/समय : दोनों तरफ़ 4 से 5 बार अभ्यास करें। शरीर को झुकाते समय श्वास छोड़ें मूल अवस्था में वापस आते समय श्वास लें।

लाभ :
- पीठ, कमर के विकार दूर करता है।
- शरीर को छरहरा बनाता है।
- पाचन तंत्र को क्रियाशील करता है।
- वायु का शमन करता है।

सावधानी : कड़क मेरुदण्ड, तीव्र कमर दर्द से पीड़ित व्यक्ति न करें।

कटि वृत्तासन

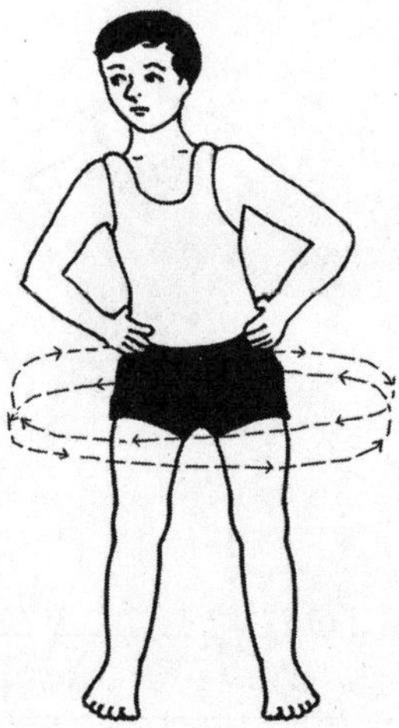

विधि : सीधे खड़े हो जाएँ। दोनों पैरों के बीच ज़्यादा अंतर न रखें (लगभग 8 से 12 इंच)। दोनों हाथ कमर पर रखें। अब कमर को गोल-गोल घुमाएँ। इसके लिए कमर को आगे झुकाएँ व दाईं तरफ़ से घुमाते हुए पीछे से बाईं तरफ़ ले आएँ, फिर सामने करें। इस प्रकार चारों तरफ़ कमर को घुमाते हुए वृत्त बनाएँ। कम से कम 40 से 50 बार दाएँ से बाएँ घुमाएँ और फिर वापस 40 से 50 बार विपरीत दिशा में घुमाएँ।

श्वासक्रम : आगे की तरफ़ कमर करते समय श्वास लें एवं पीछे की तरफ़ घुमाते समय श्वास छोड़ें।

नोट : कमर को जितना आगे-पीछे कर सकते हैं, करें।

लाभ :
- क़ब्ज़ का नाश करता है। पाचन क्रिया तीव्र करता है। गैस को बाहर करता है।
- ज़्यादा से ज़्यादा करने पर पेट की अतिरिक्त चर्बी दूर होती है।
- कमर पतली एवं मज़बूत होती है।
- मोटापा दूर करने में अधिक सहायक है।

विशेष : कमर में हाथ रखने की स्थिति में अंगूठे को पेट की तरफ़ भी रख सकते हैं।

कंगारू कूद

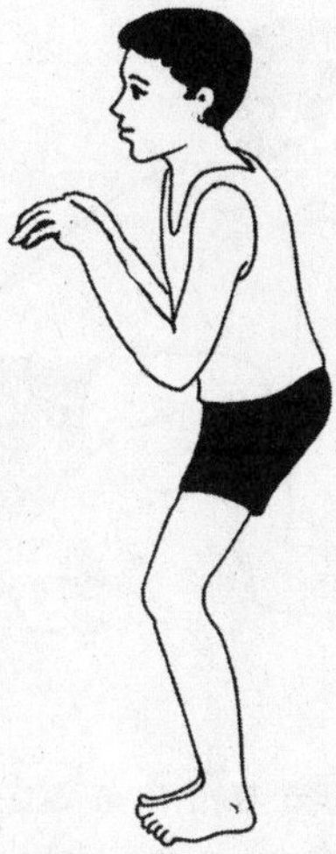

विधि : इस आसन में कंगारू की तरह उछल-कूद करनी होती है। अतः सीधे खड़े होकर चित्रानुसार स्थिति निर्मित करें। अपने स्थान से कंगारू की तरह पंजों के बल कूदते हुए कम से कम दस क़दम आगे जाएँ। वापस कूदते हुए अपने स्थान पर आ जाएँ। यह एक आवृत्ति हुई। इस प्रकार कम से कम 2 से 3 आवृत्ति करें।

श्वासक्रम : श्वास लेते हुए कूदें और अंतिम स्थिति में आकर श्वास छोड़ें।

लाभ :
- आलस समाप्त होता है। शरीर में स्फूर्ति एवं ताज़गी आती है।
- रक्तसंचार की क्रिया बेहतर होती है।
- यह क्रिया आनंद देती है।
- उदर प्रदेश क्रियान्वित होता है।

नोट : प्रयास करें कि अधिक उछलकर कूदते हुए आगे जाएँ

सावधानी : गर्भवती महिलाएँ या अधोभाग में जिनका आपरेशन हुआ हो वे न करें।

मेंढक कूद

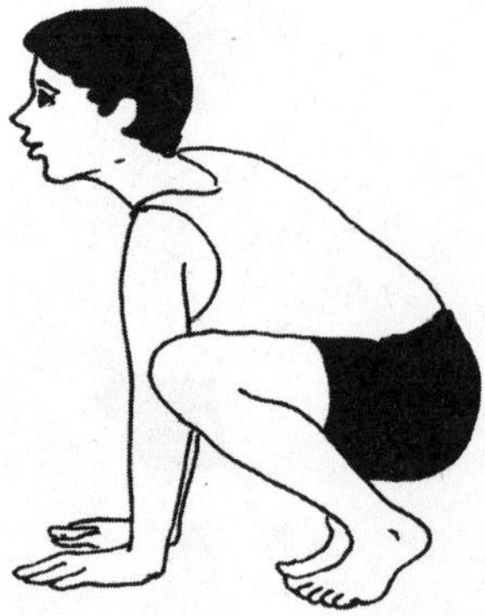

विशेष : आज के दौर में व्यक्ति मशीनों के अधीन होता जा रहा है। इस वजह से शरीर में स्फूर्ति की कमी हो जाती है। परंतु ऊर्जादायक विशेष आसन एवं क्रियाएँ प्रसन्नता के साथ-साथ स्फूर्ति एवं ताज़गी भी बढ़ाती हैं।

विधि : जैसे मेंढक बैठता है, वैसे ही पंजों के बल उकड़ू बैठें (चित्र देखें)। घुटनों को फैलाएँ, हाथों की अंगुलियों को भी फैलाकर रखें। कुहनियाँ घुटनों से सटाकर रखें। अब पैरों और हाथों के पंजों पर दबाव डालें और मेंढक की तरह उछलकर आगे की ओर कूदें। दोबारा फिर आगे की ओर कूदें। इस प्रकार यह क्रिया 10 बार करें और वापस कूदते हुए अपने स्थान पर आएँ।

श्वासक्रम/समय : कूदते समय श्वास लेकर अंतर्कुंभक करें। ज़मीन पर आने पर श्वास छोड़ें। इस प्रकार 20 से 40 बार मेंढक की तरह कूदें।

लाभ :
- पूरे शरीर में रक्त संचार तेज़ होता है। सभी नस-नाड़ियाँ खुल जाती हैं।
- यह क्रिया प्रसन्नता देती है।
- हाथ-पैरों की माँसपेशियाँ मज़बूत होती हैं।
- फेफड़ों की कार्यक्षमता बढ़ती है।
- पाचन तंत्र मज़बूत होता है।

सावधानी : गर्भवती महिलाएँ या अधोभाग के ऑपरेशन वाले व्यक्ति न करें।

बाल हँसी/बाल मचलन क्रिया

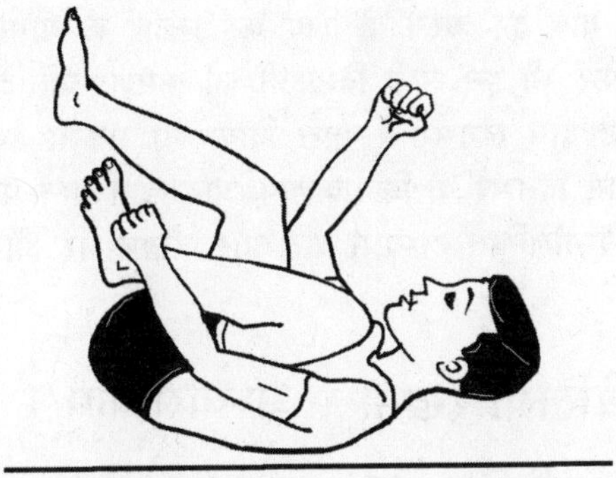

विधि : पीठ के बल लेट जाएँ। पूरे शरीर को तनाव मुक्त करें। हाथों की मुट्ठियाँ बंद करें। अब वैसा ही करें जैसे छः महीने का बच्चा अपने हाथ-पैरों को चलाता हुआ रोता है या हँसता है। इसके लिए दायाँ घुटना ऊपर मोड़ें और बायाँ हाथ सिर के पीछे से उठाएँ और छाती के बग़ल से आगे लाएँ। उसी समय क्रम से दूसरे पैर और हाथ के साथ भी वैसा ही करें। जल्दी-जल्दी हाथ-पैर चलाएँ। जैसे छोटा बच्चा हँसता है वैसे ही आप भी अपने आप को छोटा बच्चा समझकर हँसें।

लाभ :
- हाथ-पैरों को आराम मिलता है। मेरुदण्ड, पीठ की माँसपेशियों और फेफड़ों में रक्त संचार सुचारु होता है।
- यह क्रिया आनंद प्रदान करती है।
- मानसिक तनाव को दूर करती है।
- अंह भाव समाप्त होता है।

विशेष : इस क्रिया को कराने का मतलब अपने अन्दर वात्सल्य और निष्कपट भाव पैदा करना है।

दृष्टिवर्धक यौगिक अभ्यासावली

हालाँकि आँखों के दोष दूर करने के लिए कई प्रकार के योगासन इसी पुस्तक में दिए गए हैं। फिर भी इन सभी क्रियाओं को क्रमशः प्रतिदिन करने से कुछ ही महीनों में दृष्टि दोष लगभग समाप्त किया जा सकता है। दृष्टि दोष दूर करने के लिए अपने दिनभर के क्रियाकलाप और खान-पान पर ध्यान देना भी बहुत ज़रूरी है। निम्नलिखित अभ्यास करें और जीवन भर आँखों में होने वाली बीमारियों से बचें।

आँखों पर हथेलियाँ रखना - अभ्यास क्रम 1

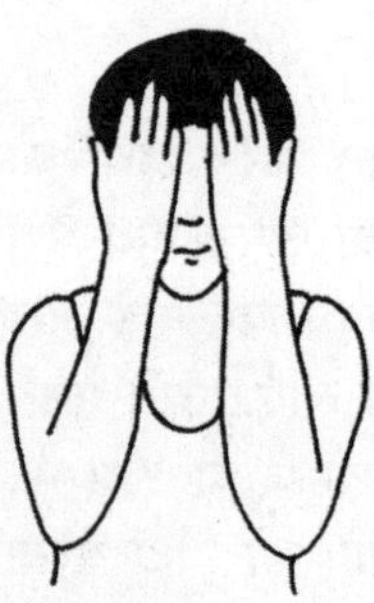

विधि : स्वैच्छिक रूप से किसी भी सुखासन के आसन में बैठें। हथेलियों को आपस में इतना रगड़ें कि गर्माहट महसूस होने लगे। अब आँखें बंद करें और हथेलियों को आँखों पर रखें। आँखों में गर्माहट महसूस करें। हथेली के ठंडे होने पर यह क्रिया पुनः करें। इस प्रकार हथेलियों से निकलने वाली शक्ति को महसूस करें। यह विधि 3 बार करें।

दाएँ-बाएँ दृष्टि करना - अभ्यास क्रम 2

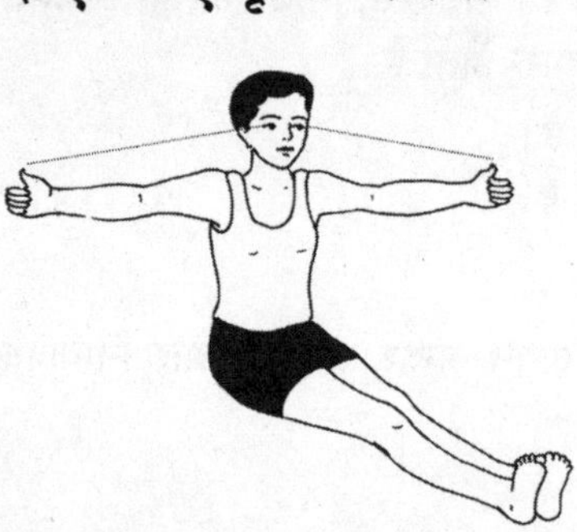

विधि : उपरोक्त विधि के अनुसार ही बैठें। या सामने पैर फैलाकर बैठें। हाथों को दोनों तरफ़ कंधों के समानांतर फैलाएँ। मुट्ठी बंद कर लें, परंतु अँगूठे को ऊपर की तरफ़ करें। सिर को स्थिर रखें। अब आँखों से पहले बाएँ अँगूठे को देखें फिर दृष्टि को बीच में नासाग्र पर लाएँ। इसके बाद दृष्टि को दाएँ अँगूठे पर ले जाएँ एवं वापस फिर नासाग्र पर लाएँ। यह क्रिया इसी क्रम में 10 से 15 बार या आवश्यकतानुसार करें और आँखों को कुछ देर के लिए आराम प्रदान करें।

श्वासक्रम : दाएँ-बाएँ देखते समय श्वास लें और सामने देखते समय श्वास छोड़ें।

सामने और दाएँ/बाएँ देखना – अभ्यास क्रम 3

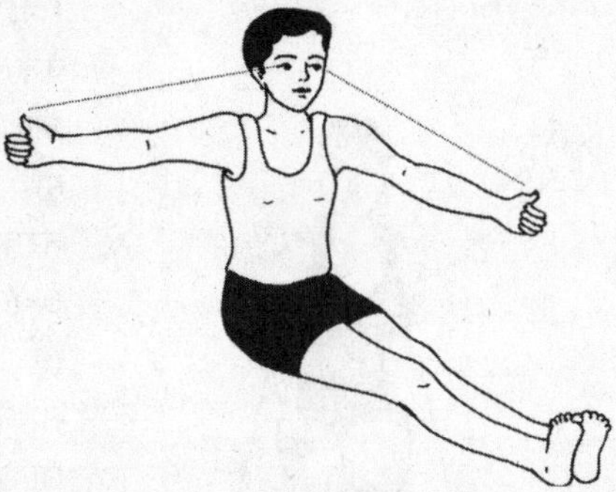

विधि : पिछली विधि के अनुसार ही बैठें। अब कंधों के समानांतर बाएँ हाथ को आँख के ठीक सामने एवं दाएँ हाथ को दाईं तरफ़ ले जाएँ। कंधे की ऊँचाई के बराबर अँगूठे को बाहर निकालकर मुट्ठी बंद कर स्थिर करें। अब बिना सिर हिलाए सामने वाले अँगूठे को देखें फिर दाएँ अंगूठे को देखें। इस प्रकार 10 से 15 बार देखें और हाथों की स्थिति को बदलकर बाएँ हाथ को बाईं तरफ़ व दाएँ हाथ को सामने की तरफ़ करते हुए करें। आँखों को कुछ देर के लिए आराम प्रदान करें।

श्वासक्रम : दाएँ और बाएँ देखते समय श्वास लें और सामने देखते समय श्वास छोड़ें।

दृष्टि को दाएँ से बाएँ करना – अभ्यास क्रम 4

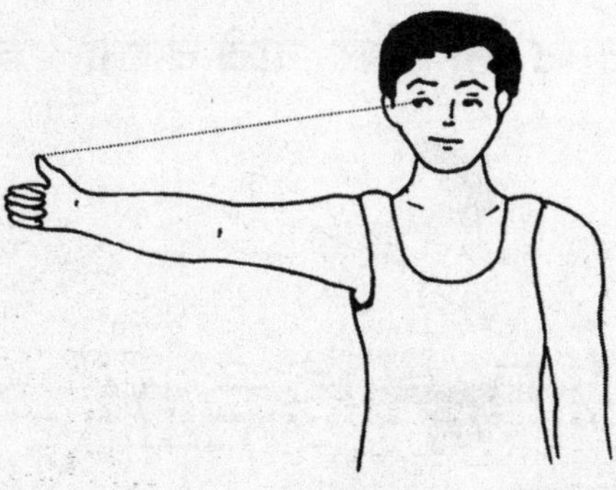

विधि : उपरोक्त विधि के अनुसार ही बैठे रहें। दाएँ हाथ को ठीक आँख के सामने करें। मुट्ठी बंद और अंगूठा बाहर निकला हुआ अब हाथ को दाईं तरफ़ ले जाएँ। (दृष्टि अंगूठे पर ही रखें)। फिर हाथ को सामने से घुमाते हुए बाईं तरफ़ ले जाएँ एवं वापस हाथ को आँखों के सामने स्थिर करें। इसी प्रकार यह अभ्यास 10 से 15 बार करें। इसके बाद आँखों को लगभग आधा मिनट तक आराम दें।

श्वासक्रम : दाएँ जाते समय श्वास लें। वापस आते समय श्वास छोड़ें। बाएँ जाते समय भी यही प्रक्रिया दोहराएँ।

दृष्टि को वृत्ताकार घुमाना – अभ्यास क्रम 5

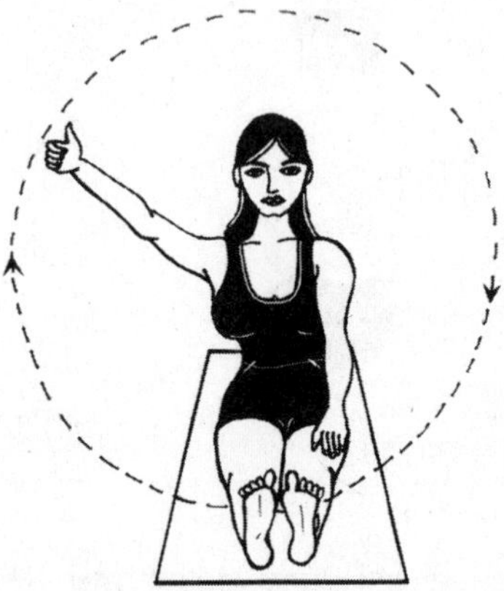

विधि : पिछली विधि के अनुसार ही बैठें रहें। बाएँ हाथ को जंघाओं पर रखें और दाएँ हाथ को सामने की तरफ़ ताने हुए रखें (मुट्ठी बंद)। अँगूठा ऊपर की तरफ़ निकला हुआ व सिर स्थिर रखें। अब दृष्टि को अँगूठे पर केंद्रित करें और तने हुए हाथ से तनी हुई अवस्था में ही सामने की तरफ़ दाएँ से बाएँ एक बड़ा सा वृत्त बनाएँ (दाईं तरफ़ से घुमाते हुए पहले दाईं तरफ़ फिर ऊपर की तरफ़ रखें एवं बाद में बाईं तरफ़ से लाते हुए सामने की तरफ़ ले आएँ)।

यही क्रिया 5 बार दाएँ से बाएँ और 5 बार बाएँ से दाएँ की ओर करें। वृत्त बनाते समय सिर स्थिर, मेरुदण्ड सीधा एवं सिर्फ़ दृष्टि चलायमान रहेगी। अब आँखों को आराम दें।

श्वासक्रम : हाथों को ऊपर ले जाते समय श्वास लें और नीचे का वृत्त बनाते समय श्वास छोड़ें।

दृष्टि को ऊपर-नीचे करना – अभ्यास क्रम 6

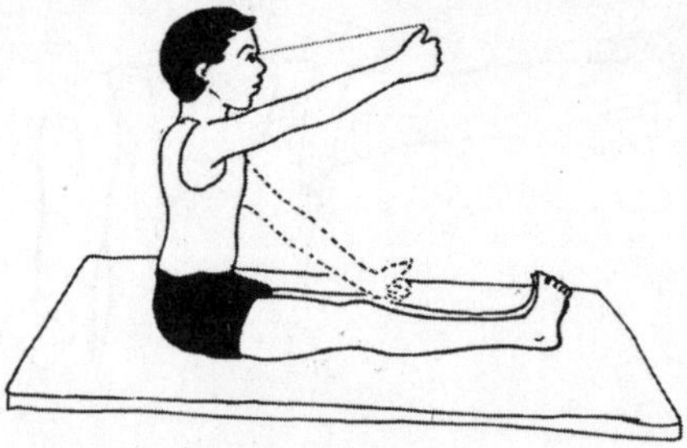

विधि : उपरोक्त विधि अनुसार ही बैठे रहें। दोनों हाथों की मुट्ठियाँ बंद कर अँगूठे को ऊपर निकालकर सामने रख लें। मेरुदण्ड सीधा तना हुआ व सिर स्थिर रखें। अब दाएँ हाथ के अँगूठे पर दृष्टि स्थिर करें और दाएँ हाथ को धीरे-धीरे ऊपर की तरफ़ ले जाएँ और वापस (दृष्टि को पूर्णतः अंगूठे पर ही केंद्रित रखते हुए ऊपर-नीचे करें) अँगूठा एवं दृष्टि नीचे की तरफ़ करें। अब यही क्रिया बाएँ हाथ से भी करें। इस प्रकार दोनों हाथों से 5-5 बार करें।

श्वासक्रम : दृष्टि ऊपर ले जाते समय श्वास लें व नीचे करते समय श्वास छोड़ें।

दृष्टि को दूर पास करना – अभ्यास क्रम 7

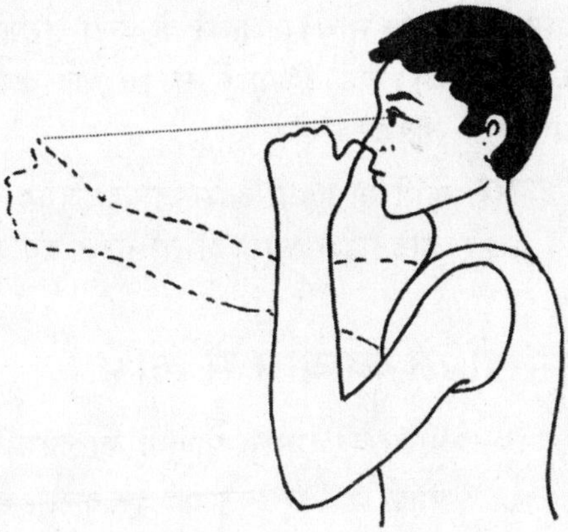

विधि : पिछली विधि के अनुसार ही बैठे रहें। दाएँ हाथ को कंधे के समकक्ष उठाकर सामने की तरफ़ सीधा तान दें। मुट्ठियाँ बंद, अंगूठा बाहर ऊपर उठा हुआ रखें। दृष्टि अँगूठे पर स्थिर करें और धीरे-धीरे अँगूठे को पास लाते हुए नाक से स्पर्श कराएँ और वापस दूर ले जाते हुए हाथ को लंबवत तान दें (दृष्टि अँगूठे के ऊपरी भाग पर स्थिर रखें। फिर अँगूठे को पास लाते हुए नाक से स्पर्श कराएँ। इस प्रकार 5 आवृत्ति करें।

श्वासक्रम : अँगूठा पास लाते समय श्वास छोड़ें और दूर ले जाते समय लें।

दूर-पास देखना – अभ्यास क्रम 8

विधि : इस अभ्यास को खुले मैदान या घर की छत पर कर सकते हैं। नासिका के अग्रभाग पर 5 सेकंड तक दृष्टि स्थिर करें और उसके बाद दूर आकाश पर या दूर किसी वस्तु पर 5 सेकंड के लिए दृष्टि स्थिर करें। यही क्रम 5 से 10 बार करें।

श्वासक्रम : पास देखते समय श्वास छोड़ें। और दूर देखते हुए श्वास लें।

विशेष :
- सभी क्रियाओं के बाद हथेलियों को रगड़कर आँखों पर लगाएँ।
- अंत में कुछ देर शवासन में आकर विश्राम लें।
- आँखों में ठंडे पानी के छींटे दें। आँखों को रगड़ें नहीं।

आँखें बंद करना और खोलना – अभ्यास क्रम 9

विधि : पूरा ध्यान आँखों की तरफ़ रखें। आँखों को तेज़ी के साथ बंद करें (मिचमिचाएँ या मीचें)। आँखों के चारों तरफ़ से ज़ोर लगाएँ और 1 से 2 सेकंड के बाद खोलें। यही क्रिया 5 से 10 बार करें। यह क्रिया करते समय दाँतों को आपस में जोड़कर रखें।

विशेषः कुर्सी या किसी आरामदायक जगह पर बैठकर भी कर सकते हैं। किसी भी प्रकार कठिनाई महसूस हो तो तुरंत बंद कर दें।

आँखों के व्यायाम से लाभ

- आँखों की समस्त पेशियों को लाभ मिलता है।
- आँखों के तिरछेपन को दूर करता है। तिरछापन आने से रोकता है।
- जिनकी नज़रें कमज़ोर हैं। जो चश्मा लगाते हैं, पढ़ते समय आँखों से आँसू आने लगते हों, इन सभी के लिए आँखों के ये सारे व्यायाम लाभदायक हैं।
- आँखें स्वस्थ एवं सुंदर बनती हैं।
- बुढ़ापे तक आँखों में कोई रोग नहीं हो पाता है।

दूसरों के रास्ते में फूल बिछाना चालू कर दो।
तुम्हारे रास्ते के काँटे भी फूल बन जाएंगें।।

-RJT

तनाव मुक्ति एवं शिथिलता के लिए आसन

शवासन/मृतासन/पूर्ण विश्रामासन

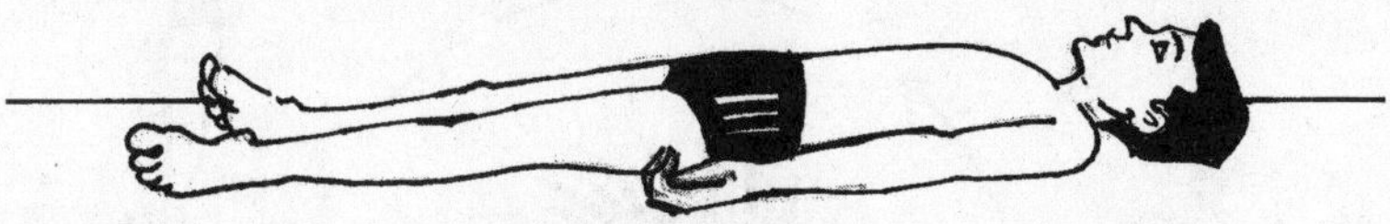

शाब्दिक अर्थ : शव का अर्थ मृत शरीर है। यह आसन करते समय शरीर निश्चल हो जाता है, जैसे मृत हो गया हो। इसलिए इस आसन का नाम मृतासन भी है।

विधि : पीठ के बल लेट जाएँ। हाथों को दोनों तरफ़ कमर के समकक्ष रखें। हथेलियाँ आकाश की तरफ़ अधखुली रखें। एड़ियाँ आपस में मिली हुई हों पर पंजों के बीच एक निश्चित दूरी बनाए रखें। आँखें बंद रखें जीभ स्थिर रखें। अब धीरे-धीरे श्वास लें और छोड़ें। एकाग्रता बढ़ाने के लिए श्वास पर ध्यान दें। कुछ देर बाद नाड़ियाँ निष्क्रिय हो जाती हैं। साधक की निश्चलता बढ़ने लगती है एवं वह हल्कापन व प्रसन्नता अनुभव करने लगता है। पूरे शरीर में शक्ति के प्रवाह का अनुभव किया जा सकता है। इसे लगभग 5 से 10 मिनट तक करें।

ध्यान : श्वास पर ध्यान देते हुए मूलाधार से ऊपर उठती हुई ऊर्जा का अनुभव करें।

लाभ :
- अनिद्रा के रोगी इसका अभ्यास कर पूर्ण लाभ प्राप्त कर सकते हैं।
- तनावग्रस्त व्यक्ति को यह आसन अद्भुत शांति प्रदान करता है।
- दिमाग़ी शक्ति बढ़ाने के लिए इसका उपयोग करें।
- उच्च रक्तचाप वाले इसे नियमित रूप से करें।

विशेष : अधिक लाभ के लिए योग निद्रा का अभ्यास करें जो कि लेखक की अन्य पुस्तक सम्पूर्ण योग विद्या में दिया गया है।

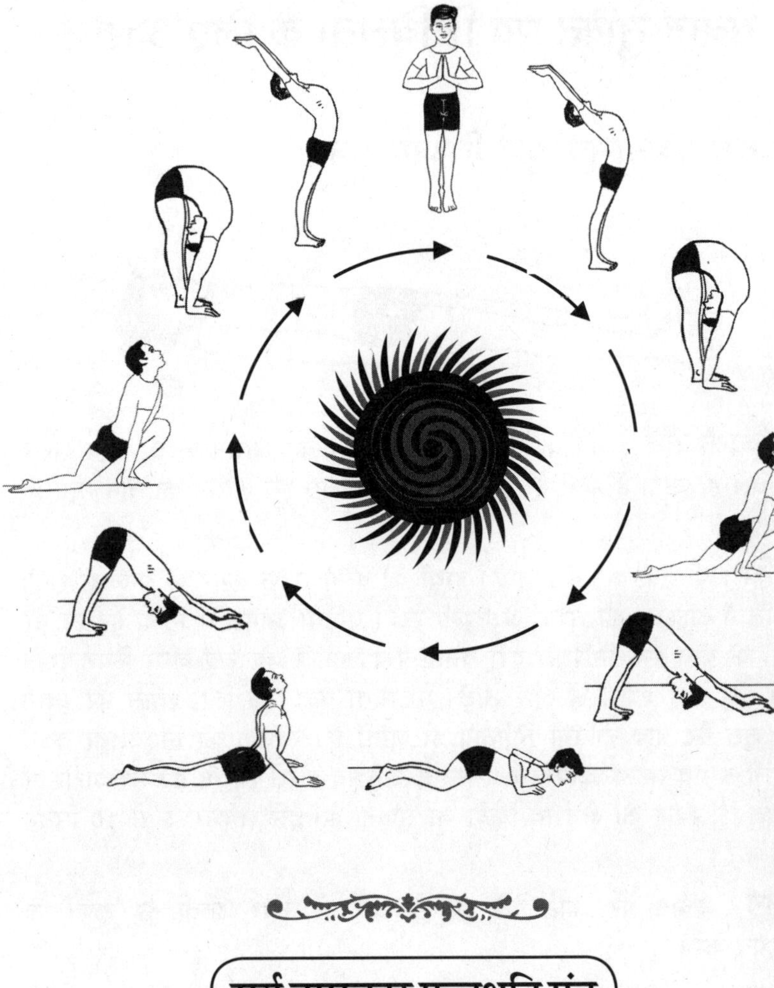

सूर्य नमस्कार फलश्रुति मंत्र

आदित्यस्य नमस्कारान्, ये कुर्वन्ति दिने दिने।
आयुः प्रज्ञा बलंवीर्यं तेजस् तेषाञ् च जायते।।

अर्थः जो प्रतिदिन सूर्य नमस्कार करते हैं, वे आयु, प्रज्ञा (अच्छी बुद्धि), बल, वीर्य और तेज प्राप्त करते हैं।

आदिदेव नमस्तुभ्यं प्रसीद मम भास्कर।
दिवाकर नमस्तुभ्यं प्रभाकर नमोऽस्तु ते।।

अर्थात् – हे आदिदेव भास्कर! आपको प्रणाम है, आप मुझ पर प्रसन्न हों, हे दिवाकर! आपको नमस्कार है, हे प्रभाकर! आपको प्रणाम है।

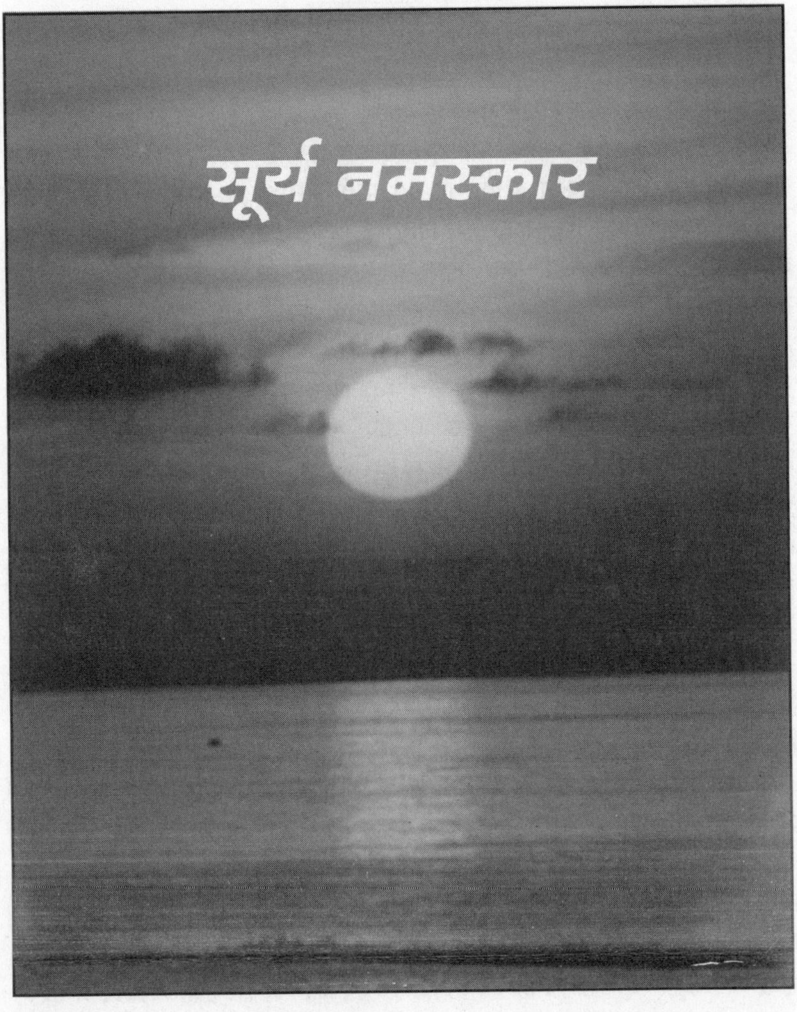

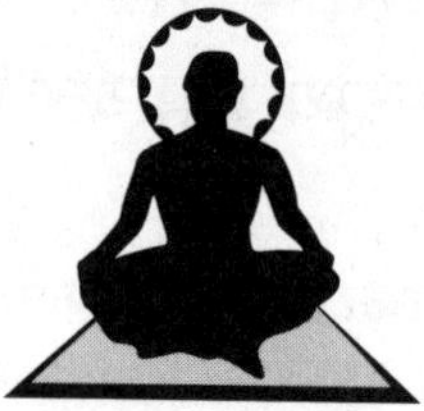

सूर्य नमस्कार

एक अनुचिंतन

सूर्य का महत्त्व समझाने के लिए हमारे धर्म ग्रंथों में अनादि काल से वर्णन होता आया है। आज भी सूर्य एक रहस्य है और क्रमशः खोज जारी है। परंतु एक बात पक्की है कि यह हमें प्राचीन समय से अपनी ओर आकर्षित करता आया है। हम पिछले युगों में जाएँ या आज के युग की बात करें, सूर्य हमें हमेशा जीवनदायिनी ऊर्जा देता आया है। सूर्य के बारे में जानने के लिए आज का वैज्ञानिक दिन-रात एक कर रहे हैं, जबकि हमारे ऋषि-मुनि इसकी दिव्यता और उसका उपयोग करना भी जानते थे। सूर्य मात्र हमारे शरीर को ही नहीं, हमारे सूक्ष्म शरीर को भी अपनी चैतन्य शक्ति से जीवंतता प्रदान करता है। वैज्ञानिक इसे आग का गोला कहें अथवा कोई ग्रह परंतु प्राचीन काल में ही इसके अनेक रहस्यों को हमारे मनीषियों ने समझ लिया था और उसका उपयोग करने की कला को जन-कल्याण तक पहुँचाया था परंतु अब सूर्य का ज्ञान लुप्तप्राय है। यहाँ पर हम थोड़ी सी चर्चा सूर्य के रहस्य को समझाने के लिए करना चाहते हैं, ताकि हम जब सूर्य नमस्कार करें तो हमारे मन में श्रद्धा, लगन और आस्था प्रकट हो और हम उससे लाभान्वित हो सकें।

पाठकगण शायद जानते हों कि बनारस में एक बहुत बड़े संत हुए हैं जिनका नाम था स्वामी विशुद्धानंद परमहंस और उनके शिष्य थे काशी हिंदु विश्वविद्यालय के प्राचार्य गोपीनाथ कविराज। चूँकि कथानक काफ़ी विस्तृत है, अतः हम सिर्फ़ इतना बताना चाहेंगे कि उन्होंने हिमालय के किसी गुप्त आश्रम (ज्ञानगंज आश्रम) में जाकर 12 वर्ष की कठिन साधना की। इसके बाद सन् 1920 के आस-पास वापस बनारस आकर सूर्य विज्ञान का चमत्कार इस पूरे विश्व को बताकर आश्चर्यचकित कर दिया था। लोगों ने दाँतों तले अँगुलियाँ दबा लीं थीं। सैकड़ों शिष्यों के सामने वे सूर्य विज्ञान द्वारा एक वस्तु को दूसरी वस्तु में रूपांतरित कर दिया करते थे, जैसे कपास को वे फूल, पत्थर, ग्रेनाइट,

हीरा, लकड़ी आदि कुछ भी बनाकर दिखा देते थे। यहाँ तक कि उन्होंने एक बार मृत चिड़िया को जीवित कर दिया था। यह आश्रम आज भी हिमालय में स्थित है। यह वृत्तांत लेखक पॉल ब्रंटन की पुस्तक से लिया गया है। यह दृष्टांत बताने के पीछे हमारा उद्देश्य सूर्य के प्रति आपकी जिज्ञासा और आस्था बढ़ाने का है ताकि हम उस दिनकर से अधिक से अधिक लाभ प्राप्त कर सकें।

सूर्य नमस्कार की एक आवृत्ति में 12 स्थितियाँ हैं। प्रत्येक आसन का अपना एक मंत्र हैं। प्रत्येक क्रिया का अपना एक लाभ है। हम तो इतना कहेंगे कि नया जीवन चाहिए, तो सूर्य नमस्कार कीजिए।

प्रतिदिन नियम से किया जाने वाला सूर्य नमस्कार अन्य व्यायामों की अपेक्षा ज़्यादा लाभकारी है। सूर्य देव का वर्णन हम जितना करें, कम है। अतः हम सूर्य देव को नमस्कार करने की पद्धति का वर्णन करेंगे।

सूर्य नमस्कार का प्राचीन इतिहास

सूर्य नमस्कार करने का मुख्य कारण संभवतया उसके द्वारा जीवनदायिनी ऊर्जा मिलना और उसके प्रति कृतज्ञता प्रकट करना रहा है। सूर्य में स्थापित अकृत्रिम प्रतिमा को या यूँ कहें कि सूर्यदेव को अर्ध्य समर्पित करने का प्रचलन आदिकाल से रहा है, जब इस भरत-भूमि के प्रथम चक्रवर्ती राजा भरत सूर्य में स्थित जिनालयों को नमस्कार किया करते थे। किन्हीं कारणों से इसका प्रचार-प्रसार अधिक नहीं हो पाया परंतु दक्षिण भारत के आचार्यों ने इसे आत्मसात् किया और इस विद्या को जीवंत रखा। जब वे शेष भारत के तीर्थों पर भ्रमण हेतु आते तो वहाँ भी नित्यकर्म में सूर्य नमस्कार करते थे। तीर्थ स्थानों की जनता उन्हें देखकर सूर्य नमस्कार की विधि का अनुसरण करती थी। इस प्रकार पुनः संपूर्ण भारत वर्ष में सूर्य नमस्कार का प्रचार-प्रसार हुआ।

सूर्य नमस्कार का आधुनिक इतिहास

सूर्य नमस्कार की कई मुद्राएँ हैं किंतु पारड़ी जिला - सूरत (गुजरात) के वेदमूर्ति श्री श्रीपाद दामोदर सातवलेकर ने सर्व सुलभ बारह अंकों के सूर्य नमस्कार की विधि प्रचलित की, जिसका उपयोग संपूर्ण भारत में किया जाता है। शिवाजी महाराज को उनके गुरु समर्थ रामदास ने सूर्य नमस्कार की विधि सिखाई जिसका उन्होंने अभ्यास किया और परिणामस्वरूप उनका शरीर एवं चरित्र इतिहास में अद्वितीय है। शिवाजी महाराज ने अपने सैनिकों को सूर्य नमस्कार की विधि सिखाई और इस प्रकार सूर्य नमस्कार की विधि का प्रचार-प्रसार बढ़ा। 'सूर्य नमस्कार' के द्वादश आदर्श बीज मंत्र एवं क्रिया मंत्र होने के कारण बारह अंकों के सूर्य नमस्कार की वैज्ञानिकता बढ़ जाती है।

सूर्य नमस्कार

1. प्रार्थना मुद्रा/नमस्कारासन/प्रणामासन

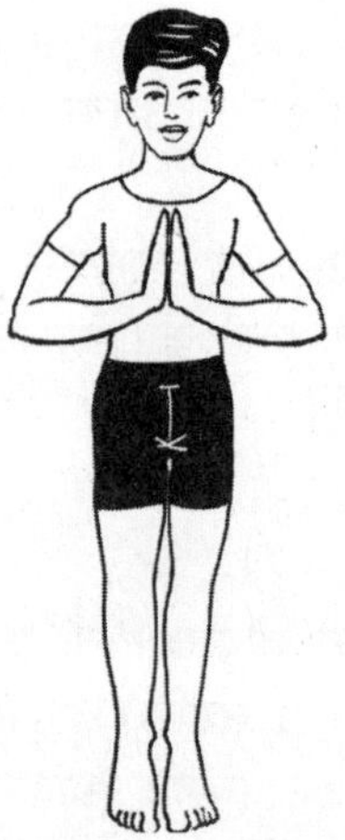

विधि : प्रार्थना की मुद्रा में पंजों को मिलाकर पूर्व दिशा की तरफ़ सीधे खड़े हो जाएँ। पूरे शरीर को शिथिल कर दें एवं आगे के अभ्यास के लिए तैयार रहें।

श्वासक्रम : समान्य।

ध्यान : अनाहत चक्र पर।

मंत्र : ॐ मित्राय नमः अर्थात हे विश्व के मित्र सूर्य, आपको नमस्कार। बीज मंत्र- ॐ ह्रां।

लाभ : रक्त संचार सामान्य करता है। एकाग्रता एवं शांति प्रदान करता है।

नोट : इसे नमस्कार मुद्रा भी कहते हैं।

2. हस्तउत्तानासन

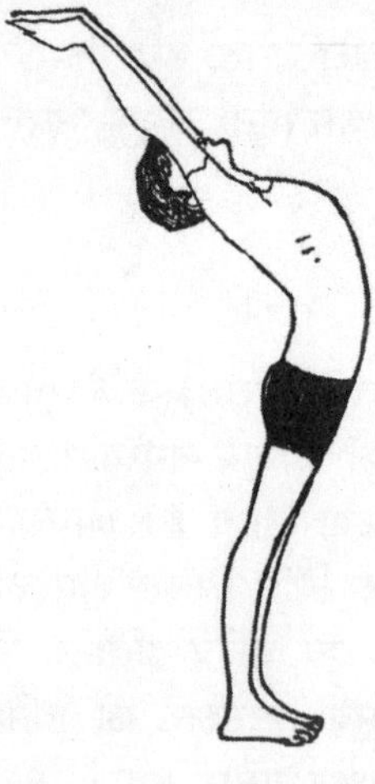

विधि : दोनों हाथों को ऊपर उठाएँ। कंधों की चौड़ाई के बराबर दोनों भुजाओं की दूरी रखें। सिर और ऊपरी धड़ को यथासंभव पीछे झुकाएँ। परंतु भुजाबंध कान की सीध में रखें।

श्वासक्रम : भुजाओं को ऊपर उठाते समय श्वास लें।

मंत्र : ॐ रवये नमः अर्थात हे संसार में चहल-पहल लाने वाले सूर्यदेव, आपको नमस्कार। बीज मंत्र- ॐ ह्रीं।

ध्यान : विशुद्धि चक्र पर।

लाभ : उदर की अतिरिक्त चर्बी को हटाता है। पाचन-तंत्र बेहतर बनाता है। फुफ्फुस पुष्ट होते हैं। भुजाओं और कंधों की माँसपेशियों का व्यायाम होता है।

3. पादहस्तासन/हस्तपादासन

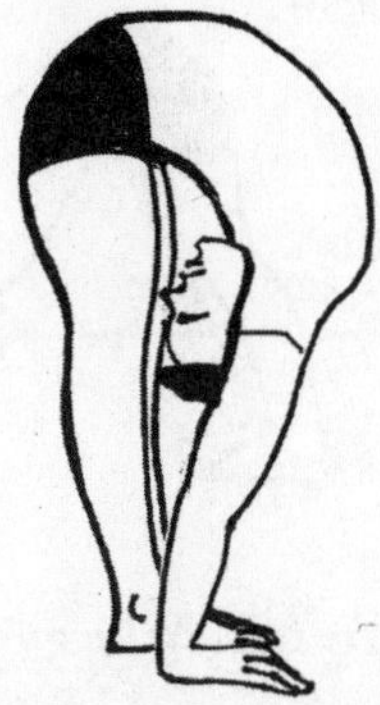

विधि : सामने की तरफ़ झुकते हुए दोनों हाथों के पंजों को पैरों के बग़ल में स्पर्श करते हुए रखें। मस्तक को घुटने से स्पर्श कराएँ। पैरों को सीधा रखें।

श्वासक्रम : सामने की तरफ़ झुकते हुए श्वास छोड़ें एवं अधिक से अधिक श्वास बाहर निकालने के लिए अंतिम स्थित में पेट को संकुचित करें।

ध्यान : स्वाधिष्ठान चक्र पर।

मंत्र : ॐ सूर्याय नमः अर्थात हे संसार को जीवन देने वाले सूर्यदेव, आपको नमस्कार। बीज मंत्र- ॐ ह्रूं।

लाभ : उदर की चर्बी कम करता है। पेट एवं अमाशय के दोषों को रोकता तथा नष्ट करता है। क़ब्ज़ नाशक है। मेरुदण्ड को लचीला बनाता है एवं उसके स्नायुओं के दबाव को सामान्य करता है। रक्त संचार तेज़ करता है।

4. अश्व संचालनासन/एक पाद प्रसारणासन

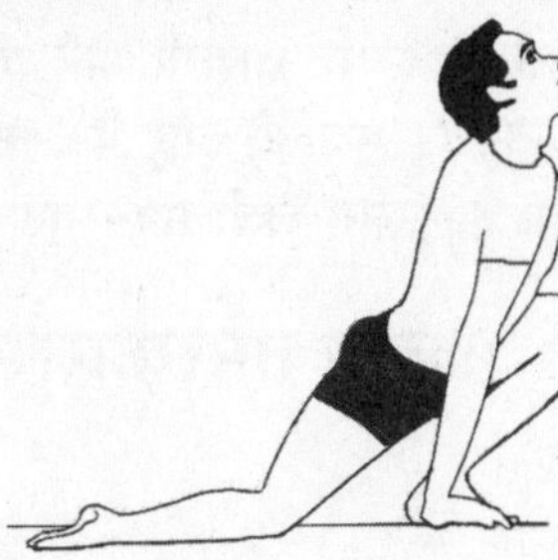

विधि : अब बाएँ पैर को जितना पीछे ले जा सकते हैं ले जाएँ और बाएँ घुटने एवं पाद पृष्ठ भाग को ज़मीन से स्पर्श कराएँ। दाएँ पंजे को अपनी ही जगह पर दृढ़ रखते हुए घुटने को मोड़ें। भुजाएँ अपने स्थान पर सीधी रहें। हाथ के पंजे एवं दाएँ पैर का पंजा एक सरल रेखा में ही रखें।

इस क्रिया में दोनों हाथ, बाएँ पैर का पादपृष्ठ, घुटना एवं दाएँ पैर के ऊपर शरीर का वज़न स्थित रहेगा। अब सिर पीछे की तरफ़ उठाएँ। दृष्टि सामने ऊपर की तरफ़ और शरीर को धनुषाकार बनाएँ।

श्वासक्रम : बाएँ पैर को पीछे ले जाते समय श्वास लें।

ध्यान : आज्ञा चक्र पर।

मंत्र : ॐ भानवे नमः अर्थात हे प्रकाशपुंज, आपको नमस्कार हो। बीज मंत्र- ॐ ह्रैं।

लाभ : मेरुदण्ड में लोच पैदा होती है। उदर प्रदेश के हल्के तनाव के कारण पाचन-तंत्र में रक्त संचार बढ़ाता है, इससे पाचन-तंत्र सुचारु रूप से कार्य करता है।

5. पर्वतासन/भूधरासन

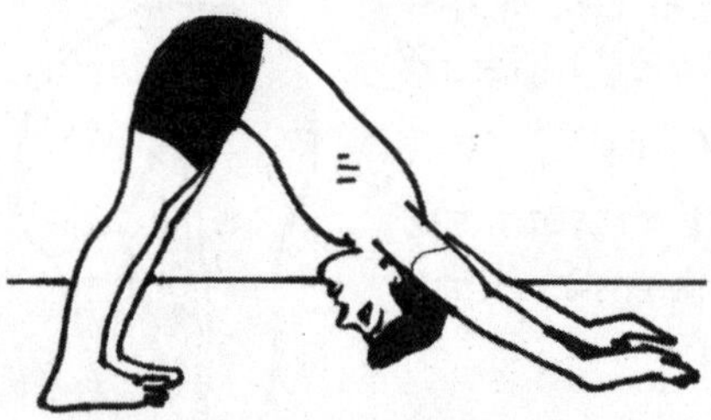

विधि : शरीर का वज़न दोनों हाथों पर स्थिर करते हुए दाएँ पैर को सीधा करके पंजे को बाएँ पंजे के पास रखें। अब नितंबों को अधिकतम ऊपर की तरफ़ उठाएँ एवं सिर को दोनों भुजाओं के बीच लाएँ। एड़ियाँ ज़मीन से ऊपर न उठें और घुटनों की तरफ़ देखते हुए पैर और भुजाएँ एक सीध में रखें।

श्वासक्रम : दाएँ पैर को पीछे लाते समय एवं नितंबों को उठाते समय श्वास छोड़ें।

ध्यान : विशुद्धि चक्र पर।

मंत्र : ॐ खगाय नमः अर्थात हे आकाश में गति करने वाले देव, आपको नमस्कार। बीज मंत्र- ॐ ह्रौं।

लाभ : सिर सामने की तरफ़ झुका होने के कारण रक्त संचार बढ़ जाता है। इससे चेहरे पर ताज़गी होने के साथ ही आँखों की रोशनी व बालों का झड़ना रुकता है। भुजाओं और पैरों का व्यायाम होता है। मेरुदण्ड के स्नायुओं को लाभ होता है। इससे लचीलापन बढ़ता है और मेरुदण्ड सशक्त होता है।

6. अष्टांग नमस्कारासन/प्रणिपातासन

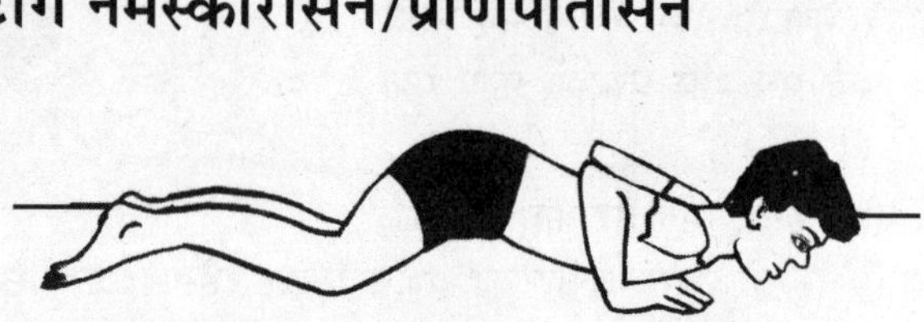

विधि : घुटने मोड़ते हुए शरीर को ज़मीन की तरफ़ इस प्रकार से झुकाएँ कि दोनों पाद पृष्ठ, दोनों घुटने, छाती, दोनों हाथों के पंजे एवं ठुड्डी ज़मीन का स्पर्श करें। नितंब व उदर प्रदेश ज़मीन से थोड़े ऊपर उठे रहें।

श्वासक्रम : श्वास को रोककर रखें। ध्यान : मणिपूरक चक्र पर।

मंत्र : ॐ पूष्णे नमः अर्थात हे संसार के पोषक, आपको नमस्कार। बीज मंत्र : ॐ हः।

लाभ : छाती और फेफड़ों को शक्ति देता है। पैरों और हाथों की माँसपेशियों को मज़बूती देता है।

7. भुजंगासन

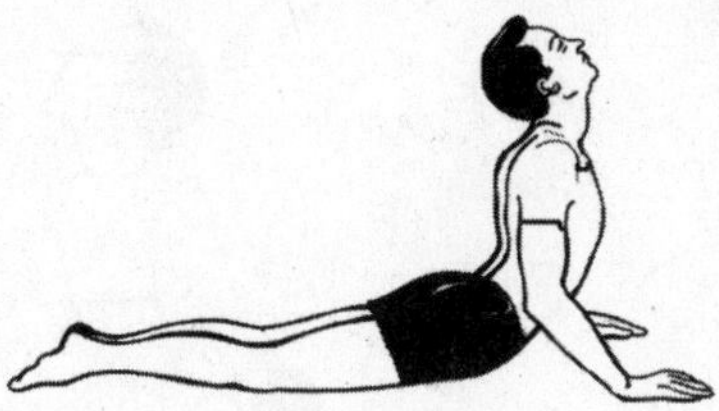

विधि : हाथों को सीधा करें। शरीर के अगले हिस्से- सिर, छाती और कमर भाग को ऊपर उठाते हुए सिर तथा गर्दन को पीछे की तरफ़ झुकाएँ।

श्वासक्रम : उदर प्रदेश एवं छाती को धनुषाकार बनाकर ऊपर उठाते समय श्वास लें।

ध्यान : स्वाधिष्ठान चक्र पर। मंत्र : ॐ हिरण्यगर्भाय नमः अर्थात हे ज्योतिर्मय, आपको नमस्कार। बीज मंत्र- ॐ ह्रां।

लाभ : पाचनतंत्र में तनाव उत्पन्न कर रक्त संचार बढ़ाता है। अतः पाचन क्रिया को क्रियाशील करता है। क़ब्ज़ हटाता है। फेफड़ों को सुचारु करता है। मेरुदण्ड को लचीला बनाता है। दमा, ब्रोंकाइटिस, सरवाइकल स्पोंडेलाइटिस, स्लिप डिस्क रोगियों के लिए लाभकारी।

8. पर्वतासन/भूधरासन

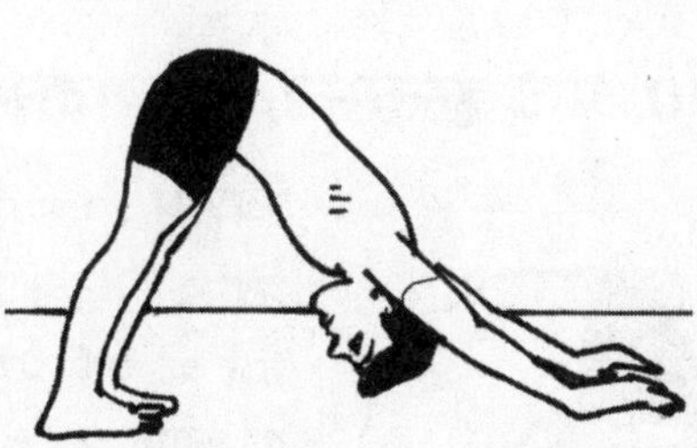

विधि : यह स्थिति 5 की ही पुनरावृत्ति है। शरीर के नितंब वाले भाग को ऊपर उठाते हुए पैरों के पंजों को ज़मीन पर स्थापित करें। शरीर की अंतिम स्थिति में कमर तथा नितंब अधिक से अधिक ऊपर हों। पैरों के पंजे आपस में मिले हुए हों। दृष्टि नाभि की तरफ़ रखें।

श्वासक्रम : नितंब व धड़ को ऊपर उठाते समय श्वास छोड़ें।

ध्यान : विशुद्धि चक्र पर।

मंत्र : ॐ मरीचये नमः अर्थात हे किरणों के स्वामी, आपको नमस्कार।
बीज मंत्र- ॐ ह्रीं।

लाभ : हाथ एवं पैरों के स्नायुओं एवं माँसपेशियों को नई ऊर्जा प्रदान करता है। मेरुदण्ड को लचीला बनाता है। इससे स्थिति 5 के सभी लाभ प्राप्त होते हैं।

नोट : कुछ योग शिक्षक इसको **अधोमुख श्वानासन** भी कहते है।

9. अश्व-संचालनासन/एक पाद प्रसारणासन

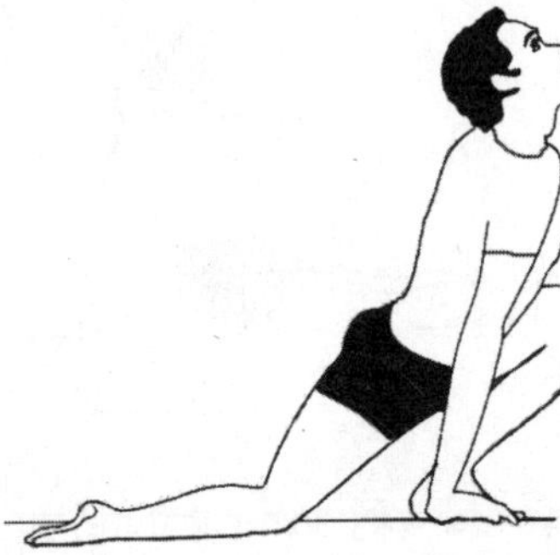

विशेष : यह स्थिति क्रमांक 4 की आंशिक पुनरावृत्ति है। स्थिति 4 में बायाँ पैर पीछे जाता है, जबकि इस स्थिति में दायाँ पैर पीछे रहता है।

विधि : बायाँ पैर सामने दोनों हथेलियों के बीच में रखें। इसी के साथ बाएँ पैर को मोड़ें और पंजे को वहीं स्थिर रहने दें। दाएँ पैर को यथासंभव पीछे की ओर खींचें। ध्यान रखें कि पाद पृष्ठ भाग और घुटना ज़मीन से स्पर्श करता रहे। भुजाएँ सीधी रखें। इस स्थिति में शरीर का भार दोनों हाथ, बाएँ पैर का पंजा, पाद पृष्ठ और दाहिने घुटने पर होगा।

श्वासक्रम : बाएँ पैर को आगे ले जाते समय श्वास लें।

ध्यान : आज्ञा चक्र पर। मंत्र : ॐ आदित्याय नमः अर्थात हे संसार के रक्षक, आपको नमस्कार। बीज मंत्र : ॐ ह्रूं।

लाभ : स्थिति क्रमांक 4 के सभी लाभ मिलते हैं।

10. पाद हस्तासन/हस्तपादासन

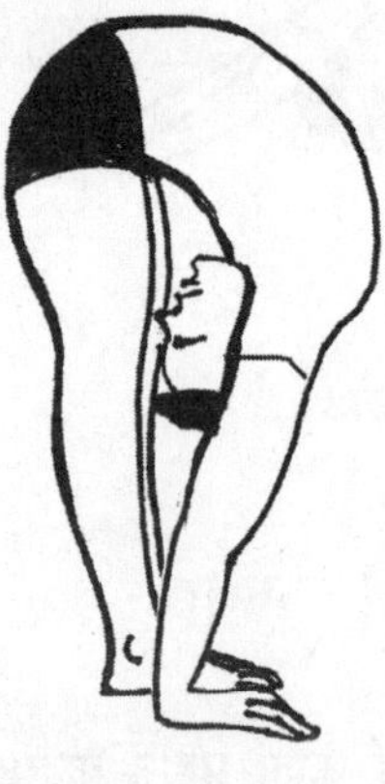

विशेष : यह स्थिति क्रमांक 3 की पुनरावृत्ति है।

विधि : दोनों हाथों पर भार डालते हुए दाएँ पैर के पंजे को बाएँ पैर के पंजे के समकक्ष स्थापित करें। पैरों को सीधा करें। मस्तक को घुटने से स्पर्श कराएँ। इस प्रकार अंतिम स्थिति में पैरों के पंजे और हाथों के पंजे एक सीध में रहेंगे।

श्वासक्रम : सामने की ओर झुकते समय श्वास छोड़ें। अधिक से अधिक श्वास बाहर निकालने के लिए उदर प्रदेश को संकुचित करें।

ध्यान : स्वाधिष्ठान चक्र पर। मंत्र : ॐ सवित्रे नमः अर्थात हे विश्व को उत्पन्न करने वाले, आपको नमस्कार। बीज मंत्र : ॐ ह्रैं।

लाभ : स्थिति क्रमांक 3 के सभी लाभ प्राप्त होते हैं।

11. हस्त उत्तानासन

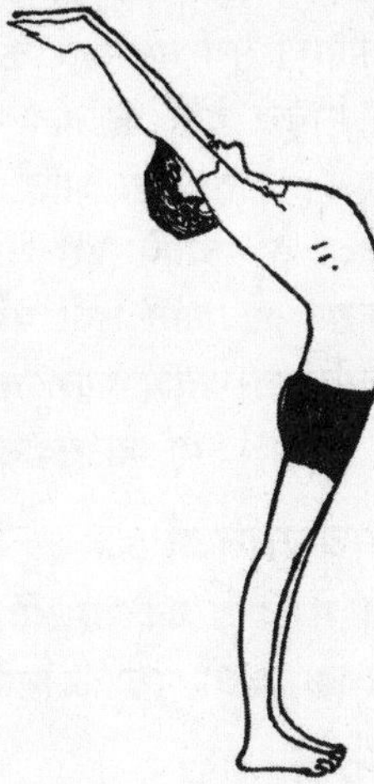

विशेष : यह स्थिति 2 की पुनरावृत्ति है।

विधि : झुके हुए शरीर को ऊपर उठाएँ एवं दोनों हाथों को सिर के ऊपर ले जाएँ। कंधों की चौड़ाई के बराबर दोनों भुजाओं की दूरी रखें। सिर एवं ऊपरी धड़ को यथासंभव पीछे झुकाएँ।

श्वासक्रम : हाथों को उठाते समय श्वास लें।

ध्यान : विशुद्धि चक्र पर।

मंत्र : ॐ अर्काय नमः अर्थात हे पवित्रता को देने वाले, आपको नमस्कार। बीज मंत्र- ॐ ह्रौं।

लाभ : स्थिति क्रमांक 2 के लाभ प्राप्त होते हैं।

12. प्रार्थना मुद्रा/प्रणामासन/नमस्कारासन

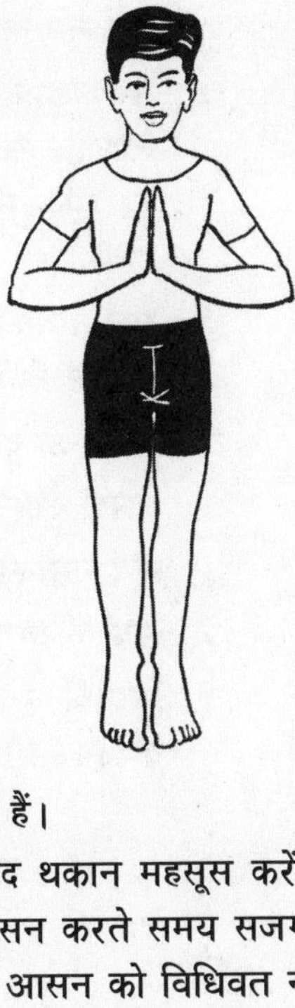

विशेष : यह स्थिति क्रमांक 1 की पुनरावृत्ति है।

विधि : ऊपर उठे हुए हाथों को प्रार्थना की मुद्रा में पंजों को मिलाकर सीधे खड़े हो जाएँ। पूरे शरीर को शिथिल कर दें।

श्वासक्रम : श्वास छोड़कर सामान्य श्वास-प्रश्वास करें।

ध्यान : अनाहत चक्र पर।

मंत्र : ॐ भास्कराय नमः अर्थात हे प्रकाश करने वाले, आपको नमस्कार। बीज मंत्र : ॐ ह्रः।

यह सूर्य नमस्कार की आधी आवृत्ति है। पूरी आवृत्ति करने के लिए हमने आसन क्रमांक 4 और 9 में जिस पैर को पीछे किया था अब पूरी आवृत्ति करने के लिए दूसरे पैर से करेंगे। जैसे हमने पहले दायाँ पैर पीछे किया था, वैसे ही अब हम बायाँ पैर पीछे करेंगे। इस प्रकार कुल 24 आसनों के समूह को 1 आवृत्ति कहते हैं।

यदि आप आधी आवृत्ति (12 आसन) करने के बाद थकान महसूस करें, तो कुछ श्वास-प्रश्वास करते हुए विश्राम करें। प्रत्येक आसन करते समय सजग रहें। प्रसन्नतापूर्वक मंत्र जाप करते रहें। यदि आप किसी आसन को विधिवत न कर पा रहे हों, तो पहले उसका अभ्यास कर लें।

विशेष : साधक को अपने शरीर का ध्यान रखते हुए 2 या 3 आवृत्ति करनी चाहिए। सूर्य नमस्कार करने का सबसे अच्छा समय ब्रह्ममुहूर्त का है। इसे शौचादि से निवृत्त होने के बाद स्नान करके प्रसन्न मन से करें। स्वच्छ एवं ढीले वस्त्र पहनें। वातावरण शांत होना चाहिए। इसके लिए सुबह का समय ही बेहतर रहता है, क्योंकि इस समय जलवायु शुद्ध होती है और सूर्य की अल्ट्रावॉयलेट किरणें भी हानि नहीं पहुँचातीं। इसलिए प्रातः काल का समय ही उपयुक्त है। किसी कारणवश प्रातः काल सूर्य नमस्कार न कर पाएँ तो ख़ाली पेट या संध्या के समय किया जा सकता है।

सावधानियाँ : 8 वर्ष से ज्यादा आयु वाले सभी व्यक्ति यह आसन कर सकते हैं। मेरुदण्ड की समस्या, उच्च रक्तचाप, हृदय दोष व हर्निया आदि रोगग्रस्त साधक किसी गुरु के निर्देश में यह आसन करें।

संपूर्ण लाभ

- यह प्राण शक्ति प्रदाता है।
- इसमें शारीरिक और मानसिक दोनों स्तरों पर ऊर्जा संतुलित होती है।
- सूर्य नमस्कार के अभ्यास से सारे शरीर का व्यायाम हो जाता है।
- मेरुदण्ड के बारी-बारी से आगे तथा पीछे मुड़ने के कारण शारीरिक लाभ के साथ-साथ कुण्डलिनी जागरण में भी इसका अधिक महत्त्व है। चूँकि सुषुम्ना का मार्ग मेरुदण्ड ही है, अतः ऊर्जा ऊर्ध्वमुखी भी होती है।
- सूर्य नमस्कार मानसिक शांति देता है। स्मरण शक्ति बढ़ाता है। बल, वीर्य व तेज की वृद्धि करता है।
- क़ब्ज़ का दुश्मन है। बुढ़ापे को पास नहीं आने देता।
- स्त्रियाँ अपने शरीर को आकर्षक, सुंदर व सुडौल बना सकती हैं।
- सूर्य नमस्कार समस्त बीमारियों का नाश करता है।
- सूर्य के समान तेजवान बनाता है।
- विद्यार्थी सूर्य नमस्कार को कर इनसे होने वाले लाभों को अवश्य प्राप्त करें।

सूर्य नमस्कार की एक अन्य विधि

सूर्य नमस्कार की हमारे देश में कई विधियाँ प्रचलित हैं। इसकी एक अन्य विधि का शासकीय योग प्रशिक्षण केंद्र के योग प्रशिक्षक श्री मंगलेश यादव ने पद्यानुवाद किया है, जिसे हम यहाँ प्रस्तुत कर रहे हैं :

समवस्था पूर्वाभिमुख मीलित नयन विशेष,
सूर्यदेव को नमत है अकिंचन 'मंगलेश'।

मित्र, रवि, सूर, भानु, खग, पूष्ण हिरण्यगर्भाय,
मारिच, आदित्य, सवित्र, अर्क बन्दौ भास्कराय।

एक में हाथ और सिर पीछे, दो में सिर घुटनन लग जाय,
तीन में हो बायाँ पग पीछे, चार में क्रमशः ऊपर जाय।

पाँच में पवर्त आसन करके छः में देओ दण्ड लगाय,
सात में बायाँ पग हो आगे, आठ में क्रमशः ऊपर जाय।

नौ में पुनः बने पर्वत सा, दस में देओ दण्ड लगाय,
ग्यारह में उछलें फिर दो सा, बारह में एक-सा हो जाय।

सूर्य नमस्कार के लाभ

सूरज नमन से मिटत आधि और व्याधि,
शेर सी फुर्ती, शरीर में आय।

वीर शिवाजी की तरह बनोगे चरित्रवान,
कुण्ठा व कलुषता, तुरत भग जाय।

पीठ लोचदार, मुखमण्डल हो कांतिवान,
'मंगल' की भावना भुजाओं से आय।

सूरज की किरणें मिटाती हैं अनेकों रोग,
तन की सुघरता स्वतः बढ़ जाय।

इसी प्रकार सूर्य नमस्कार की और भी कई विधियाँ विभिन्न आचार्यों ने बताई हैं परंतु हमने मुख्य रूप से प्रचलित विधियों का ही वर्णन किया है।

प्रत्येक व्यक्ति को अपने जीवन में योग साधना अपनानी चाहिए, परंतु उचित है कि साधक सर्वप्रथम योगाभ्यास से संबंधित सभी बातों को भलीभाँति समझ लें और क्रियान्वित करें। ऐसा करने से अधिक लाभ प्राप्त होता है।

-RJT

योगविद्याएँ मात्र व्यायाम ही नहीं हैं, बल्कि पूर्ण अष्टांग योग शारीरिक तथा मानसिक स्वास्थ्य प्रदान कर सम्यक् दृष्टित्व का निर्माण करता है और आत्मा को उत्थान की ओर अग्रसर करता है।

-RJT

योगासन

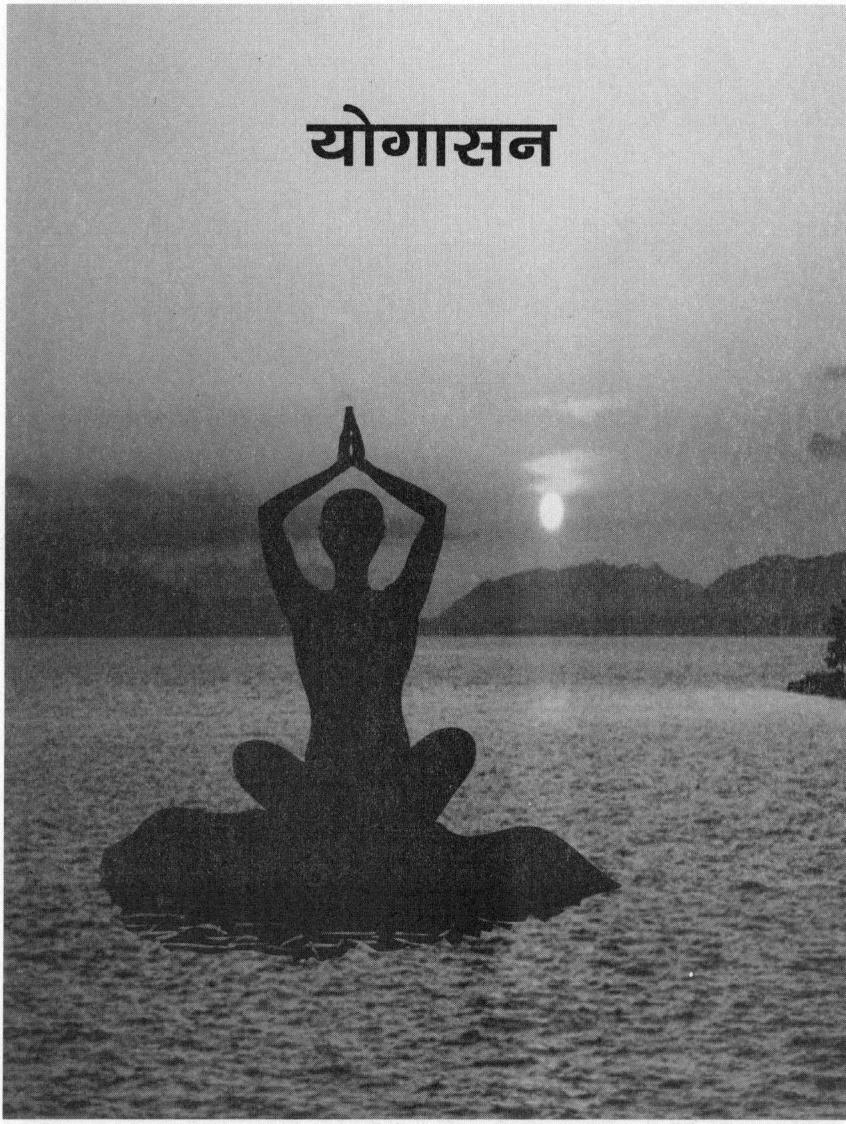

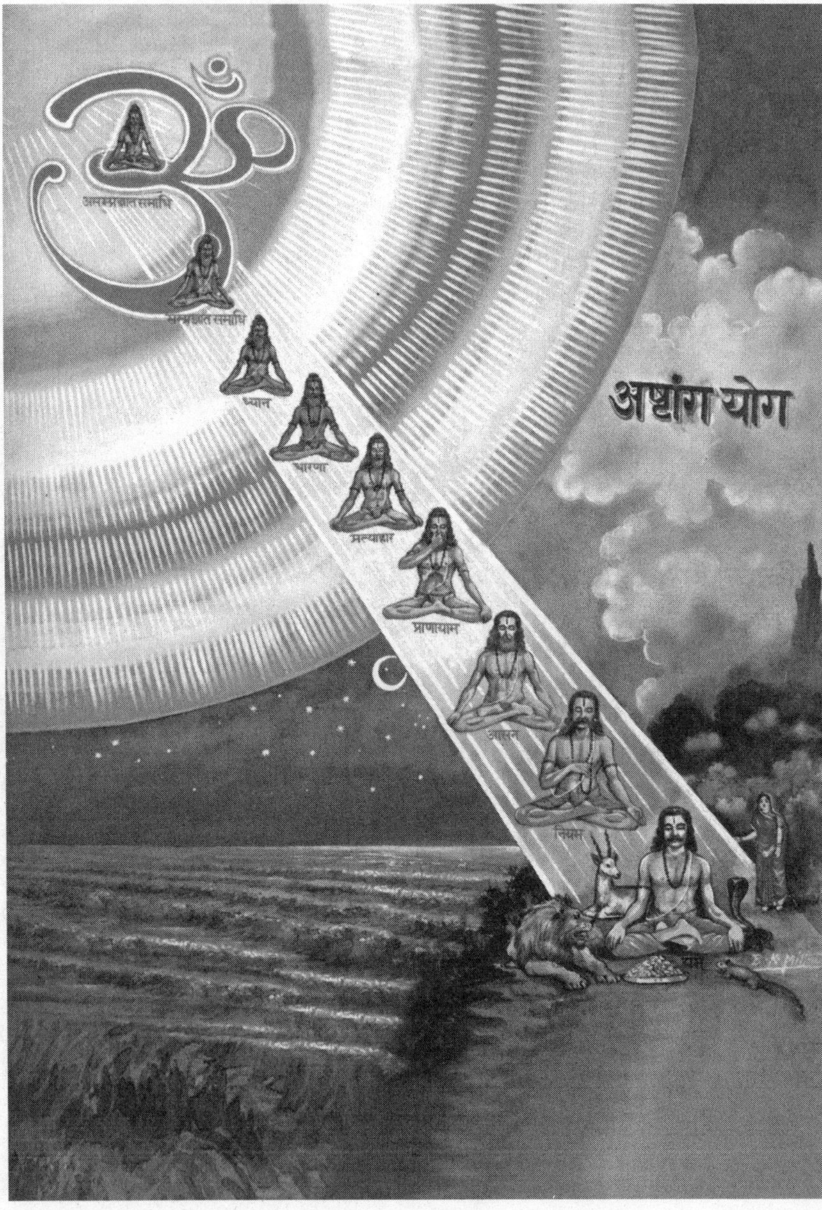
अष्टांग योग
असम्प्रज्ञात समाधि
सम्प्रज्ञात समाधि
ध्यान
धारणा
प्रत्याहार
प्राणायाम
आसन
नियम
यम

पद्मासन एवं ध्यान से संबंधित आसन

सुखासन

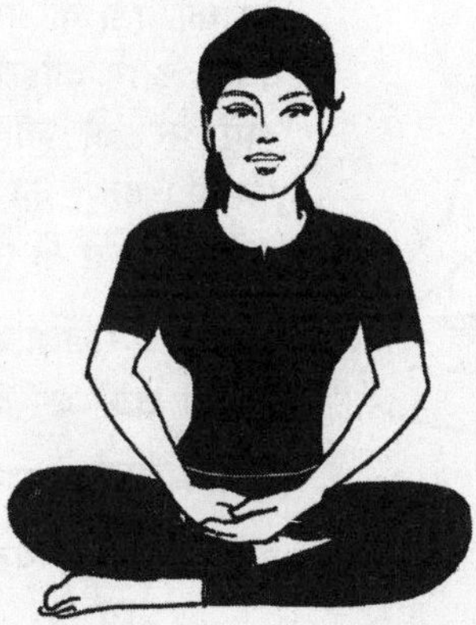

शाब्दिक अर्थ : सुख का अर्थ प्रसन्नता है। यह आसन पालथी मारकर बैठने की वजह से सुखासन कहलाता है। यद्यपि, जिस आसन में बैठने से सुख की अनुभूति हो, वह भी सुखासन कहलाता है परंतु प्राचीन समय से पालथी लगाकर बैठने वाले आसन को ही सुखासन माना जाता रहा है।

विधि : आराम से ज़मीन पर घुटने मोड़ते हुए पालथी मारकर बैठ जाएँ। (चित्र देखें) हाथों को गोद में या घुटनों पर रखें। मेरुदण्ड, ग्रीवा व सिर सीधे रखें।

ध्यान : समस्त चक्रों से निकलने वाली ऊर्जा की अनुभूति।

श्वासक्रम : प्राणायाम के साथ/अनुकूलतानुसार।

समय : यथासंभव।

दिशा : पूर्व या उत्तर (आध्यात्मिक लाभ हेतु)।

लाभ :
- ध्यान के लिए यह एक उत्कृष्ट आसन है।
- भोजन करते समय इस आसन का उपयोग हितकारी है।
- जो ध्यान के लिए पद्मासन लगाने में असमर्थ हैं वे इस आसन का उपयोग कर सकते हैं।
- पूजा-पाठ में यह आसन अधिकतर किया जाता है।
- यह आसन शारीरिक स्फूर्ति, मन की शांति और शरीर को निरोगी रखने में लाभकारी है।

गुप्तासन

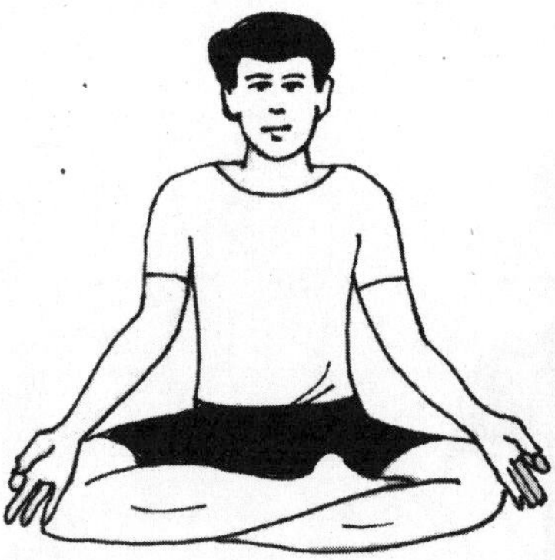

शाब्दिक अर्थ : गुप्त अर्थात् छिपा हुआ।

विधि : सुखासन में बैठ जाएँ। अपने बाएँ पैर की एड़ी को सीवनी नाड़ी पर लगाकर दबाएँ और दाहिने पैर की अँगुलियों को बाएँ पैर की जाँघों एवं पिंडली के बीच फँसाएँ। हाथों को ज्ञान-मुद्रा की स्थिति में लाकर घुटनों के ऊपर रखें।

ध्यान : मूलाधार से सहस्त्रार चक्र तक समस्त चक्रों का क्रमशः ध्यान करें।

श्वासक्रम: स्वाभाविक श्वास-प्रश्वास करें।

समय : निराकुल होकर जितना समय बैठ सकते हैं बैठें।

दिशा : पूर्व या उत्तर (आध्यात्मिक लाभ हेतु)।

लाभ :
- बल, वीर्य, ओज तेज ऊर्ध्वमुखी होकर तेजस्वी बनाता है।
- नेत्र-ज्योति तीव्र होती है।
- स्वप्नदोष, काम-विकार का शमन होता है व ब्रह्मचर्य की शक्ति प्राप्त होती है।
- सकारात्मक ध्यान करने से संपूर्ण शरीर के विकार क्रमशः नष्ट होते हैं।
- 72,000 नाड़ियों के मलों का शोधक है।
- मानसिक तनाव दूर करता है।

मुक्तासन

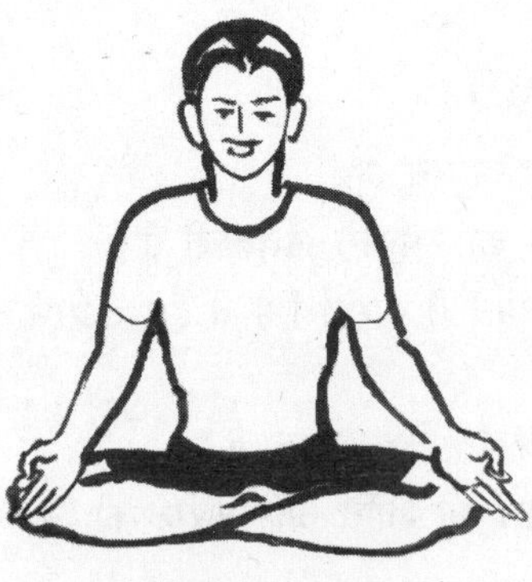

प्रथम प्रकार : बाएँ पैर की एड़ी को गुदामूल से स्पर्श कराकर उस पर दाहिने पैर की एड़ी को रखें। मेरुदण्ड, ग्रीवा तथा सिर एक सीध में रखते हुए बैठें। सभी सिद्धियों को देने वाला यह आसान मुक्तासन कहलाता है।

ध्यान : मूलाधार से उठती हुई ऊर्जा का ध्यान करें।

विशेष : श्वासक्रम समय, दिशा एवं लाभ गुप्तासन के ही समान ही है।

स्वास्तिकासन

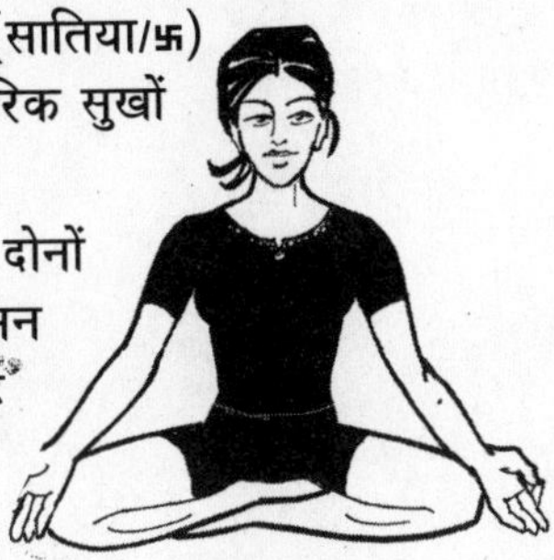

शाब्दिक अर्थ : स्वास्तिक का शुभ चिह्न (सातिया/卐) सभी जानते हैं। यह चिह्न आध्यात्मिक व सांसारिक सुखों को देने वाला है।

विधि : सुखासन में बैठकर दोनों पादतल को दोनों जाँघों के बीच स्थापित कर त्रिकोणाकार आसन लगाएँ। मेरुदण्ड, ग्रीवा व सिर सीधा रखें। दृष्टि भ्रूमध्य पर स्थिर करें।

हठयोग प्रदीपिका के अनुसार :

जानूर्वोरन्तरे सम्यक् कृत्वा पादतले उभे।
ऋजुकायः समासीनः स्वस्तिकं तत् प्रचक्षते।।

ध्यान : आत्म उत्थान के लिए क्रमशः समस्त चक्रों का।

श्वासक्रम : सामान्य रखें। **समय :** परिस्थिति अनुसार।

दिशा : पूर्व या उत्तर (आध्यात्मिक लाभ हेतु)।

मंत्रोच्चारण : ॐ का उच्चारण ध्वनि-रूप में करें।

लाभ : वे सभी लाभ जो गुप्तासन व सुखासन से प्राप्त होते हैं।

योगासन

उत्तानौ चरणौ कृत्वा संस्थाप्य जानुनोपरि।
आसनोपरि संस्थाप्य उत्तानं करयुग्मकम्।।
पूरकैर्वायुमाकृष्य नासाग्रमवलोकयेत्।
योगासनं भवेदेतद् योगिनां योगसाधनम्।। (घे.सं. 44, 45)

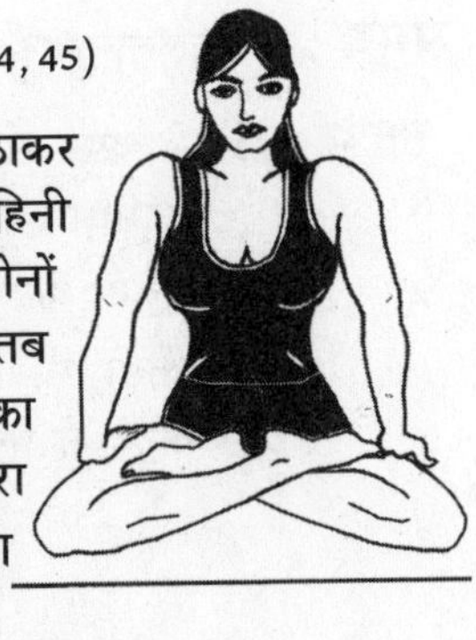

अर्थ : सुखासन में बैठ जाएँ अब दोनों पैरों को उठाकर दोनों जाँघों के ऊपर स्थापित करके बाएँ पैर को दाहिनी जाँघ पर व दाहिने पैर को बाँयी जांघ पर रखें एवं दोनों हाथों को उत्तान भाव से आसन के ऊपर रखें। तब पूरक प्राणायाम द्वारा वायु को भीतर खींचकर नासिका के अग्रभाग पर द्रष्टि रखते हुए साधक कुंभक द्वारा वायु को रोकें। योगियों को इसे प्रतिदिन अवश्य करना चाहिए। यही योगासन कहलाता है।

विशेष : श्वासक्रम, समय, लाभ एवं **सावधानियाँ** पद्मासन के समान ही हैं।

अर्द्ध पद्मासन

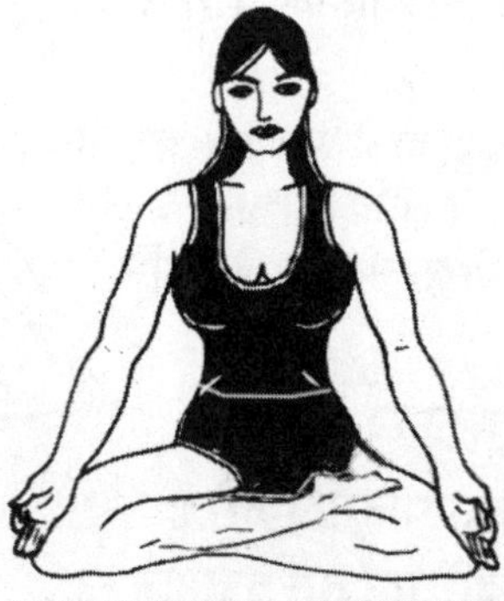

शाब्दिक अर्थ : अर्द्ध मतलब आधा। पद्मासन की मुद्रा को पूर्ण रूप से न लगाना।

विधि : अपने आसन में प्रसन्न मन से सामने की तरफ़ पैर फैलाकर बैठ जाएँ। बाएँ पैर को मोड़कर दाहिने पैर की जाँघ के नीचे रखें एवं दाहिने पैर को मोड़कर बाईं जाँघ के ऊपर रखें। दोनों हाथों को घुटनों पर रखें। मेरुदण्ड, गर्दन व सिर सीधा रखें। इस प्रकार कुछ समय बाद पैर बदलकर करें।

श्वासक्रम : श्वास सामान्य रखें।

ध्यान : मूलाधार से सहस्रार तक क्रमशः ध्यान करें।

दिशा : पूर्व या उत्तर (आध्यात्मिक कारणों से)।

समय : अनुकूलतानुसार।

लाभ :
- मेरुदण्ड सीधा रहने से समस्त शरीर को लाभ मिलता है। पूर्ण पद्मासन लगाने से पहले इसका अभ्यास करना चाहिए।
- चेतना को ऊर्ध्वमुखी बनाता है।
- किसी भी इष्ट मंत्र का जाप श्वास-प्रश्वास पर ध्यान देते हुए करने से मन को स्थिरता प्रदान करता है।

पद्मासन

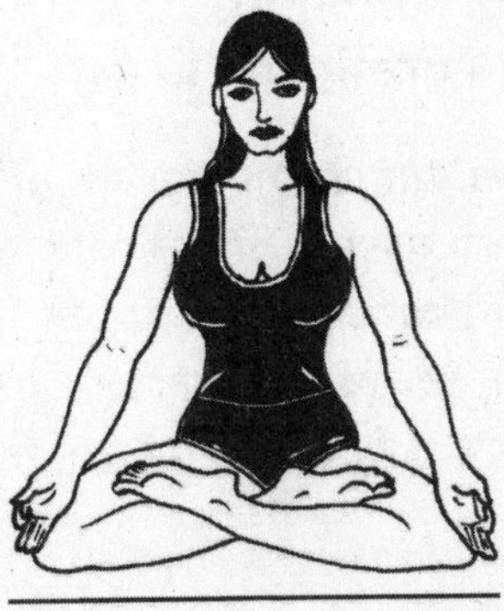

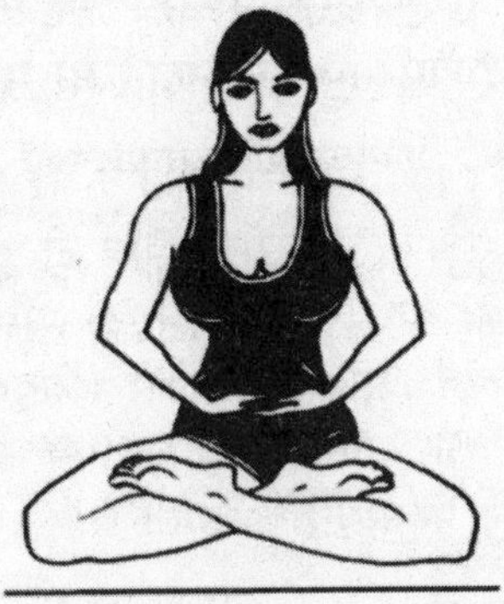

शाब्दिक अर्थ : पद्य (पद्म) का मतलब कमल।

आकृति : कमल के फूल के समान।

दिशा : उत्तर या पूर्व (आध्यात्मिक कारणों से)।

विशेष : पहले हम इस आसन को समझ लें। यह सभी सिद्धियों को प्रदान करने वाला कहा गया है। इस आसन का अभ्यास अवश्य करना चाहिए। यह शरीर की सभी नाड़ियों (72,000) को शुद्ध करता है। यह आसन आध्यात्मिक साधकों को प्रिय होता है। यह सैकड़ों मंत्रों की सिद्धियों को देने वाला कहा गया है। कुण्डलिनी जागृत करने में यह आसन अद्वितीय है। इस आसन में शुद्ध आत्मा या निर्विकल्प ध्यान लगाने से समस्त पापों का नाश होता है।

विधि : सर्वप्रथम सामने की तरफ़ पैर फैलाकर बैठ जाएँ या सुखासन में बैठ जाएँ फिर बाएँ पैर के पंजे को उठाकर दाहिनी जाँघ पर रखें व दाहिने पैर के पंजे को उठाकर बाएँ पैर की जाँघ पर स्थापित करें। मेरुदण्ड सीधा रखें। घुटने ज़मीन को स्पर्श करते रहें। बाएँ हाथ को दोनों पैरों के तलवों के ऊपर एवं दाहिने हाथ के पंजे को बाएँ हाथ के पंजों के ऊपर रखें ताकि नाभि से स्पर्श होता रहे यथासंभव जितनी देर रुक सकते हैं, रुकें। श्वास-प्रश्वास लेते रहें। (कहीं-कहीं हाथों को घुटनों के ऊपर भी रखने का विधान है।)

हठयोग प्रदीपिका एवं घेरण्ड संहितानुसार पद्मासन को भिन्न तरीक़े से परिभाषित किया गया है।

वामोरूपरि दक्षिणं हि चरणं संस्थाप्य वामं तथा,
दक्षोरूपरि पश्चिमेन विधिना धृत्वा कराभ्यां दृढम।।
अङ्गुष्ठौ हृदये निधाय चिबुकं नासाग्रमालोकयेत्,
एतद्व्याधिविकारनाशनकरं पद्मासनं प्रोच्यते।। (घे.सं. 2/9)

अर्थ : बाईं जंघा पर दाहिने पैर का पंजा और दाहिनी जंघा पर बाएँ पैर का पंजा रखकर विपरीत विधि से हाथों को पृष्ठभाग पर ले जाएँ और बाएँ हाथ से बाएँ पैर का अँगूठा और दाहिने हाथ से दाहिने पैर के अँगूठे को दृढ़तापूर्वक पकड़कर ठोड़ी (चिबुक) को हृदय के ऊपर कंठकूप पर रखकर दृष्टि को नासिका के अग्रभाग पर स्थिर करें। सभी रोगों का नाशक यह आसन पद्मासन कहलाता है।

टिप्पणी :
- यहाँ पर महर्षि घेरण्ड ने एवं हठयोग प्रदीपिका में बद्धपद्मासन को ही विशिष्ठ रूप से पद्मासन ही कहा है। बद्धपद्मासन देखें।
- घेरण्ड संहिता में अध्याय दो के 44.45 नं. श्लोक में जिस योगासन की व्याख्या की है वह भी पद्मासन जैसा ही है।

व्याख्या : सबसे पहले दोनों पैरों को सामने की तरफ़ फैलाएँ फिर बाएँ पैर को दाहिनी जंघा पर एवं दाहिने पैर को बाईं जंघा पर स्थिर करें। पैरों के तलवे आकाश की तरफ़ करें। एड़ियाँ उदर प्रदेश के अग्रभाग से स्पर्श करें और दोनों घुटने ज़मीन को स्पर्श करते रहें। पीठ एवं सिर सीधे तने हुए हों अब अपने हाथों को पृष्ठ भाग से विपरीत विधि से बाएँ हाथ से बाएँ पैर के अँगूठे को एवं दाहिने हाथ से दाहिने पैर के अँगूठे को पकड़ें एवं ठोड़ी (चिबुक) को हृदय के ऊपर स्थित कंठकूप से लगाएँ अर्थात जालंधर बंध लगाते हुए नासिका के अग्रभाग पर दृष्टि स्थिर करें।

यह सभी रोगों का नाश करने वाला पद्मासन कहलाता है।

मत्स्येंद्रनाथ के अनुसार : दोनों पैरों को सामने की तरफ़ फैलाकर बाएँ पैर को दाहिने पैर की जंघा पर एवं दाहिने पैर को बाएँ पैर की जंघा पर स्थापित करें। जंघाओं के मध्य दोनों हाथों को सीधे रखकर नासिका के अग्रभाग पर दृष्टि स्थिर करें एवं दाढ़ की जड़ पर जिह्वा को स्तंभित करें और ठोड़ी (चिबुक) को कंठकूप पर स्थापित करें फिर वायु को धीरे-धीरे ऊपर उठाएँ अर्थात मूलबंध लगाएँ। यह आसन क्रिया सभी रोगों का नाश करने वाली है। योगीजनों ने इसे पद्मासन कहा है।

योगकुण्डल्युपनिषद् के अनुसार :

> **ऊर्वोरूपरि चेदद्यत्ते उभे पादतले यथा।**
> **पद्मासनं भवेदेतत्सर्वपाप प्रणाशनम्।।**

अर्थ : दोनों जाँघों पर एक-दूसरे के पैर के तलुओं को सीधे रखने से पद्मासन होता है जो सब पापों को नाश करने वाला है।

हठयोग प्रदीपिका में लिखा है कि :-

> **कृत्वासंपुटितौ करौ दृढ़तरं बद्धवा तु पद्ममासनं,**
> **गाढं वक्षसि सन्निधाय चिबुकं ध्यायंश्च तच्चेतसि।**
> **वारंवारमपानमूर्ध्वमनिलं प्रोत्सारयन्पूरितं,**
> **न्यंचन्प्राणमुपैति बोधमतुलं शक्तिप्रभावान्नरः।।**

व्याख्या : हठयोग के ग्रंथकार का कहना है कि दोनों हाथों को संपुटित करके गोदी में स्थित करके दृढ़रीति से पद्मासन लगाएँ और ठोड़ी को मज़बूती से वक्षःस्थल के समीप स्थिर करें अर्थात् जालंधर बंध को करके ब्रह्म का चिंतन करें अब गुदा को बार-बार सिकोड़ें और अपान को ऊपर उठाएँ अर्थात मूलबंध करके सुषुम्ना के मार्ग से अपान को ऊपर चढ़ाते हुए पूरक प्राणायाम से प्राणवायु को नीचे करें, अर्थात प्राण और अपान को एक करके साधक कुण्डलिनी जाग्रत कर असीमित ज्ञान का धारी हो जाता है।

ध्यान : समस्त चक्रों का ध्यान करें और यह भावना रखें कि आपके समस्त चक्र जागृत हो रहे हैं, आत्मा शुद्ध होती जा रही है; अथवा गुरु के द्वारा दिए मंत्र का जाप करें।

सावधानियाँ :

- क्षमता से अधिक देर तक ज़बर्दस्ती न बैठें।
- घुटनों में दर्द हो तो पहले पवनमुक्तासन संबंधी क्रियाओं को करें।
- साइटिका और घुटनों के तीव्र दर्द से पीड़ित व्यक्ति यथासंभव क्रमशः करें।
- जब भी आसन लगाएँ मेरुदण्ड, गर्दन व सिर सीधे रखकर ही अभ्यास करें।
- पैरों की स्थिति बदलकर अवश्य करें ताकि शरीर के अंगो का विकास समान रूप से हो।

लाभ :
- इस आसन से प्राण वायु अपान से मिलती है।
- यह आसन शरीर के सभी स्नायुतंत्र खोलता है।

- प्राण सुषुम्ना से प्रवाहित होने लगते हैं जिससे जीवनदायिनी शक्ति प्राप्त होती है।
- काम-विकार को नाश कर कामशक्ति यथावत् करता है।
- चेतना ऊर्ध्वमुखी बनाता है।
- चेहरे की कांति प्रदीप्त होती है।
- शरीर के सभी रोगों को क्रमशः क्षीण करता हुआ साधक को निरोगी बनाताहै।
- शांति प्रदान कर मन की चंचलता को दूर करता है।
- इस आसन को नियमित करते रहने से पापकर्मों का क्रमशः नाश होता जाता है।
- कुण्डलिनी जागरण में विशेष सहायक।
- 10-15 मिनिट तक बैठकर ध्यान करने से अपने स्थान से हटी हुई नाभि ठीक हो जाती है।
- नियमित अभ्यास से साधक की 72,000 नाड़ियाँ प्रासुक (शुद्ध) होती हैं।
- इस आसन को करने पर पैरों में रक्त संचार कम हो जाता है जिस कारण उदर एवं कटि प्रदेश में रक्त की मात्रा बढ़ जाती है। इस प्रकार इन दोनों अंगों से संबंधित सभी रोगों में लाभ मिलने लगता है।

नोट : कुछ योग शिक्षक इस आसन को **कमलासन**, **श्री आसन, आदिआसन, ब्रह्मा आसन** और **मुक्तपद्मासन** भी कहते हैं।

प्रकारांतर : पद्मासन की अवस्था में ही पेट के बल लेट जाए और हाथों को पीठ के पीछे ले जाकर नमस्कार की मुद्रा बना लें, तो यह अवस्था **गुप्त पद्मासन** कहलाती है। कुछ योग शिक्षक गुप्त पद्मासन को **पतंग आसन** भी कहते हैं।

योग मार्ग की सभी साधन पद्धतियाँ एक ही उद्देश्य,
एक ही लक्ष्य की ओर अग्रसर करती हैं:
शारीरिक स्वास्थ्य, मानसिक शांति एवं
चेतना को ऊर्ध्वमुखी बनाना।

-RJT

बद्ध पद्मासन

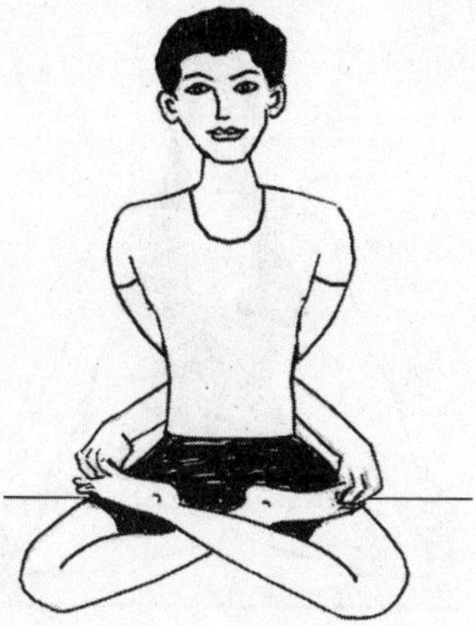

शाब्दिक अर्थ : बद्ध अर्थात् बँधा या पकड़ा हुआ।

विधि : पद्मासन में बैठ जाएँ। श्वास छोड़ें अब दोनों हाथों को पीठ के पीछे से ले जाते हुए दाहिने हाथ से दाहिने पैर का अँगूठा और बाएँ हाथ से बाएँ पैर का अँगूठा पकड़ें। पकड़ने में समस्या आ रही हो, तो आगे की तरफ़ झुककर पकड़ें। ठुड्डी को कंठकूप पर एवं दृष्टि नासाग्र पर केन्द्रित करें फिर वापस अपनी स्थिति में आ जाएँ। श्वास-प्रश्वास सामान्य रखें। अब यही क्रिया पैर बदलकर करें।

ध्यान : स्वाधिष्ठान चक्र और अनाहत चक्र पर।

श्वासक्रम/समय : इस आसन का अभ्यास 2 से 5 मिनट तक करें। श्वास-प्रश्वास सामान्य रखें या प्राणायाम करें।

लाभ :
- छाती को उन्नत बनाकर मज़बूती प्रदान करता है।
- हाथ, कंधों, घुटनों व पैरों की माँसपेशियाँ मज़बूत करता है।
- पेट संबंधी विकार नष्ट होते हैं। जठराग्नि तीव्र होती है। क़ब्ज़ मिटाता है और भूख बढ़ती है।
- हृदय, फेफड़े व किडनी को सक्षम एवं क्रियाशील बनाता है।
- स्त्रियों के वक्षःस्थलों को उभार प्रदान करता है।

नोट : ज़रूरी नहीं है कि आप पहली बार में ही अँगूठे पकड़ लें अतः आप उसी स्थिति में सिर्फ़ पैर स्पर्श की कोशिश कीजिए। कुछ दिनों बाद अँगूठे पकड़ में आने लगेंगे।

सावधानियाँ : साइटिका या मेरुदण्ड में तीव्र वेदना वाले साधक विवेक पूर्वक करें।

विशेष :
- योग मुद्रासन भी कर सकते हैं।
- इस आसन को जालंधर बंध व मूलबंध लगाने से विशेष लाभ मिलता है। (लेखक की सम्पूर्ण योग विद्या पुस्तक में बंध का वर्णन दिया गया है।)

सिद्धासन/विजयासन

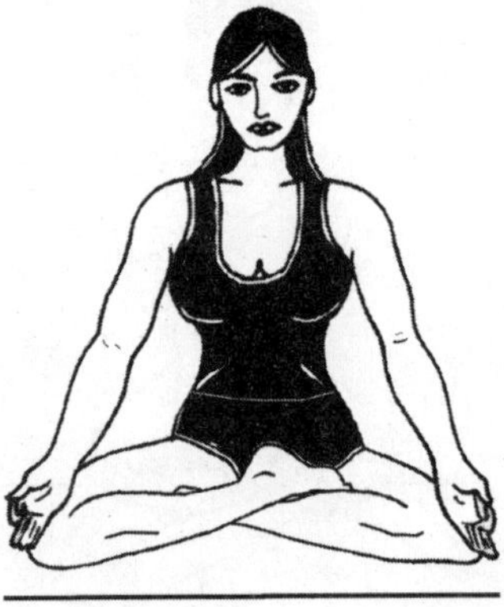

आकृति : पद्मासन से मिलती-जुलती, सिद्धि प्राप्ति में सहायक, इसलिए सिद्धासन कहलाता है।

ध्यान : समस्त चक्रों पर।

विधि : सुखासन में बैठ जाएँ। बाएँ पैर के तलवे को दाहिनी जाँघ से सटाकर ऐसे लगाएँ ताकि एड़ी आपके गुदा और अंडकोश के बीच के भाग को छूने लगे। अब दाहिने पैर की एड़ी को जननेंद्रिय और वस्ति की हड्डी के बीच दबाव डालते हुए रखें। दाहिने पैर की अँगुलियों को बाईं पिंडली और जाँघ के बीच फँसाएँ। ध्यान रहे घुटने ज़मीन को छूते रहें। शरीर एकदम सीधा रखें। हाथों को घुटनों पर ज्ञान मुद्रा की स्थिति में रखें। ठोड़ी को हृदय प्रदेश के ऊपर कंठकूप में स्थिर करें। दृष्टि भौहों के मध्य रखें एवं तनाव रहित होकर बैठें। पैरों की स्थिति बदलकर यही अभ्यास करें।

दिशा : पूर्व या उत्तर (आध्यात्मिक लाभ हेतु)।

समय : यथासंभव।

श्वासक्रम : प्राणायाम के साथ/अनुकूलतानुसार।

मंत्र : गुरु द्वारा प्रदत्त या अपने इष्ट देव या ॐ नमः सिद्धेभ्यः का जाप करें।

टिप्पणी : सिद्धासन और पद्मासन के लाभ लगभग एक जैसे ही हैं। चेतना को ऊर्ध्वमुखी बनाने के लिए यह आसन उपयुक्त है अतः सभी साधकों, ब्रह्मचारियों को यह आसन अवश्य करना चाहिए। प्राणायाम और ध्यान के लिए यह आसन ज़रूर करना चाहिए।

लाभ : इस आसन से दृढ़ इच्छा शक्ति का विकास होता है। मेरुदण्ड स्थिर व दृढ़ होता है। गुदा संबंधी रोग तथा काम-विकार का नाश होता है। इस आसन को 48 मिनट तक प्रतिदिन करने से सिद्धियाँ प्राप्त होती हैं। बुढ़ापे में भी कमर नहीं झुकती। इस आसन में बैठकर त्राटक करने से सम्मोहन शक्ति बढ़ती है। उदर प्रदेश को भरपूर लाभ मिलता है।

सावधानियाँ : साइटिका, तीव्र कमर दर्द या घुटनों की तीव्रवेदना में क्रमशः धैर्यपूर्वक अभ्यास करें।

पर्वतासन/वियोगासन

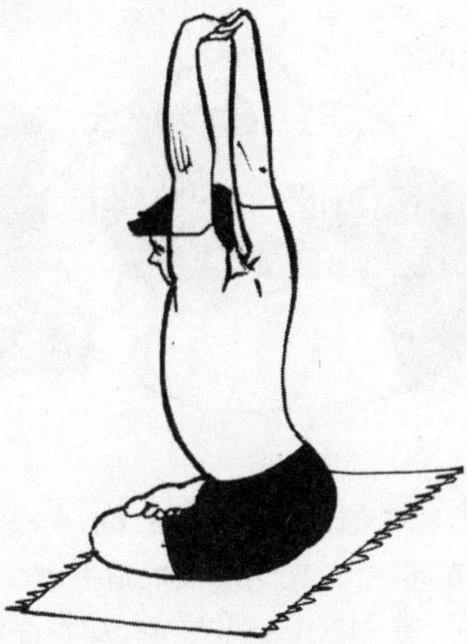

शाब्दिक अर्थ : 'पर्वत' को हम बोलचाल की भाषा में 'पहाड़' भी कहते हैं। पर्वतासन को वियोगासन भी कहते हैं।

विधि : पद्मासन में बैठें। हाथों को नमस्कार की स्थिति में ऊपर उठाते हुए सिर के ऊपर ले जाएँ या पंजों को एक-दूसरे में फँसाकर ऊपर उठाएँ। हाथ पूर्ण रूप से तने हुए होने चाहिए। आसन की स्थिति में यथासंभव हाथों को ऊपर रोकें।

ध्यान : आज्ञाचक्र पर।

श्वासक्रम : हाथ ऊपर उठाते समय श्वास लें और नीचे लाते समय श्वास छोड़ें।

समय : यह क्रिया 5-6 बार कीजिए / 1 से 2 मिनट तक करें।

लाभ :
- हाथों का काँपना बंद होकर हाथों की माँसपेशियाँ मज़बूत होती हैं।
- फेफड़े मज़बूत होते हैं। मेरुदण्ड पर अच्छा प्रभाव पड़ता है।
- हर्निया पर भी सामान्य प्रभाव पड़ता है।
- स्त्रियों के उरोजों को सही आकार देता है।

टिप्पणी :

- यह घुटनों के बल खड़े होकर भी किया जाता है (देखें गोरक्षासन)।
- सूर्य नमस्कार में स्थिति नं. 5 को भी पर्वतासन कहते हैं।

योग मुद्रासन

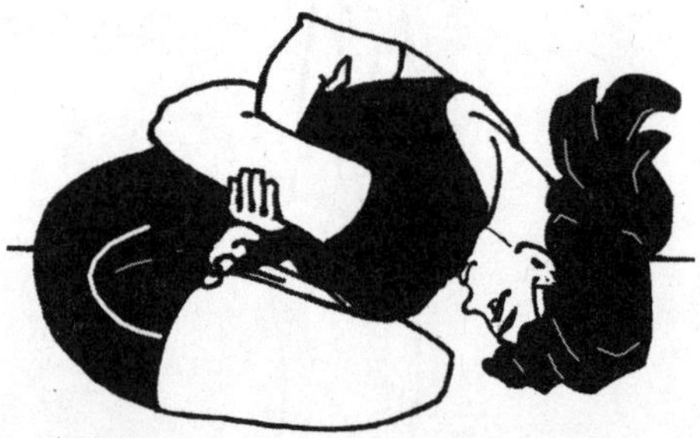

विधि : पद्मासन में शांतचित्त होकर आँखें बंद करके बैठें। प्रारंभिक अवस्था में दोनों हाथों को पीठ के पीछे ले जाएँ एवं दोनों हाथों की कलाई को पकड़ें। श्वास छोड़ते हुए सिर को सामने ज़मीन पर धीरे-धीरे झुकाएँ। माथा ज़मीन से स्पर्श कराएँ। 10 से 15 सेकंड तक उसी स्थिति में रहते हुए श्वास-प्रश्वास करते रहें।

ध्यान : समस्त चक्रों को जागृत करने के लिए उपयुक्त। मूलाधार एवं आज्ञाचक्र पर विशेष।

श्वासक्रम : झुकते समय श्वास छोड़ें। पूर्ण आसन की स्थिति में धीरे-धीरे गहरी श्वास लें। वापिस मूल अवस्था में आते समय श्वास लें।

दिशा : आध्यात्मिक कारणों से पूर्व या उत्तर दिशा ज़्यादा सटीक है।

लाभ :
- पाचन-संस्थान की क्रिया को तीव्र करता है।
- कोष्ठबद्धता दूर करता है। फ़ेफड़ों का संकुचन भी ठीक होता है।
- आध्यात्मिकता में लाभ पहुँचाता है।
- मेरुदण्ड को पूर्ण लाभ मिलता है।
- कुण्डलिनी जागरण में सहायक।

सावधानियाँ : उच्च रक्तचाप, गर्भवती महिलाएँ, साइटिका, हृदय रोग से पीड़ित व्यक्ति न करें।

टिप्पणी : पूर्ण आसन के लिए यथासंभव पैर के अँगूठों को पकड़कर धीरे-धीरे प्रयास करें। यदि कठिनाई महसूस हो तो हाथों को पीठ पर रखकर आपस में बाँध लें।

नोट : अधिक जानने के लिए पद्मासन एवं बद्ध पद्मासन भी देखें।

वज्रासन एवं उससे संबंधित आसन

वज्रासन

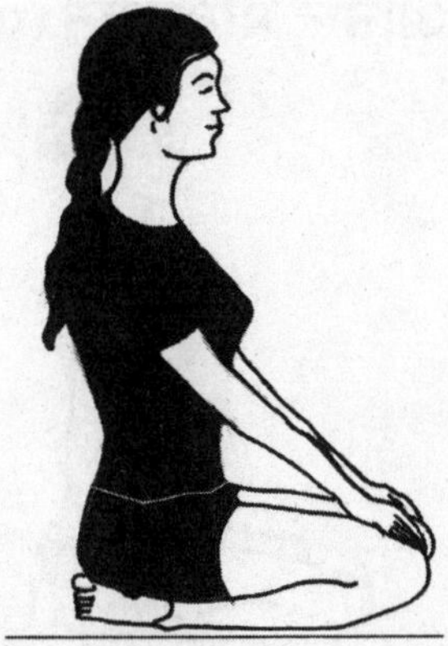

शाब्दिक अर्थ : वज्र का अर्थ है 'कठोर'। इस आसन से दृढ़ता आती है।

विधि : दोनों पैरों के घुटने मोड़कर इस प्रकार बैठें कि पैरों के तलवों के बीच नितंब एवं एड़ियों के बीच गुदाद्वार और गुप्तांग आ जाएँ। दोनों पादांगुष्ठ एक-दूसरे को परस्पर स्पर्श करते रहें। हाथों को घुटनों पर रखकर ज्ञानमुद्रा लगाकर बैठें या सामान्य स्थिति में रखें। याद रखें मेरुदण्ड, पीठ एवं गर्दन को एकदम सीधा रखना है, जिससे ज़्यादा लाभ प्राप्त हो।

विशेष : यह आसन सरल होते हुए भी कल्पवृक्ष के समान है।

श्वासक्रम : प्राणायाम भी कर सकते हैं। भोजनोपरांत क्रियात्मक समय दाहिने स्वर से श्वास लें।

ध्यान : समस्त चक्रों पर। विशेषकर मणिपूरक चक्र पर।

मंत्र : अपने गुरु द्वारा दिए मंत्र या अपने इष्ट का ध्यान करें या 'ॐ नमः सिद्धेभ्यः' का मानस-जाप करें।

लाभ :
- वज्रासन का जो नित्य अभ्यास करेगा वह बुढ़ापे की अवस्था में भी वज्र के समान रहेगा।
- आत्मोत्थान् हेतु हितकारी है।
- सुषुम्ना का द्वार खोलता है।
- हर्निया और बवासीर में लाभदायक है।
- भोजन के तुरंत बाद इस आसन को 10-15 मिनट तक अवश्य करें।
- यह आसन वायु संबंधी रोग के लिए अति लाभप्रद है। उत्तर या पूर्व दिशा की तरफ़ बैठकर ध्यान करने से यह आसन सुख देता है।
- स्त्रियों की मासिक अनियमितता को दूर कर उन्हें निरोग बनाता है।
- वायु-विकार से उत्पन्न सिरदर्द के लिए यह रामबाण है। क़ब्ज़, मंदाग्नि को ठीक करता है।

नोट : कुछ योग शिक्षक पैर के दोनों अँगूठों को एक के ऊपर एक रखकर यह आसन करवाते हैं।

सावधानी : घुटनों के दर्द से पीड़ित व्यक्ति इस आसन का अभ्यास न करें।

आनन्द मदिरासन (प्रकारान्तर : 1) वज्रासन की ही स्थिति में हथेलियों को एड़ियों पर इस प्रकार रखें कि अँगूठे पैरों के तलवों पर रहें और अँगुलियाँ एक दूसरे के सामने हो उस स्थिति को आनन्द मदिरासन कहते हैं।

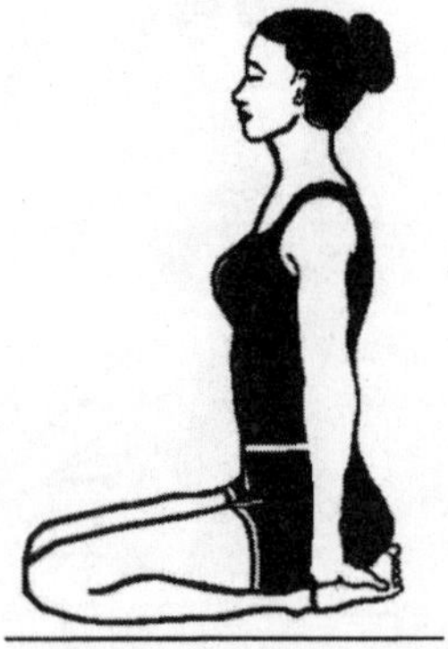

नोट : ध्यान, लाभ व सावधनियाँ वज्रासन के ही समान हैं।

पादादिरासन (प्रकारान्तर : 2) वज्रासन की ही स्थिति में बैठें। दोनों हाथ को वक्षःस्थल के सामने से कैंचीनुमा बनाते हुए दाईं हथेली को बाएँ बगल (काँख) में और बाईं हथेली को दाएँ बगल (काँख) में इस प्रकार रख लें कि अँगुलियाँ अंदर की तरफ़ व अँगूठा बाहर ऊपर की तरफ़ उठा हुआ रहेगा। अब अँगूठा और तर्जनी अँगुलि से बीच वाले भाग को कसकर दबाएँ। नेत्रों को बंद कर श्वास- प्रश्वास की तरफ़ ध्यान लगायें।

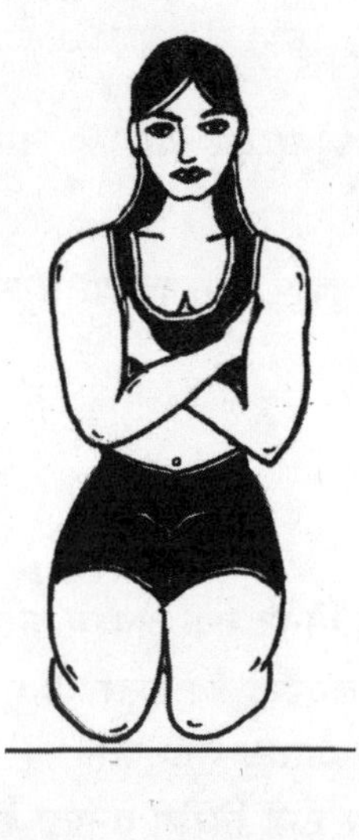

लाभ : ○ यह अभ्यास श्वास-प्रश्वास करने में आए हुए अवरोध को दूर करता है।

○ वज्रासन के सभी लाभ प्राप्त होते है।

विशेष : प्राणायाम के अभ्यास में सरलता के लिए इसका अभ्यास किया जा सकता है। यदि दाहिनी तरफ़ की नासिका बंद है तो उस तरफ़ वाले हाथ से विपरीत वाला बगल दबाएँ थोड़ी ही देर में श्वास का प्रवाह विनियमित हो जाता है एवं दोनों तरफ़ के स्वर बंद है तो दोनों तरफ़ की बगल को दबाकर रखें।

शशकासन/शशांकासन

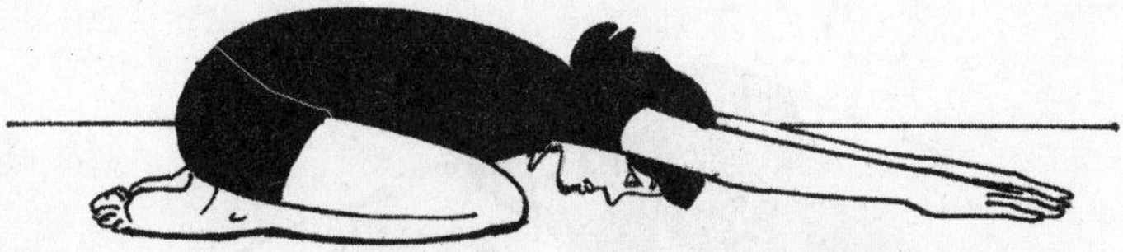

शाब्दिक अर्थ : शश का अर्थ खरगोश और चाँद के बीच में दिखने वाला धब्बा भी है। इस आसन की आकृति बैठे हुए खरगोश जैसी प्रतीत होने के कारण इसे शशकासन नाम से जाना जाता है एवं शश + अंक = शशांक अर्थात चंद्रमा भी होता है।

विधि : वज्रासन में बैठ जाएँ। श्वास लेते हुए दोनों हाथों को कान के बग़ल से सटाते हुए सिर के ऊपर उठाएँ। अब श्वास छोड़ते हुए सिर व दोनों हाथों को एक साथ सामने की तरफ़ ज़मीन से स्पर्श कराएँ। बाह्य कुंभक करें। फिर श्वास लेते हुए हाथ व सिर को एक साथ ऊपर उठाएँ। श्वास छोड़ते हुए मूल अवस्था में आ जाएँ। श्वास के प्रति सजग रहें।

समय : यह क्रिया 10 से 12 बार करें।

श्वासक्रम : विधि में समाहित है।

लाभ :
- यह आसन उदर संबंधी रोगों से छुटकारा दिलाता है।
- मेरुदण्ड के विकार दूर होते हैं।
- महिलाओं के वस्ति-प्रदेश को लाभ पहुँचाता है।
- रक्त-संचार प्रणाली को सुचारु करता है।
- मानसिक विकार दूर होते हैं।
- वायु विकार का शमन करता है।
- प्रजनन अंग के विकारों को दूर करता है।

सावधानी : अति उच्च रक्तचाप वाले इस आसन को न करें।

योग जीवन को उच्चतम संयोग प्रदान करने की सकारात्मक पद्धति है।

-RJT

सुप्त वज्रासन

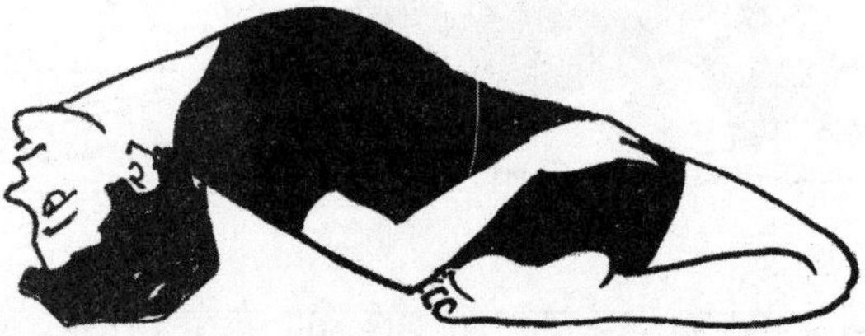

विधि : सबसे पहले वज्रासन लगाएँ। फिर धीरे-धीरे कोहनियों के सहारे पीछे की तरफ़ झुकते जाएँ एवं भूमि पर चित्त लेट जाएँ। अब पीठ के भाग को थोड़ा ऊपर उठाएँ व गर्दन को झुकाते हुए सिर पर वज़न दें। हाथों को या तो सीने पर रख लें या जाँघों पर। यथाशक्ति यह आसन करें।

ध्यान : स्वाधिष्ठान चक्र से विशुद्धि चक्र पर।

समय : 2 से 3 मिनट तक

श्वासक्रम : पीछे की तरफ़ झुकते समय श्वास छोड़ें। पूर्ण स्थिति में धीरे-धीरे गहरा श्वसन करें। मूल स्थिति में लौटते समय श्वास लें।

लाभ :
- क़ब्ज़ दूर करता है तथा चेहरे पर निखार लाता है।
- इस आसन से पिंडली, जंघाएँ, सीना एवं रीढ़ की हड्डी मज़बूत होती है।
- यह आसन उदर प्रदेश, मेरुदण्ड, वक्षःस्थल को संपूर्ण रूप से लाभ पहुँचाता है।

सावधानियाँ :

- वापस मूल अवस्था (वज्रासन की अवस्था) में आने के बाद ही पैरों को आगे फैलाएँ अन्यथा घुटने के जोड़ खिसक सकते हैं।
- साइटिका/तीव्र कमर दर्द, घुटने के दर्द, स्लिप डिस्क वाले व्यक्ति धैर्य पूर्वक करें।

नोट : इस आसन को करने से वज्रासन, मत्स्यासन, पर्यंकासन, उत्तान मण्डूकासन के लगभग सभी लाभ प्राप्त होते हैं।

पर्यंकासन (प्रथम प्रकार)

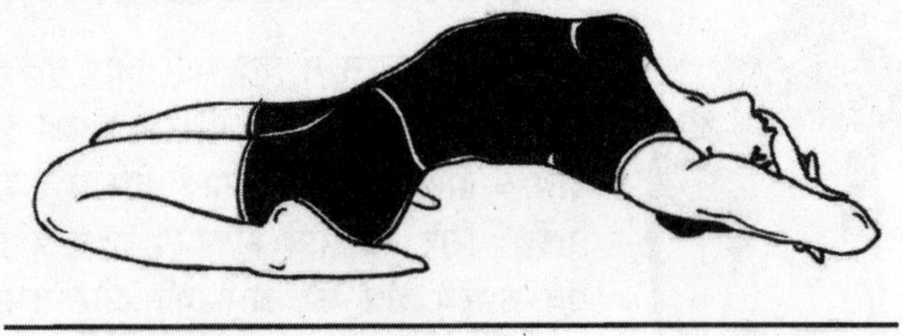

शाब्दिक अर्थ : पर्यंक का अर्थ बिस्तर है।

विधि : वज्रासन में बैठें। पीठ की तरफ़ झुकें। इस आसन में केवल सिर के ऊर्ध्वभाग को ज़मीन पर स्पर्श कराएँ। पीठ और गर्दन को ऊपर उठाएँ जैसे पुल का निर्माण किया हो। हाथों को सिर के पास ले जाकर आपस में बाँध लें। अर्थात दाहिने हाथ से बाएँ हाथ की कोहनी और बाएँ हाथ से दाहिने हाथ की कोहनी पकड़ें (चित्र देखें)। स्वाभाविक रूप से श्वास लें। लगभग 50 से 60 सेकंड रुकें। हाथों को छोड़ दें और वज्रासन में आने के बाद पैरों को एक-एक करके सीधा कर लें। अब शवासन में विश्राम करें।

समय : अभ्यस्त होने के बाद 50 सेकेण्ड से लेकर 3 मिनट तक / 2 से 3 बार।

श्वासक्रम : श्वास छोड़ते हुए आसन की स्थिति निर्मित करें। पूर्ण आसन पर धीरे-धीरे गहरा श्वास-प्रश्वास करें। मूल अवस्था में लौटते समय श्वास लें।

लाभ :
- वज्रासन, सुप्त वज्रासन और मत्स्यासन के सभी लाभ मिलते हैं।
- पृष्ठीय संस्थान पूर्णतः फैलते हैं, जिससे फुफ्फुस अच्छी तरह फैल जाते हैं। श्वास रोगी को लाभ मिलता है।
- गर्दन के स्नायु तन जाते हैं और गल-ग्रंथि उत्तेजित हो जाती है इस कारण यह ठीक काम करती है।
- थायराइड के रोग को क्रमशः समाप्त करता है।

सावधानियाँ : वे सभी सावधानियाँ रखें जो सुप्त वज्रासन के लिए हैं।

नोट : कुछ योग शिक्षक इस आसन को सुप्त वज्रासन के समान मानते हैं एवं पर्यंकासन के द्वितीय प्रकार का वर्णन आगे पृष्ठ पर दिया गया है।

विशेष : मरण्य कण्डिका नामक शास्त्र में पद्मासन को पर्यंकासन कहा गया है। यह शास्त्र सन 0940 (लगभग 1070 वर्ष पुराना) में लिखा गया था जो कि वर्तमान में भी उपलब्ध है।

उष्ट्रासन

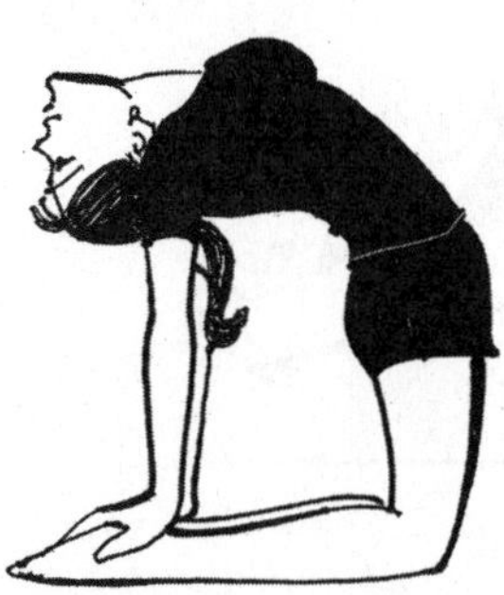

आकृति : उष्ट्र का अर्थ ऊँट है।

विधि : वज्रासन में बैठ जाएँ और घुटनों के बल खड़े हो जाएँ अब पीछे की तरफ़ झुकते हुए दाहिने हाथ से दाहिनी एड़ी एवं बाएँ हाथ से बाईं एड़ी को पकड़ें। सिर को पीछे झुकाएँ। उदर प्रदेश, नाभि एवं उपस्थ क्षेत्र को आगे की ओर उभारें। सिर एवं मेरुदण्ड को अधिक से अधिक पीछे झुकाएँ और इसी स्थिति में 10-15 सेकंड रहें।

श्वासक्रम : एड़ियों को पकड़ते समय श्वास लें। पूर्ण स्थिति में सामान्य श्वास-प्रश्वास करें। **समय :** 10-15 सेकंड।

ध्यान : स्वाधिष्ठान एवं विशुद्धि चक्र पर।

विशेष : मूलाधार का ध्यान करते हुए गुदा द्वार को भीतर की तरफ़ खींचें।

लाभ : ○ मोटापा कम करते हुए बदन को छरहरा बनाता है। ○ दमा के रोगी यह आसन अवश्य करें। इससे श्वसन-तंत्र मज़बूत होता है। ○ मधुमेह का नाश करता है। ○ क़ब्ज़ दूर करने की यह रामबाण औषधि है। क़ब्ज़ वाले रोगी प्रतिदिन नियम से करें। ○ पेट-संबंधी सभी रोग दूर करता है। ○ पीठ दर्द व कमर दर्द दूर करता है। ○ फेफड़े मज़बूत करता है। ○ जननेंद्रिय के समस्त रोग दूर करता है। ○ स्त्रियों के कई रोगों के लिए यह आसन अति उत्तम है। ○ नेत्र ज्योति बढ़ाता है। ○ स्वर ठीक करता है।

नोट : पूर्ण उष्ट्रासन के लिए हाथों को ज़मीन से स्पर्श कराएँ एवं **अर्ध उष्ट्रासन** के लिए हाथों को एड़ियों में न रखकर कमर पर रखें। प्रथम अन्तर्राष्ट्रीय योग दिवस में अर्ध उष्ट्रासन को ही **अर्ध उत्तरासन** कहा गया है।

कूर्मासन (प्रथम प्रकार)

विधि : घेरण्ड संहितानुसार - सीवनी नाड़ी (अण्डकोश) के नीचे दोनों एड़ियों (गुल्फ) को विपरीत क्रम से रखें और शरीर, सिर एवं ग्रीवा (गर्दन) को सीधा करके बैठें। यह कूर्मासन कहलाता है। इस अवस्था में बैठने के बाद दोनों कुहनियों को आपस में मिलाकर नाभि स्थान के पास रखें। हाथों की अर्धमुंदी मुट्ठियाँ बनाकर श्वास छोड़ते हुए आगे की ओर झुकें व सामने देखने का प्रयास करें।

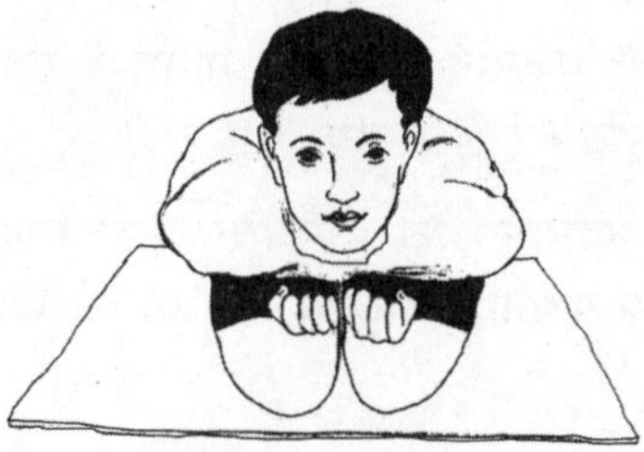

श्वासक्रम : अंतिम स्थिति में श्वास सामान्य।

समय : 1 से 2 मिनट तक।

लाभ : ○ इस आसन का उद्देश्य कछुए के समान अपने सभी अंगों को अंदर समेट लेना अर्थात साधक अपनी पाँचों इंद्रियों को सांसारिकता की ओर न ले जाकर संयम, तप और त्याग के द्वारा उन पर विजय प्राप्त करें। ○ उदर प्रदेश को लाभ एवं पाचन तंत्र मज़बूत होता है।

सावधानियाँ : हार्निया से पीड़ित व्यक्ति न करें। जटिल उदर रोगी भी न करें।

नोट : कूर्मासन के द्वितीय प्रकार का वर्णन आगे किया गया है।

भद्रासन

शाब्दिक अर्थ : भद्र का अर्थ शिष्ट है।

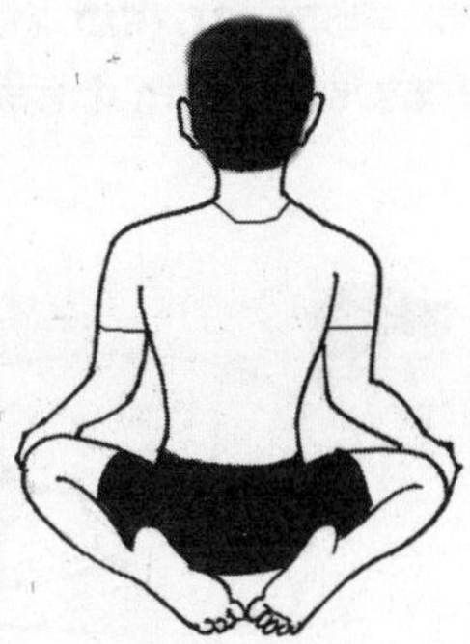

विधि : वज्रासन में बैठ जाएँ। धीरे-धीरे घुटनों को फैलाएँ (घुटनों को अधिक से अधिक फैलाने की कोशिश करें)। पैर की अँगुलियों को एक-दूसरे से मिलाकर नितंबों को ज़मीन से स्पर्श करा दें। हाथों को घुटनों पर ज्ञानमुद्रा की स्थिति में रखें। घेरण्ड संहितानुसार- दोनों एड़ियाँ सीवनी नाड़ी (अण्डकोश) के नीचे उलटकर रखें फिर दोनों हाथों को पीठ के पीछे की तरफ़ ले जाकर दोनों पैर के अंगूठों को पकड़ें और जालंधर बंध करके नासिका के अग्र भाग को देखें। यह आसन सभी रोगों का नाश करने वाला है।

नोट : 21 जून 2015 'अन्तर्राष्ट्रीय योग दिवस' को **भद्रासन** वैसे कराया गया था जैसे कि हम तितली आसन की क्रिया करते है, फ़र्क़ सिर्फ इतना है कि उसमें तितली की तरह पैरों को ऊपर नीचे नही करते। →

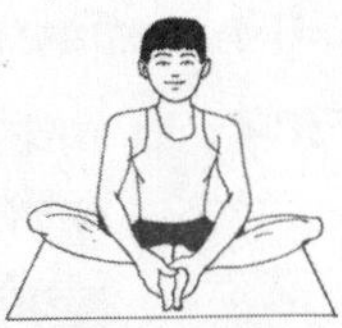

श्वासक्रम/समय : स्वाभाविक श्वास चलने दें। अनुकूलतानुसार समय लगाएँ।

ध्यान : मूलाधार चक्र से आज्ञाचक्र तक।

लाभ : ○ जाँघें, घुटने, पैर एवं एड़ियाँ मज़बूत और सशक्त होते हैं। ○ काम-विकार नष्ट होते हैं अतः आध्यात्मिक उन्नति में यह आसन सहायक है। ○ अर्श, प्रमेह, अंडकोश-वृद्धि, भगंदर आदि रोगों का शमन होता है। ○ वज्रासन के भी लाभ स्वतः मिल जाते हैं। ○ मूलाधार चक्र के उत्थान में सहायक।

सावधानी : तीव्र कमर दर्द वाले इस आसन को शनैः शनैः करें।

मण्डूकासन (भेकासन)

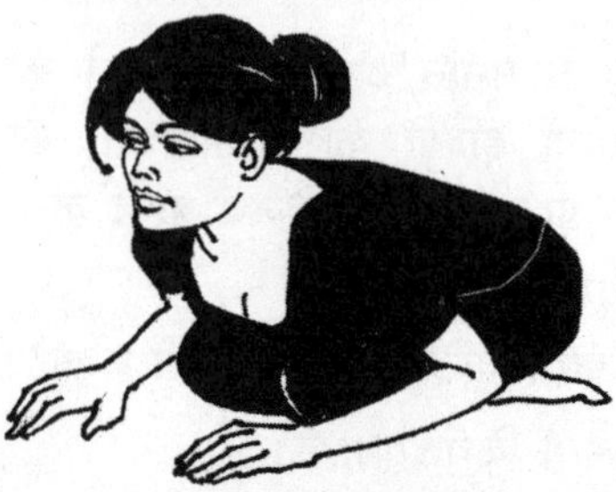

शाब्दिक अर्थ : मंडूक का अर्थ मेंढक है। यह आसन करते समय मेंढक जैसी आकृति निर्मित होती है। इसलिए इसे मंडूकासन कहते हैं।

विधि : 1. वज्रासन में बैठें। धीरे-धीरे घुटनों को एक-दूसरे से अलग करें और पैर की अँगुलियाँ एक-दूसरे को स्पर्श करें। अब अपने हाथों व हथेलियों को ज़मीन से स्पर्श कराते हुए घुटनों के सामने या बग़ल में रखें। मेरुदण्ड और सिर को झुकाते हुए सीधा रखें। श्वास-प्रश्वास स्वाभाविक गति से चलने दें। 8-10 सेकंड इसी स्थिति में रुकें।

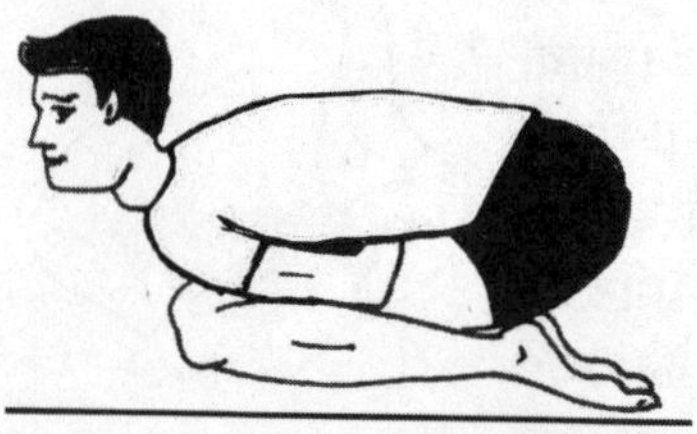

विधि : 2. इस स्थिति में दोनों हाथों को अगल-बग़ल में न रखते हुए दोनों हाथों की मुट्ठी बनाकर नाभि के पास रखकर उन्हें दबाते हुए आगे की तरफ़ झुकें व सामने की तरफ़ देखें।

श्वासक्रम : आगे झुकते समय श्वास छोड़ें। मूल स्थिति में लौटते समय श्वास लें।

ध्यान : स्वाधिष्ठान चक्र पर।

लाभ :
- पाचन तंत्र प्रणाली को ठीक करता है अतः पेट के अंदर से उठने वाली दुर्गंध आदि रोगों को नष्ट करता है।
- बुढ़ापे में कमर झुकने से रोकता है।
- स्त्रियों के लिए यह अति लाभकारी है। प्रजनन-तंत्र पर प्रभाव डालता है।
- जाँघ, नितंब और पेट की अनावश्यक चर्बी कम करता है।

नोट :
- उपरोक्त दोनों विधियाँ प्रचलित होने के कारण यहाँ दी गई हैं।
- पहली विधि को कहीं-कहीं **मंडूकी आसन** के नाम से भी जाना जाता है।

सावधानी : गर्भवती महिलाएँ न करें।

उत्तान मण्डूकासन

शाब्दिक अर्थ : उत्तान का अर्थ तीव्र, तनाव एवं मण्डूक का अर्थ मेंढक है।

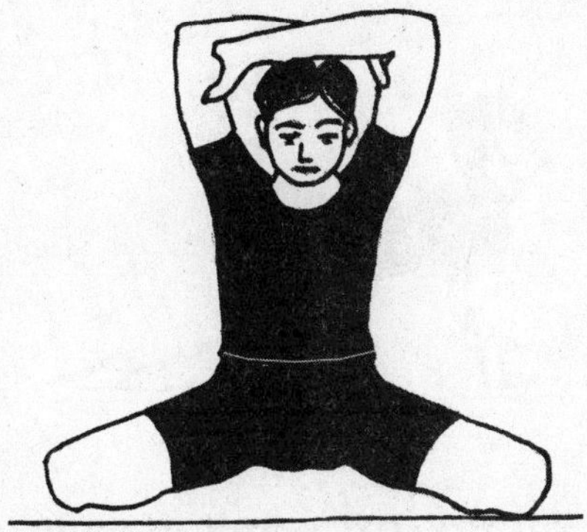

विधि : 1. मंडूकासन जैसी स्थिति तो है पर हाथों की स्थिति बदलकर ऊपर चली जाती है। इसमें सिर के ऊपर हाथ बाँधने जैसी स्थिति बन जाती है। बाएँ हाथ से दाहिनी कोहनी और दाहिने हाथ से बाईं कोहनी को पकड़ना है। पूरक करें और सीने को तानकर सामने दृष्टि रखें। यह आसन सुविधानुसार करें।

लाभ :
- यह आसन कुंभक करते हुए करने से फुफ्फुसों की शक्ति बढ़ती है।
- रक्त-विकार नष्ट होते हैं। प्राण अधीन रहते हैं।
- शरीर सुडौल, वक्षःस्थल चौड़े और जंघाएँ सशक्त बनती हैं।

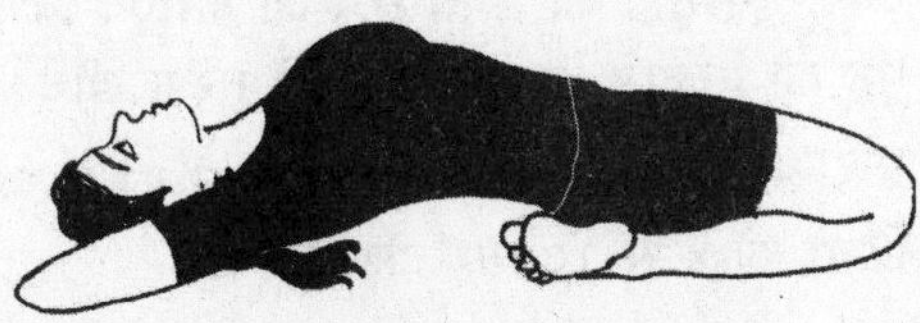

2. वज्रासन में बैठें। धीरे-धीरे पीछे की ओर झुकते हुए सिर ज़मीन से स्पर्श कराएँ और सिर को कोहनियों पर टिका दें। विशेष जानकारी के लिए इसी का प्रकारांतर सुप्त वज्रासन और पर्यंकासन देखें। इस आसन के लाभ भी इन्हीं के समान हैं।

ध्यान : स्वाधिष्ठान, मणिपूरक व अनाहत चक्र पर एकाग्रता रखें।

श्वासक्रम : पूर्ण स्थिति में सामान्य एवं मूल स्थिति में लौटते समय श्वास लें।

समय : लगभग 2 से 3 मिनट/2 से 3 बार।

लाभ : इस आसन के लाभ पर्यंकासन व सुप्त वज्रासन के समान हैं।

नोट : उपरोक्त दोनों विधियाँ प्रचलित होने के कारण यहाँ दी गई हैं।

मार्जारी आसन/मार्जार आसन

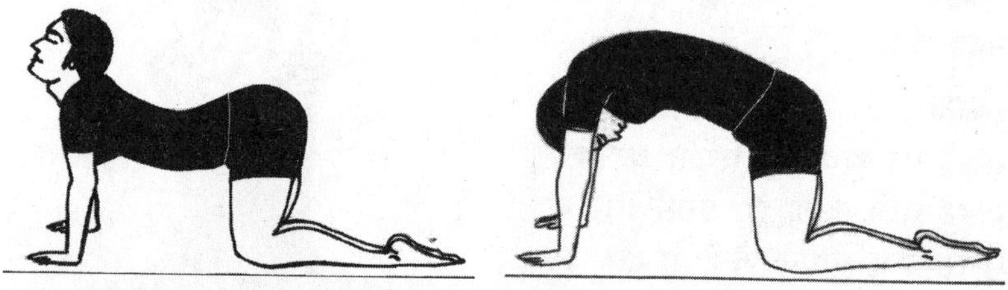

शाब्दिक अर्थ : मार्जारी अर्थात् बिल्ली।

विधि : सर्वप्रथम वज्रासन में बैठ जाएँ, अब घुटनों के बल खड़े होते हुए दोनों हाथों के पंजों को ज़मीन पर इस प्रकार रखें कि अँगुलियाँ सामने की तरफ़ हों और हाथ की कोहनियाँ सीधी हो। पैरों की स्थिति चित्रानुसार हो। यह इस आसन को क्रियान्वित करने की तैयारी है।

तत्पश्चात् श्वास लेते हुए मेरुदण्ड (पीठ) को नीचे झुकाएँ (जैसे किसी ने ऊपर से पीठ को हाथों से दबा दिया हो) और गर्दन को ऊपर की तरफ़ करें। अब ठीक इसके विपरीत श्वास छोड़ते हुए मेरुदण्ड ऊपर ले जाएँ एवं गर्दन नीची करते हुए ठुड्डी को छाती से स्पर्श कराएँ। विशेष लाभ के लिए श्वास छोड़ते हुए पेट को सिकोड़ें अर्थात् अंदर की तरफ़ खींचें। इस प्रकार यह एक आवृत्ति हुई।

श्वासक्रम/समय : श्वास-प्रश्वास की क्रिया करते समय विशेष ध्यान दें। इस क्रिया को 8 से 10 बार दोहराएँ।

लाभ :
- क़ब्ज़ को दूर करता है एवं पेट की अतिरिक्त चर्बी का कम करता है।
- कमर, मेरुदण्ड एवं गर्दन को सुगठित कर उन्हें लचीला एवं निरोग रखता है।
- महिलाओं के लिए यह अतिप्रभावकारी है।
- फेफड़ों को भी पर्याप्त लाभ मिलता है।

सावधानियाँ : मेरुदण्ड और कमर के तीव्र दर्द से पीड़ित व्यक्ति इस क्रिया को धीरे-धीरे क्रियान्वित करें।

वीरासन (तीन प्रकार)

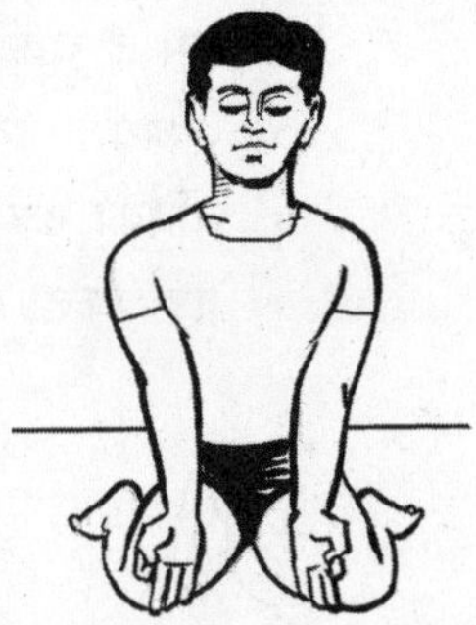

शाब्दिक अर्थ : वीर का अर्थ क्षत्रिय, योद्धा व पराक्रमी है।

विशेष : इसकी कई विधियाँ प्रचलित है।

प्रथम प्रकार : वज्रासन में बैठें, परंतु नितंबों को ज़मीन पर स्थिर करें। तलवों को नितंबों के बग़ल में रखें। इस प्रकार एक तलवे की दूसरे तलवे से दूरी लगभग डेढ़ फ़ीट रहेगी अब हाथों को ज्ञानमुद्रा की अवस्था में घुटनों के ऊपर रखें। पीठ सीधी रखें। गहरी साँस लेते हुए यथाशक्ति रुकें। दोनों हाथों को परस्पर मिलाकर सिर के ऊपर सीधा तानें। गहरी श्वास-प्रश्वास करें। कुछ देर रुकें अब हाथों को शिथिल करें एवं उनको तलवों पर रखकर आगे झुकें। नासिका के अग्रभाग को घुटनों के बीच रखें। स्वाभाविक रूप से श्वास-प्रश्वास करें। अब श्वास छोड़ते हुए उठें और पैरों को आराम दें।

लाभ :
- चूँकि यह वज्रासन का ही एक प्रकार है अतः खाना खाने के बाद भी कर सकते हैं। इससे पाचन-शक्ति यथायोग्य होकर भारीपन मिटता है। (भोजन के बाद करें तो आगे न झुकें)
- घुटनों में आमवात का दर्द और गाऊट दूर करता है।
- एड़ियों के दर्द से मुक्ति मिलती है।
- वायु विकारों का नाश होता है।
- शरीर हल्का एवं चित्त प्रसन्न रहता है।

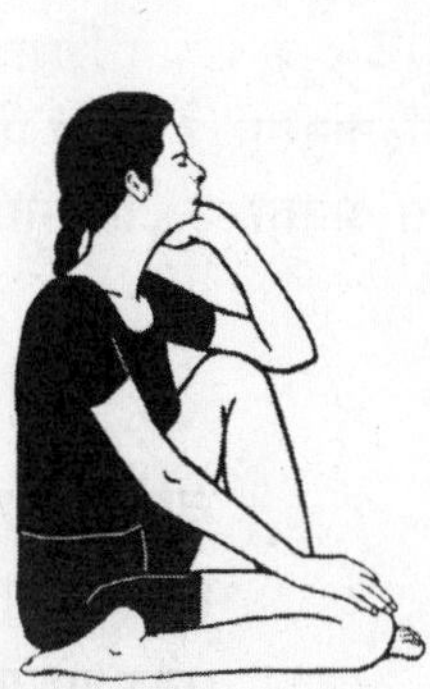

द्वितीय प्रकार : दूसरी अवस्था में वज्रासन में बैठें। अब एक पैर मोड़कर (घुटना ऊपर की तरफ़ और पादमूल ज़मीन को स्पर्श करे) दूसरे पैर के घुटने के समीप रखें। हथेलियों को परस्पर मिलाते हुए सिर के ऊपर सीधा तानें या चित्रानुसार रखें। स्वाभाविक श्वास-प्रश्वास चलने दें। अब इसी आसन को पैर बदलकर करें। कम से कम 8-10 सेकंड इसी अवस्था में रुकें। इस क्रिया को 4 से 6 बार करें।

ध्यान :
- प्रथम प्रकार के आसन की स्थिति में स्वाधिष्ठान चक्र पर।
- द्वितीय अवस्था में मूलाधार चक्र पर।

लाभ :
- मूलाधार में ध्यान करते हुए श्वास नियंत्रित करें। यह श्वास को लंबे समय तक के लिए कुंभक की स्थिति में लाता है।
- समस्त चक्रों का लाभ मिलता है।
- एकाग्रता बढ़ती है।
- तंत्रिका तंत्र को संवेदनशील बनाता है।
- यह यकृत, अमाश्य, वृक्क एवं प्रजनन अंगों को सुचारु करता है।

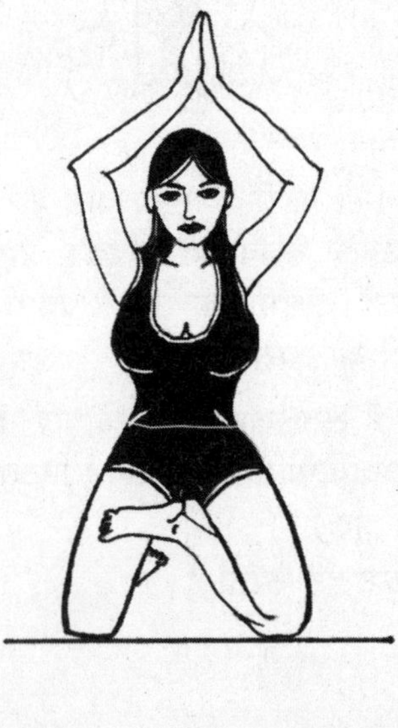

तृतीय प्रकार : एक पैर से वज्रासन करें और दूसरे पैर को अर्धपद्मासन की तरह वज्रासन वाले पैर की जंघा पर रखें। प्रथम अभ्यासी हाथों का सहारा लेकर घुटने के बल उठकर स्थिर हो और संतुलन बनाते हुए दोनों हाथों को सिर के ऊपर हाथ जोड़ने के तरीक़े को अपनाएँ। कुछ देर रुकें मूल अवस्था में आयें व पैर बदलकर करें। दृष्टि नासिका के अग्रभाग पर या सामने रखें।

श्वास : उठते समय श्वास रोकें। आसन लग जाने पर सामान्य श्वास-प्रश्वास करें। वापस आते समय श्वास छोड़ें।

लाभ : उदर प्रदेश को लाभ। आलस्य समाप्त होता है। दृष्टि स्थिर होती है। आँखों की रोशनी बढ़ती है।

नोट : कुछ योग शिक्षक पहली विधि अनुसार कराते हैं एवं द्वितीय विधि घेरण्ड संहितानुसार है। कुछ योगाचार्यों ने प्रथम विधि का नाम **ब्रह्मचर्य आसन** रखा है। इस आसन के और भी प्रकार हैं।

युग बदले, काल बदला, धर्म में आस्थाएँ बदलीं,
भाषाएँ बदलीं, संस्कृतियाँ बदलीं, खान-पान बदला
परंतु योगासन से प्राप्त होने वाले लाभ नहीं बदले।

-RJT

व्याघ्रासन (प्रथम प्रकार)

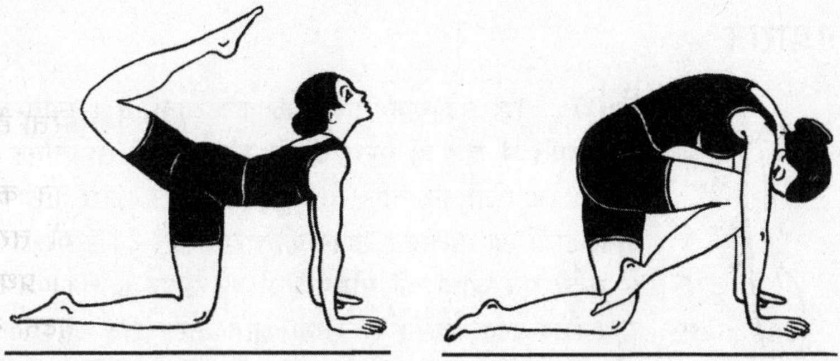

विधि : मार्जारी आसन लगाएँ। सिर को उठाकर सामने की तरफ़ देखें। अपने दाहिने पैर को पीछे की तरफ़ लम्बवत् करें। घुटने से मोड़ते हुए पैर को सिर की तरफ़ लाएँ।

अब इसी उठे हुए पैर के घुटने को नीचे लाते हुए सीने से लगाएँ एवं सिर को झुकाते हुए नाक को घुटने से स्पर्श कराएँ। इस अभ्यास में मेरुदण्ड ऊपर की तरफ़ उठ जाएगा। दूसरे पैर से उपरोक्त क्रिया दोहराएँ।

श्वासक्रम/समय : यही क्रिया कम से कम 3 से 5 बार करें। पैर पीछे लम्बवत् करते समय श्वास लें। घुटना ऊपर मोड़ते समय कुंभक करें एवं घुटना नीचे लाते समय श्वास छोड़ें।

विशेष : घुटने को सीने से लगाते समय पंजे को ज़मीन से स्पर्श न होने दें।

लाभ :
- महिलाओं के लिए अति लाभकारी एवं उनके प्रजनन अंगों को पुष्ट करता है। गर्भावस्था के (कुछ महिनों) बाद महिलाएँ इस क्रिया को कर लाभ प्राप्त कर सकती हैं।
- साइटिका वाले रोग इस आसन को क्रमशः अभ्यास कर निरोगता प्राप्त कर सकते हैं।
- मेरुदण्ड को लचीला एवं पाचनतंत्र सुचारु करता है।
- पेट, जंघा, एवं नितंबों को सुडौलता प्रदान करता है।

नोट : द्वितीय प्रकार का वर्णन आगे के पृष्ठ पर किया गया है।

खड़े होकर एवं झुककर किए जाने वाले आसन

ताड़ासन

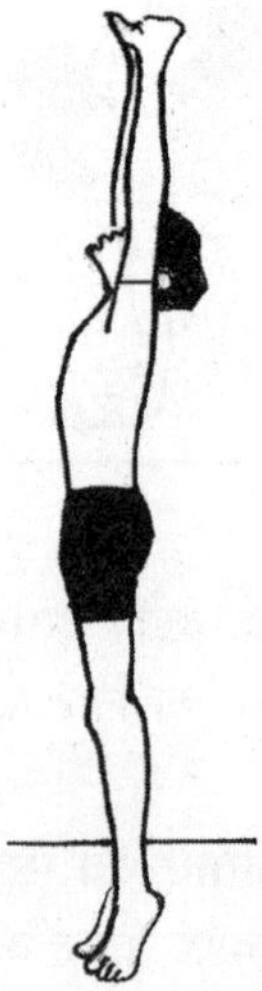

विधि : पैरों को एक साथ मिलाकर सावधान (समावस्था) की स्थिति में खड़े हों परंतु अँगूठे और एड़ियाँ समानांतर ही रखें। अब पंजों पर ज़ोर देते हुए धीरे-धीरे ऊपर उठें एवं दोनों हाथों को मिलाकर ऊपर की तरफ़ तान दें। इस अवस्था में घुटने एवं जाँघों की माँसपेशियों को ऊपर खींचें। पेट को यथासंभव अंदर करें। सीने को आगे करें। रीढ़ और गर्दन को सीधा रखें। शरीर का भार सिर्फ़ पंजों पर रखें। कुछ देर इसी अवस्था में रुकें। वापस आते समय श्वास छोड़ते हुए मूल स्थिति में पहुँचें।

श्वासक्रम : उठते समय श्वास लें और वापस आते समय श्वास छोड़ें।

समय : 5-6 बार करें/ 2 से 4 मिनट तक करें।

लाभ :
- लंबाई बढ़ाने का सबसे अच्छा अभ्यास है।
- शरीर को स्थिरता देता है।
- माँसपेशियाँ मज़बूत करता है।
- स्लिप डिस्क वाले यह आसन अवश्य करें।
- स्त्रियों के लिए लाभकारी है। ख़ासतौर से गर्भावस्था के शुरुआती महीनों में स्त्रियों के लिए विशेष लाभकारी (स्वस्थ संतान होती है)।
- शंख प्रक्षालन की क्रिया के लिए आवश्यक।

सावधानियाँ : दोनों पैरों के पंजों पर एक साथ वज़न देते हुए क्रिया करें एवं संतुलन पर ध्यान दें। इसके पश्चात् शीर्षासन से संबंधित कोई आसन करें।

नोट : पूर्ण आसन की स्थिति में ऊपर देखें एवं मानसिक रुप से यह विचार करें कि ऊपर कोई वस्तु रखी है और हम उसे पकड़ने वाले हैं। ऐसा करने से कई लाभ स्वतः प्राप्त हो जाते हैं।

तिर्यक् ताड़ासन/ऊर्ध्व हस्तोत्तानासन

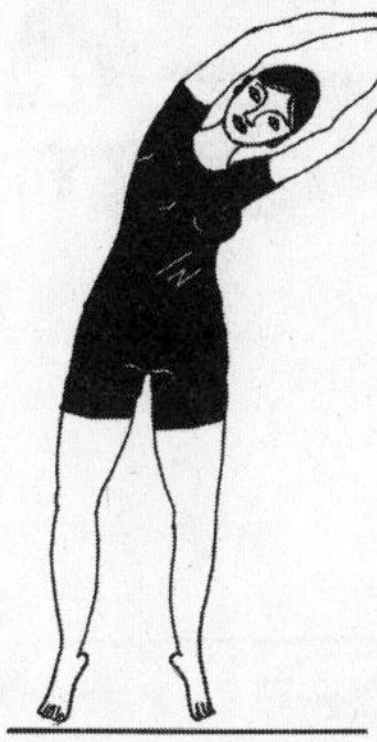

शाब्दिक अर्थ : तिर्यक् का मतलब ढालुआ, तिरछापन या आड़ापन। ताड़ एक वृक्ष है जो काफ़ी लंबाई लिए हुए होता है।

विधि : ताड़ासन में खड़े हो जाएँ। अब आपको एड़ी को उठाते हुए पंजों के बल खड़े होना है एवं कमर से ऊपर के भाग को दाएँ एवं बाएँ क्रमशः 10-10 बार झुकाना है। यदि पंजों के बल खड़े होने में परेशानी का अनुभव हो तो बग़ैर एड़ी उठाए ही अभ्यास करें।

श्वासक्रम : उठते समय श्वास लें। दाएँ मुड़ते समय श्वास छोड़ें। मूल स्थिति में आते समय श्वास लें। बाएँ मुड़ते समय श्वास छोड़ें। मूल स्थिति में आते समय श्वास लें।

लाभ :
- ताड़ासन के सभी लाभ स्वतः प्राप्त हो जाते हैं।
- शंख-प्रक्षालन क्रिया के लिए यह अभ्यास अति उत्तम है।
- उदर-विकार का नाश होता है। शौच की कठिनता समाप्त होती है।
- पेट की स्थूलता कम होती है। कमर पतली व लचीली बनती है।

नोट : कुछ योग शिक्षक इस आसन को पैरों की स्थिति बदलकर करवाते हैं।

योगाभ्यास की आवश्यकता कल थी
आज है और कल भी रहेगी।

-RJT

गतिमय समकोणासन

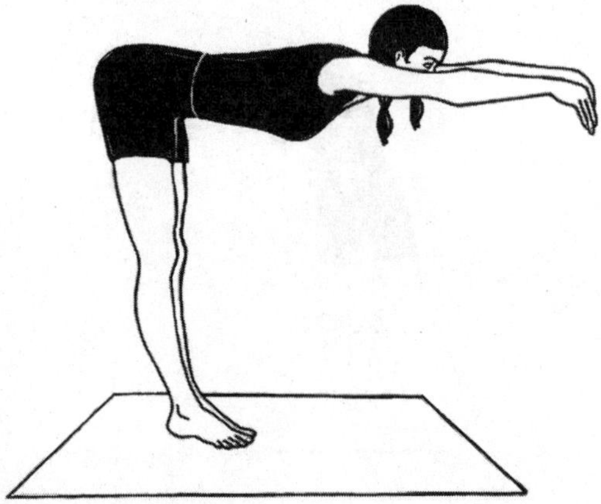

विधि : समावस्था में खड़े हो जाएँ। दोनों हाथों को कानों से स्पर्श कराते हुए ऊपर की तरफ़ नमस्कार की मुद्रा में तान दें। पीठ को थोड़ा-सा धनुषाकार बनाते हुए नितम्बों को थोड़ा-सा पीछे ले जाएँ अब समकोण की स्थिति बनाने के लिए सिर, छाती एवं हाथों को सामने की तरफ़ कमर से इतना झुकाएँ कि पैरों से लेकर कमर तक व कमर से सिर तक समकोण की आकृति निर्मित हो जाएँ एवं सामने की तरफ़ देखने की कोशिश करें। लगभग 5 से 10 सेकण्ड रुकें और वापस मूल अवस्था में आ जाएँ अभ्यास हो जाने पर इस आसन को करने में गति लाएँ।

श्वासक्रम/समय : सामने की तरफ़ झुकते समय श्वास छोड़ें मूल अवस्था में लोटते समय श्वास लें।

लाभ :
- मेरुदण्ड के विकार को दूर करता है
- गर्दन के पिछले हिस्से पर प्रभावी होने से गर्दन के समान्य विकारों को दूर कर अनेक रोगों में लाभ पहुँचाता है।

सावधानी : कड़क मेरुदण्ड वाले, सर्वाइकल प्राब्लम एवं साइटिका वाले न करें।

गतिमय दोलासन

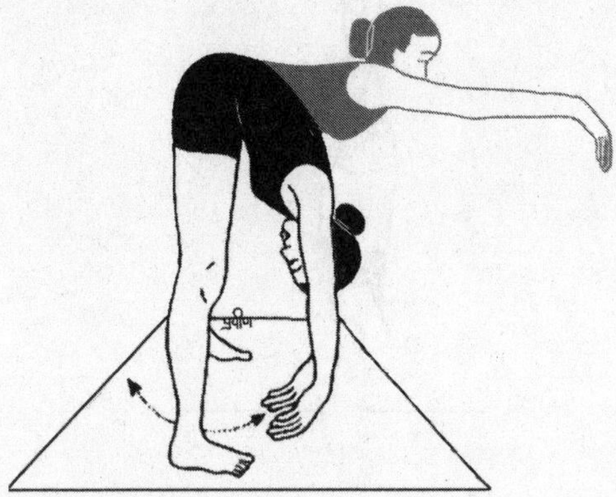

विधि : त्रिलोकासन की अवस्था खड़े हो जाएँ अर्थात् दोनों पैरों के बीच में लगभग 3 फिट का अंतर बनाकर खड़े हो जाएँ। अब दोनों हाथों को कानों से स्पर्श कराते हुए ऊपर की तरफ़ तान दें एवं हाथों की अंगुलियाँ आपस में मिला लें या खुली रखें, अब समकोण की आकृति बनाते हुए शरीर के ऊपरी भाग को नीचे की तरफ़ झुकाएँ एवं ढीला छोड़ दें और झूले की तरह झुलाएँ। पुनः समकोण की स्थिति निर्मित करते हुए मूल अवस्था में वापस आ जाएँ।

श्वासक्रम/समय : कम से कम 4 से 5 बार अपने शरीर को अंतिम अवस्था में पैंरों के बीच झुलाएँ एवं शरीर को नीचे लाते समय मुँह से फेफड़ों की पूरी वायु को निकाल दें। मूल अवस्था में लौटते समय श्वास लें।

लाभ :
- फेफेड़े पुष्ट होते हैं। उनके क्रमशः समस्त विकार निकल जाते हैं, उनमें ऑक्सीजन ग्रहण करने की क्षमता बढ़ती है।
- घुटनों के पृष्ठ भाग की नसों में और पीठ पर खिंचाव उत्पन्न होता है जिससे रक्त संचार उचित रूप से होता है।
- चेहरे में और सिर में रक्त की मात्रा पूर्ण रूप से पहुँचने के कारण कई प्रकार के विकार स्वतः समाप्त हो जाते हैं।
- चेहरे का ओज तेज बढ़ता है। लालिमा बढ़ती है। आँखों की रोशनी भी बढ़ती है।

सावधानी : हाईब्लड प्रेशर, चक्कर आना, कमर एवं पीठ दर्द वाले इस आसन को न करें।

संकटासन/सकटासन

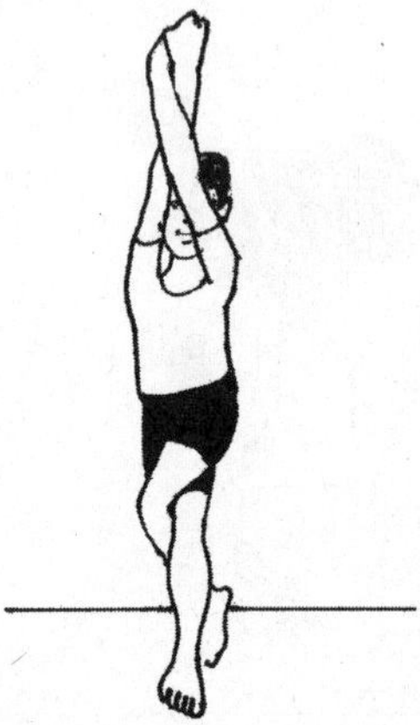

शाब्दिक अर्थ : संकट यानी विपत्ति/कष्ट एवं सकट यानी शाखोट नामक पेड़।

विधि : ताड़ासन में खड़े हो जाएँ। अब बाएँ पैर को दाहिने पैर पर लपेटें और हाथों को भी ऊपर की तरफ़ ले जाकर बाएँ हाथ को दाहिने हाथ पर लपेटें (कहीं-कहीं योग शिक्षक हाथों को घुटनों पर रखने को कहते हैं)। स्वाभाविक श्वास लें। यही क्रम बदलकर करें। शरीर सीधा रखें।

श्वासक्रम/समय : स्वाभाविक श्वास-प्रश्वास करें। यथाशक्ति समय दें।

ध्यान : आज्ञा चक्र पर।

लाभ :
- पैरों को दृढ़ता प्रदान करता है। निरंतर अभ्यास से पैरों का काँपना दूर होता है।
- हाथों का बल बढ़ता है।
- कमर दर्द, पीठ दर्द और हर्निया में लाभ पहुँचाता है।

नोट : गरुड़ासन भी लगभग इससे मिलता-जुलता आसन है।

सावधानी : गठिया जैसी बीमारियों वाले सावधानी पूर्वक अभ्यास करें।

गरुड़ासन

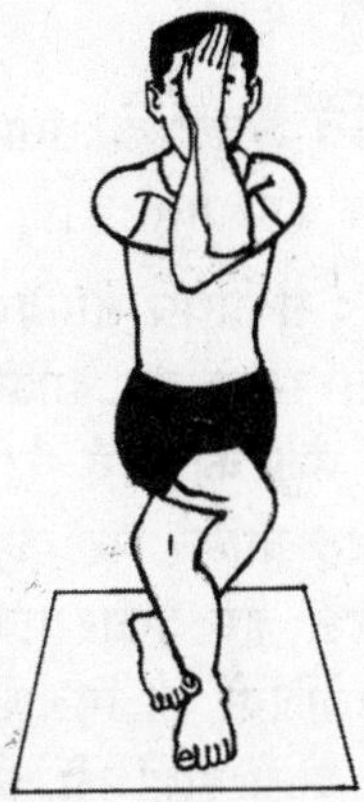

शाब्दिक अर्थ : गरुड़ - पक्षियों का राजा, भगवान विष्णु का वाहन है।

विधि : ताड़ासन में खड़े हो जाएँ। दाहिना पैर उठाएँ और बाएँ पैर पर इस प्रकार लपेटें कि दाहिनी जाँघ का पिछला हिस्सा बाईं जाँघ पर और दाहिना पैर बाईं पिंडली को स्पर्श करे। अब हाथों को भी कोहनियों से मोड़कर आपस में लपेट लें व दोनों हथेलियों को आपस में प्रार्थना की मुद्रा में जोड़ लें। वापस मूल स्थिति (ताड़ासन) में आ जाएँ। अब इतने ही समय के लिए पैरों और हाथों को बदलकर करें। यही क्रिया 2 से 5 बार करें।

समय : लगभग 15-20 सेकंड इसी अवस्था में रुकें।

श्वासक्रम : पूर्ण आसन में धीरे-धीरे गहरी श्वास लें।

ध्यान : आज्ञाचक्र पर।

नोट : आसन का पूर्ण अभ्यास हो जाने पर धीरे-धीरे सामने की तरफ़ झुककर हाथों से ज़मीन को स्पर्श करने की कोशिश करें।

लाभ :
- इस आसन से टखनों का सही विकास होता है।
- एकाग्रता बढ़ती है। शरीर के संतुलन का अभ्यास बढ़ता है।
- साइटिका और पिंडलियों की माँसपेशियों की ऐंठन को रोकने के लिए बड़ा ही लाभदायक आसन है।
- हाथ व पैर लचीले एवं सशक्त बनाता है।
- जननांग के विकार दूर करता है।

सावधानियाँ : गठिया जैसी बीमारियों वाले रोगी सावधानीपूर्वक अभ्यास करें।

वृक्षासन/एक पाद नमस्कारासन/ऊर्ध्वहस्तस्थित-एक पाद विराम आसन

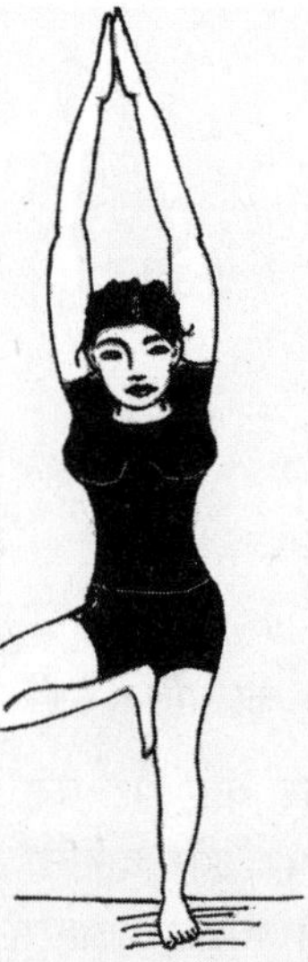

आकृति : वृक्ष के समान आकृति होने के कारण इसे वृक्षासन कहा गया है।

विधि : सर्वप्रथम समावस्था में खड़े हों। फिर शरीर को संतुलित रखते हुए दाहिने पैर को घुटने से मोड़ें और पैर के पंजे को बाएँ पैर की जाँघ के मूल में लगाएँ। ध्यान रहे दाहिने पैर के पंजे की अंगुलियाँ ज़मीन की तरफ़ रहें। इस प्रकार एक पैर पर संतुलन बनाएँ। अब दोनों हथेलियों को मिलाएँ और सीधे आकाश की तरफ़ उठाएँ। दोनों हाथों की कोहनियाँ सीधी रखें।

ध्यान : आज्ञा चक्र पर।

समय : इस अवस्था में 5 से 10 सेकंड तक रुकें। वापस ताड़ासन की स्थिति में आएँ। अब आपको यही प्रक्रिया दाहिने पैर पर खड़े होकर दोहरानी है। इस प्रकार यह क्रिया लगभग क्रमशः चार से पाँच बार करें।

श्वासक्रम : दोनों हाथ उठाते हुए श्वास लें। पूर्ण स्थिति में स्वाभाविक श्वास-प्रश्वास करें। हाथों को नीचे करते समय श्वास छोड़े।

दिशा : पूर्व या उत्तर।

लाभ :
- इस आसन में आज्ञाचक्र पर ध्यान लगाने से स्मरण-शक्ति तीव्र होती है। नेत्र-ज्योति बढ़ती है।
- हाथ-पैरों का काँपना बंद होता है एवं भुजाएँ व पिंडली सख़्त होती हैं। शरीर को संतुलन प्रदान करता है।

नोट : वृक्षासन को कुछ योगाचार्य सिर नीचे और पैर ऊपर करते हुए हाथों के बल स्थिर होकर कराते हैं।

विशेष : इसी आसन में जब सामने हाथ जोड़कर नमस्कार करते हैं तो इसको **नमस्कार आसन** भी कहते हैं।

ध्रुव आसन/ भागीरथ आसन

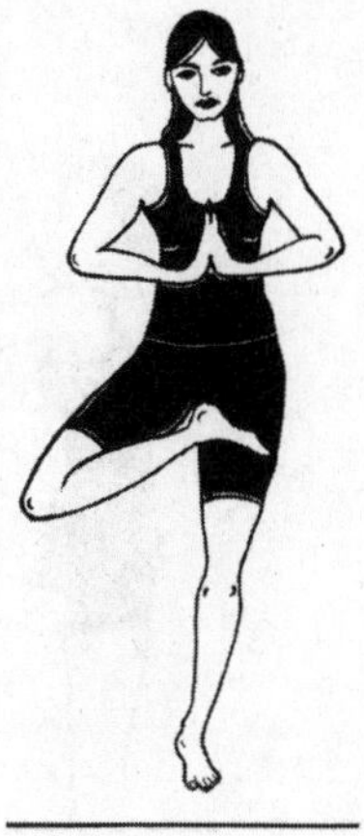

शब्दार्थ : भक्त ध्रुव एवं भागीरथ ऋषि ने इसी आसन से साधना की थी। संभवतः तब से इस आसन का नाम ध्रुव आसन या भागीरथ आसन पड़ा। इसे दो प्रकार से किया जा सकता है।

प्रथम प्रकार : समावस्था में खड़े हो जाएँ। इसके बाद दाहिने पैर को घुटने से मोड़कर बाएँ पैर के जंघा मूल पर पंजे को स्थापित करें। अब दोनों हाथों को वक्षःस्थल के सामने नमस्कार की मुद्रा बना लें। बाएँ पैर को द्रढ़तापूर्वक ज़मीन पर स्थिर रखकर संतुलन बनाएँ। यही क्रम पैर बदलकर करें। श्वासक्रम सामान्य रखें।

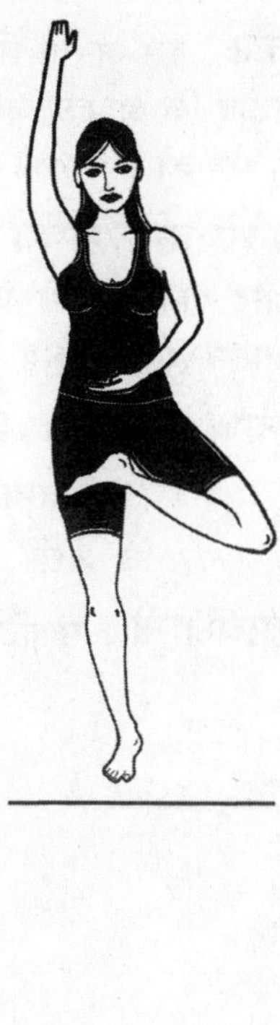

द्वितीय प्रकार : समावस्था में खड़े हो जाएँ। उपरोक्त विधि अनुसार दाहिने पैर को घुटने से मोड़कर पंजे को बाएँ पैर की जंघा मूल पर स्थापित कर दें। फिर बाएँ हाथ की अंजलि बनाकर नाभि के समीप रखें। अब कुंभक करते हुए दाहिने हाथ को सीधे ऊपर की ओर उठाएँ एवं अनुकूलतानुसार रुकें। वापस मूल अवस्था में आएँ और पैर बदलकर यही क्रिया करें।

श्वासक्रम : पूर्ण-स्थिति में सामान्य श्वास-प्रश्वास करें।

समय : अनुकूलतानुसार।

लाभ :
- पैरों में दृढ़ता आती है। पैरों का काँपना बंद होता है।
- आलस समाप्त होता है। जीवन में संतुलन लाता है।
- मूलाधार चक्र उत्थित होता है। नई चेतना का प्रादुर्भाव होता है।
- साधना सिद्धि में सहायक है।

उत्थित हस्त पादांगुष्ठासन

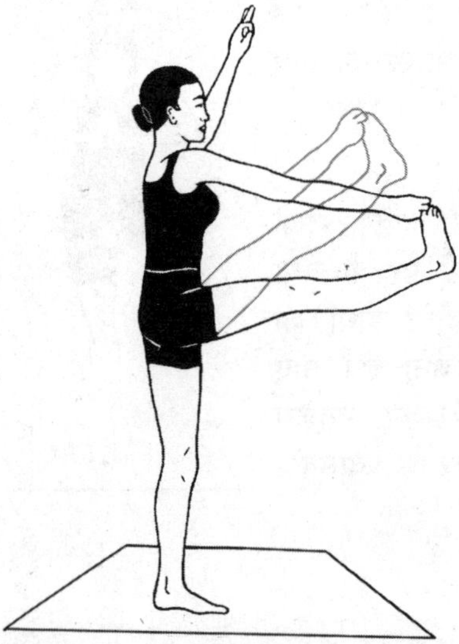

विधि : समावस्था में खड़े हो जाएँ अर्थात् दोनों पंजो को एक साथ मिलाकर खड़े हो जाएँ। दृष्टि सामने रखें। अब दाहिने घुटने को मोड़कर दाहिने हाथ से दाहिने पैर के अंगूठे को पकड़ें। इस प्रकार अंगूठे को पकड़े कि दाहिना हाथ पैर के अंदर की तरफ़ हो तत्पश्चात् दाएँ पैर को धीरे-धीरे सीधा करें, और पैर को लम्बवत् तानते हुए ऊपर की तरफ़ ले जाएँ। बाएँ हाथ को या कमर पर रखें यदि सन्तुलन नहीं बन पा रहा हो तो हाथ को सामने या बग़ल की तरफ़ ऊपर उठाएँ।

नोट : इस आसन में पैर को धीरे-धीरे अभ्यास में लाते हुए पैर को इतना ऊपर उठाएं कि आपकी जांघ ठुड्डी से स्पर्श करने लगें। इस प्रयास के लिए दोनों हाथों से पैर को ऊपर की तरफ़ उठाएँ।

श्वासक्रम/समय : अनुकूलतानुसार रुकें या 5 से 10 सेकण्ड तक ही रुकें और दोनों पैर से पाँच-पाँच चक्र पूरे करें। पैर उठाते समय श्वास लें और आसन बनाते समय अंतःकुंभक करें तथा पैर को नीचे लाते समय श्वास छोड़ें।

लाभ :
- पैरों की मांसपेशियाँ एवं नितम्ब के जोड़ मज़बूत होते हैं।
- नितम्ब और जंघाओं में सुडोलता आती हैं।
- शरीर और मन दोनों का नियंत्रण होता है।

सावधानी : साइटिका और कमर रोग से अधिक पीड़ित व्यक्ति न करें।

वहीं योग कार्यकारी है
जो निर्वाण पथ पर ले जाये

-RJT

उत्तानासन (प्रथम प्रकार)

शाब्दिक अर्थ : उत् एक संस्कृत उपसर्ग है, जो शब्दों में लगकर अर्थ देता है। तान का अर्थ फैलना, फैलाया हुआ, तानना या बढ़ाना। इस आसन में मेरुदण्ड को बलपूर्वक ताना जाता है।

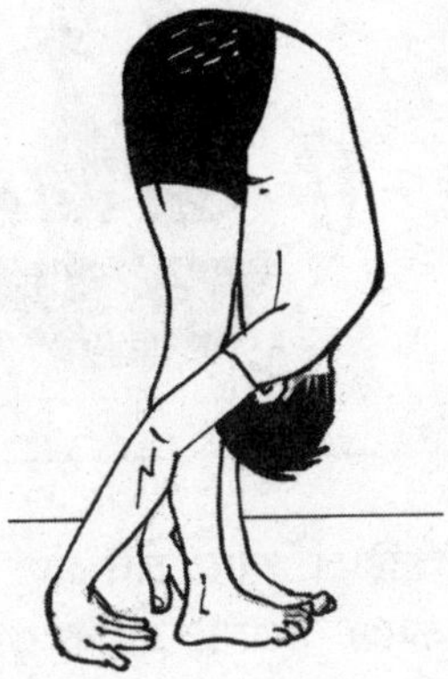

विधि : प्रसन्न मुद्रा में अपने आसन में सीधे खड़े हो जाएँ। श्वास छोड़ें एवं आगे की ओर झुकते हुए हथेलियों को एड़ियों के पास ज़मीन पर रखें। घुटनों को मुड़ने न दें, अंतिम स्थिति में सिर घुटनों से न लगाकर ऊपर की तरफ़ तानें। मेरुदण्ड भी तना हुआ रहेगा। इस क्रिया में श्वास गहरी लें। अब पुनः श्वास छोड़ें और सिर घुटनों से सटा दें (चित्र देखें)। स्वाभाविक श्वास लेते हुए लगभग 1 मिनट या यथाशक्ति रुकें। अब पहले सिर उठाएँ, श्वास लें। हाथ उठाते हुए वापस मूल अवस्था में आ जाएँ।

श्वासक्रम/समय : उपरोक्त विधि में सम्मिलित है।

लाभ :
- स्त्रियों के मासिक ऋतुस्राव के समय होने वाली पेट की पीड़ा को कम करता है।
- जल्दी उत्तेजित होने वाले व्यक्ति, चिड़चिड़े स्वभाव एवं तुरंत आवेश या क्रोध करने वाले व्यक्तियों के लिए यह आसन बहुत उपयोगी है, क्योंकि यह मस्तिष्क की कोशिकाओं को शांत करता है एवं मानसिक उदासीनता को नष्ट करता है।
- उदर-पीड़ा को शांत करता है।
- यकृत, प्लीहा एवं गुर्दों (किडनी) को लाभ प्रदान करता है।
- हृदय को पुष्ट करता है।
- मेरुदण्ड को लचीला बनाता है एवं मेरुदण्ड संबंधी बहुत से लाभ प्रदान करता है।

विशेष : पादांगुष्ठासन और पाद हस्तासन ये दो आसन इस उपरोक्त आसन से काफ़ी समानता रखते हैं। कई योगाचार्यों के अनुसार ये आसन विभिन्न भी होते हैं एवं एक और प्रकार के उत्तानासन का उल्लेख यहाँ पर किया गया है। अतःसाधक अपने विवेकानुसार उपयोग करें।

सावधानियाँ : उच्च रक्तचाप एवं कड़क मेरुदण्ड वाले इस आसन को सावधानी पूर्वक करें।

उत्तानासन (द्वितीय प्रकार)

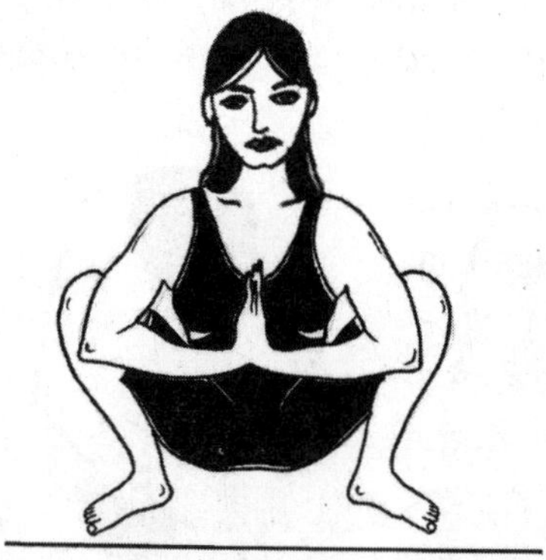

विधि : दोनों पैरों के बीच लगभग दो से ढाई फ़िट की दूरी बनाकर सीधे खड़े हो जाएँ। पैरों के पंजों को बाहर की तरफ़ मोड़कर खड़े हों। अब दोनों हाथों को पेट के सामने की तरफ़ लंबवत् रूप में एक दूसरे से फँसाकर लटका लें। या छाती के सामने हाथ जोड़ लें।

श्वास छोड़ते हुए धीरे-धीरे नीचे की तरफ़ बैठें। घुटने बाहर की तरफ़ पंजे के ऊपर एक सीध में स्थित होने चाहिए। श्वास लेते हुए वापस उसी स्थिति में खड़े हो जाएँ। इस अभ्यास में क्रमशः जितना अधिक संभव हो उतना नीचे बैठने की कोशिश करें। अभ्यास के दौरान मेरुदण्ड सीधा एवं दृष्टि सामने रखें। 5 से 10 बार यह क्रिया करें।

विशेष:
- बैठते समय घुटने बाहर की ही तरफ़ मुड़े रहें।
- यदि पहली बार में ही बैठते न बने तो पहले 1 फ़िट तक नितंबों को नीचे करें फिर डेढ़ फ़िट करें। अभ्यास हो जाने पर पूरा बैठने की कोशिश करें।

लाभ :
- प्रजनन प्रदेश के विकारों का शमन करता है।
- पैरों की माँसपेशियों को मज़बूती प्रदान करता है।
- जाँघ, घुटने व पिंडली को मज़बूती प्रदान करता है।
- प्राण के प्रवाह को नियमित करता है। मूत्राशय एवं गर्भाशय को लाभ मिलता है।
- पीठ के सामान्य विकार दूर करता है।
- टखने, घुटने एवं कमर की संधियों को उचित लाभ प्रदान करता है।

सावधानियाँ :
- पहली बार में ही पूर्णतः बैठने की कोशिश न करें।
- सिर एवं मेरुदण्ड सीधा रखें। आगे की तरफ़ न झुकें।
- गर्भावस्था की स्थिति में पूर्णरूप से न बैठें एवं तीन महीने की गर्भावस्था के बाद न करें।

काल भैरवासन (प्रथम प्रकार)

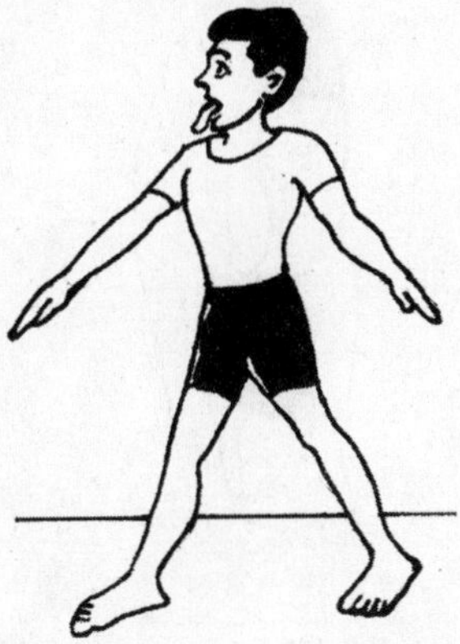

शाब्दिक अर्थ : काल का मतलब विनाश या समय। भैरव का अर्थ भयानक या उग्र। यह भगवान शिव के आठ रूपों में से एक है।

विशेष : इसकी कई विधियाँ हैं। जैसा कि नाम से इंगित है, यह आसन कालभैरव जी का है। भारत में कालभैरव जी की तरह-तरह की मुद्राओं वाली प्रतिमाएँ मिलती हैं।

विधि : यहाँ उनकी मुद्रा चित्रानुसार है। पहले सीधे खड़े हो जाएँ। दोनों पैरों में लगभग 1 फ़ीट का अंतर रखें। एक पैर दूसरे पैर के पीछे होना चाहिए। हाथों को या तो ऊपर कर लें या फिर आगे-पीछे। आँखें अपलक निहारती हुई और जीभ थोड़ी बाहर निकली हुई हो।

समय : 3 से 5 मिनट अभ्यास करें।

ध्यान : श्वास की तरफ़ ध्यान दें एवं ध्यान करें कि समस्त क्रोध बाहर जा रहा है और आध्यात्मिक आनंद अंदर आ रहा है।

लाभ :
- शरीर में दृढ़ता आती है।
- आँखों की ज्योति बढ़ती है।
- साधक के अंदर निर्भयता आती है, साहस बढ़ता है।
- वक्षःस्थल चौड़ा व मज़बूत होता है।

नोट : कालभैरवासन द्वितीय प्रकार अगले पृष्ठों पर देखें।

पाद हस्तासन

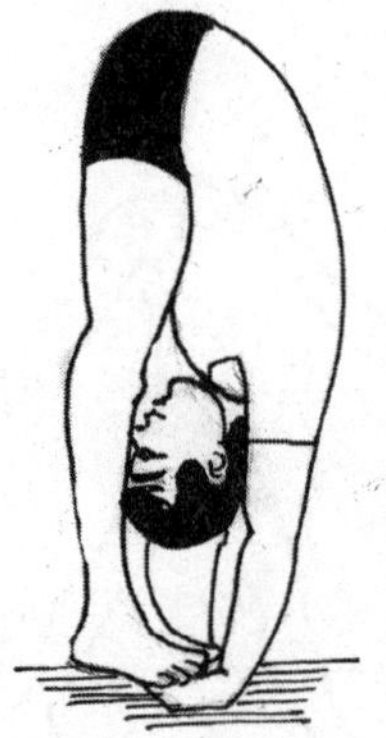

शाब्दिक अर्थ : पाद का अर्थ पैर और हस्त का अर्थ हाथ होता है। अपने ही हाथों के पंजों पर ऊपर पैर रखकर खड़े होना।

विधि : ताड़ासन की स्थिति में खड़े हों। पैरों के पंजों के बीच की दूरी आधा फ़ीट से एक फ़ीट तक रखें। श्वास छोड़ते हुए धीरे-धीरे आगे की तरफ़ झुकें एवं दोनों हाथों की हथेलियों को पैरों के तलवों के नीचे लगाएँ। इस दौरान घुटने नहीं मुड़ने चाहिए। अपने सिर को झुकाते हुए घुटनों के बीच रखिए।

श्वासक्रम/समय : 5 से 10 सेकंड तक रुकें। स्वाभाविक रूप से श्वास-प्रश्वास करें। श्वास लेते हुए सिर उठाएँ और वापस पूर्व स्थिति में आ जाएँ।

ध्यान : मूलाधार एवं स्वाधिष्ठान चक्र पर।

लाभ :
- यह आसन पेट में गैस भरी रहने, वायु सिर पर चढ़ने या पेट फूलने जैसी बीमारियों में बहुत लाभदायक है।
- पश्चिमोत्तानासन के भी लाभ इससे प्राप्त होते हैं।
- अनावश्यक चर्बी कम होती है।
- बालों का झड़ना बंद होता है, आँखों की रोशनी बढ़ती है और चेहरे में ग्लो आता है।

सावधानियाँ : उच्च रक्तचाप, कमर दर्द, हृदय रोग एवं जिन्हें चक्कर आते हों, वे सावधानीपूर्वक अभ्यास करें।

नोट : पादांगुष्ठासन (प्रथम प्रकार) और उत्तानासन (प्रथम प्रकार) उपरोक्त आसन से काफी समानता रखते हैं।

शुतुरमुर्ग आसन

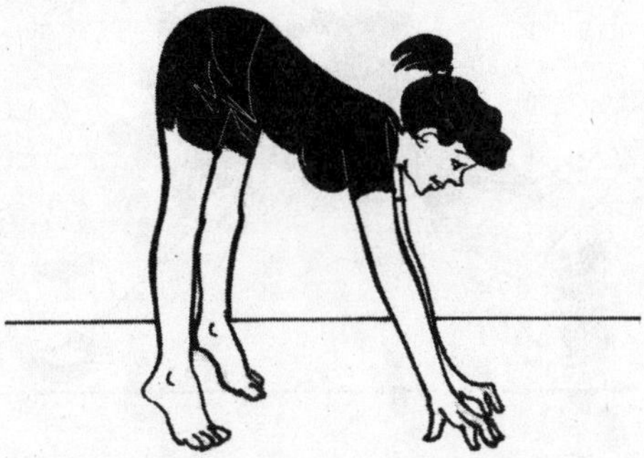

शाब्दिक अर्थ : शुतुरमुर्ग एक पक्षी है, जो दौड़ने में तेज़ होता है व कई दिनों तक पानी पिए बिना जीवित रहने की क्षमता रखता है।

विधि : प्रसन्न मुद्रा में सीधे खड़े हो जाएँ। दोनों पैरों के बीच थोड़ा सा अंतर रखें। अब सामने की तरफ़ झुकें व दोनों हाथ ज़मीन से लगा दें एवं अँगुलियों के बल पूरा शरीर उठाएँ। अँगुलियाँ खुली रखें तथा पैरों की एड़ियों को भी ज़मीन से ऊँचा उठा लें। पैरों की अँगुलियों एवं हाथों के बल खड़े हो जाएँ। अंतिम स्थिति में शरीर का संपूर्ण वज़न पैरों की अँगुलियों एवं हाथों की अँगुलियों पर रहेगा। हाथ की कोहनी और पैरों के घुटने नहीं मुड़ने चाहिए। सामने की तरफ़ देखें। इस अवस्था में थोड़ा इधर-उधर चल सकते हैं। अंतिम अवस्था में श्वास-प्रश्वास सामान्य रखें।

श्वासक्रम : सामने की तरफ़ झुकते समय श्वास छोड़ें। वापस उठते समय श्वास लें।

लाभ :
- पैर की अँगुलियों से लेकर जाँघ तक पूरा पैर मज़बूत व सुगठित होता है।
- जिनको गैस की समस्या है, वे इस आसन को कर वायु-विकार से मुक्त हो सकते हैं।
- हाथ की अंगुली, कोहनी एवं भुजाएँ सुंदर, मज़बूत व दृढ़ होती हैं।
- नेत्र-रोगों में फ़ायदा होता है।
- मोटापे का क्षय होता है।

नोट : कुछ योग शिक्षक इस आसन को **गज आसन** भी कहते हैं।

सावधानियाँ : साइटिका एवं उच्च रक्तचाप वाले रोगी विवेकपूर्वक करें।

शीर्ष पादांगुष्ठ स्पर्शासन

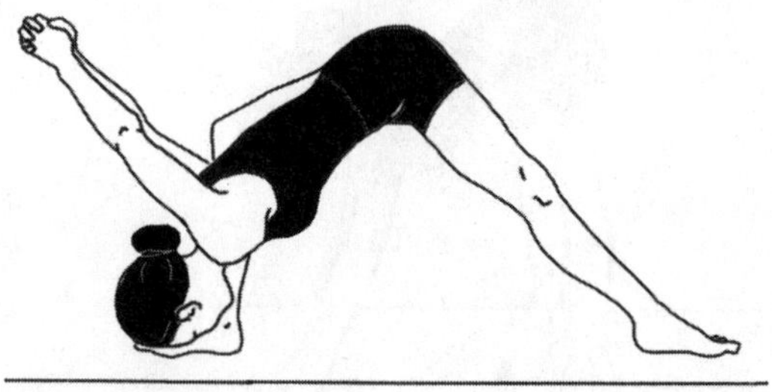

शाब्दिक अर्थ : शीर्ष का अर्थ सिर। पाद-अंगुष्ठ का अर्थ पैर का अँगूठा।

विधि : पहले ताड़ासन में खड़े हों। अब सिर्फ़ बाएँ पैर को दाहिने पैर से 2-3 फ़ीट आगे करें। हाथों को पीछे बाँधें और सिर को बाईं ओर झुकाते हुए अँगूठे से स्पर्श कराने का प्रयत्न करें। इस अवस्था में दाहिना पैर सीधा रहेगा और बायाँ घुटना कुछ मुड़ेगा। पैरों को बदलकर यही क्रम जारी रखें।

श्वासक्रम : झुकते समय श्वास छोड़ें। मूल अवस्था में लौटते समय श्वास लें।

समय : यह आवृत्ति 3 से 5 बार दोहराएँ।

लाभ :
- पैर की माँसपेशियाँ एवं मेरुदण्ड सशक्त होते हैं एवं इनके सामान्य रोगों में लाभ मिलता है।
- वायु-विकार एवं क़ब्ज़ के लिए हितकारी।
- मानसिक विकार का शमन होता है।

सावधानियाँ :

- इस आसन के बाद और पहले पीछे मुड़ने वाले आसन करने से इसकी कठिनता समाप्त होती है और अन्य विकार नहीं हो पाते।
- आसनावस्था में श्वास रोके रहें। श्वास-प्रश्वास न करें।
- स्लिप डिस्क वाले और साइटिका की समस्या वाले रोगी इसे न करें।

वीरभद्रासन/एक पादासन

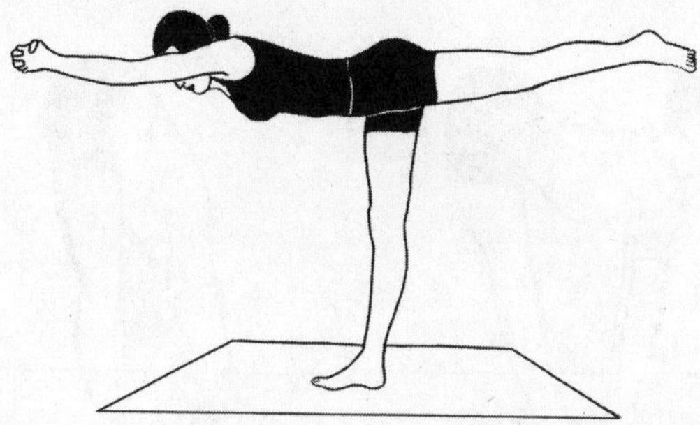

विधि : खड़े हो जाएँ। दोनों हाथों को कान से स्पर्श कराते हुए सिर के ऊपर ले जाएँ एवं अंगुलियों को आपस में फंसा लें। अब चूंकि एक पैर पर सन्तुलन स्थापित करना है, अतः एक पैर (दाहिना) पर पूरा ध्यान केन्द्रित कर कमर से ऊपर के भाग को सामने की तरफ़ झुकाते हुए बाएँ पैर को पीछे ले जाएँ इस प्रकार सिर, छाती, पीठ और बायाँ पैर एक सीध में हो जाएँगे। अंतिम अवस्था में दाहिने पैर पर ही पूरा सन्तुलन रहेगा। अनुकूलतानुसार रुकें और वापस मूल अवस्था में आ जाएँ। यही प्रक्रिया दूसरे पैर से भी करें।

श्वासक्रम/समय : झुकते समय श्वास छोड़ें अंतिम अवस्था में श्वास सामान्य रखें। मूल अवस्था में लौटते समय श्वास लें। अनुकूलतानुसार रुकें और प्रत्येक पैर से 2 से 3 बार करें।

लाभ :
- पैरों की मांसपेशियों को मज़बूती प्रदान करता है।
- समस्त शरीर में और जीवन में सन्तुलन को परिभाषित करता है।
- रक्त संचार यथावत करता है। मन की चंचलता को रोकता है।

सावधानी : उच्च रक्तचाप वाले इसे न करें।

पादांगुष्ठासन (प्रथम प्रकार)

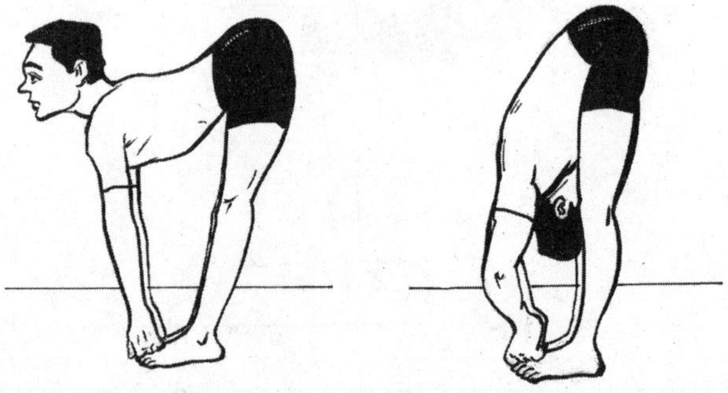

शाब्दिक अर्थ : पाद का अर्थ पैर। अंगुष्ठ का अर्थ अंगूठा।

विधि : ताड़ासन में खड़े हो जाएँ। पैरों के मध्य लगभग एक फ़ीट का अंतर रखें। श्वास छोड़ें एवं आगे की तरफ़ झुकते हुए पैर के अँगूठे को अंदर की तरफ़ से ऐसे पकड़ें कि दोनों हथेलियाँ आमने-सामने हो जाएँ। सिर को सामने की तरफ़ रखें। अब पैर की अँगुलियों में तनाव देते हुए घुटनों के बीच सिर को रखें। सामान्य श्वास-प्रश्वास करें और लगभग 5 से 10 सेकंड इसी स्थिति में रहें। अब श्वास छोड़ें। सिर ऊपर की ओर करें। पैर की अँगुलियों को छोड़कर ताड़ासन की स्थिति में आ जाएँ।

टिप्पणी : पाद हस्तासन, पादांगुष्ठासन एवं उत्तान आसन (प्रथम प्रकार) ये सभी लगभग एक जैसे ही हैं।

ध्यान : विशुद्धि चक्र पर।

लाभ :
- जिनके पैर काँपते हों, वे इस आसन को अवश्य करें। जो साधक इस आसन को नियमित करता है उसके पैरों में सुन्न होना और कंपन आदि नहीं होता। वायु निष्कासन करता है।
- नितम्ब, कमर, मेरुदण्ड, पेट और सीना ये सभी आकर्षक बन जाते हैं। जो आपके व्यक्तित्व पर चार चाँद लगाते हैं।
- पाचन-क्रिया ठीक करता है। मोटापा कम करता है।

सावधानी : उच्च रक्तचाप, चक्कर आने और साइटिका की समस्या वाले क्रमशः अभ्यास में लाएँ।

नोट : पादांगुष्ठासन के द्वितीय प्रकार का वर्णन आगे किया गया है।

मध्यम समूह के आसन

बकासन (प्रथम प्रकार)

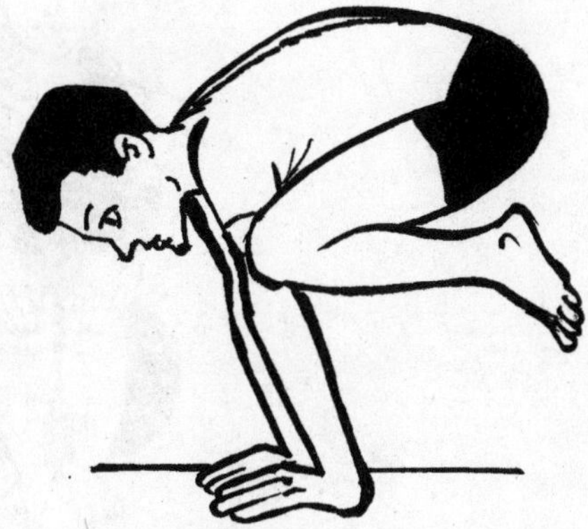

शाब्दिक अर्थ : बक अर्थात् बगुला।

विधि : उकडू बैठ जाइए। दोनों हाथों के पंजे ज़मीन पर रखिए। अब संतुलन बनाकर पूरा वज़न हाथों पर देते हुए उठिए। दोनों घुटनों को काँख के बग़ल से स्पर्श कराएँ या रखें। धीरे-धीरे एड़ियों को नितम्ब के नीचे की तरफ़ रखिए। सिर को थोड़ा नीचे की तरफ़ ले जाएँ। सिर और एड़ियाँ लगभग एक समान रेखा पर हों।

श्वासक्रम/समय : श्वास-प्रश्वास समान रखिए। 5 से 10 सेकेण्ड तक करें।

ध्यान : आज्ञाचक्र पर।

लाभ :
- एकाग्रता बढ़ती है।
- पाचन तंत्र ठीक करता है। उदर प्रदेश की कुपित वायु का निष्कासन करता है।
- नाभि पर ज़ोर पड़ने के कारण यह सभी 72,000 नाड़ियों पर असर करता हैं।
- हाथ की माँसपेशियाँ मज़बूत होती हैं।।
- झुर्रियों को कमशः समाप्त कर चेहरे में निखार लाता है।

सावधानियाँ : अति उच्चरक्तचाप वाले और मस्तिष्क रोगी यह आसन न करें।

नोट : कुछ योग शिक्षक इसे **बक ध्यानासन** भी कहते हैं।

टिप्पणी : बकासन करने के दो-तीन तरीक़े और भी हैं, परंतु उन सभी के लाभ उपरोक्त आसन करने से प्राप्त हो जाते हैं।

कागासन

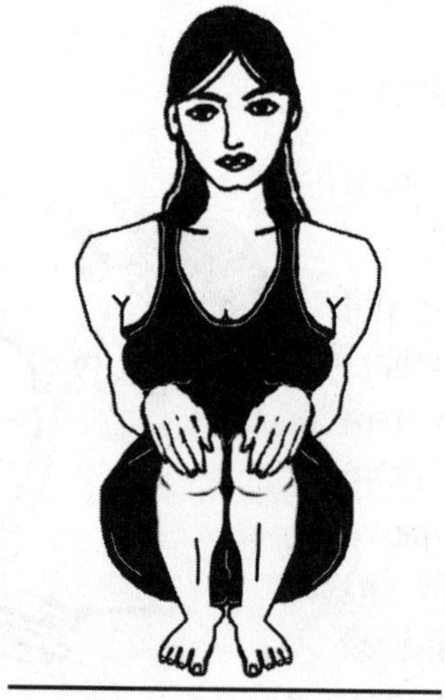

शब्दार्थ : काग एक पक्षी का नाम है जिसे हम प्रचलित भाषा में 'कौआ' कहते हैं।

विधि : सर्वप्रथम सावधान की स्थिति में खड़े हो जाएँ। अब दोनों पैरों के बल इस प्रकार बैठें कि पैरों के बीच बिल्कुल अंतर न रहे। दोनों हाथों को घुटनों पर रख लें एवं कोहनियों को जंघाओं, छाती व पेट के बीच में स्थित कर दें। कमर, मेरुदण्ड और गर्दन सीधी रखें।

श्वासक्रम : श्वास प्रक्रिया सामान्य रखें।

समय : 2-3 मिनट तक इस स्थिति में बैठें।

लाभ :
- उदर के अवयवों को लाभ।
- वायु विकार का शमन होता है।
- जंघाएँ सुंदर, सुडौल बनती हैं।
- षट्कर्म में की जाने वाली यौगिक क्रियाओं के अभ्यास में स्थिरता आती है।

मत्स्यासन

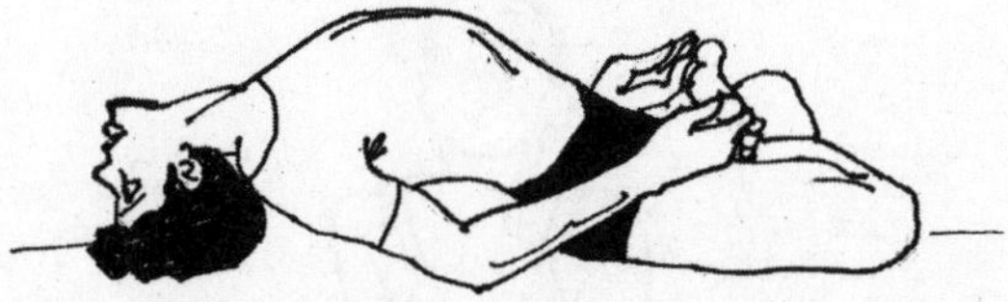

शाब्दिक अर्थ : मत्स्य का अर्थ मछली है। इस आसन की एक विशेषता यह है कि इसे लगाकर पानी के ऊपर घंटों लेटा जा सकता है। इसलिए इसे मत्स्यासन भी कहते हैं।

विधि : ज़मीन पर शवासन की स्थिति में लेट जाएँ। अब बाएँ पैर को दाहिनी जाँघ पर और दाहिने पैर को बाईं जाँघ पर रखें। यह आपका **विश्राम पद्मासन** कहलाया। अब धीरे-धीरे पीठ के भाग को उठाएँ, जिससे शरीर का वज़न सिर एवं नितंब पर पड़े। अब दोनों हाथों से दोनों पंजों के अंगूठे पकड़ें। इस स्थिति में आप काफ़ी देर रह सकते हैं। परंतु शुरू में 8-10 सेकंड ही करें। यह आसन सरल होते हुए भी काफ़ी लाभप्रद है।

ध्यान : अनाहत चक्र व श्वास पर।

श्वासक्रम/समय : पूर्ण आसन पर गहरी श्वास लें। 3 से 5 मिनट करें।

लाभ : यह आसन बवासीर (ख़ूनी और दाह-युक्त) को ठीक करता है। हृदय को बल मिलता है। फेफड़े मज़बूत होते हैं। श्वास-संबंधी रोगों के लिए यह हितकर औषधि जैसा है। क़ब्ज़ दूर कर भूख बढ़ाता है। आलस्य दूर करता है। मेरुदण्ड, कमर, पीठ एवं जाँघों की माँसपेशियों को मज़बूत करता है। ग्रीवा में तनाव पड़ने के कारण गलग्रंथि को लाभ पहुँचता है। सर्वाइकल स्पोंडलाइटिस में बहुत आराम मिलता है। थायरॉइड ग्रंथि को ठीक करता है।

विशेष : शीर्षासन और सर्वांगासन के बाद यह आसन करने से विकार समाप्त होते हैं एवं पूर्व में किए गए आसनों के लाभ में वृद्धि होती है।

नोट :
- इस प्रकार से भी कर सकते हैं कि पहले बैठकर पद्मासन लगाएँ और धीरे-धीरे शवासन की स्थिति में पहुँच जाएँ।
- कुछ योग शिक्षक सामने पैरों को लम्बवत् कराकर करवाते हैं।

सावधानी : मेरुदण्ड व पीठ दर्द के रोगी, हृदय रोगी, गर्भवती महिलाएँ व हार्निया के रोगी इस आसन को शारीरिक अवस्था का ध्यान रखकर क्रम पूर्वक करें।

सिंहासन (प्रथम प्रकार)

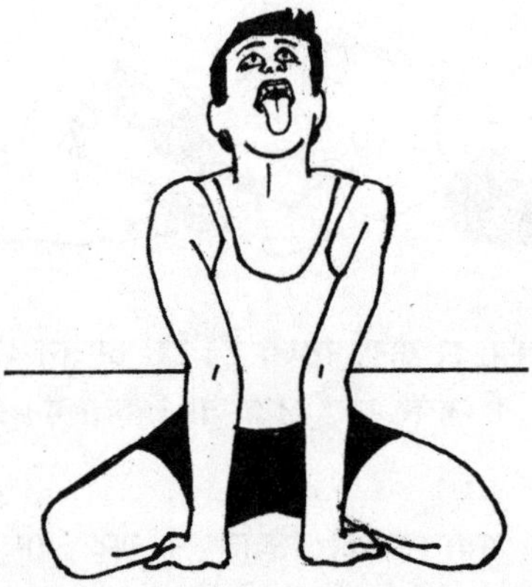

आकृति : सिंह के समान।

विधि : सुखासन में बैठ जाएँ। नितंब को ऊपर उठाएँ। अब बाएँ पैर की एड़ी को दाएँ नितंब के नीचे और दाएँ पैर की एड़ी को बाएँ नितंब के नीचे जमाकर बैठ जाएँ एवं हथेलियों को घुटनों पर फैला लें। अब पेट को पिचकाते हुए वक्षःस्थल को सामने तानें या उभारें। मुँह खोलते हुए जीभ को यथासंभव बाहर की ओर निकालें और गले से गुर्राने की आवाज़ निकालें। नेत्रों से दोनों भौंहों के बीच देखने का प्रयत्न करें। अब नाक और मुँह से एक साथ श्वास छोड़ने का प्रयत्न करें। चेहरे पर तनाव लाएँ। इस प्रकार करने से चेहरा वीभत्स लगता है। 8-10 सेकंड इसी स्थिति में रुकें। पैरों को बदलकर 3-4 बार करें (पहले दाहिना पैर बाएँ के ऊपर था, तो अब बदलकर बाएँ पैर के नीचे करें), परंतु समय दोनों का बराबर रहे।

ध्यान : आज्ञा चक्र पर और विशुद्धि चक्र पर।

लाभ :
- कंठ मधुर होता है।
- हकलाना बंद होता है।
- नेत्र-ज्योति तीव्र होती है।
- यह आसन वज्रासन वाले सभी लाभ प्रदान करता है।
- छाती को मज़बूत बनाता है और पेट को नरम रखता है।

सिंहासन (द्वितीय प्रकार)

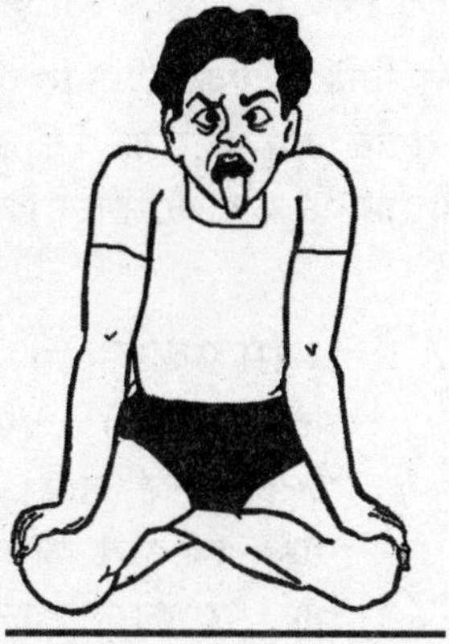

विधि : घेरण्ड संहितानुसार – दोनों पैरों की एड़ियों को व्युत्क्रमपूर्वक सीवनी नाड़ी (मूलाधार चक्र के नीचे) के नीचे लगाकर जालंधर बंध लगाते हुए नासिका के अग्रभाग या दोनों भौंहों के बीच दृष्टि स्थिर बंध करें। यह सिंहासन नामक आसन सभी प्रकार की व्याधि को नष्ट करता है।

हठयोग प्रदीपिका में लिखा है कि सिंहासन से तीनों बंधों की सिद्धि हो सकती है।

त्रिशिखब्रह्मणोपनिषद् में लिखा है कि –

सीवनी गुल्फदेशेभ्यो निपीड्य व्युत्क्रमेण तु।

प्रासार्य जानुनोहस्तावासनं सिंहरूपकम।।

अर्थ : दोनों एड़ियों से सीवन को विपरीत विधि द्वारा दबाकर दोनों घुटनों और हाथों को फैलाकर स्थित हों तो यह सिंहरूपी आसन/सिंहासन होता है।

समय : प्रतिदिन 15 से 20 सेकण्ड तक करें फिर धीरे-धीरे समय बढ़ाते जाएँ।

लाभ :
- तुतलाना बंद होता है कंठ मधुर होता है।
- निर्भयता आती है।
- मूलाधार चक्र एवं आज्ञा चक्र भी जाग्रत होता है।
- नेत्र ज्योति बढ़ती है।

विशेष : इस आसन को थोड़ी-थोड़ी हाथों और पैरों की स्थिति को बदलकर भी करवाया जाता है।

गोमुखासन

आकृति : गाय के मुँह जैसा (एक सिरे पर पतला और दूसरे सिरे पर चौड़ा)।

शाब्दिक अर्थ : उपरोक्त विधि में एक के ऊपर एक घुटने रखने से इसकी आकृति गाय के मुख के समान और पैरों के पंजे अगल-बगल से बाहर की तरफ़ निकले होने के कारण गाय के कान के समान दिखाई पड़ते हैं अतः गौमुख आसन कहलाता है।

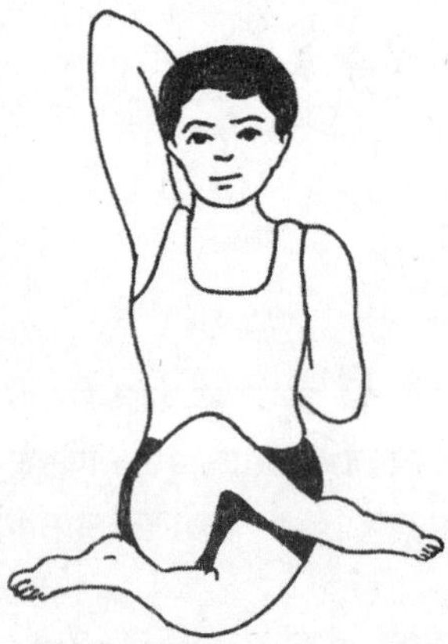

प्रथम प्रकार (इस विधि में एड़ियाँ आपस में नहीं मिलती हैं) : पैरों को सामने की तरफ़ फैलाकर बैठ जाएँ। दाहिने पैर को घुटने से मोड़ते हुए पंजे को बाएँ नितंब के पास और बाएँ पैर को मोड़कर दाहिने घुटने पर बाएँ घुटने को रखें। इस स्थिति में बाएँ पैर का पंजा दाहिने नितंब के पास आ जाएगा। अब बाएँ हाथ को ऊपर सिर के पीछे से ले जाएँ और दाहिने हाथ को कमर के बगल से पीठ के ऊपर की तरफ़ ले जाएँ। दोनों हाथों के पंजों की अँगुलियाँ आपस में फँसा लें। यही अंतिम अवस्था है। पैरों और हाथों के क्रम को बदलकर इसी अभ्यास को फिर से करें।

श्वासक्रम/समय : अंतिम स्थिति में श्वास सामान्य/आधा मिनट से एक मिनट तक करें।

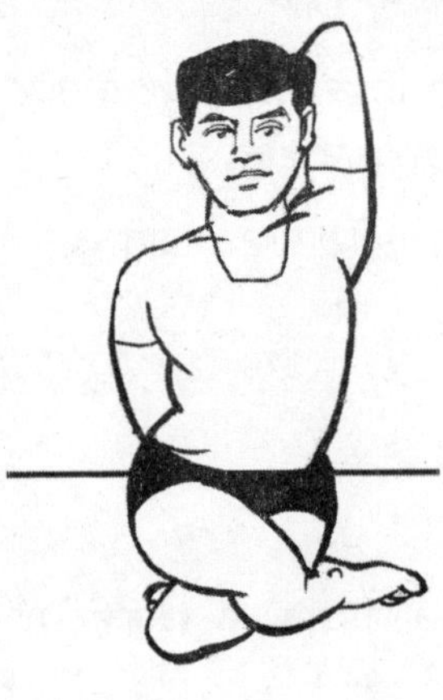

द्वितीय प्रकार : सुखासन में बैठकर बाएँ पैर के पंजे को दाहिने नितंब के नीचे इस प्रकार रखें कि एड़ी गुदा द्वार के नीचे आ जाए। दाहिने पैर को मोड़कर बाएँ पैर के ऊपर इस प्रकार रखें कि पंजे ज़मीन को छूने लगें। क्रमशःअभ्यास से दोनों एड़ियाँ आपस में मिलने लगती हैं।

अब बाएँ हाथ को बग़ल से पीठ के पीछे ले जाएँ और दाहिने हाथ को दाहिने कान की तरफ़ से पीछे ले जाएँ। दोनों हाथ के पंजों को कैंची की तरह फँसा लें। इस समय स्थिर रहकर श्वास-प्रश्वास करें। मूल स्थिति में वापस आएँ एवं हाथ और पैर की स्थिति बदल लें। इस प्रकार यह आसन पूर्ण होता है।

ध्यान : मूलाधार चक्र पर।

नोट : 1. पहली विधि अनुसार पहले जो पैर ऊपर स्थित रहता है उसी तरफ़ का हाथ भी ऊपर की तरफ़ से पीछे जाता है।

2. दूसरी विधि अनुसार जो पैर नीचे स्थित है उस तरफ़ हाथ ऊपर से पीछे जाता है।

लाभ :
- यह आसन भी सिद्धासन और पद्मासन की तरह लाभ देने वाला है।
- छाती मज़बूत और चौड़ी होती है।
- इस आसन को करने से मूलबंध अपने-आप लग जाता है।
- यह आसन मधुमेह, गठियावात, क़ब्ज़, पीठ दर्द व शीघ्रपतन जैसी कई बीमारियों को दूर करता है।
- पैरों की ऐंठन दूर करता है।
- कंधों को मज़बूत करता है।
- स्त्रियों के वक्षःस्थल सुगठित होते हैं।

विशेष : इसी आसन में जब दोनों हाथों को घुटनों पर रखते हैं तो यह **सुप्त गोमुखासन** कहलाता है। कहीं-कहीं इस अवस्था को **ध्यान वीरासन** भी कहते हैं।

योग साधना आत्म-स्वरूप को
अनुभव करने का सरल विज्ञान है।

-RJT

उत्कटासन

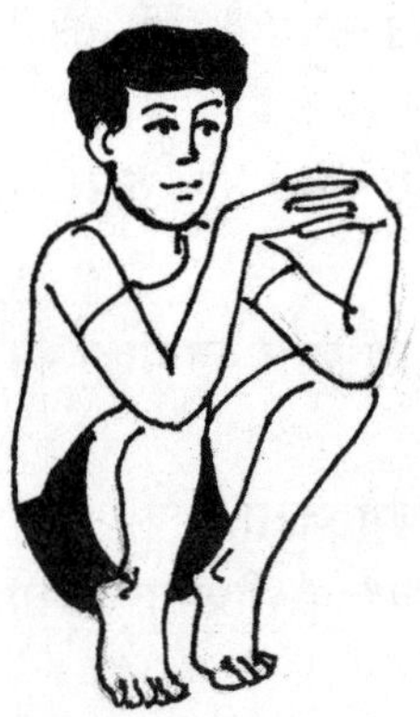

विधि : यह आसन दो प्रकार से किया जा सकता है :

1. घेरण्ड संहितानुसार : ताड़ासन में खड़े हो जाएँ और धीरे-धीरे पंजों के बल बैठ जाएँ। एड़ियाँ नितंब से सटाते हुए गुदा द्वार पर रख लें। स्वाभाविक श्वास-प्रश्वास करते रहें। हाथों को घुटनों पर रख दें।

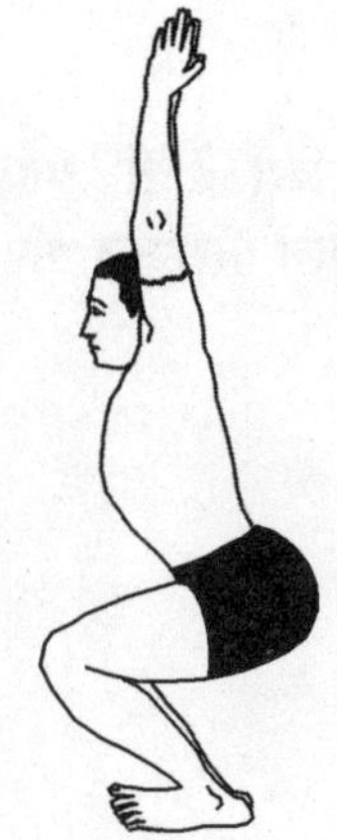

2. ताड़ासन की स्थिति में खड़े हो जाएँ। अब दोनों हाथों को सिर के ऊपर ले जाकर हथेलियों को नमस्कार की मुद्रा बना लें। अब कुर्सी पर बैठने की तरह नितंब को नीचे लाएँ। प्रयास करें की सीना आगे की तरफ़ न जाएँ (ऐसा लगने लगे कि हम कुर्सी पर बैठे हों)। यथासंभव रुकें। अब वापस मूल स्थिति में आ जाएँ।

ध्यान : मूलाधार और आज्ञा चक्र पर (अनुकूलतानुसार)।

श्वासक्रम : स्वभाविक श्वास-प्रश्वास करें।

समय : यथाशक्ति।

लाभ :
- प्राण सुषुम्ना से प्रवाहित कराने के लिए यह आसन अवश्य करें। अतः कुण्डली जगाने के अभ्यासी इसे ज़रूर करें।
- एकाग्रता बढ़ाने के लिए उपयुक्त।
- टखने और पैर मज़बूत होते हैं।
- दिमाग़ को ताज़गी मिलती है।
- मोटापा कम करने में सहायक।
- मेरुदण्ड को बल मिलता है।

गतिमय उत्कटासन

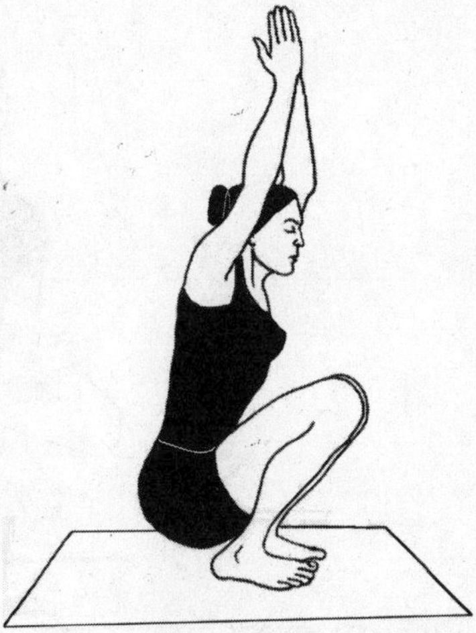

विधि : समावस्था में खड़े हो जाएँ। सीने के सामने हाथ को नमस्कार की स्थिति में रखें और श्वास लेते हुए हाथों को सिर के ऊपर तान दें। दोनों भुजाओं को कान से स्पर्श कराएँ। अब श्वास छोड़ते हुए बैठने की कोशिश करें। पहले कुर्सी में बैठने तक की अवस्था रखें, इसके बाद अभ्यास को बढ़ाकर नितम्बों को ज़मीन से स्पर्श करने की कोशिश करें। इस प्रकार अभ्यास हो जाने पर इसमें गति लाएँ (हाथों को सामने की तरफ़ भी कर सकते हैं)।

श्वासक्रम : उठते समय श्वास लें और नितम्बों को नीचे करते समय श्वास छोड़ें।

समय : प्रारम्भ में धीरे-धीरे करें एवं पिंडली, जाँघ, घुटनों में लोच व लचक आ जाने के बाद तेज़ी लाते हुए 10 से 15 बार करें।

लाभ :
- पैरों में होने वाला दर्द, खिंचाव, सुन्न पड़ना, पिंडली, जाँघे एवं एड़ी सहित पूरे पैर के विकार दूर करता है।
- घुटने के सामन्य दर्द को दूर करता है।
- पीठ का दर्द, स्लिप डिस्क, साइटिका, कमर दर्द की समस्या से निजाद दिलाता है।
- पाचन तंत्र को प्रभावी करता है।
- फेफड़ों को शक्ति प्रदान करता है।

सावधानी :
- एकदम से पहली बार में ही ज़मीन पर बैठने की कोशिश न करें।
- घुटने के आपरेशन या बहुत अधिक कमर दर्द से पीड़ित व्यक्ति न करें या पहले उनसे संबंधित आसन कर लें।

कुक्कुटासन

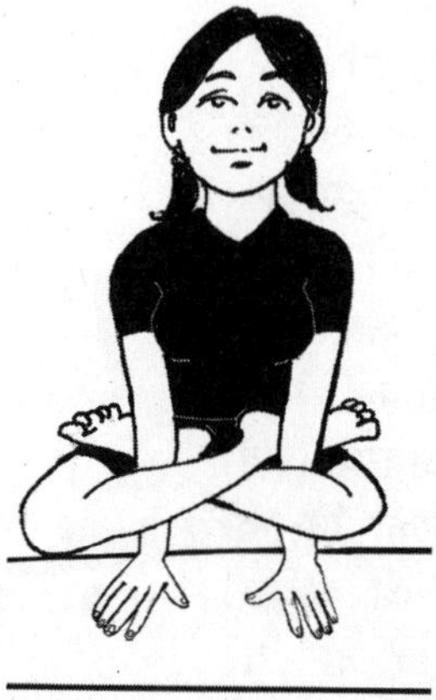

आकृति : कुक्कुट आसन अर्थात् मुर्ग़े की तरह दिखने वाला आसन।

विधि : पद्मासन में बैठें। हाथों को पिण्डलियों और जाँघों के बीच में से धीरे-धीरे निकालें। हथेलियों को ज़मीन पर इस प्रकार रखें कि अंगुलियाँ सामने की तरफ़ रहें। अब पूरे शरीर को धीरे-धीरे हाथ के पंजों पर वज़न देते हुए ऊपर उठाएँ। जितना संभव हो सके रुकें। फिर वापस मूल स्थिति में आ जाएँ। अभ्यास हो जाने पर पैरों को बदलकर करें।

ध्यान : हृदय-चक्र का ध्यान करें एवं आध्यात्मिक लाभ हेतु मूलाधार चक्र पर।

श्वासक्रम :

- अंतिम अवस्था में साधारण रूप से श्वास-प्रश्वास करें।
- ऊपर उठते समय श्वास लें और वापस आते समय श्वास छोड़ें।

समय : यह क्रिया 3-4 बार करें।

लाभ :
- हाथ के पंजे, कोहनी और कंधे मज़बूत होते हैं।
- पेट की माँसपेशियाँ मज़बूत होती हैं।
- लोलासन से होने वाले समस्त लाभ प्राप्त होते हैं।
- शरीर में मज़बूती आती है।
- स्पोर्ट्स में वॉलीबॉल, बास्केटबॉल, जूडो-कराटे वालों को यह आसन अवश्य करना चाहिए।

विशेष : पिण्डली, जाँघों और हाथों में चिकना द्रव्य लगाकर आसन करने में सरलता होती है।

वृषभासन

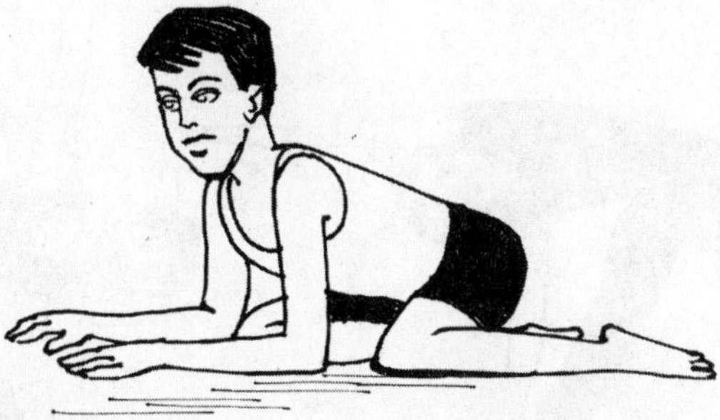

शाब्दिक अर्थ : वृषभ का मतलब बैल है। यह भगवान शिव का वाहन एवं प्रथम तीर्थंकर भगवान आदिनाथ की मूर्ति के नीचे शिलापट्ट पर अंकित किया जाने वाला पहचान चिन्ह है।

विधि : जैसे बैल ज़मीन पर विश्राम की स्थिति में बैठता है वैसे ही इस आसन की स्थिति होती है। अपने आसन पर घुटनों के बल बैठ जाएँ या वज्रासन में बैठ जाएँ। अब चित्रानुसार बैठें। यदि बाईं जाँघ के बल बैठते हैं तो बाएँ पैर की एड़ी सीवनी-स्थान पर स्पर्श करें एवं दाहिने पैर को बाएँ पैर के ऊपर चित्रानुसार रखें। अब दोनों हाथों को सामने इस प्रकार रखें जैसे बैल अपने सामने के पैरों को रखता है।

श्वासक्रम/समय : श्वास क्रिया सामान्य रखें और अब यही क्रिया पैरों को बदलकर करें। 5 मिनट तक प्रतिदिन अभ्यास कर सकते हैं।

ध्यान : आध्यात्मिक लाभ हेतु भगवान शिव/ भगवान आदिनाथ का ध्यान करें।

लाभ :
- वृष के समान शक्तिशाली एवं कंधे मज़बूत होते हैं।
- जाँघ, पैर, हाथ, बाहु, स्कंध, घुटने सभी पुष्ट एवं सुगठित होते हैं।
- पेट की दूषित वायु का विसर्जन होता है अतः व्यक्ति हल्कापन महसूस करता है।
- कई प्रकार के शारीरिक लाभ स्वतः प्राप्त हो जाते हैं।

त्रिकोणासन

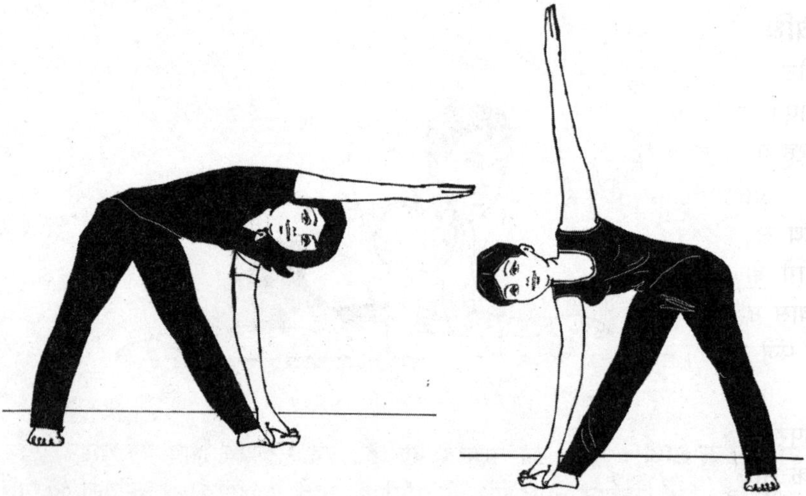

शाब्दिक अर्थ : त्रिका अर्थ तीन। कोण का अर्थ कोना (त्रिकोण अर्थात् तिकोना)।

विधि : प्रसन्न मन से सावधान खड़े हो जाएँ अब पैरों के बीच 2-3 फ़ीट का अंतर बना लें। दोनों हाथों को कंधों की सीध में ज़मीन के समानांतर पक्षियों के पंखों की तरह फैला लें। धीरे-धीरे कमर के ऊपरी हिस्से को सामने दाहिनी तरफ़ झुकाएँ। दाहिने हाथ की हथेली से दाहिने पैर के पंजे को पकड़ें या पैर की अँगुलियों को स्पर्श करें। दोनों घुटने तने हुए होने चाहिए। अंतिम अवस्था में बाएँ हाथ की स्थिति को दो प्रकार से कर सकते हैं। पहली स्थिति में बायाँ हाथ दाहिने हाथ की सीध में रहेगा एवं दूसरी स्थिति में बाएँ हाथ की भुजा बाएँ कान के ऊपर रखते हुए त्रिकोण की स्थिति निर्मित करेगी। अब इसी क्रिया को बाईं तरफ़ झुकते हुए करें।

श्वासक्रम : झुकते समय श्वास छोड़ें एवं सीधे खड़े होते समय श्वास लें।

लाभ :
- क़ब्ज़ को दूर करता है।
- पैरों की माँसपेशियों को ठीक करता है।
- मेरुदण्ड को लचीला बनाता है।
- पीठ का दर्द एवं गर्दन के रोग ठीक करता है।
- उदर-संबंधी विकार ठीक करता है।

विशेष : इस आसन की क्रिया में थोड़ा-थोड़ा परिवर्तन कर इसके 3-4 प्रकारांतर किए जा सकते हैं।

त्रिकोणासन – प्रकारान्तर

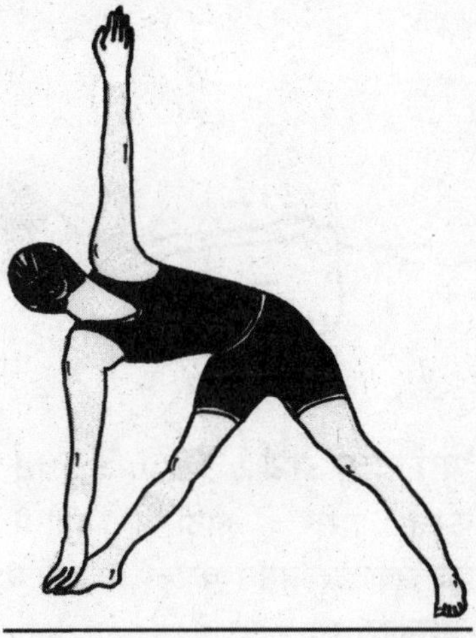

विधि : दोनों पैरों के बीच लगभग 3 फ़ीट का अंतर रखकर सीधे खड़े हो जाएँ। दोनों हाथों को पक्षियों के पंखों की तरह कंधों के समानांतर फैला लें।

अब बाएँ पैर के पंजे को दाहिने हाथ से स्पर्श करने के लिए शरीर को आगे झुकाते हुए बाएँ अंग को मोड़ें। श्वास छोड़ते हुए दाहिने हाथ से बाएँ पैर के पंजे को स्पर्श करें।

बाएँ हाथ को आसमान की तरफ़ ऊपर करें ताकि दोनों हाथ की भुजाएँ एक सीध में हों। लगभग 5 सेकेंड रुकें। अब वापस बीच की स्थिति में आ जाएँ और यही क्रिया बाएँ हाथ से करें। धीरे-धीरे अभ्यास करते हुए रुकने की स्थिति में समय लगाएँ।

विशेष : हाथों को ऊपर की तरफ़ करते हुए आसमान की तरफ़ घुमाकर दृष्टि स्थिर करें।

ध्यान : पीठ, पेट एवं पिंडली के तनाव को महसूस करें। मणिपूरक चक्र का भी ध्यान करें।

गतिमय त्रिकोणासन : अब इसी क्रिया को तेज़ करते हुए गतिमय बनाएँ।

लाभ :
- इस गतिमय क्रिया को प्रतिदिन नियमित रूप से करने पर उदर प्रदेश को आश्चर्यजनक रूप से लाभ मिलता है। पाचन-तंत्र मज़बूत होताहै।
- मोटापे को कम करता है।
- पैर की पिंडली तनाव रहित होकर सशक्त बनती है।
- वायु विकार का शमन करता है।
- कमर शक्ति विकास के लिए यह अति प्रभावकारी क्रिया है।
- कमर पतली कर पेडू (पेट का निचला हिस्सा) में जमीं चर्बी को कम करता है।

नोट : कुछ योग शिक्षक इसको **पार्श्व त्रिकोणासन, कोणासन** और **परिवृत त्रिकोणासन** भी कहते हैं।

अष्टांग नमस्कारासन

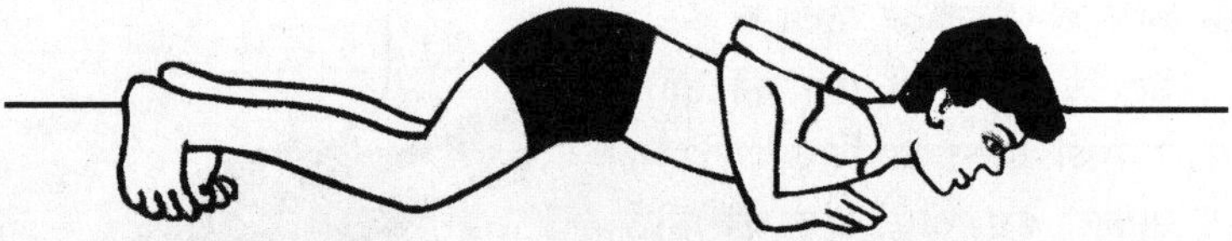

शाब्दिक अर्थ : अष्टांग का अर्थ आठ अंगों सहित। नमस्कार का अर्थ प्रणाम करना। शरीर के आठों अंगों (दोनों पैर, दोनों हाथ, दोनों घुटने, छाती एवं ठुड्डी) को झुकाकर नमन करना या प्रणाम करना। इस कारण इस आसन को अष्टांग नमस्कारासन कहते हैं।

विधि : पेट के बल उत्तर या पूर्व की दिशा की तरफ़ सिर करके लेट जाएँ। दोनों पैर की अंगुलियाँ, दोनों घुटने, दोनों हाथों की हथेलियाँ, छाती व ठुड्डी यह सभी अंग पृथ्वी को स्पर्श करें। यह आसन भगवान को साष्टांग नमस्कार करने जैसा ही है।

श्वासक्रम/समय : स्वाभाविक श्वास-प्रश्वास करें। अनुकूलतानुसार रुकें।

ध्यान :
- अपने ईष्ट भगवान या गुरु का ध्यान करें।
- मूलाधार चक्र से उठती हुई शक्ति का ध्यान करें, जो कि सहस्रार की तरफ़ प्रभाहित हो रही है।
- शरीर के रोगों का नाश हो रहा है, ऐसा ध्यान करें।

लाभ :
- यह आसन मेरुदण्ड के रोग में अति लाभकारी है।
- यह आसन शरीर को पूर्ण आराम देता है एवं नई चेतना का संचार करता है।
- मानसिक शांति प्रदान करता है।

नोट :
- दिशाओं का महत्त्व आध्यात्मिक कारणों से।
- कुछ योग शिक्षक इसको **प्रणिपातासन** कहते हैं।

हनुमानासन

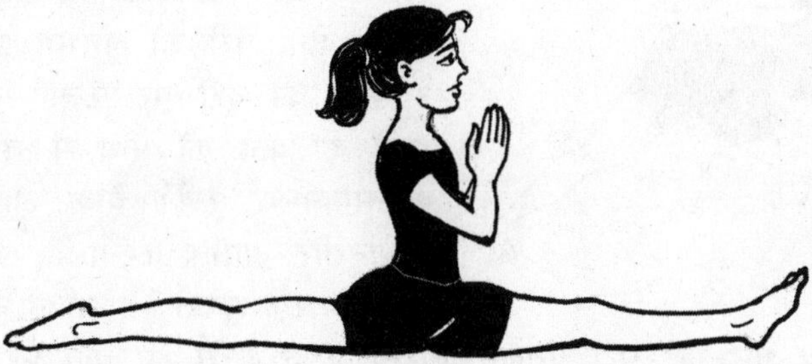

विधि : चाहे तो दोनों घुटनों के बल बैठें या एक घुटने को ज़मीन पर टेकें और दूसरे पैर को उसके बग़ल मे रखें। अब दोनों हाथों की हथेलियों को शरीर के अगल-बग़ल की ज़मीन पर रखें। धीरे-धीरे दोनों पैरों को आगे-पीछे फैलाएँ। हाथों का सहारा लें (जल्दबाज़ी न करें, चूँकि जाँघों, पिंडलियों एवं गुदाद्वार के पास अधिक तनाव होता है, अतः क्रिया को पूर्ण करने में नए साधक को कुछ दिन भी लग सकते हैं) दोनों पैरों को विपरीत दिशा में इतना फैलाएँ कि नितंब, जाँघें व पिंडली ज़मीन को स्पर्श करने लगें, अब हाथों का सहारा हटाकर छाती के सामने हाथों को लाएँ और नमस्कार मुद्रा बनाएँ या दूसरी प्रकार से हाथों को सिर के ऊपर ले जाकर नमस्कार मुद्रा बना सकते हैं।

ध्यान : हनुमानजी का ध्यान लगाएँ और उनके चरित्र का चिंतन करें एवं उनके गुणों को आत्मसात् करें।

समय : 10 से 30 सेकंड तक करें।

श्वासक्रम : अंतिम स्थिति में स्वाभाविक श्वास-प्रश्वास लें।

लाभ :
- काम-विकार को शांत करता है। जननेंद्रिय के रोग दूर करता है।
- पिंडलियों, जाँघों और श्रोणी-स्थान में रक्त संचार की क्रिया को बढ़ाकर स्नायुतंत्र को लाभ पहुँचाता है।
- गठिया रोग को दूर करता है।

नोट : एक हाथ में गदा एवं एक हाथ में पर्वत - इस प्रकार की मूर्ति के प्रचलन में होने के कारण कोई-कोई योग गुरु हनुमानासन को उस प्रकार से भी करवाते हैं। एवं हनुमानासन को और भी कई प्रकार से किया जा सकता है।

सावधानी : आसन करने के बाद एकदम से खड़े न हों, सामने पैर फैलाकर बैठ जाएँ।

अर्द्ध चंद्रासन (प्रथम प्रकार)

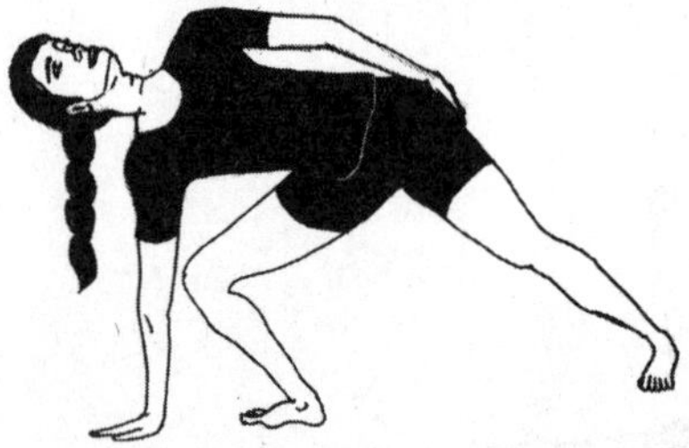

विधि : प्रसन्नतापूर्वक सीधे खड़े हो जाएँ। दोनों पैरों को लगभग 2 से 3 फ़ीट की दूरी पर फैलाएँ और हाथों को कंधे की सीध में ज़मीन के समानांतर रखें। चूँकि आपको चित्रानुसार आसन करना है, अतः दाहिनी तरफ़ झुकते हुए दाहिने घुटने को मोड़ें। अब धीरे-धीरे पूरा संतुलन दाहिनी तरफ़ करते हुए बाएँ पैर को उठाएँ। बाएँ पैर को इतना उठाएँ कि दाहिने हाथ की हथेली ज़मीन को छूने लगे, परंतु शरीर का भार दाहिने पैर और नितंब पर पड़े। बाएँ हाथ को बाईं तरफ़ कमर के समानांतर रखें। 10 से 20 सेकंड इस स्थिति में रुकें। क्रमशः अपनी मूल स्थिति में आ जाएँ और यही क्रिया पैर बदलकर दूसरे पैर से करें।

श्वासक्रम : श्वास-प्रश्वास अंतिम अवस्था में स्वाभाविक रखें।

लाभ :
- मेरुदण्ड के निचले एवं पृष्ठ भाग को मज़बूत करता है।
- जिनके पैर काँपते हों, वे इस आसन को अवश्य करें। लाभ मिलेगा।
- घुटने के दर्द व ऐंठन को ठीक कर लाभ पहुँचाता है।
- वायु-निष्कासन कर शरीर हल्का करता है।

विशेष : अलग-अलग परंपराओं में अर्धचंद्रासन को अलग-अलग ढंग से कराए जाने के कारण हमने उनको यहाँ पर दर्शाया है।

अर्द्ध चंद्रासन (द्वितीय प्रकार)

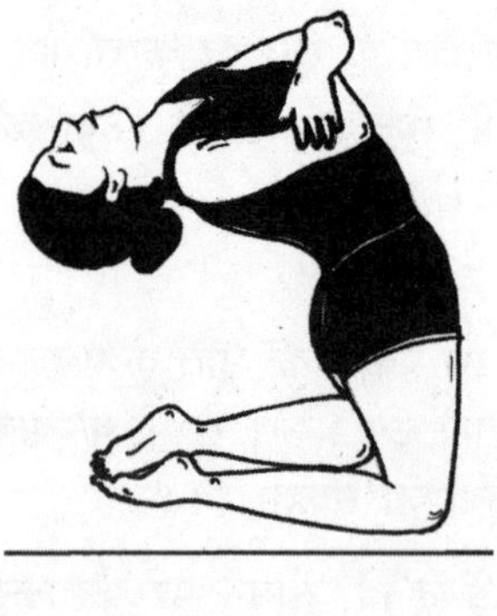

विधि : वज्रासन की स्थिति में रहें व घुटनों के बल खड़े हो जाएँ अब पीठ व सिर को पीछे की और झुकाएँ (चित्र देखें) एवं हाथों को छाती के सामने आपस में बाँध लें।

श्वासक्रम/समय : पीछे झुकते समय अंतःकुंभक करें। मूल अवस्था में लौटते समय श्वास छोड़ें।

लाभ : कब्ज मिटता है। पाचनतंत्र मज़बूत होता है, पीठ, कमर व मेरुदण्ड के रोग ठीक होते हैं।

नोट : कुछ योग शिक्षक इसको **अर्ध उष्ट्रासन** भी कहते है।

अर्द्ध चंद्रासन (तृतीय प्रकार)

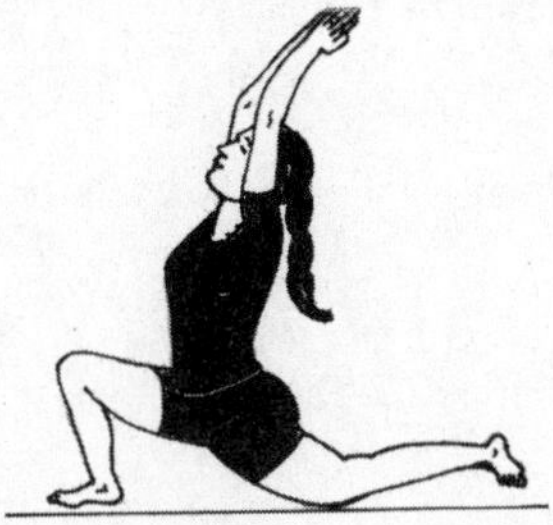

विधि : घुटनों के बल खड़े हो जाएँ। बाएँ पैर को लगभग एक फ़िट आगे करते हुए पंजे को ज़मीन पर रखें, अब दाहिने पैर को पीछे की ओर खींचते हुए गर्दन व पीठ को पीछे की तरफ़ धीरे-धीरे यथासंभव झुकाएँ। हाथों को नीचे की तरफ़ अगल-बग़ल में ही रखें या आसन की पूर्णाकृति बनाने के लिए हाथों को ऊपर की तरफ़ उठाकर पीछे की ओर झुकाते हुए अर्द्ध चंद्राकार का निर्माण करें। वापस मूल अवस्था में आएँ और दूसरे पैर को आगे रखकर आसन की क्रिया को दोहराएँ।

ध्यान : स्वाधिष्ठान चक्र पर।

श्वासक्रम/समय : पीछे की तरफ़ मुड़ते हुए श्वास लें एवं मूल अवस्था में लौटते समय श्वास छोड़ें। यह एक आवृत्ति हुई। इस प्रकार पाँच आवृत्ति करें।

लाभ : ○ शरीर के रक्त संचार को सुचारु करता है। ○ मेरुदण्ड को सशक्त एवं लोचदार बनाता है। ○ पैरों की माँसपेशियों को स्थायित्व देता है। ○ स्त्री रोगों के लिए अति लाभकारी। ○ ग्रीवा एवं फेफड़ों को पर्याप्त लाभ पहुँचाता है।

अर्द्ध चंद्रासन (चतुर्थ प्रकार)

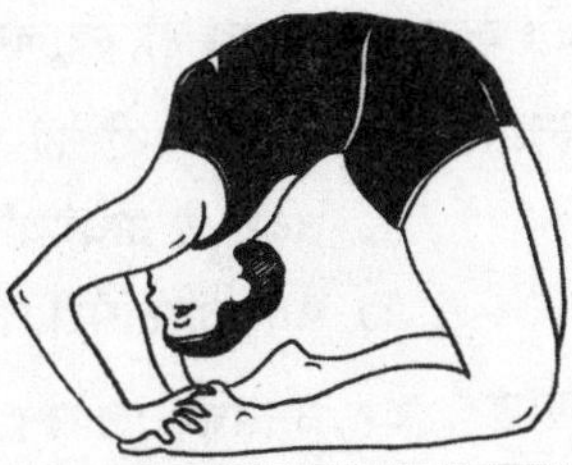

विधि : वज्रासन की स्थिति में बैठें, दोनों हाथों को ऊपर करते हुए घुटनों के बल खड़े हो जाएँ। धीरे-धीरे मेरुदण्ड को इतना झुकाएं कि हथेलियाँ तलवों पर आ जाएँ (चित्र देखें) इसी स्थिति में तलवों को पकड़ लें यथा शक्ति रूकें और वापस मूल अवस्था में आ जाएँ।

श्वास : अंतःकुंभक करते हुए आसन की स्थिति निर्मित करें एवं मूल अवस्था में लौटते समय श्वास छोड़ें।

लाभ : ○ मेरुदण्ड में लोच व लचीलापन आता है। ○ वात रोगी को जोड़ों के दर्द से राहत मिलती है। ○ कमर, पीठ, मेरुदण्ड, पेट, गर्दन एवं सिर को धीरे-धीरे रोगों से छुटकारा मिलता है। ○ स्त्रियाँ इस आसन से कई लाभ प्राप्त कर सकती हैं ○ चक्रासन से मिलने वाले लाभ भी इस आसन के अभ्यास से स्वतः प्राप्त हो जाते हैं।

सावधानी : कड़क मेरुदण्ड वाले और उदर रोग से पीड़ित व्यक्ति न करें।

नोट : इस आसन को **पूर्ण उष्ट्रासन** भी कहते है।

लोलासन

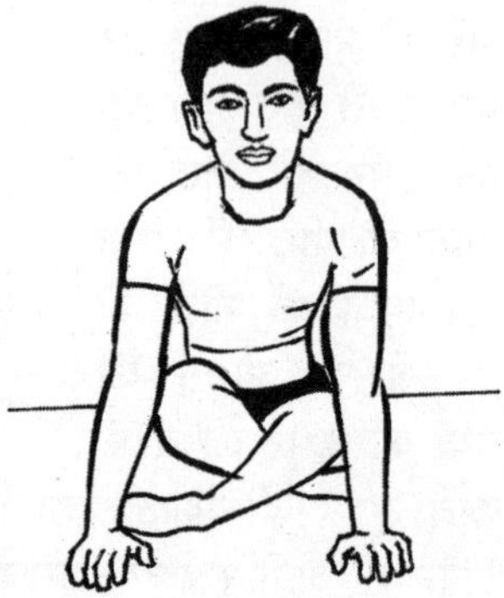

शाब्दिक अर्थ : लोल का अर्थ कंपायमान, हिलता हुआ या चंचल है।

विधि : सामने पैर फैलाकर बैठ जाएँ। दोनों हाथों की हथेलियों को कमर के अगल-बग़ल रखें। आसन से उठते हुए दाहिने घुटने को पीछे की तरफ़ मोड़ें एवं तलवे को बाएँ नितंब के नीचे रखें। उस पर बैठ जाएँ। अब बाएँ घुटने को मोड़ते हुए पुनः आसन से उठते हुए दाहिने नितंब के नीचे बाएँ तलवे को रखें और उस पर बैठ जाएँ। श्वास लें एवं हाथों के बल पूरे शरीर को साधते हुए ज़मीन से ऊपर उठाएँ। हाथों पर संतुलन बनाते हुए धीरे-धीरे पूरे शरीर को आगे-पीछे हिलाएँ। झूलते समय श्वास रोककर रखें एवं मूल अवस्था में आकर श्वास छोड़ दें। जब तक संभव हो संतुलन बनाकर रखें।

लाभ :
- संपूर्ण हाथों को पुष्ट बनाता है।
- उदर के अवयवों को लाभ मिलता है।
- पीठ और पैरों की माँसपेशियों को पुष्ट और लचीला बनाता है।

नोट : यह आसन तुलासन या झूलासन के जैसा ही है। अंतर इतना है कि तुलासन में पैर के ऊपर पैर रखकर पद्मासन-अवस्था जैसा होता है परंतु लोलासन में पैरों को नितम्ब के नीचे रखना है।

योगाभ्यास व्यक्ति को शांत भी बनाता है
और क्रियाशील भी।

-RJT

तुलासन/झूलासन/उत्थित पद्मासन (प्रथम प्रकार)

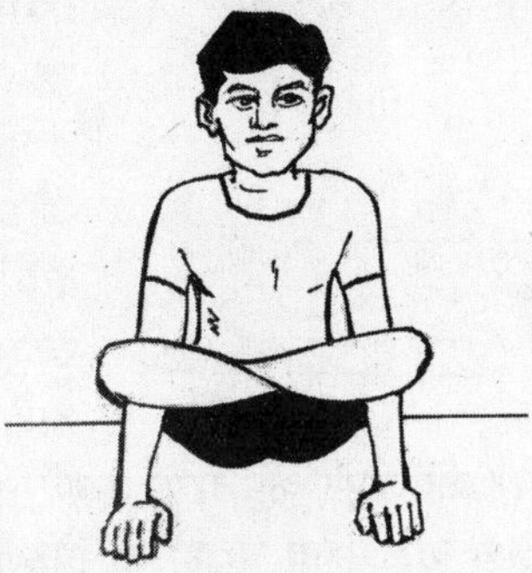

शाब्दिक अर्थ : तुला का अर्थ तराज़ू के दो पलड़े और झूले की तरह झूल सकते हैं, इसलिए इसका नाम झूलासन भी है।

विधि : पद्मासन में बैठें। दोनों हाथों की हथेलियों को दोनों जाँघों के अगल-बग़ल की ज़मीन पर रखें। श्वास लेते हुए दोनों हाथों पर वज़न देकर शरीर को ऊपर उठा लें। कुछ देर रुकें। चाहे तो झूले की भाँति धीरे-धीरे आगे-पीछे झूलें। वापस मूल अवस्था में आते समय श्वास छोड़ें। अब यही क्रिया पैरों की स्थिति बदलकर करें।

समय : 1 मिनट से 3 मिनट तक।

ध्यान : मूलाधार चक्र पर।

लाभ :
- छाती को पुष्ट बनाता है।
- भुजा, कलाई व कंधों को मज़बूत बनाता है।
- उदर की दीवारों को भी पुष्ट बनाता है।
- जीवन में भी संतुलन प्रदान करता है।

सावधानी : मणिबंध पर अधिक ज़ोर पड़ता है। अतः कमज़ोर मणिबंध वाले क्रमशः अभ्यास के साथ ही करें।

नोट : कुछ योग शिक्षक इस आसन को लोलासन भी कहते हैं एवं उत्थित पद्मासन का द्वितीय प्रकार आगे दिया गया है।

मेरु आकर्षणासन/सुप्त एक हस्तपाद उर्ध्वासन

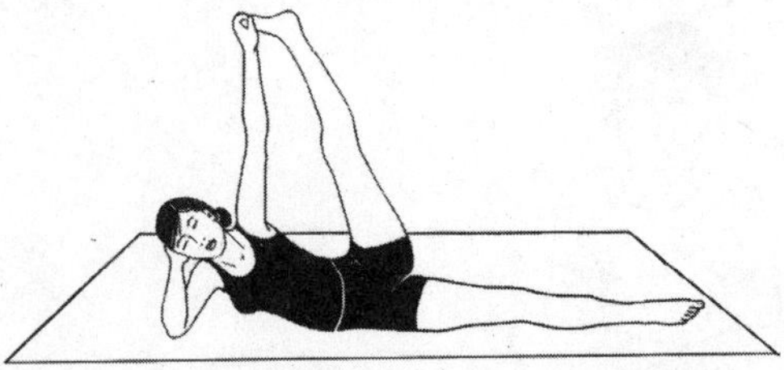

विधि : अपने आसन पर पीठ के बल लेट जाएँ तत्पश्चात् दाहिने करवट लें और दाहिने हाथ को सहारा देते हुए सिर को ऊपर उठाकर हथेली पर रखें एवं बाएँ पैर पर बाएँ हाथ को रखें। अब धीरे-धीरे बाएँ पैरे को ऊपर की तरफ़ उठाएँ और बाएँ हाथ से पैर के अंगुठे को पकड़ने की कोशिश करें संभव ना हो तो पिंडली या टखने को पकड़ते हुए पैरों को तानकर रखें। वापस मूल अवस्था में आएँ। अब यही क्रम दूसरी तरफ़ से भी करें।

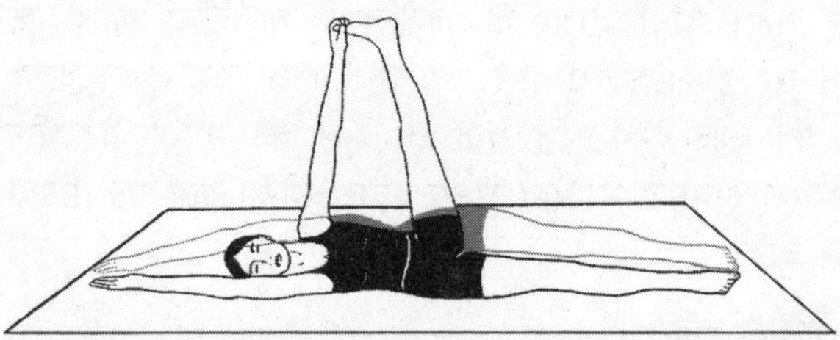

प्रकारान्तर : इसी आसन मे हाथों को सिर के नीचे न लगाकर कान से स्पर्श कराते हुए दोनों हाथों को ऊपर की तरफ़ प्रणाम की अवस्था में रखें और जब बाएँ पैर को उठाएँ तो बाएँ हाथ को भी उठाते हुए पैर के अंगूठे को पकड़ने की कोशिश करें इस अवस्था को **एक हस्त पाद अंगुष्ठ स्पर्शासन** भी कहते हैं।

श्वासक्रम/समय : हाथ और पैर को उठाते समय श्वास लें अंतिम अवस्था में श्वास-प्रश्वास सामान्य रखें। हाथ और पैर को वापस लाते समय श्वास छोड़ें। यथा संभव जितनी देर रुके सकते हैं रुके। दोनों तरफ़ से 5-5 बार दोहराएँ।

सावधानी : स्लिप डिस्क, सर्वाइकल प्राब्लम, साइटिका वाले न करें।

लाभ :
- यह आसन पूरे पैर की नसों में खिंचाव पैदा करता है। अतः रक्त संचार सुचारु होता है।
- कमर पैरों के बीच के सन्धि स्थल में लोच पैदा करता है।
- नितम्ब और जंघाओं में ज़मी अतिरिक्त चर्बी को कम करता है और उनमें सुडोलता प्रदान करता है।

नोट : कुछ योग शिक्षक उपरोक्त आसन को **अनन्तासन** भी कहते हैं।

वशिष्ठासन

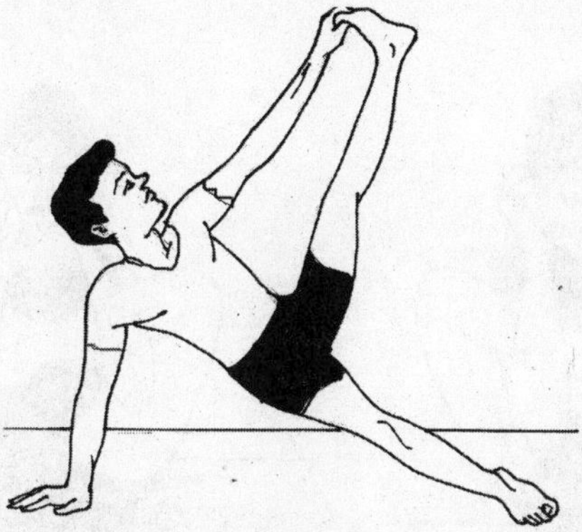

शाब्दिक अर्थ : वशिष्ठ एक प्रसिद्ध ऋषि का नाम है, जो कि सूर्यवंशी राजाओं के पुरोहित और ऋग्वेद के सातवें मंडल के रचनाकार थे।

विधि : ज़मीन पर बाईं करवट से लेट जाएँ। बाएँ हाथ को ज़मीन से स्पर्श करता हुआ कंधे के पास रखें। अब पूरे शरीर का भार बाईं हथेली एवं बाएँ पैर के पंजे पर देते हुए चित्रानुसार शरीर को उठाएँ। शरीर पूरा तना हुआ रहना चाहिए। जब आप इस स्थिति को अच्छे से कर लें तब दाहिने पैर को उठाकर आकाश की तरफ़ करें एवं दाहिने हाथ से पैर का अँगूठा पकड़ें। घुटना मुड़ना नहीं चाहिए। नए साधक दीवार का सहारा ले सकते हैं। यही क्रिया पैरों की स्थिति बदलकर करें।

श्वासक्रम : अंतिम अवस्था में श्वास-प्रश्वास स्वाभाविक रहने दें।

समय : यथाशक्ति।

लाभ :
- भुजाएँ मज़बूत एवं दृढ़ होती हैं।
- यह आसन कमर एवं गुदा स्थित संस्थान को ठीक करता है।
- हाथ एवं पैरों के कंपन को समाप्त करता है।
- पूरे शरीर में लोच एवं सुदृढ़ता प्रदान करता है।

सावधानी : उच्च अभ्यास एवं संतुलन की क्रिया होने के कारण दीवार का सहारा लें।

गर्भासन/गर्भपिंडासन/उत्तान कूमार्सन

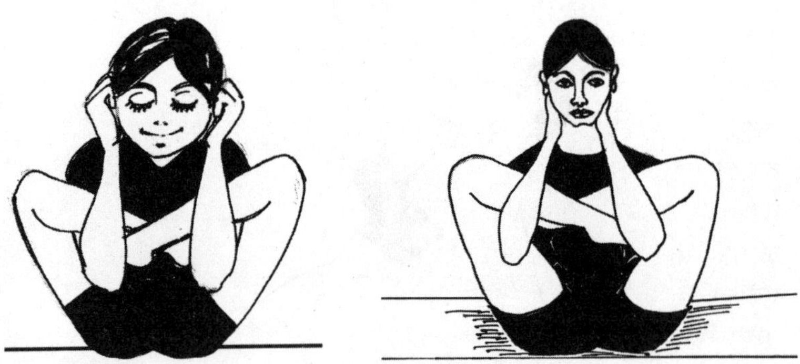

शाब्दिक अर्थ : गर्भ-पिंड का अर्थ गर्भाशय में भ्रूण (विकसित शिशु)।

विधि : पद्मासन में बैठें। अब दोनों हाथों को पिंडलियों और जाँघों के बीच से इतना निकालें कि कुहनियाँ मुड़ सकें। अब नितंबों पर बैठने की कोशिश करते हुए घुटनों को ऊपर उठाएँ व कोहनियों को मोड़कर कानों को पकड़ें या गर्दन के पीछे आपस में गूँथ लें। शरीर का सारा वज़न गुदास्थि पर पड़ना चाहिए। कानों को पकड़ते समय श्वास निकालें और पूर्ण आसन के समय स्वाभाविक श्वास लें तथा लगभग 10-15 सेकंड रुकें। अब पैर बदलकर यही आसन करें।

ध्यान : स्वाधिष्ठान चक्र पर।

लाभ :
- यह आसन उदर प्रदेश को अच्छी तरह संकुचित करता है जिससे रक्त संचार समुचित ढंग से होता है। इस कारण उदर-प्रदेश सुगठित होता है।
- यह कमज़ोर मस्तिष्क या मानसिक बीमारियों के लिए लाभदायक है।
- पाचन-शक्ति बढ़ती है।
- जठराग्नि को उद्दीप्त करता है।
- यह एड्रिनल ग्रंथि को नियमित करता है।
- शरीर में वात, पित्त एवं कफ़ का संतुलन बनाए रखता है।
- पूर्ण शरीर को सुंदर, सुडौल, आकर्षक बनाता है।
- कूल्हे और घुटनों के संधिवात को नष्ट करता है, अतः गठिया जैसे रोग दूर भागते हैं।

मुक्तासन (द्वितीय प्रकार)

शाब्दिक अर्थ : मुक्त का अर्थ स्वतंत्र, निश्चिंत।

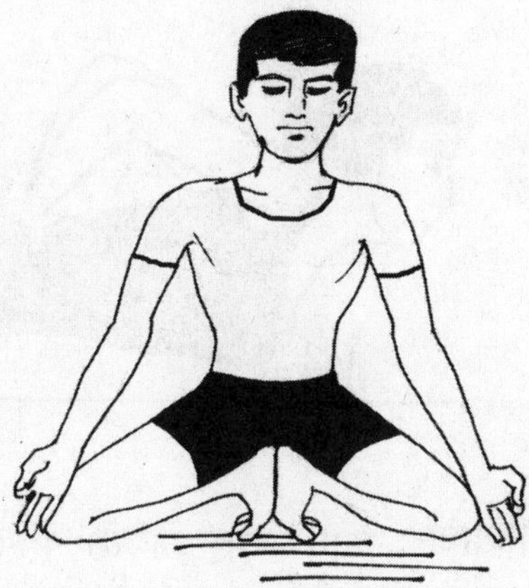

प्रथम प्रकार : सबसे पहले वज्रासन में बैठें। तत्पश्चात् दोनों पंजों के बल बैठने की कोशिश करते हुए एड़ियों को आपस में मिलाकर गुदामार्ग और शिश्न के बीच स्थित मूलाधार चक्र के पास सीवनी स्थान में लगा दीजिए एवं घुटनों को फैलाते हुए पूरा वज़न एड़ी और पंजों पर ही टिकाकर आसन में स्थित हो जाइए। हाथों को ज्ञान-मुद्रा आदि में रखकर घुटनों के ऊपर रखें। यथासंभव स्थिति तक बैठें।

लाभ :
- कुण्डलिनी जागरण में यह आसन लाभकारी है।
- पंजों और पैरों को मज़बूती प्रदान करता है। पैरों का असमय काँपना बंद होता है।
- स्त्री और पुरुष दोनों की जननेंद्रियों के विकारों को दूर कर उन्हें व्यवस्थित करता है।

योग का प्रारम्भ यम नियम के साथ करने पर साधकगण अधिक लाभान्वित होते हैं।

-RJT

खगासन

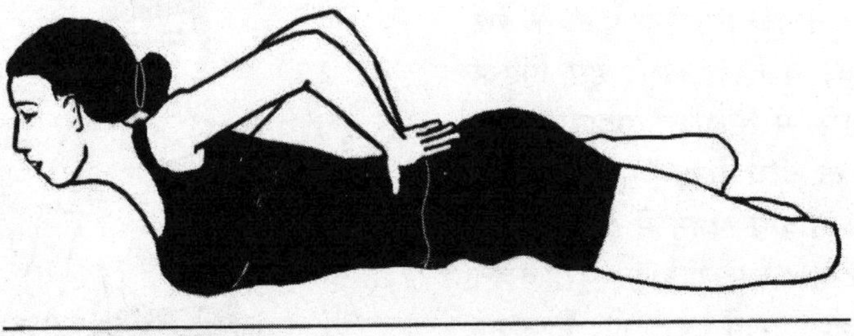

शब्दार्थ : खग अर्थात् आकाश में गमन करने वाला एवं खगासन भगवान विष्णु का एक नाम। ऊचाई पर उड़ते पक्षी सद्रश इस आसन की आकृति प्रतीत होने के कारण इसे खगासन कहा गया है।

विधि : पहले पद्मासन लगा लें एवं इसी अवस्था में पेट के बल अपने आसन पर लेट जाएँ। दोनों हाथों के पंजों को कमर पर इस प्रकार रखें कि अंगूठे पेट की तरफ़ एवं अंगुलियाँ पीठ की तरफ़ हो। अब सिर को ऊपर उठाते हुए सामने की तरफ़ देखें।

श्वासक्रम/समय : सिर उठाते समय अंतःकुभक करें। यथाशक्ति रुकें और मूल अवस्था में वापस आते समय श्वास छोड़े।

लाभ :
- वात, पित्त, कफ तीनों में सन्तुलन स्थापित होता है।
- मूत्राशय संबंधी विकार ठीक होते है।
- पाचन तंत्र क्रियाशील होता हैं।
- कमर तथा पीठ दर्द का निवारण होता है।
- स्थूलता कम होती है।
- दोनों हाथ पीठ की तरफ़ कर हाथ नमस्कार की मुद्रा करें तो यह **गुप्त पद्मासन** भी कहलाता है।

सेतुआसन/रपटासन/विपरीत दण्डासन/पूर्वोत्तानासन*

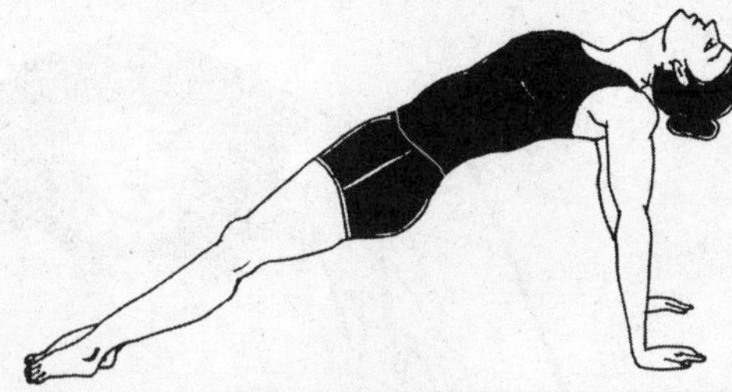

विधि : दोनों पैरों को सामने की तरफ़ फैलाकर बैठ जाएँ। बाएँ हाथ के पंजे को बाएँ नितंब से कुछ दूर एवं दाहिने हाथ के पंजे को दाहिने नितंब से कुछ दूर, पीछे की तरफ़ अँगुलियों को करते हुए हथेलियों को जमीन पर स्थित करें। धड़ को भी थोड़ा-सा पीछे की तरफ़ झुका दें।

अब हाथों पर वज़न दें और नितंब सहित पूरे शरीर को उठाते हुए तानें। पैरों के तलवों को ज़मीन से स्पर्श कराने की कोशिश करें। सिर को पीछे की तरफ़ झुका दें। (यह स्थिति ठीक वैसी ही बन जाती है जब सीढ़ियों पर स्कूटर चढ़ाने के लिए लकड़ी का पटिया रखा जाता है।) अनुकूलतानुसार रुकें, वापस मूल अवस्था में आएँ। यह 1 चक्र पूरा हुआ इस प्रकार 10 से 12 चक्र पूरा करें। बैठी अवस्था में श्वास लें। ऊपर उठते समय श्वास रोकें और वापस मूल अवस्था में आते समय श्वास छोड़ें।

ध्यान : मणिपूरक चक्र पर।

सावधानियाँ : उच्चरक्तचाप एवं हृदयरोगी क्रमशः अभ्यास में लाएँ।

लाभ :
- मणिबंध, भुजाएँ मज़बूत होती हैं। पूरे शरीर को मज़बूती प्रदान करता है।
- कटि प्रदेश एवं मेरुदण्ड को लाभ पहुँचता है।
- उदर प्रदेश में स्थित अनावश्यक चर्बी को कम करता है।

विशेष : ऊपर उठते समय हाथ एवं पैर तने हुए होना चाहिए। कुछ योग शिक्षक इसको **कोणासन** भी कहते है।

---

*पूर्वोत्तानासन को योगाचार्यों ने अलग-अलग ढंग से प्रतिपादित किया है, जैसे :

- सीधे खड़े हो जाएँ। दोनों हाथ को ऊपर की ओर ले जाते हुए कमर को पीछे की तरफ़ झुकाएँ।

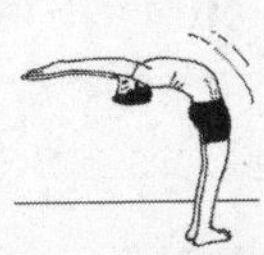

- हलासन में जाएँ और दोनों हाथों से दोनों पैरों के अँगूठों को पकड़ लें।

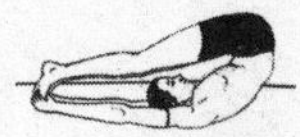

- पैरों को सामने की तरफ़ लंबवत् करें। नितंबों पर वज़न रखते हुए पैरों को ऊपर उठा लें और हाथों से अंगूठे को पकड़ लें।

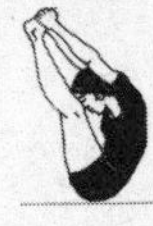

खंजनासन

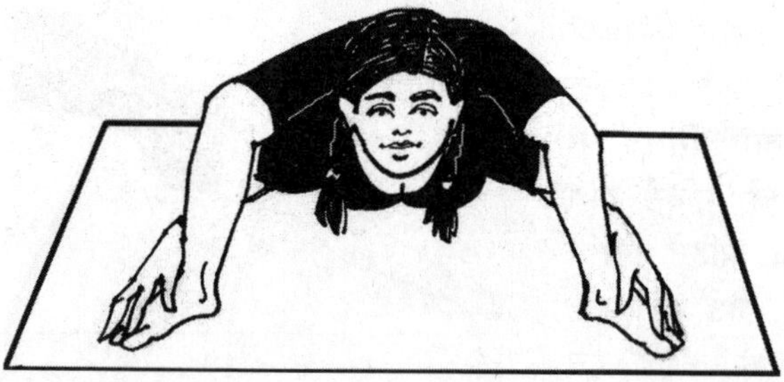

शाब्दिक अर्थ : खंजन एक पक्षी का नाम है। इसका मिलना अति शुभ एवं दुर्लभ माना जाता है।

विधि : सीधे खड़े हो जाएँ। दोनों पैरों को लगभग 2 फ़ीट फैलाएँ। सामने की तरफ़ घुटनों को मोड़ते हुए बैठने का प्रयास करें, परंतु पूर्ण रूप से न बैठें। अब दोनों जाँघों के पीछे से दोनों हाथों को निकालते हुए हथेलियों को दोनों पैरों के पंजों पर स्पर्श करा दें या पकड़ लें। नितंबों को पीछे से उठाते हुए छाती को तानें। चेहरा सामने ऊपर की तरफ़ रखें।

श्वासक्रम : आसन बनाते समय श्वास छोड़ें। आसन पूर्ण होने पर श्वास-प्रश्वास समान्य चलने दें। मूल अवस्था में आते समय श्वास लें।

समय : अनुकूलतानुसार।

लाभ :
- क़ब्ज़ दूर करता है।
- पाचन-तंत्र ठीक करता है।
- मेरुदण्ड लचीला बनाता है।
- जाँघों, घुटनों और गर्दन के जोड़ मज़बूत करता है।

सावधानियाँ : उच्च रक्तचाप/हृदयरोगी या मेरुदण्ड से संबंधित जटिल रोग हो तो शरीर के प्रति सजग रहे।

साधना साधनों की मोहताज नहीं होती।

विपरीत शीर्ष द्विहस्त बद्धासन/कल्याणासन

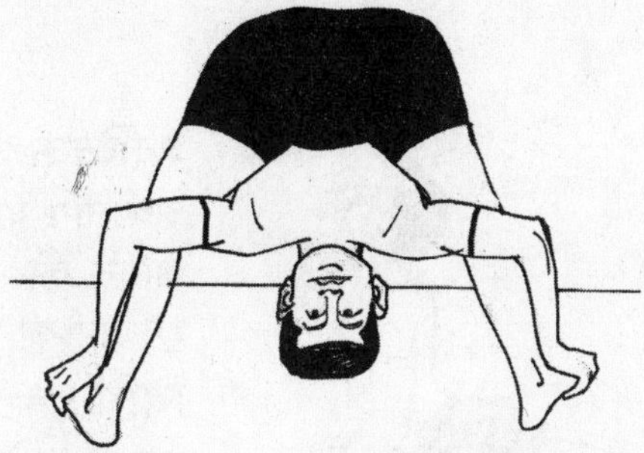

शाब्दिक अर्थ : विपरीत का अर्थ 'उल्टा' या 'विलोम' है। शीर्ष का अर्थ सिर। द्विहस्त का अर्थ दोनों हाथ। बद्ध का अर्थ पकड़ा हुआ या बँधा हुआ।

विधि :

1. प्रसन्न मुद्रा में सीधे खड़े हो जाएँ। इसके पश्चात् दोनों पैरों को विस्तृत कर लें। अब सामने की तरफ़ झुकते हुए दोनों हाथ एवं सिर को धीरे-धीरे दोनों पैरों के बीच से निकालें और कटि-भाग को ऊँचा उठा लें। दोनों हाथों से पैर के टखनों को पकड़ लें। श्वास-प्रश्वास स्वाभाविक गति से चलने दें। कुछ देर रुकें और पुनः करें।
2. पैरों के टखने पकड़ने की बजाय दोनों हाथ कमर के पीछे ले जाकर आपस में गूँथ लें।

श्वासक्रम : सामने झुकते समय श्वास छोड़ें। मूल अवस्था में लौटते समय श्वास लें।

लाभ :
- शरीर स्वस्थ, सुंदर और स्फूर्तिदायक बना रहता है।
- मेरुदण्ड को लाभ मिलता है।
- उदर-विकार से पीड़ित रहने वालों के लिए लाभकारी है।
- मंदाग्नि दूर होकर जठराग्नि प्रदीप्त होती है।
- रक्त-विकार नहीं होता।
- सिर-संबंधी रोग जैसे बालों का झड़ना, पकना व सिर-दर्द आदि समाप्त होते हैं।
- नेत्र-रोग और वायु विकार को शमन करता है।

सावधानियाँ : साइटिका, हृदयरोगी एवं उच्च रक्तचाप के रोगी इसे न करें।

पीछे की ओर झुककर किए जाने वाले आसन

भुजंगासन

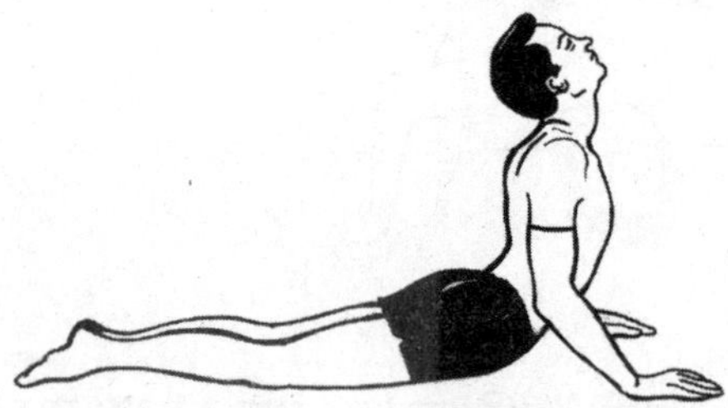

शाब्दिक अर्थ : भुजंग का अर्थ नाग या सर्प होता है। इस आसन की आकृति फन उठाए हुए सर्प की भाँति होती है।

विधि : पेट के बल ज़मीन पर लेट जाएँ। पैरों को तानकर रखें एवं तलवे ऊपर आसमान की तरफ़ हों। अब चूँकि हाथों के सहारे सिर व धड़ को ऊपर उठाना है अतः हाथों को कंधों के समीप रखें और हथेलियों को ज़मीन पर टिकाकर सिर और धड़ को धनुषाकार रूप में धीरे-धीरे ऊपर उठाएं। पूर्ण आसन होने पर हथेलियों पर ज़ोर दें ताकि शरीर अच्छे से तना रहे। दृष्टि सामने रखें। इस प्रकार यह आसन 5-6 बार दोहराएँ।

श्वासक्रम/समय : ऊपर उठते हुए श्वास लें। लगभग 10-15 सेकंड पूर्ण आसन की स्थिति में रहते हुए स्वाभाविक श्वास-प्रश्वास करें। मूल स्थिति में वापस आते समय श्वास छोड़ते हुए आएँ।

लाभ :
- चूँकि यह आसन पेट और रीढ़ में खिंचाव उत्पन्न करता है अतः यह शरीर को लोच प्रदान करता है एवं क़ब्ज़ दूर करता है।
- स्लिप डिस्क वाले रोगी अवश्य करें।
- मेरुदण्ड एवं मेरुदण्ड से संबंधित सभी अंगों को लाभ पहुँचाता है।
- स्त्री रोगों में लाभकारी।
- पेट की चर्बी को कम करता है। शरीर छरहरा एवं सुडोल बनाता है।

सावधानियाँ : गर्भवती स्त्रियाँ न करें एवं हार्निया, पेप्टिक अल्सर एवं हृदय रोगी सजगता पूर्वक करें।

विशेष : कुछ साधक इसे सर्पासन भी कहते हैं।

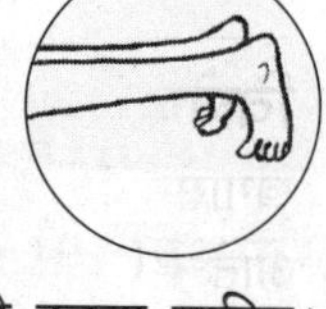

नोट : कुछ साधक भुजंगासन करते समय पैर के पंजों को मोड़ते हैं और कुछ साधक पैर के पंजों को पीछे की तरफ़ तानकर रखते हैं। दोनों प्रकार के आसन उचित हैं। परंतु पैरों के पंजों को तानने से मांसपेशियाँ अधिक खिंचती हैं। जिससे साधक को अधिक लाभ प्राप्त होता है। अतः पीछे की तरफ़ पंजों को तानकर ही करना चाहिए।

उत्तान पृष्ठासन

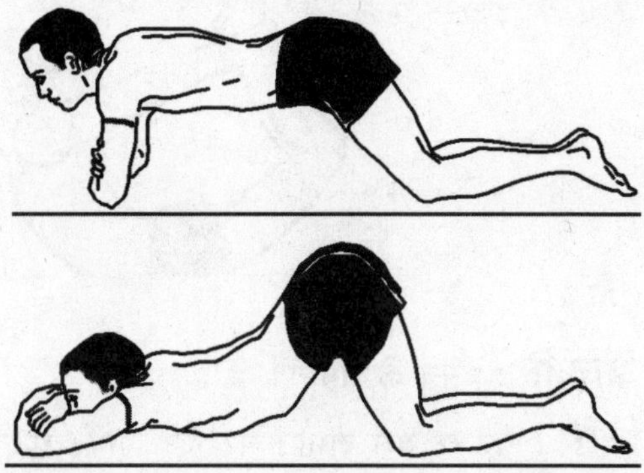

विधि : पेट के बल अपने आसन पर लेट जाएँ और वक्षःस्थल के नीचे हाथों को आपस में बाँध लें। ऐसा लगे मानो एक-दूसरे हाथ से भुजाओं को पकड़ रखा है। पहली स्थिति में सिर, वक्षःस्थल और नितंबों को ऊपर उठाएँ अब धड़ को पीछे ले जाते हुए ठुड्डी और वक्षःस्थल को ज़मीन पर बंधे हुए हाथ के पीछे स्पर्श करा दें। ऐसा करने से नितंब पीछे ऊपर की तरफ़ उठ जाएँगे। वापस पहली स्थिति में आ जाएँ।

श्वासक्रम/समय : नितंबों को उठाते समय श्वास अंदर लें और पहली स्थिति में वापस आते समय श्वास बाहर करें। 3 से 5 मिनट यथाशक्ति करें।

ध्यान : स्वाधिष्ठान और मणिपूरक चक्र पर।

लाभ :
- पीठ एवं मेरुदण्ड को लचीला बनाता है।
- उदर प्रदेश की जमी चर्बी को कम करता है।
- महिलाओं के लिए लाभकारी।
- वायु विकार दूर करता है।

सावधानी : मेरुदण्ड कड़क हो या रीढ़ की हड्डी में कोई जटिल रोग हो तो झटके के साथ न करें।

विशेष : पेट के बल किए जाने वाले आसनों में भुजंगासन, उत्तानपृष्ठासन, खगासन, तिर्यक भुजंगासन, धनुरासन, अष्टांग नमस्कारासन भी इसी श्रेणी में आते हैं।

धनुरासन

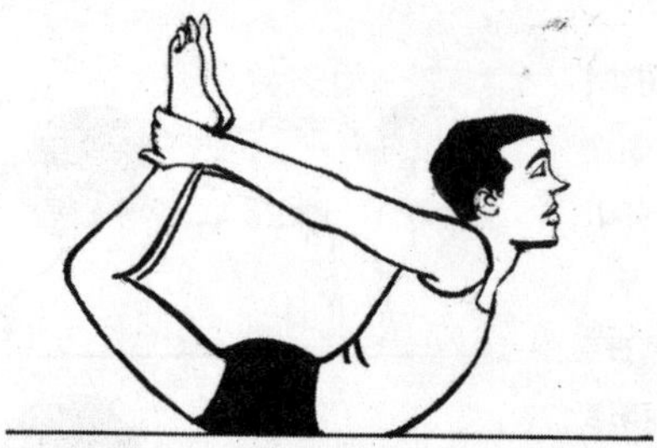

आकृति : धनुष के समान।

विधि : पेट के बल ज़मीन पर लेट जाएँ। घुटनों से पैरों को मोड़ते हुए दोनों हाथों से एड़ियों के पास पकड़ें एवं सिर और सीने को भी ऊपर उठाएँ। हाथों को सीधे रखते हुए पैरों की मांसपेशियों में तनाव पैदा करते हुए खींचें। इस प्रकार आगे-पीछे झूलते हुए हल्का व्यायाम भी कर सकते हैं।

श्वासक्रम : पैरों को पकड़ते समय श्वास अंदर लें। कुंभक करें। मूल स्थिति में आते समय श्वास छोड़ें।

समय : 15 सेकंड से आधा मिनिट तक। 4 से 5 बार करें।

ध्यान : मूलाधार या विशुद्धि चक्र पर।

लाभ :
- पुराने क़ब्ज़ को दूर कर मन प्रसन्न करता है।
- पाचन-तंत्र मज़बूत कर जठराग्नि ठीक करता है।
- मोटापे का दुश्मन है।
- मेरुदण्ड लचीला बनाकर शरीर में स्फूर्ति पैदा करता है।
- गुरु की देख-रेख में इससे संबंधित समानांतर आसन करने से क्षय रोग में लाभ।
- स्त्रियों के प्रजनन तंत्र को कार्यशील बनाता है व और भी कई बीमारियों को दूर करता है।

सावधानियाँ :

- आँतें, किडनी, अल्सर व हार्निया आदि रोग वाले इस आसन को न करें एवं रक्तचाप व हृदय विकार वाले भी न करें।
- यह आसन ख़ाली पेट करें। क्योंकि पूरा ज़ोर पेट पर ही पड़ता है।

नोट : कुछ योग गुरु धनुरासन को इस प्रकार से भी करवाते हैं। जबकि यह हलासन कहलाता है। →

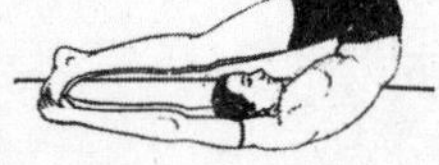

चक्रासन

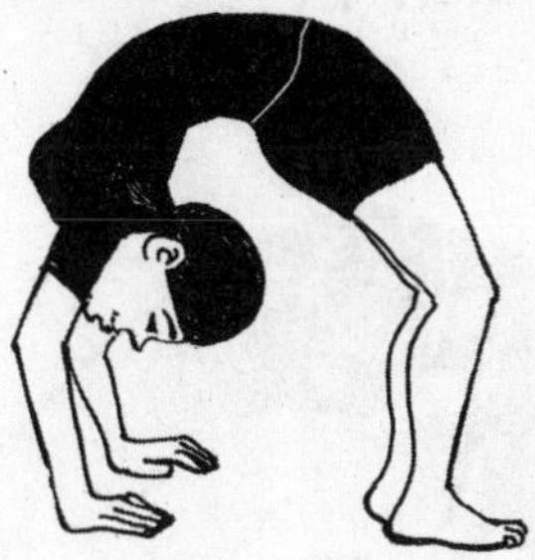

विधि : पीठ के बल ज़मीन पर लेट जाएँ। अब दोनों पैरों को मोड़कर एड़ियों को नितंब से सटा लें एवं दोनों हाथों को कान के पास इस प्रकार रखें कि अंगुलियाँ पैरों की तरफ़ रहें। अब धीरे-धीरे सिर की तरफ़ वज़न देते हुए मध्य वाले भाग से पूरे शरीर को ऊपर उठाएँ। इसी अवस्था में कुछ देर रुकें। मूल अवस्था में वापस आते समय श्वास बाहर छोड़ें एवं पहले सिर ज़मीन से टिकाएँ फिर शरीर को नीचे लाएँ।

नोट : अपनी क्षमतानुसार अभ्यास करें। अभ्यास होने पर धीरे-धीरे हाथों को एड़ी के पास ले जाएँ।

ध्यान : नाभि, हृदय व कपाल पर।

लाभ : ○ यह उदर, पीठ, पेट व प्रजनन अंगों के लिए काफ़ी लाभदायक है। ○ स्त्रियों के आंतरिक रोगों के लिए लाभकारी है। ○ शरीर को लचीला बनाता है। ○ वायुरोग का शमन करता है। ○ मोटापा कम करता है। ○ जाँघें, मेरुदण्ड व भुजाएँ मज़बूत करता है। ○ चेहरे के ओज तेज को बढ़ाता है।

सावधानियाँ: ○ गर्भावस्था एवं कमज़ोरी महसूस होने पर न करें।
○ चक्रासन का अभ्यास श्वास अंदर रोककर ही करना चाहिए।
○ अल्सर, हर्निया पीठ व मेरुदण्ड के रोग से पीड़ित व्यक्ति न करें।

विशेष : उपरोक्त चक्रासन को कुछ योगाचार्य **अर्धचक्रासन** भी कहते हैं एवं कहीं-कहीं अर्धचक्रासन को भिन्न प्रकार से भी कराया जाता है। जैसे सीधे खड़े हो जाएँ। दोनों हाथ ऊपर करें एवं जितना पीछे झुक सकते हैं झुकें। इस अवस्था को अर्धचक्रासन कहते हैं जबकि यह **अनु चक्रासन** है। कुछ योग शिक्षक चक्रासन को **उर्ध्व धनुरासन** भी कहते हैं। कुछ योग शिक्षक अर्ध चक्रासन इस प्रकार से भी करवाते हैं सीधे खड़े हो जाऐं हल्का-सा पीछे झुके, छाती उभारें सिर पीछे झुकाये एवं हाथों को पीछे ले जाकर आपस में केंचीनुमा पंजों को फँसाकर तान दें।

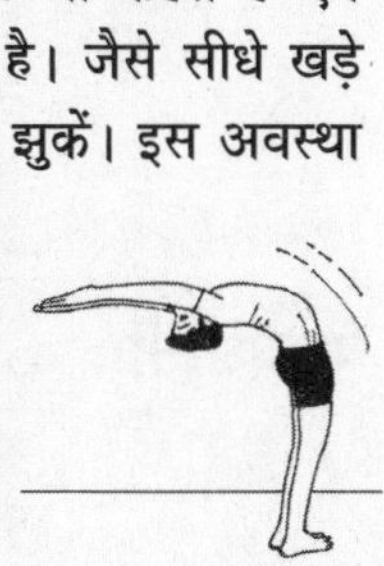

पूर्ण चक्रासन/चक्र बंधासन

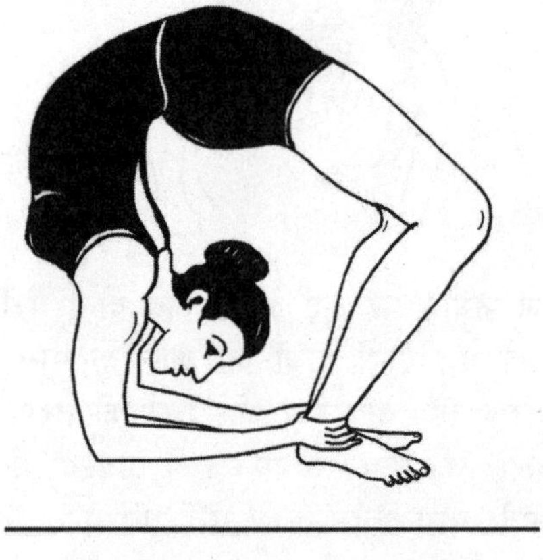

विधि : पूर्ण चक्रासन की विधि चक्रासन जैसी ही है। पहले चक्रासन बनाएँ फिर पूर्ण चक्रासन के लिए सावधानीपूर्वक हाथों को बढ़ाकर टखनों को पकड़ लें और कोहनियों को भूमि पर टिकाए रखते हुए संतुलन निर्मित करें।

श्वासक्रम/समय : चक्रासन की विधि देखें। यथाशक्ति या 10 से 12 सेकेण्ड।

लाभ :
- चक्रासन के समस्त लाभ स्वतः प्राप्त हो जाते हैं।
- मेरुदण्ड व कमर में और अधिक लचीलापन आता है।

विशेष : पूर्ण चक्रासन दो प्रकार से किया जा सकता है।

1. इसमें साधक पीठ के बल लेटकर मध्यभाग ऊपर उठाकर धीरे-धीरे पूर्ण चक्रासन बनाता है। ज़्यादातर साधक इस विधि को अपनाते हैं।
2. इसमें साधक सावधान की स्थिति में खड़े होकर दोनों हाथों को ऊपर करें। धीरे-धीरे पीछे की तरफ़ कमर को मोड़कर संतुलन बनाते हुए हाथों को ज़मीन से स्पर्श कराते हुए क्रमशः पूर्ण चक्रासन की स्थिति निर्मित करें।

सावधानी :
- उच्च रक्त चाप, हृदयरोगी एवं कलाई के कमज़ोर होने पर न करें।
- पूर्ण चक्रासन के बाद हलासन, सर्वांगासन करना चाहिए।

सेतुबंधासन/शीर्ष पादासन

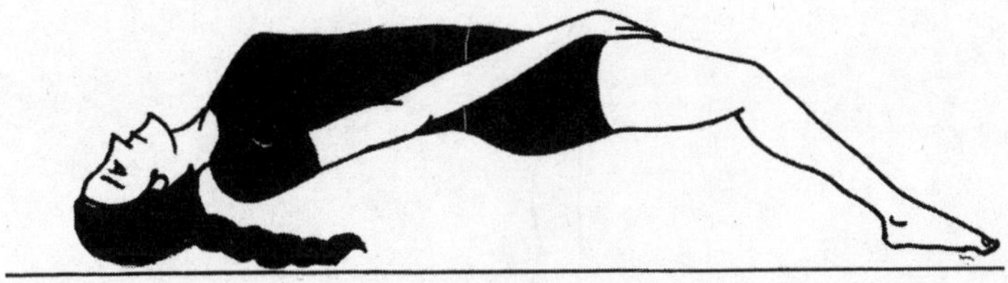

शाब्दिक अर्थ : सेतु का अर्थ पुल है एवं सेतुबंधासन का अर्थ ऐसा आसन है जिसकी आकृति उठे हुए पुल जैसी हो।

विधि : अपने आसन में शवासन अर्थात् पीठ के बल लेट जाएँ, चूँकि शरीर के बीच के भाग को सिर और पैरों के पंजों के बल उठाना है अतः सर्वप्रथम श्वास लें एवं शरीर के प्रति सजग रहें अब धीरे-धीरे शरीर के मध्य भाग को उठाएँ। नए साधक अपने हाथों का सहारा लें। अपने हाथों को या तो सिर के पीछे ले जाएँ और हाथों को बल देते हुए शरीर को उठाएँ या फिर कमर और पीठ के भाग को हाथों से उठाएँ। पूर्ण अभ्यास हो जाने पर हाथों को नमस्कार की मुद्रा में लाएँ या हाथों को पेट के ऊपर रखकर बाँध लें या हाथों को जांघों के ऊपर रख लें। ध्यान रहे पाँव का तलवा पूरा ज़मीन से चिपका रहे। पूर्ण आसन की अवस्था में श्वास रोकें। वापस आते समय श्वास छोड़ें।

लाभ :
- गर्दन के विकार दूर होते हैं और ग्रीवा पुष्ट होती है।
- शीर्ष ग्रंथियाँ, पीयूष ग्रंथि और ग्रीवा ग्रंथियों में रक्त पर्याप्त मात्रा में पहुँचने से वे ठीक ढंग से कार्य करती हैं।
- मेरुदण्ड लचीला एवं विकार रहित होता है।
- पाचन संस्थान को लाभ मिलता है।

सावधानी : योग्य शिक्षक की देख-रेख में करें। उच्च रक्तचाप वाले रोगी न करें एवं सिर के नीचे मोटा कंबल रखें।

नोट : कुछ योग शिक्षक सेतुबंधासन अलग तरह से करते है। देखें कंधरासन।

सिर, कंधा तथा गर्दन के बल किये जाने वाले आसन

सर्वांगासन

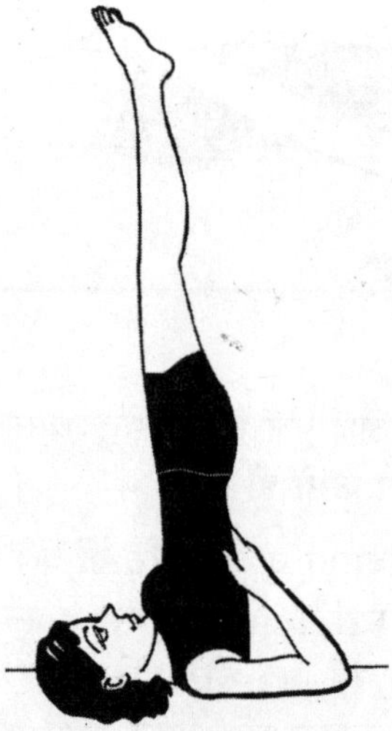

शाब्दिक अर्थ : सर्व का अर्थ पूरा, पूर्ण या सभी है और अंग का अर्थ शरीर का भाग है चूँकि इस आसन में सभी अंग से योग क्रियाएँ हो जाती हैं और पूरा शरीर लाभान्वित होता है इसलिए इस आसन का नाम सर्वांगासन है। वैसे इस आसन को शीर्षासन के पश्चात् सबसे महत्त्वपूर्ण माना गया है। इस आसन को आसनों का राजा भी कहा जाता है।

विधि : पीठ के बल लेट जाएँ। दोनों हाथ ज़मीन पर कमर के अगल-बग़ल में रखें। घुटनों को कड़ा रखते हुए धीरे-धीरे दोनों पैरों को ऊपर की ओर इतना उठाएँ कि कमर और पैर लगभग समकोण बना लें अब अपनी हथेलियों को कमर पर लगाएँ और धीरे-धीरे कमर को हाथों के सहारे इतना उठाएँ कि आपकी ठुड्डी आपके सीने को छूने लगे। चूँकि आपने अभी हाथों का अवलंबन लिया है अतः यह **सालंब सर्वांगासन** कहलाएगा। अभ्यास हो जाने के बाद हाथों का अवलंबन हटा लें। वह सर्वांगासन कहलाएगा। इस आसन को प्रतिदिन करने से आशातीत लाभ होता है।

श्वासक्रम/समय : आसन करते समय और वापस आते समय अंतःकुंभक करें एवं पूर्ण आसन पर स्वाभाविक श्वास चलने दें। आधे से 5 मिनट तक कर सकते हैं। अभ्यास हो जाने पर समय बढ़ाएँ।

ध्यान : सहस्त्रार चक्र छोड़कर सम्पूर्ण कुंडलिनी का ध्यान करें। विशेष रूप से विशुद्धि चक्र पर।

लाभ:
- यदि हम इसे **काया-कल्पासन** कहें, तो अतिशयोक्ति नहीं होगी। मूल रुप से इस आसन का प्रभाव थायरॉइड ग्रंथि, मेरुदण्ड, हृदय एवं पैरों से सम्बंधित सभी रोगों पर पड़ता है।
- आसन करने पर रक्त की मात्रा बढ़ जाने से ग्रंथि की कार्यक्षमता बढ़ जाती है, जिससे स्वास्थ्य पर अच्छा प्रभाव पड़ता है।
- जिनकी बुद्धि हमेशा भ्रमित रहती है, काम करने में मन नहीं लगता; उनको यह आसन लगभग 6 महीने तक कम से कम 3 से 5 मिनट तक अवश्य करना चाहिए।
- मिर्गी रोग और कमज़ोर मस्तिष्क वालों के लिए यह आसन अत्यंत लाभकारी है।
- स्त्रियों की मासिक धर्म सम्बंधी बीमारियाँ ठीक करता है।
- वायु गोला टल जाने पर इस आसन को एक ही समय में चार से छह बार अवश्य करना चाहिए।
- बालों का झड़ना रोकता है, चेहरे को साफ़, चमकदार व तेजोमय बनाता है।
- कामशक्ति को व्यवस्थित कर काम-विकार का शमन करता है।
- नेत्र-ज्योति, निम्न रक्तचाप, पाचन-संस्थान, रक्त-विकार व प्रमेह आदि रोगों के लिए यह नितांत उपयोगी है।
- शीर्षासन से मिलने वाले लाभ भी इस आसन से मिल जाते हैं।
- इस आसन को नियमित करने से संपूर्ण शरीर स्वस्थ्य रहता है।

सावधानियाँ

- उच्च रक्तचाप, हृदय सम्बंधी बीमारी वाले साधक किसी योग्य गुरु के निर्देशन में करें।
- सर्वाइकल स्पॉण्डिलाइटिस, स्लिप डिस्क एवं यकृत के विकार वाले इस आसन को न करें।

नोट : वे व्यक्ति जो सर्वंगासन नहीं लगा सकते वे विपरीत करणी आसन अपनी क्षमतानुसार लगा सकते हैं।

विशेष : पद्म सर्वांगासन लगाने के लिए सर्वांगासन की अंतिम स्थिति में पहुँचकर पद्मासन लगाएँ या पहले पद्मासन लगाएँ फिर सर्वांगासन की स्थिति में पहुँच जाए तो वह पद्म सर्वांगासन कहलाएगा। **एक पाद सर्वंगासन** के लिए एक पैर को कमर से मोड़कर सामने सिर की तरफ़ जमीन से स्पर्श कराएं।

विपरीतकरणी-मुद्रासन/विलोमासन

नोट : यह आसन ठीक सर्वांगासन की तरह ही है। बस अंतर यह है कि इसमें छाती और ठुड्डी को आपस में नहीं मिलाया जाता। दोनों के बीच काफ़ी अंतर रहता है।

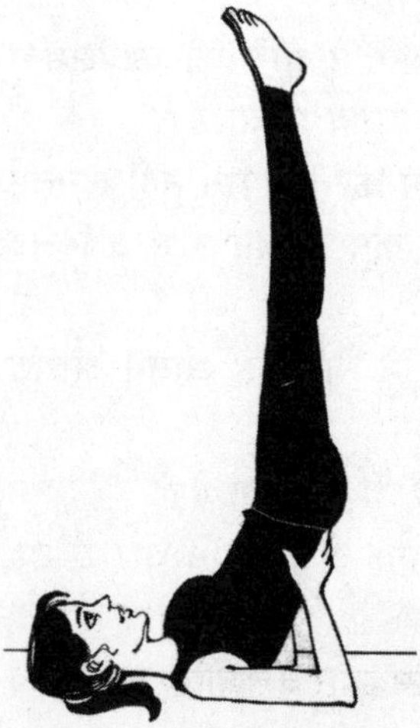

विधि : इसकी विधि भी सर्वांगासन की ही तरह मिलती जुलती है। शवासन की स्थिति में लेट जाएँ। दोनों हाथों से दोनों नितम्बों को सहारा देते हुए दोनों पैरों को समानांतर ऊपर उठाएँ। 60° पर पैर स्थापित करते है। चित्रानुसार उस स्थिति तक पहुँचें।

ध्यान : मूलाधार चक्र से विशुद्धि चक्र तक। कुण्डली जागरण के लिए यह आसन सार्थक है।

श्वासक्रम : आसन करते समय कुंभक करें। पूर्ण आसन पर स्वाभाविक श्वास-प्रश्वास करें। मूल स्थिति तक पहुँचने पर श्वास रोकें। सामान्य होने पर श्वास छोड़ें।

समय : क्रमशः बढ़ाते हुए 5 से 10 मिनट तक करें।

लाभ :
- कंठ सम्बंधी सभी रोगों का क्षय होता है।
- कंठ सुरीला व मधुर बनता है। छाती मज़बूत होती है।
- पीठ एवं पेट के समस्त विकार दूर होते हैं।
- हाथी पाँव, पैरों में झुनझुनी और पैरों के सुन्न पड़ने आदि रोगों में लाभप्रद है।
- सभी प्रकार के सिरदर्द दूर करता है।
- नेत्र-ज्योति तीव्र करता है।
- बालों का असमय पकना व झड़ना दूर करता है।
- हार्निया में भी लाभ मिलता है।
- हाइपो/हाइपर थायराइड में तीव्र लाभ मिलता है।
- पूरे शरीर को स्वस्थ्य एवं सुन्दर बनाता है।

सावधानियाँ : हाई ब्लड प्रेशर, स्लिपडिस्क, स्पॉण्डिलाइटिस एवं हृदयरोगी धैर्य पूर्वक करें।

नोट : मुद्रा वाले अध्यायों में भी इसका वर्णन आया है।

हलासन

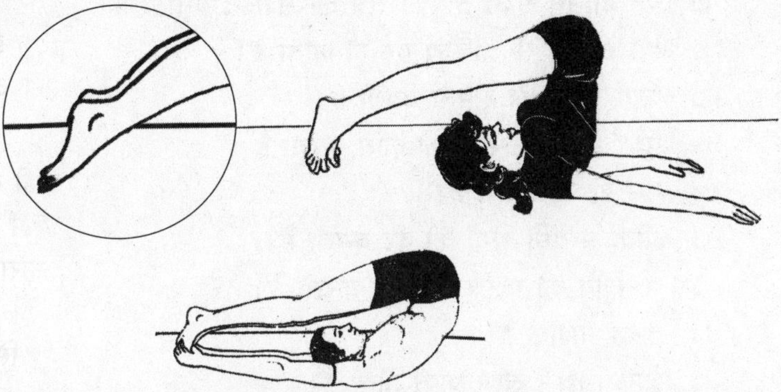

शाब्दिक अर्थ : हल का अर्थ है लांगल (खेतों में उपयोग किए जाने वाले एक औज़ार का नाम)। यह आसन सर्वांगासन का ही एक रूप है।

विधि : शवासन की स्थिति में लेट जाएँ। पैरों को समानांतर उठाते हुए सर्वांगासन की स्थिति से होते हुए पैरों को पीछे की ओर (सिर की तरफ़) ले जाएँ। पैर के पंजों को ज़मीन से स्पर्श कराएँ। ध्यान रहे इस स्थिति में पैरों को लंबवत् ही मोड़कर ज़मीन पर स्पर्श कराना है, इस स्थिति में जालंधर बंध अपने आप लग जाता है। हाथों की स्थिति दो प्रकार से कर सकते हैं। पहली स्थिति में हाथ ज़मीन पर या नितम्ब के नीचे रहने दें। दूसरी स्थिति में अपने हाथों से पैरों के पंजों को स्पर्श करें। लगभग 10 से 15 सेकंड की स्थिति के बाद धीरे-धीरे वापस शवासन की स्थिति में आ जाएँ।

श्वासक्रम/समय : पूर्ण स्थिति में जाते समय श्वास अन्दर रोकें एवं पूर्ण स्थिति बन जाने के बाद धीरे-धीरे श्वास-प्रश्वास करें व मूल स्थिति में वापिस आते समय अंतःकुंभक करें। अभ्यास हो जाने पर 5-7 मिनट तक हलासन की स्थिति में ही रहें।

ध्यान : विशुद्धि चक्र पर।

लाभ:
- यह आसन भी यौवन प्रदान करता है। रीढ़ की हड्डी एवं कमर को बुढ़ापे तक झुकने नहीं देता है।
- हृदय एवं पीठ को बल प्रदान करता है।
- रक्त का पूर्ण संचार कर रक्त को शुद्धि देता हुआ जठराग्नि को उद्दीप्त करता है एवं भूख को बढ़ाता है।
- यौन शक्ति को यथावत् रखता हुआ यौन-विकार का नाश करता है।

- चेहरे का निखार बढ़ाता है।
- यह आसन सूक्ष्म तंत्रिका-तंत्र को सशक्त बनाता है।
- इस आसन से आलस्य दूर हो जाता है।
- कार्य करने की क्षमता बढ़ती है।
- पृष्ठ भाग की पीड़ा को शांत करता है।
- मन प्रसन्न करता है।
- ग्रीवा सम्बंधी रोगों को दूर करता है।
- गर्भाशय को मज़बूती प्रदान करता है।
- क़ब्ज़ नाशक है।
- थायराइड में लाभ प्राप्त होता है।
- किडनी को सुचारु करता है। मोटापा को दूर करता है एवं छोटी आंत व बड़ी आंत को क्रियाशील बनाता है।

सावधानियाँ :

- कड़क शरीर वाले या रीढ़ की हड्डी में चोट वाले इस आसन को उचित देख-रेख में करें।
- साइटिका, स्लिप डिस्क, हार्निया, अति उच्च रक्तचाप वाले रोगी इस आसन को न करें।

विशेष : हलासन के बाद, चक्रासन, मत्स्यासन और सुप्त वज्रासन या पीछे झुककर किए जाने वाले आसन अवश्य करें।

लाभः

- हलासन की स्थिति में जब हाथों को पैरों की तरफ़ ले जाकर हथेलियों से पैरों के पंजों को पकड़ा जाता है। तब कुछ योगाचार्य उस स्थिति को **पूर्वोत्तानासन** भी कहते हैं एवं कहीं-कहीं इसका वर्णन धनुरासन के रूप में भी आता है। हमने पूर्वोत्तानासन का वर्णन सेतु आसन के साथ किया है और धनुरासन का वर्णन पिछले पृष्ठों पर है।
- कुछ योग शिक्षक हलासन में पैरों के पंजे की स्थिति बदलवाकर करवाते हैं। गोले के अन्दर चित्र को देखें।

योग साधना से मनुष्य की अंतर्निहित शक्तियाँ जागृत होती हैं।

-RJT

विस्तृत पाद सर्वांगासन/सुप्त कोणासन

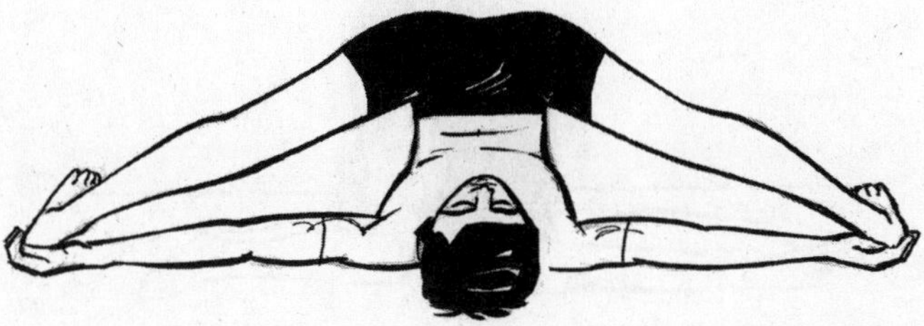

विशेष : सर्वांगासन का यह एक प्रकार है या हलासन का ही एक रूपांतर।

विधि : अपने आसन में पीठ के बल लेट जाएँ। दोनों हाथों को सिर की तरफ़ पीछे ले जाएँ। पैरों को ज़मीन से एक साथ ऊपर उठाते हुए धीरे-धीरे सिर के पीछे ले जाएँ। घुटनों को मुड़ने न दें एवं दोनों पैरों को फैलाकर दाहिने हाथ से दाहिने पैर के अंगूठे को एवं बाएँ हाथ से बाएँ पैर के अंगूठे को पकड़ें या एड़ियों का स्पर्श करें। एड़ियाँ ऊपर की तरफ़ तनी हुई हों।

श्वासक्रम/समय : अंतिम स्थिति में स्वाभाविक रूप से श्वास-प्रश्वास करें। लगभग आधा मिनट तक इसी स्थिति में बने रहें। अंतिम स्थिति में निर्मित करते समय अंतःकुंभक करें। आधे से एक मिनट तक अनुकूलतानुसार करें।

ध्यान : स्वाधिष्ठान या मणिपूरक चक्र में लगाएँ।

लाभ :
- पैरों को दृढ़ और मज़बूत बनाता है।
- मेरुदण्ड मज़बूत एवं लचीला बनता है।
- उदर के अवयवों को ठीक करता है।
- रक्त संचार को भी ठीक करता है एवं हलासन के सभी लाभ स्वतः प्राप्त हो जाते हैं।

सावधानियाँ : स्लिप डिस्क, स्पॉण्डिलाइटिस, हृदय रोगी, उच्च रक्तचाप एवं मेरुदण्ड संबंधी कोई पुराना रोग हो तो न करें।

कर्ण पीड़ासन

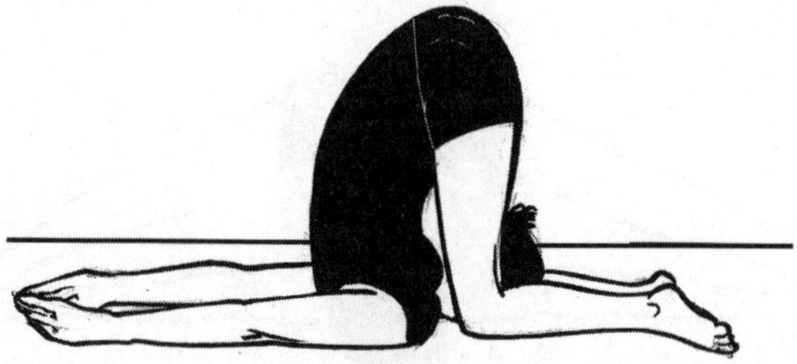

शाब्दिक अर्थ : कर्ण अर्थात् कान। पीड का अर्थ दबाव डालना होता है।

विधि : पीठ के बल चित्त लेट जाएँ। दोनों हाथ कमर के अगल-बग़ल में रखें। धीरे-धीरे दोनों पैर एक साथ ऊपर उठाएँ और हलासन की स्थिति में आ जाएँ। अब दोनों घुटने शिथिल करते हुए या मोड़ते हुए बाएँ कान के पास बायाँ घुटना और दाहिने कान के पास दाहिना घुटना रखें एवं हल्का दबाव डालें। इस स्थिति में पैर के पंजे ज़मीन पर टिके रहेंगे। कर्ण पीडासन को दो प्रकार से कर सकते हैं। (प्रथम) दोनों हाथ कमर पर सर्वांगासन की तरह रहेंगे। (द्वितीय) दोनों हाथ ज़मीन पर स्पर्श करते रहेंगे।

श्वासक्रम : मूल आसन की मुख्य स्थिति में श्वास क्रिया लंबी और गहरी होगी। आसन स्थिति निर्मित करते समय अंतःकुंभक करें।

समय : यह आसन 5-6 बार करें/प्रत्येक बार 10 से 20 सेकंड।

ध्यान : आज्ञा चक्र पर लगाएँ।

लाभ :
- यह आसन पूरे शरीर को सुंदर, सुडौल व पुष्ट बनाता है।
- मेरुदण्ड को लचीला बनाता है। मेरुदण्ड सम्बंधी विकार नष्ट होते हैं।
- हृदय-प्रदेश और पैरों को आराम मिलता है।
- इस अभ्यास से समस्त स्नायु संस्थान सशक्त और सुचारु रूप से क्रियाशील होते हैं।
- कटि प्रदेश में रक्त संचार सुचारु करता है।

सावधानियाँ :
- मेरुदण्ड पर अधिक ज़ोर पड़ता है अतः सावधानी रखें।
- उच्चरक्तचाप एवं हृदय रोगी विवेक पूर्वक अभ्यास करें।

विशेष : अंतिम अवस्था में हाथों से जंघाओं को जकड़ते हुए एक दूसरी हथेलियों से भुजबंध पकड़ते हैं।

एक पाद शीर्षासन

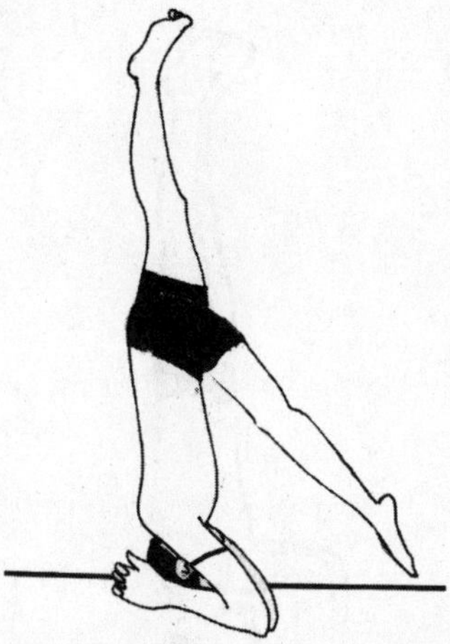

शाब्दिक अर्थ : इस आसन में एक पैर ज़मीन पर और एक पैर ऊपर उठाकर शीर्षासन किया जाता है। अतः इसे एकपाद शीर्षासन कहते हैं।

विधि : यह विधि शीर्षासन से सरल है। इसमें फ़र्क़ सिर्फ़ इतना है कि शीर्षासन में दोनों पैर ऊर्ध्व की तरफ़ किए जाते हैं और संतुलन की तरफ़ ध्यान देना पड़ता है। परंतु इसमें एक पैर ज़मीन पर ही टिका रहता है। अतः इस आसन को **एकपाद आलंबित शीर्षासन** भी कहते हैं।

नोट : शेष विवरण विधि एवं लाभ लगभग शीर्षासन जैसे ही हैं।

विशेष : एक पाद शीर्षासन को अन्य प्रकार से भी कराया जाता है जिनका वर्णन आगे दिया गया है।

योग विद्या भारतवर्ष की एक प्राचीनतम
वैज्ञानिक साधना पद्धति है।

-RJT

सालम्ब शीर्षासन

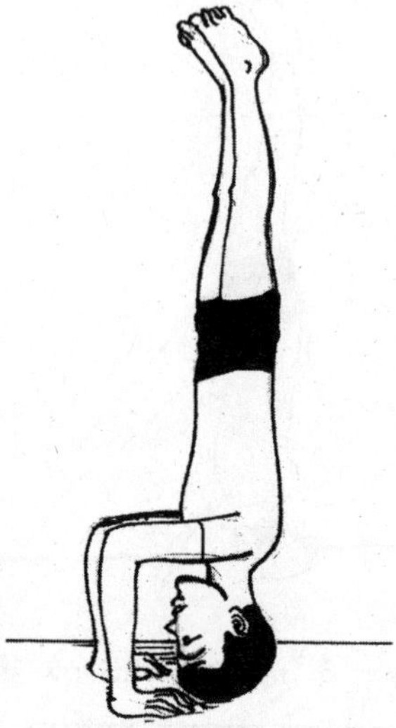

शाब्दिक अर्थ : सालंब का अर्थ आधार सहित एवं शीर्ष का अर्थ सिर का अग्रभाग है। यानी किसी आधार का अवलंबन लेकर शीर्षासन करना।

विधि : यह विधि भी शीर्षासन जैसी ही है परंतु इसमें हाथों की स्थिति थोड़ी बदल जाती है। इसमें हथेलियों को ज़मीन से स्पर्श कराते हुए अवलंबन लिया जाता है। शेष आसन विधि, ध्यान व सावधानियाँ शीर्षासन जैसी ही हैं।

लाभ : शीर्षासन के सभी लाभ मिलते हैं।

विशेष : इसी अवस्था में हाथों के बल पूरे शरीर को ऊपर उठा दें तो उसे **अधोमुख वृक्षासन** भी कहते हैं। परन्तु कुछ साधक इसको **वृक्षासन** भी कहते हैं।

शीर्षासन

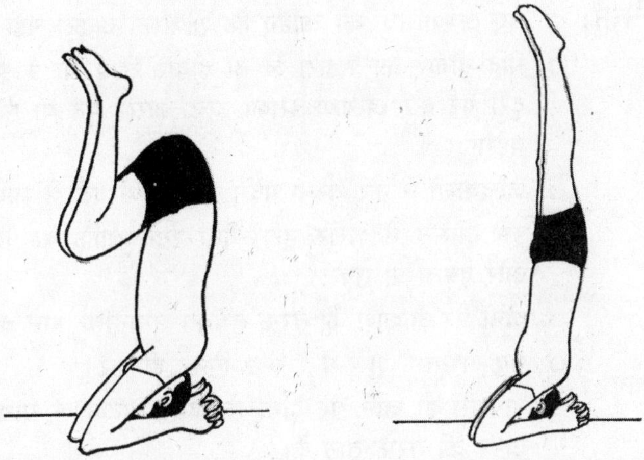

शाब्दिक अर्थ : शीर्ष का अर्थ यहाँ पर सिर के अग्रभाग से है। इसमें साधक सिर के अग्रभाग से आसन करता है अतः इसे शीर्षासन कहा गया है।

विधि : वज्रासन में बैठ जाएँ। सिर को सामने की तरफ़ झुकाते हुए कंबल पर सिर के अग्र भाग का ऊपरी तल टिकाएँ। दोनों हाथों की अंगुलियों को एक-दूसरे में फँसाकर सिर के समीप घेरा बनाते हुए रखें, अब क्रमशः सिर की तरफ़ वज़न देते हुए कमर को उठाएँ। (ऐसी अवस्था में शरीर का आधा वज़न सिर की तरफ़ व आधा वज़न पैरों की तरफ़ हो जाएगा) इसी क्रम में अब पूरा संतुलन बनाते हुए शरीर का पूरा भार सिर के अग्रभाग पर रखने की कोशिश करते हुए दोनों घुटनों को ऊपर उठाएँ। धीरे-धीरे एक पैर को सीधे आकाश की तरफ़ तान दें व दूसरा पैर भी संतुलन बनाते हुए ऊपर की तरफ़ करें। यह अवस्था शीर्षासन कहलाती है। यदि अकेले नहीं कर सकें तो किसी सहायक या कोने की दीवार का सहारा लें। अनुकूलतानुसार कुछ देर रुकें। मूल स्थिति में आते समय वापस घुटनों को मोड़ें, कमर के हिस्से को झुकाएँ एवं वापस पैरों को ज़मीन पर रखें। पूर्ण आसन की स्थिति में श्वास-प्रश्वास की स्थिति स्वाभाविक रहेगी। आसन करते समय श्वास लेकर कुंभक करें एवं वापस आते समय भी कुंभक करें। (इस आसन को शरीर का भार माथे के तरफ़ रखते हुए करते हैं। सिर के बिल्कुल बीच के भाग में नहीं रखते अतः ध्यान पूर्वक करें)

ध्यान : स्वाभाविक श्वास में ध्यान लगाएँ।

नये साधकों के लिए : चूँकि इसमें सिर पर पूरे शरीर का वज़न पड़ता है अतः सिर के नीचे कंबल की मोटी तह कर लें।

सावधानियाँ:
- नए अभ्यासियों को चाहिए कि शीर्षासन अकेले नहीं करें।
- यदि दीवार का सहारा लें तो दीवार से 2 या 3 इंच की दूरी पर करें अन्यथा इसका उल्टा असर पेट या पीठ पर पड़ेगा।
- जल्दबाज़ी न करें वरना गर्दन या पीठ में दर्द हो जाएगा।
- इस आसन में शरीर पूरा सीधा रखें, ताकि वह स्थिरता और दृढ़ता पा सके।
- दोनों पैर आकाश की तरफ़ लंबवत समानांतर होने चाहिए।
- नए अभ्यासी शुरू में 1 से 2 मिनट ही करें।
- अभ्यास हो जाने पर दोनों पैर हल्के झटके के साथ सीधे ऊपर की तरफ़ तान दें।
- शीर्षासन के पहले सर्वांगासन का अभ्यास ज़रुर करें।
- शीर्षासन के बाद ताड़ासन व शवासन अवश्य करें।
- उच्च रक्तचाप व निम्न रक्तचाप वाले इन आसनों से शुरु में परहेज़ करें।
- हृदय रोग, चक्कर आना, सिर घूमना आदि बीमारी वाले भी आसन का उपयोग न करें।

लाभ :
- शीर्षासन को भी आसनों का राजा कहा गया है। यह आसन शरीर का कायाकल्प करता है।
- प्रतिदिन अभ्यास के कारण मस्तिष्क की शिराओं में स्वस्थ एवं शुद्ध रक्त प्रवाहित होने लगता है जिसके कारण मानसिक दुर्बलता एवं मस्तिष्क सम्बंधी रोग धीरे-धीरे क्षीण होने लगते हैं।
- यह आसन ओज, तेज और चेहरे की चमक बढ़ाता है।
- इस आसन के अभ्यास से चूँकि रक्त शुद्ध होता है, अतः बालों का असमय पकना, बालों का झड़ना एवं त्वचा सम्बंधी रोगों का शमन होता है।
- यौवन देता हुआ चेहरे की झुर्रियों को समाप्त कर देता है।
- नेत्र सम्बंधी दोष दूर होते हैं। नेत्रों को सुन्दर बनाता है।

- इस आसन से व्यक्ति का जीवन उत्साह और स्फ़ूर्ति से भर जाता है।
- समस्त प्रकार के वायु विकार को नाश करता है।
- उन्माद व मिर्गी के लिए भी यह आसन उचित है व चंचल मन को संतुलन प्रदान करता है।
- लकवा (पक्षाघात) से पीड़ित व्यक्ति उचित देख-रेख में एवं क्रम पूर्वक नियमित करें।
- दमा व क्षय रोगों को नियमित अभ्यास से दूर किया जा सकता है।
- कोष्ठबद्धता दूर करता है।
- काम-विकार का शमन कर यह कामशक्ति यथावत् करता है।
- उदर-प्रदेश एवं प्रजनन संस्थान की उचित देखभाल करता है।
- समस्त मानसिक विकारों में यथासंभव लाभ मिलता है।

कपाल्यासन/कपालि आसन

जब इसी आसन को शीर्षासन में न करके पूरा वज़न कपाल प्रदेश (माथा) पर रखकर करते हैं तो वह कपालि आसन कहलाता है। शेष लाभ शीर्षासन के समान ही है।

जो योगाभ्यास करता है आलस्य उससे दूर रहता है
और जो आलसी है उससे योग दूर रहता है।

-RJT

पद्मासन युक्त शीर्षासन/शीर्षपद्मासन/ऊर्ध्वपद्मासन

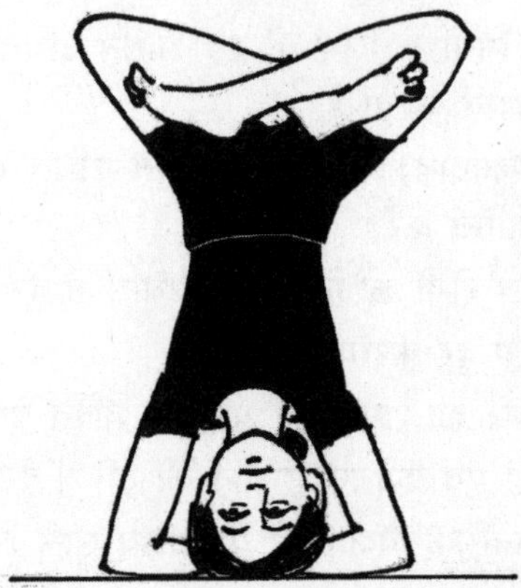

शाब्दिक अर्थ : पद्म का अर्थ कमल है। इस आसन का मतलब शीर्षासन की अवस्था में पद्मासन लगाना है।

विधि : यह आसन दो प्रकार से कर सकते हैं। प्रथम तो यह कि साधक शीर्षासन की अवस्था में रहकर पद्मासन लगाएँ और दूसरी विधि यह है कि पद्मासन लगाकर बैठ जाएँ। अब सिर को सामने की तरफ़ झुकाते हुए घुटनों के बल खड़े हो जाएँ। हाथों से ज़मीन का सहारा लें। सिर के कपाल भाग को तह किए हुए कंबल पर रखें एवं पद्मासन सहित नितम्बों को ज़ोर देकर ऊपर उठाएँ। यह अवस्था पद्मासन युक्त शीर्षासन कहलाएगी। इसे ऊर्ध्वपद्मासन भी कहते हैं। शेष विधि शीर्षासन जैसी है।

लाभ : शीर्षासन में देखें।

नोट : शीर्षासन में परिपक्व हो जाने के बाद ही ये आसन करें। शेष वर्णन शीर्षासन जैसा ही है।

शीर्षासन में पिंडासनयुक्त ऊर्ध्वपद्मासन

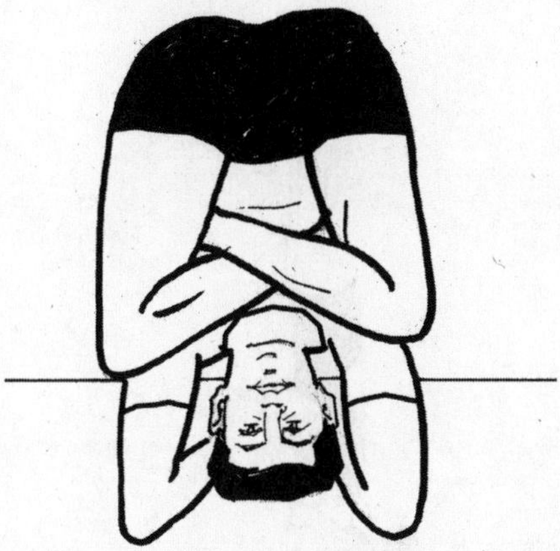

शाब्दिक अर्थ : पिंड का अर्थ भ्रूण है। (गर्भस्थ शिशु की अवस्था)

विधि : शीर्षासन की अवस्था में आएँ। इसी अवस्था में ऊर्ध्वपद्मासन लगाएँ। अब पद्मासन अवस्था को सामने की तरफ़ इतना झुकाएँ कि दोनों घुटने काँख या भुजाओं को स्पर्श करने लगें। अंतिम स्थिति में आने के लिए पद्मासन अवस्था में नितम्बों को ढीला करें। दो बार श्वास खीचें और क्रमशः एक-एक करके दो बार श्वास छोड़ते हुए घुटनों को भुजाओं के पास लाएँ। 20-30 सेकंड या क्षमतानुसार रुकें। श्वास लेते हुए मूल अवस्था में आएँ। यही क्रम पैरों की स्थिति बदलकर करें।

लाभ :
- शीर्षासन के लाभ मिलते हैं।
- उदर-स्थान के अवयवों को रक्तसंचार बराबर मिलता है।
- ऊर्ध्वपद्मासन के भी सभी लाभ मिलते हैं।

नोट : यह आसन पूरी तरह से शीर्षासन सीखा हुआ साधक ही करें। शेष वर्णन शीर्षासन जैसा ही है।

मुक्त हस्त शीर्षासन/निरालम्ब शीर्षासन

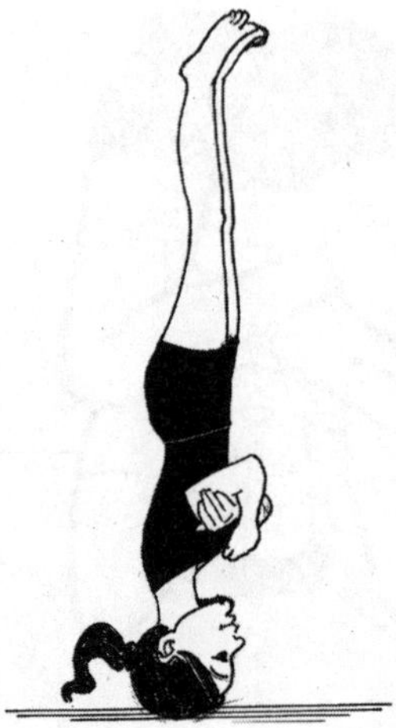

शाब्दिक अर्थ : मुक्त का अर्थ स्वतंत्र है। हस्त का अर्थ हाथ है। शीर्ष का अर्थ सिर है। इस आसन को निरालंब शीर्षासन भी कहते हैं।

विधि : बहुत अधिक अभ्यास के बाद ही यह आसन करना संभव है। शीर्षासन में खड़े होने के बाद धीरे-धीरे हाथों का आलंबन भी त्यागना पड़ता है। जब यह अभ्यास हो जाता है और आसन में पूर्ण दक्षता प्राप्त हो जाती है, तो वह मुक्त हस्त शीर्षासन या निरालंब शीर्षासन कहलाता है।

नोट : 1. शेष विवरण शीर्षासन जैसा ही है।

2. यह एक अति उच्च अभ्यास का आसन है अतः बहुत सावधानीपूर्वक एवं योगाचार्य के सानिध्य में करें।

योग की समस्त क्रियाओं को क्रमशः
समझकर पूर्ण लाभ प्राप्त करना चाहिए।

-RJT

शीर्ष चक्रासन

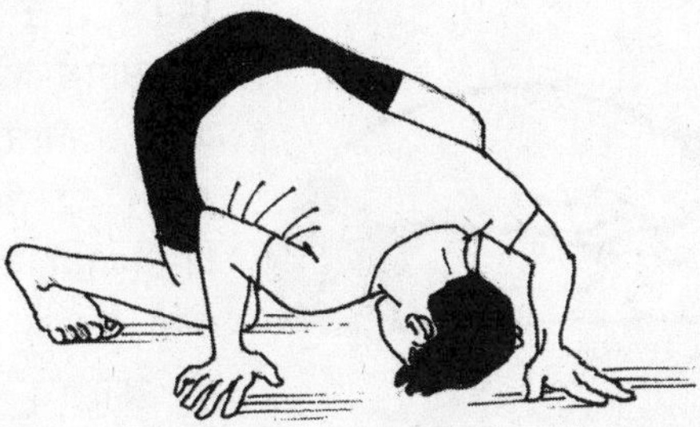

शाब्दिक अर्थ : शीर्ष अर्थात् सिर और चक्र अर्थात् गोलाकार।

विधि : इस आसन में चूँकि पूरा ज़ोर सिर पर ही होता है अतः सिर के नीचे कंबल आदि वस्त्र का प्रयोग करें। सीधे खड़े हो जाएँ। सामने की तरफ़ झुकते हुए सिर को कंबल या तह किए हुए वस्त्र पर रखें। इस प्रकार शरीर की द्विकोण स्थिति बन जाएगी। प्रथम अवस्था में हाथों का सहारा लें। सिर एवं हाथों को अपनी अवस्था में ही रहने दें और पैरों को चलाते हुए बाईं ओर से घूमकर एक चक्कर लगाएँ (ध्यान रहे सिर मूलस्थान से न हटे)। तत्पश्चात दाहिनी ओर से भी चक्कर लगाएँ। इस प्रकार क्रमशः अनुकूलतानुसार चक्कर लगा लें। हाथों के सहारे से अभ्यास हो जाने के बाद दोनों हाथों को कमर के पीछे रखकर करें।

श्वासक्रम/समय : आगे झुकते समय श्वास छोड़ें। पूर्ण स्थिति में गति करते समय श्वास क्रम सामान्य रखें एवं मूल अवस्था में लौटते समय श्वास लें। 3 से 5 मिनट करें।

लाभ :
- स्मरण-शक्ति का विकास होता है।
- साधक मस्तिष्क को ताज़ा महसूस करता है।
- मस्तक, ग्रीवा, वक्षःस्थल, जाँघें, घुटने व टखने बलवान होते हैं।
- नेत्र-ज्योति बढ़ती है।
- रक्त-संचार को नियमित करता है।
- चेहरे की कांति बढ़ाता है।
- वायु-नाशक है।

आगे की ओर झुककर किए जाने वाले आसन

पश्चिमोत्तानासन

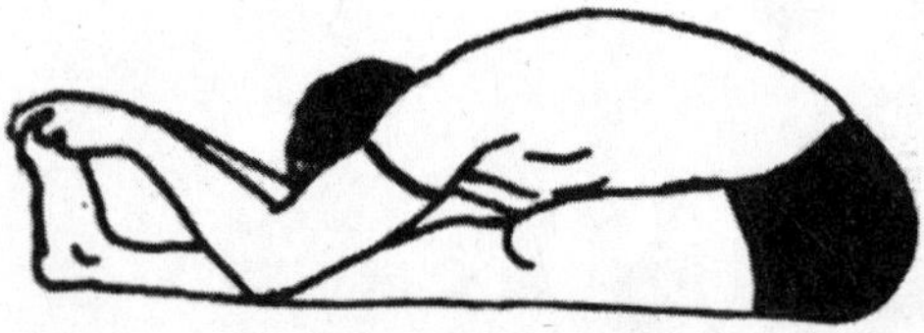

विधि : ज़मीन पर बैठकर पैर सामने की तरफ़ लंबवत् करें। श्वास छोड़ें, अब सामने की तरफ़ झुकते हुए दोनों हाथों की अँगुलियों से दोनों पैर के अंगूठों को छूने की कोशिश करें। पैरों को तानकर रखें। घुटनों को उठने न दें। अब धीरे-धीरे सिर को घुटनों से स्पर्श कराएँ। अभ्यास हो जाने पर पीठ उठी हुई नहीं रहती बल्कि समतल हो जाती है। अभ्यास क्रमशः करें, जल्दबाज़ी न करें। पूर्व स्थिति में आते समय श्वास लें।

ध्यान : स्वाधिष्ठान चक्र पर।

श्वासक्रम/समय : सामने झुकते समय श्वास छोड़ें और वापिस आते समय श्वास लें। इसे 2 से 5 मिनट या कम से कम पाँच बार अनुकूलतानुसार करें।

लाभ :
- चूँकि इस आसन से प्राण सुषुम्ना से प्रवाहित होने लगते हैं अतः कुण्डलिनी जगाने में सहायक है।
- अतिरिक्त वसा को कम कर शरीर को छरहरा बनाता है।
- क़ब्ज़ के लिए यह अति-उपयोगी है।
- पैर की मांसपेशियाँ मज़बूत होती हैं।
- मधुमेह में आशातीत लाभ देता है।
- गुर्दे व जिगर आदि को क्रियाशील बनाता है।
- मन तनाव रहित करता है।
- योगी साधक को यह आसन अवश्य करना चाहिए। यह आध्यात्मिक उन्नति देता है ब्रह्मचर्य में सहायक है।
- सभी आयु वर्ग के लिए यह आसन अति उत्तम है।
- स्त्रियों के प्रजनन अंग के रोगों का शमन करता है।
- यह आसन शरीर का कद लम्बा करता है। इसके अभ्यास से गठिया, जांघों का एवं पिंडलियों का दर्द दूर होता है। कमर में लचीलापन आता है। पीठ व कमर के स्नायु पुष्ट होते हैं। मज्जा तंतु के दोष दूर होते हैं।

सावधानियाँ : गर्भवती स्त्रियाँ, तीव्र कमर दर्द और साइटिका वाले रोगी यह आसन ज़बर्दस्ती न करें।

टिप्पणी : कुछ योग शिक्षक इस आसन को '**ब्रह्मचर्यासन**' और '**उग्रासन**' भी कहते हैं। उग्र मतलब घोर, तेजस्वी, कठोर, भयंकर और ब्रह्मचर्य का शाब्दिक अर्थ ब्रह्म यानी आत्मा, चर्य मतलब रमना, आत्मा में ध्यान करने वाले को ब्रह्मचारी कहते हैं, क्योंकि उसका ध्यान कहीं अन्यत्र नहीं जाता, ख़ासतौर से काम-वासना की तरफ़। अन्य परम्परा में ब्रह्मचर्यासन और उग्रासन अलग प्रकार से कराया जाता है।

विशेष : महर्षि घेरण्ड ने इस आसन को उग्रासन भी कहा है।

गतिमय पश्चिमोत्तानासन

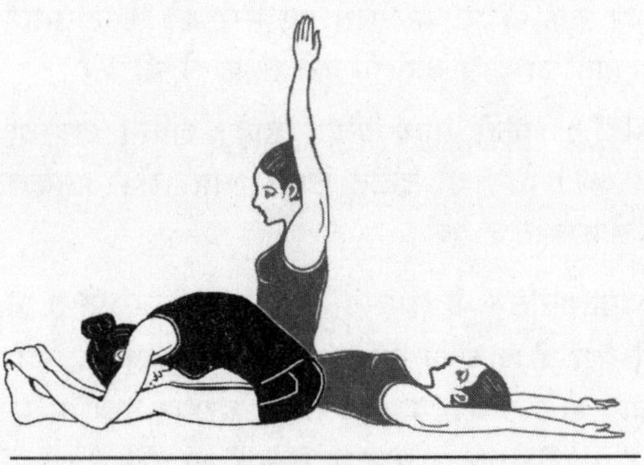

विधि : इसी आसन को गतिमय करने के लिए पीठ के बल लेट जाएँ। दोनों हाथ कान के बग़ल से होते हुए सिर के ऊपर की तरफ़ ले जाएँ हथेली आसमान की तरफ़ रखें। अब धड़ को ऊपर उठाते हुए बैठें एवं आगे झुककर पश्चिमोत्तानासन करें। थोड़ा रुकें वापस बैठने की स्थिति में आएँ व मूल स्थिति में लौट जाएँ। यह एक चक्र हुआ। इस प्रकार 5 से 10 चक्र पूरा करें।

श्वासक्रम/समय : बैठते समय श्वास लें, पश्चिमोत्तानासन करते समय श्वास छोड़ें, वापस बैठने की स्थिति में श्वास लें एवं मूल स्थिति में आते समय श्वास छोड़ें। 5 से 10 बार करें।

नोट : लाभ एवं सावधानियाँ पश्चिमोत्तानासन के समान ही है। इसी क्रम में पश्चिमोत्तानासन के कई प्रकार हैं।

पाद-प्रसार पश्चिमोत्तानासन/पृष्ठ मुष्ठिबद्ध-पश्चिमोत्तानासन

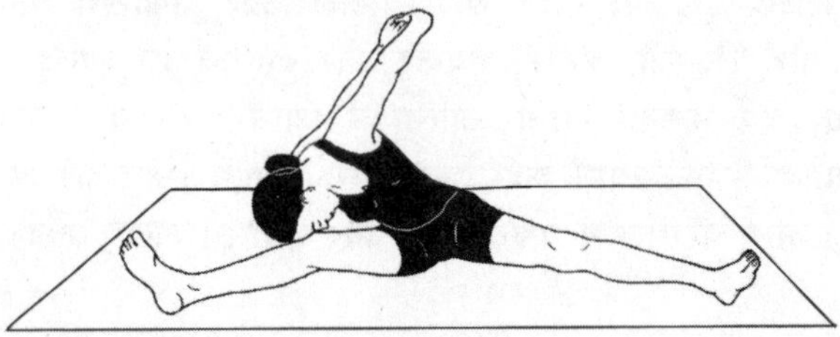

विधि : अपने आसन पर सामने की तरफ़ पैर फैलाकर बैठ जाएँ दोनों पैरों को जितना अधिक फैला सकते हैं, फैला लें। दोनों हाथों को पीठ के पीछे ले जाकर अंगुलियों को आपस में फंसा लें या मुट्ठी बांध लें। अब कमर से ऊपरी भाग को दाहिने तरफ़ मोड़े और सिर को दाहिने पैर के घुटने से स्पर्श कराने की कोशिश करें। हाथों को पीठ के पीछे ऊपर की तरफ़ तान कर रखें अनुकूलतानुसार जितनी देर रह सकते हैं उतनी देर रुकें और श्वास लेते हुए सिर को ऊपर उठाएँ। वापस मूल अवस्था में आएँ। यही अभ्यास बाएँ पैर की तरफ़ से भी करें।

श्वासक्रम/समय : झुकते समय श्वास छोड़ें। अंतिम अवस्था में सहजरूप से श्वास-प्रश्वास करें। सिर को उठाते समय श्वास लें। अनुकूलतानुसार रुकें अथवा 5 से 10 सेकण्ड तक रुकें।

लाभ :
- पश्चिमोत्तानासन के लगभग सभी लाभ स्वतः प्राप्त हो जाते हैं।
- दोनों पैरों के बीच के स्कंध स्थल में लोच-लचक पैदा करता है एवं खिंचाव होने के कारण रक्त संचार बराबर मात्रा में होता है।
- कमर एवं मेरुदण्ड व पीठ के विकार दूर होते हैं।

सावधानी : कड़क शरीर वाले पहले इससे संबंधित दूसरे आसन करें या इस आसन को क्रमशः धैर्यपूर्वक करें।

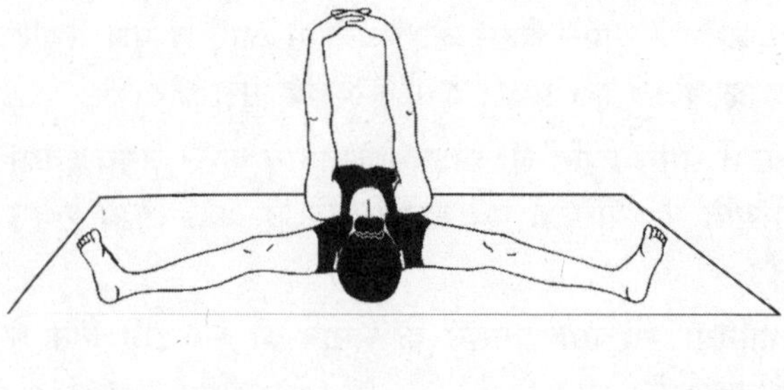

प्रकारान्तर : उपरोक्त अवस्था में ही हमें सिर को दोनों पैरों के बीच में ज़मीन से स्पर्श कराने का भी प्रयास करना चाहिए।

सुप्त जानुशीर्ष स्पर्शासन/शैथल्यासन

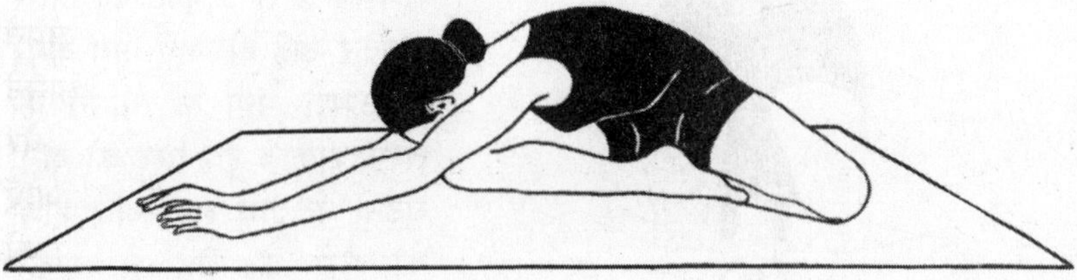

विधि : दोनों पैरों को सामने की तरफ़ फैलाकर बैठ जाएँ। बाएँ पैर को घुटने से मोड़कर एड़ी और पादतल को दाहिने जांघ से चिपका दें तथा दाहिने पैर को घुटने से मोड़ते हुए दाहिने नितम्ब के पास दाहिनी एड़ी को रखें। अब दोनों हाथों को ऊपर उठाएँ और सिर को सामने की तरफ़ झुकाते हुए माथे को घुटने से स्पर्श कराएँ वापस सिर को उठाएँ और पुनः सिर को सामने झुकाएँ परन्तु इस बार घुटने के बाएँ तरफ़ ज़मीन से स्पर्श कराएँ। पुनः सिर को ऊपर उठाएँ और फिर से सिर को सामने झुकाएँ। इस बार सिर को घुटने के दाहिने तरफ़ की ज़मीन पर स्पर्श कराएँ इस प्रकार पहले घुटने पर फिर घुटने के बाएँ तरफ़, फिर घुटने के दाएँ तरफ़ ज़मीन से स्पर्श कराते हैं। तथा यही क्रम पैरों को बदल कर दाहिने तरफ़ भी करें।

श्वासक्रम/समय : सिर को झुकाते समय श्वास छोड़ें अंतिम अवस्था में सामान्य श्वास-प्रश्वास करें एवं सिर को उठाते समय श्वास लें। प्रत्येक बार सिर का स्पर्शकाल 8 से 10 सेकण्ड रखें।

लाभ :
- पाचन तंत्रों के अंदुरुनी भाग की मालिश करता है।
- मेरुदण्ड एवं पीठ के अंगों में खिंचाव उत्पन्न कर रक्त संचार सुचारु करता है।
- कमर के जोड़ में लोच पैदा करता है।
- वायु को अधोगामी करता है।

सावधानी : कड़क मेरुदण्ड वाले शनैः शनैः करें।

उत्थित जानुशिरासन

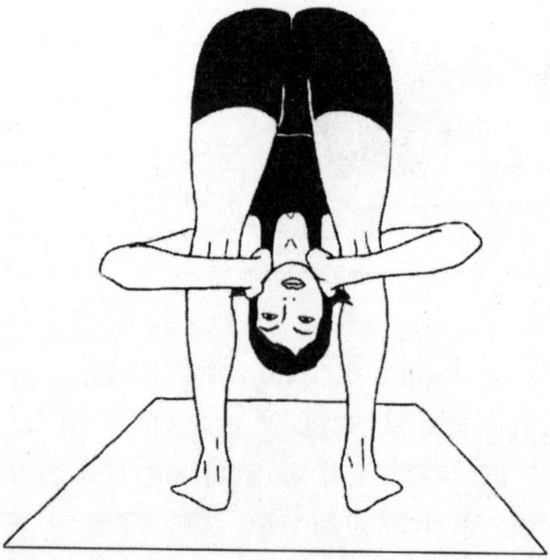

विधि : दोनों पैरों के बीच लगभग 2 से 3 फीट का अंतर रखकर खड़े हो जाएँ अब कमर से ऊपरी भाग को सामने की तरफ़ झुकाते हुए सिर को दोनों घुटनों के बीच लाएँ और हाथों को पैरों के पीछे ले जाकर या तो आपस में बांध लें या पिंडलियों को पकड़ें। अंतिम अवस्था में छाती को जंघाओं से स्पर्श कराएँ एवं पैरों को सीधा रखें।

श्वासक्रम/समय : सामने झुकते समय श्वास छोड़ें। अंतिम अवस्था में श्वासक्रम सामान्य रखें। मूल अवस्था में आते समय श्वास लें। 10 से 15 सेकण्ड रुकें या अनुकूलतानुसार रुके व 4 से 5 बार आसन को दोहराएँ।

लाभ :
- दूषित वायु का निष्कासन करता है।
- इस आसन का अभ्यास नित्यप्रति करने से सिर के समस्त विकार दूर होते हैं, नेत्र संबंधी विकार भी दूर करता है।
- चेहरे में ओज तेज को बढ़ाता है।
- कमर, मेरुदण्ड, पीठ में रक्तसंचार सुचारु करता है।
- बालों का झड़ना रोकता है।
- पाचन तंत्र के अंगो को व्यवस्थित करता है।

सावधानियाँ :
- कड़क मेरुदण्ड वाले एवं तीव्र कमर दर्द से पीड़ित व्यक्ति न करें।
- इस आसन के बाद धनुरासन, भुजंगासन आदि करें।

नोट : इस आसन को **उत्तानासन स्थित हस्तबद्ध जानुशिरासन** भी कहते हैं।

उग्रासन

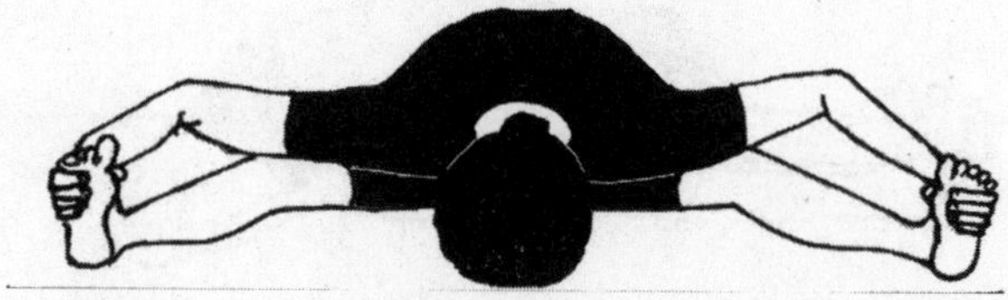

विधि : अपने आसन पर सामने की तरफ़ पैर फैलाकर बैठ जाइए। दोनों पैरों के बीच ढाई से तीन फिट की दूरी रखिए। अब श्वास छोड़ते हुए दाहिने हाथ से दाहिने पैर के अंगूठे को और बाएँ हाथ से बाएँ पैर के अंगूठे को पकड़ें और सिर को ज़मीन से स्पर्श कराएँ। यथासंभव जितनी देर रुक सकते हैं रुकें एवं श्वास लेते हुए वापस मूल अवस्था में आ जाएँ। पूरी कोशिश करें कि घुटने न मुड़ने पाएँ।

ध्यान : आज्ञा चक्र पर।

श्वासक्रम/समय : श्वासक्रम विधि में समाहित है एवं तीन से पांच मिनट तक करें या क्षमतानुसार तीन से पांच बार करें।

लाभ :
- उदर-प्रदेश को लाभ पहुँचता है।
- वायु विकार दूर होता है।
- पश्चिमोत्तानासन के समान सभी लाभ प्राप्त होते हैं।

नोट : उग्रासन को योगी आयंगार ने **पश्चिमोत्तानासन** और **ब्रह्मचर्यासन** कहा है। साधक इनसे होने वाले लाभों से मतलब रखकर अपने विवेक का उपयोग करें।

सावधानियाँ : जटिल मेरुदण्ड, तीव्र कमरदर्द, साइटिका, गर्भवती महिलाएँ न करें।

**दुनिया का कोई भी व्यक्ति योग का अध्ययन
कर सकता है तथा इसकी अनुभूतियाँ प्राप्त कर
लाभान्वित हो सकता है। मात्र आवश्यकता है
इसे अपने जीवन में क्रियान्वित करने की।**

-RJT

जानु-शीर्ष आसन/जानु शिरासन

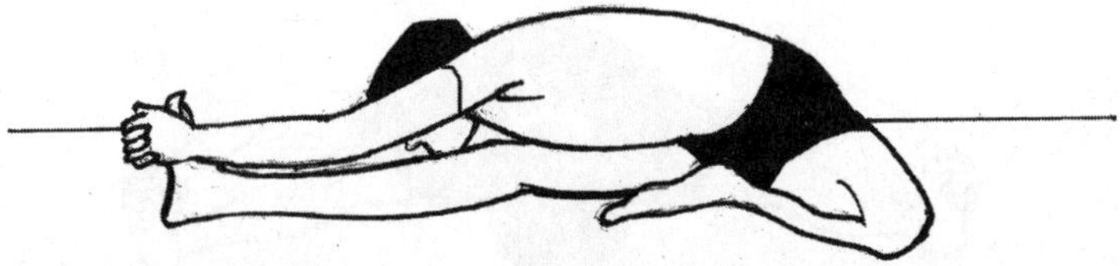

शाब्दिक अर्थ : जानु अर्थात् घुटना और शीर्ष मतलब सिर। एक पैर लंबवत् कर सिर को घुटने से स्पर्श कराना ही जानुशीर्षासन है।

विधि : ज़मीन पर दोनों पैर लंबवत् करके बैठें। पहले बाएँ पैर को घुटने से मोड़कर एड़ी को गुप्तांग के पास लगाएँ। अब दोनों हाथों को परस्पर मिलाकर दाहिने पैर के अंगूठे को पकड़ने की कोशिश करें। धीरे-धीरे हथेलियों को तलवों की तरफ़ ले जाएँ और इसी क्रम को जारी रखते हुए सिर को घुटनों से स्पर्श कराएँ। सिर झुकाते समय श्वास छोड़ें। कुछ देर पश्चात् वापस आएँ। आसन की पूर्ण स्थिति में पहुँचने पर गहरी साँस लेते हुए आधे से 1 मिनट रुकें। मूल अवस्था में आते समय श्वास लें। यही क्रिया पैर बदलकर करें। पहले वाले पैर से करने में जितना समय लिया था उतना ही समय दूसरा पैर बदलकर करें।

ध्यान : ऊर्जा को उर्ध्वमुखी बनाने के लिए आज्ञा चक्र पर एवं रोग के लिए स्वाधिष्ठान एवं मणिपूरक चक्र।

लाभ :
- किडनी को ठीक करता हुआ उसे सुचारु रूप से क्रियाशील बनाता है।
- ऊर्जा को ऊर्ध्वमुखी बनाता है जिससे चेहरे की कांति बढ़ती है।
- अंडकोश की वृद्धि से दुःखी साधक यह आसन कुछ अधिक समय तक करें।
- यकृत और प्लीहा सम्बंधी रोगों का शमन करता है।

नोट : कहीं-कहीं इसे **अर्ध-पश्चिमोत्तानासन** भी कहते हैं एवं बाएं पैर को दाहिनी जांघ के ऊपर रखें और पैर के अंगूठे को पकड़े। इस अवस्था को **उत्थित जानु शीर्षासन** कहते हैं। अब यही क्रिया पैर बदलकर करें। उपरोक्त सभी लाभों में वृद्धि होती है।

सावधानियाँ : साइटिका, गर्भवती महिलाएँ व जटिल मेरुदण्ड वाले रोगी न करें।

महामुद्रासन

शाब्दिक अर्थ : महा अर्थात् महान, बड़ा, ज़्यादा श्रेष्ठ एवं मुद्रा का मतलब भंगिमा।

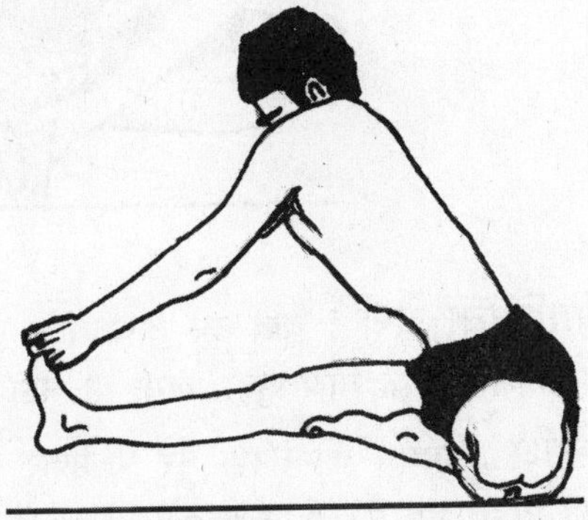

विधि : सामने की तरफ़ पैर फैलाकर बैठ जाएँ। बाएँ घुटने से मोड़ते हुए बाएँ पैर के तलवे को दाहिने पैर की जाँघ से लगाते हुए एड़ी को गुप्तांग के समीप मूलाधार के पास यथोचित रूप से स्थिर करें। अब आप देखेंगे कि आपका लंबवत् दाहिना पैर व आगे मुड़ा हुआ बायाँ पैर एक प्रकार से समकोण का निर्माण कर रहे हैं। हाथों को सामने की तरफ़ करते हुए लंबवत् पैर के अंगूठे को पकड़ें। मेरुदण्ड तना हुआ सीधा रखें, अब अपनी ठुड्डी को सीने के ऊपर स्थित हंसली के गड्ढे में टिका दें। क्रमश : अंगों को शिथिल करते हुए यही क्रिया दाहिने पैर को मोड़कर करें।

श्वासक्रम/समय : श्वास लें परंतु पूरे उदर-प्रदेश को कसते हुए एवं पिचकाते हुए। पेट और पीठ के अंतःस्थल मिलाने की कोशिश करें। अब उदर-प्रदेश की स्थिति को सामान्य करें। श्वास छोड़ें, दोबारा श्वास लें और पुनरावृत्ति करें। ज़बरदस्ती न करें, 1 से 3 मिनट तक रुकें।

लाभ : ○ यह सम्पूर्ण उदर-प्रदेश को लाभान्वित करता है। किडनी को ठीक कर यथावत् सशक्त बनाता है। ○ यह आसन अंडकोश के विकारों को दूर करता है। ○ गर्भाशय खिसकने से ग्रसित स्त्रियाँ इससे लाभान्वित होती हैं। यह गर्भाशय को मूलस्थान में पहुँचाता है। ○ यह क़ब्ज़ से उत्पन्न विकारों को क़ाफ़ूर करता है। ○ इस महामुद्रा के बारे में हठयोग प्रदीपिका में लिखा है कि यह मृत्यु और महारोगों का नाश करती है/ऐसी कौन सी वस्तु है जिसे इस मुद्रा का अभ्यासी पचा नहीं सकता ? महान विष को भी यह पचा सकता है। ○ इसके अभ्यासी को कुष्ठ, कोष्ठबद्धता, बवासीर, प्लीहा एवं कई जटिल रोग नहीं होते।

सावधानियाँ : हृदयरोग से ग्रस्त, उच्चरक्तचाप एवं गर्म प्रकृति वाले रोगी इस आसन को न करें।

नोट : आसन के प्रति सजग रहें। क्रमशः अभ्यस्त हो जाने के बाद ही पूर्ण रूप से करें।

बद्ध कोणासन

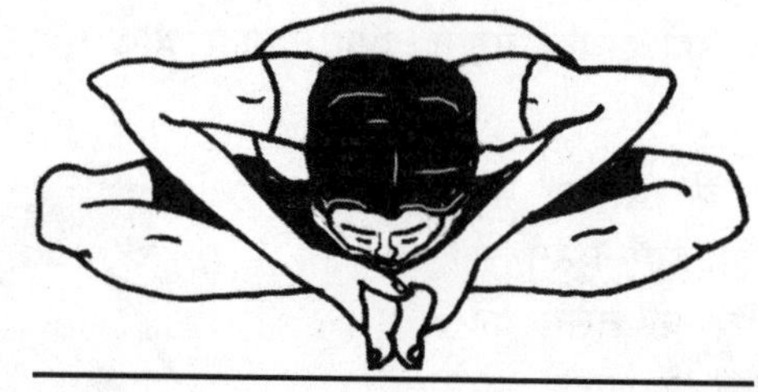

शाब्दिक अर्थ : बद्ध का अर्थ बंधा हुआ, अच्छी तरह से जमाया या बैठा हुआ। किसी के साथ जुड़ा, लगा या सहा हुआ, पकड़ा हुआ।

विधि : सामने की तरफ़ पैर फैलाकर बैठ जाएँ। अब धीरे-धीरे दोनों घुटनों को मोड़ते हुए पैर के पंजों को आपस में मिलाते हुए एड़ियों को गुप्तांग के पास मूलाधार से लगाएँ। जाँघों और घुटनों को ज़मीन से स्पर्श कराएँ। मेरुदण्ड सीधा तना हुआ, दृष्टि सामने और दोनों पंजों को पकड़े हुए स्थिर रहें। अब श्वास छोड़ें और आगे ज़मीन को नाक से स्पर्श कराने के लिए झुकें। ठुड्डी भी स्पर्श करें। स्वाभाविक श्वास-प्रश्वास करें। 10 से 20 सेकेण्ड तक रुकें, श्वास लें और वापस झुकने से पहले की स्थिति में पहुँचें।

श्वासक्रम/समय : विधि में समाहित है।

लाभ :
- पुरुष-रोग और स्त्रियों के लिए यह बहुत ही लाभकारी है।
- किडनी, शिश्न-ग्रंथियाँ और मूत्राशय को निरोगता प्रदान करता है।
- हार्निया, अंडकोश और कूल्हे के दर्द के लिए यह आसन वरदान है।
- स्त्रियों के अनियमित ऋतुस्राव को ठीक कर गर्भाशय को सशक्तकरताहै।
- गर्भवती स्त्रियाँ नियमित इस आसन पर बैठें (झुके नहीं) तो प्रसूति के समय वेदना कम होती है और शिराओं में सूजन भी नहीं होती।
- इस आसन द्वारा पीठ, उदर प्रदेश और वस्ति प्रदेश में रक्त संचार की वृद्धि कर देता है अतः उन्हें पर्याप्त लाभ मिलता है।

सावधानियाँ :
- पहली बार में ही संभव नहीं हैं कि आप इस अभ्यास को क्रियान्वित कर लें अतः क्रमशः चेष्टा करें।
- उच्च रक्तचाप, हृदय रोगी एवं मेरुदण्ड के जटिल समस्या वाले इस अभ्यास को न करें।

विस्तृत पाद भू-नमनासन/भूमासन/उपविष्ट कोणासन

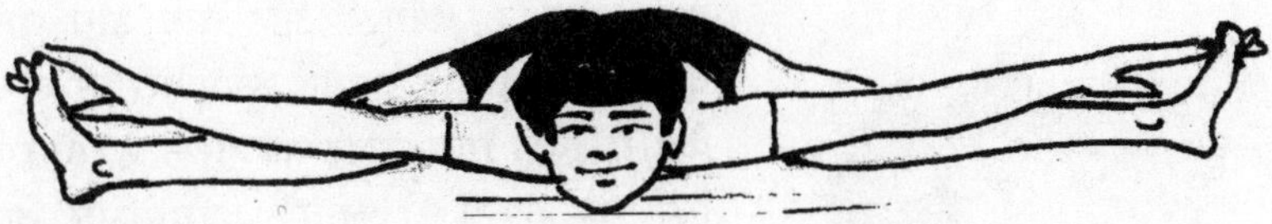

शाब्दिक अर्थ : भू अर्थात् पृथ्वी या भूमि। नमन का अर्थ प्रणाम या झुकना। भूनमन अर्थात् भूमि को आदर से नमन करना।

विधि : अपने आसन में सामने की तरफ़ पैर फैलाकर बैठ जाएँ। अब धीरे-धीरे पैरों को पक्षियों के पंखों की तरह फैला लें (चित्र देखें) एवं दाहिने हाथ से दाहिने पैर के अंगूठे को पकड़ें व बाएँ हाथ से बाएँ पैर के अंगूठे को पकड़ें। एड़ी से जाँघ तक का हिस्सा ज़मीन पर स्पर्श करता रहे। श्वास छोड़ते हुए वक्षःस्थल को सामने नीचे की तरफ़ झुका कर पेट, छाती एवं ठुड्डी को ज़मीन से स्पर्श कराएँ। 5 से 10 सेकंड रुकें एवं श्वास भरते हुए मूल अवस्था में आ जाएँ।

लाभ :
- आध्यात्मिक ऊर्जा बढ़ती है।
- ध्यान अवस्था में मन लगता है।
- स्त्रियाँ यह आसन करके अपने वक्षःस्थल उन्नत बनाकर सौंदर्य को आकर्षक बना सकती हैं।
- पूरे शरीर का व्यायाम हो जाता है। अतः मांसपेशियाँ, सभी नस-नाड़ियाँ और हड्डियों को अच्छा स्वास्थ्य प्राप्त होता है।
- मोटापे को कुछ हद तक कम करता है।
- मूत्र-संस्थान के विकार ठीक होते हैं।

नोट : अभ्यास के बाद मस्तक ज़मीन पर लगाकर भी इस आसन को कर सकते हैं। कुछ योग शिक्षक इस आसन को **पक्षी आसन** भी कहते हैं।

सावधानी : आसन व श्वास के प्रति सजग रहें। कठिन होने के कारण जल्दबाज़ी न करें। क्रमशः आराम से करें।

उत्थित पादहस्तासन

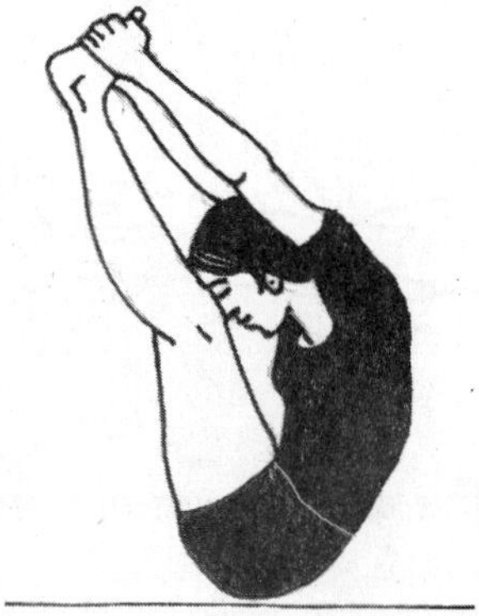

विधि : अपने आसन में सामने की तरफ़ पैर फैलाकर बैठ जाइए। अब दाहिने हाथ से दाहिने पैर का अंगूठा और बाएँ हाथ बाएँ पैर का अंगूठा पकड़े और श्वास भरकर दोनों पैरों को एक साथ ऊपर की तरफ़ उठाएँ एवं सिर को घुटनों से लगाएँ। यथासंभव रुकें पश्चात् मूल अवस्था में वापस आएँ और रेचक करें। यथाशक्ति क्रिया को दोहराएँ।

एक पाद पद्मोत्तानासन

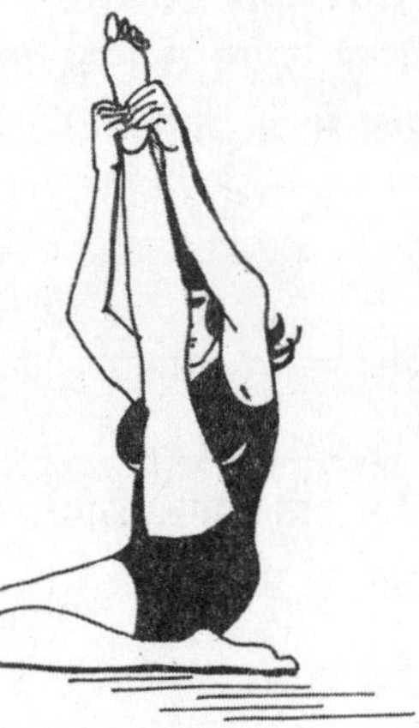

विधि : यदि दोनों पैर एक साथ उठाते न बने तो पहले एक पाद पद्मोत्तानासन करें। अर्थात् एक पैर पद्मासन की अवस्था में रखकर मूलाधार या सीवनी के पास एड़ी लगाएँ और दूसरे पैर को दोनों हाथों से पकड़कर सिर घुटने से लगाएँ। यही क्रम बदलकर करें।

निरालम्ब पश्चिमोत्तानासन/उर्ध्वमुख पश्चिमोत्तानासन

विधि : यह आसन भी उत्थित पाद हस्तासन का एक प्रकारांतर है। इसमें केवल इतना अंतर है कि घुटनों को मोड़कर बैठें और पैरों के तलवों को पकड़ें। श्वास भरकर दोनों पैरों को एक साथ ऊपर उठाएं। बाक़ी क्रिया उपरोक्तानुसार ही रहेगी। शरीर का पूरा भार नितम्बों पर ही रहता है।

उत्थित हस्त-मेरुदण्डासन/उभय पादांगुष्ठासन

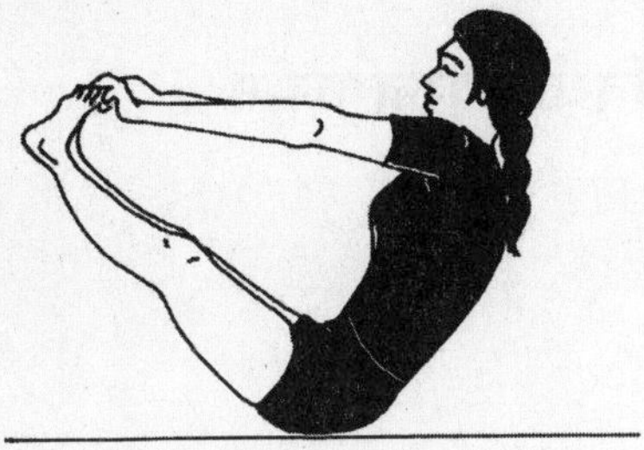

विधि : यह आसन उत्थित पादहस्तासन के ही समान है। अंतर सिर्फ़ इतना है कि इसमें सिर घुटनों से नहीं लगाते हैं। केवल पैरों को ऊपर की ओर तानकर रखते हैं।

विशेष : कुछ योग शिक्षक इस आसन को **पूर्वोत्तानासन** भी कहते हैं।

मेरुदण्डासन

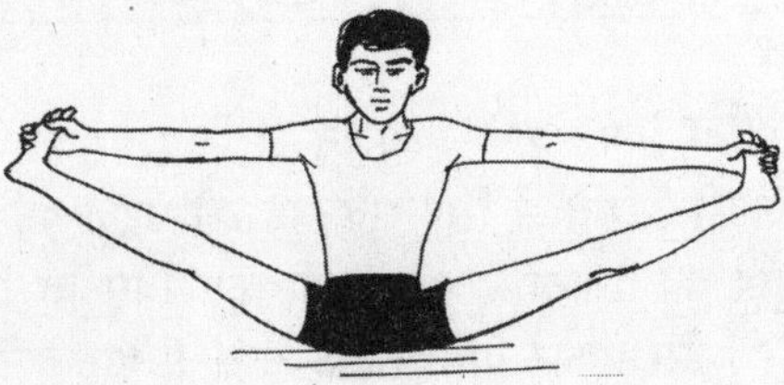

विधि : इस आसन में घुटनों को सिर से न लगाकर पैरों को दाएँ बाएँ जितना फैला सकते हैं उतना फैलाते हैं व पंजों को पकड़ कर अन्तर्कुंभक करते हुए जितनी देर रुक सकते हैं। रुककर मूल अवस्था में आते समय रेचक करते हैं।

लाभ :
- उपरोक्त सभी आसन उदर-प्रदेश को क्रियाशील बनाते हैं।
- पेट की चर्बी को कम करता है। प्रजनन अंगों को लाभ मिलता है।
- पैर सुडौल एवं मज़बूत होते हैं।
- संतुलन शक्ति बढ़ती है।
- मेरुदण्ड लचीला, सशक्त और रोग-मुक्त होता है।

सावधानियाँ : स्लिप डिस्क, साइटिका या मेरुदण्ड से सम्बंधित रोगी इन व्यायामों को न करें।

नोट : उपरोक्त आसन उत्थित पादहस्तासन के ही समान होने के कारण हमने उन्हें यहाँ दर्शाया है।

मेरुदण्ड मोड़कर किए जाने वाले आसन

तिर्यक् भुजंगासन

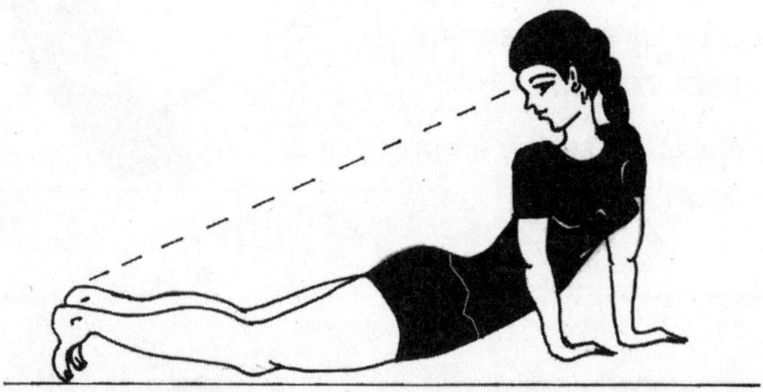

विधि : यह शंख-प्रक्षालन के लिए प्रयुक्त होने वाली एक क्रिया है। भुजंगासन की ही स्थिति में सिर एवं धड़ को पहले दाहिनी दिशा में घुमाते हुए बाएँ पैर की एड़ी को देखना है और यही क्रम विपरीत दिशा से करना है। यह एक आवृत्ति हुई। इस प्रकार दोनों तरफ़ से 5-5 बार करें। श्वास प्रश्वास के प्रति सजग रहें।

श्वासक्रम:
- ऊपर उठते समय श्वास लें।
- दोनों तरफ़ मुड़ते समय श्वास रोकें।
- मूल अवस्था में आते समय श्वास छोड़ें।

समय : शंख-प्रक्षालन के समय इसकी 10-10 आवृत्ति करें।

ध्यान : स्वाधिष्ठान चक्र पर।

लाभ :
- भुजंगासन के समस्त लाभ मिलते हैं।
- शंख-प्रक्षालन के लिए करने पर उदर को विशेष लाभ मिलता है।
- पाचन तंत्र में आंतरिक प्रदेश की अच्छी मालिश करता है।
- मेरुदण्ड के जटिल रोगों में क्रमशः शनैः शनैः करने से रोगों का क्षय होता है।
- पेट में जमी चर्बी को दूर करता है।

नोट : पैरों के पंजों में लगभग आधे से एक फीट का अंतर रखने से धड़ एवं सिर को कुछ ज़्यादा घुमाना पड़ता है। अतः इससे साधक अधिक लाभान्वित होता है।

अर्द्ध मत्स्येन्द्रासन

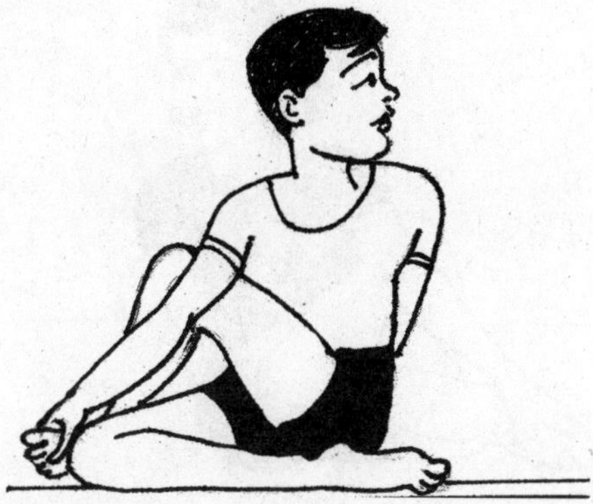

आकृति का अर्थ : संभवतः यह आसन योगी मत्स्येन्द्रनाथ ने अपने साधकों को पहले सिखाया हो, अतः यह उन्हीं के नाम पर रखा गया है।

विधि : दोनों पैरों को फैलाकर बैठ जाएँ। बाएँ पैर की एड़ी को मूलाधार के पास सीवनी स्थान पर रखें या दाहिने नितम्ब के पास रखें। अब दाहिना पैर मोड़ें और दाहिने टखने को बाएँ घुटने के ऊपर रखें। दाहिने घुटने पर बाईं बग़ल टिकाएँ। अब दाहिने पैर के घुटने को बाएँ हाथ की बग़ल से अपनी तरफ़ धक्का देते हुए दाहिनी तरफ़ घूमें व दृष्टि भ्रूमध्य पर रखें। जितना मुड़ सकते हैं, मुड़ें। परंतु बाएँ हाथ से दाहिने पैर के अंगूठे को पकड़ना न भूलें। अब यही क्रम पैर बदलकर बाईं तरफ़ करें।

श्वासक्रम/समय : यथाशक्ति 5-10 सेकंड इसी स्थिति पर रुकें। मुड़ते समय रेचक करें, फिर बाह्य कुंभक करें। पूर्व स्थिति में आते समय पूरक करें।

लाभ :
- क़ब्ज़ के लिए यह रामबाण है।
- मेरुदण्ड पूर्ण सशक्त बनता है।
- उदर भाग की मालिश कर पाचन तंत्र ठीक करता है।
- 72,000 नाड़ियों के दोष ठीक कर सैकड़ों रोग दूर करता है।
- कुण्डलिनी जगाने में सहायक है।
- मोटापे का हरण करता है।
- मधुमेह और हार्निया में लाभप्रद।

सावधानियाँ : साईटिका, पेट का अल्सर, मेरुदण्ड संबंधी चोट वाले, गर्भवती महिलाएँ, स्लिप डिस्क आदि रोग वाले इस आसन को न करें।

पूर्ण मत्स्येन्द्रासन

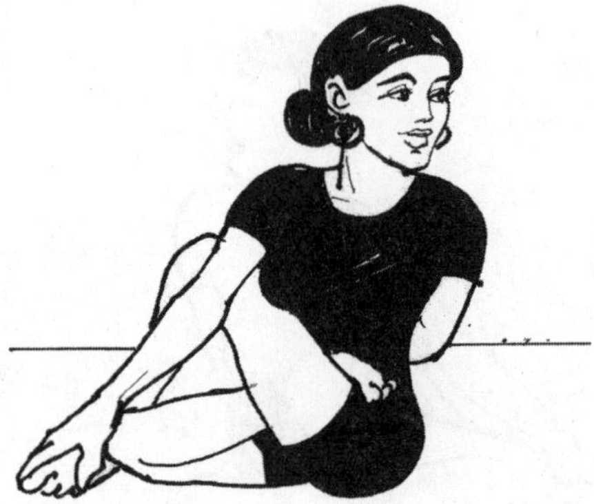

विशेष : यह आसन हठ योगी मत्स्येन्द्र नाथ को समर्पित है।

विधि : इस आसन में बाएँ पैर को अर्द्ध पद्मासन की स्थिति में रखते हैं अर्थात् अर्द्ध मत्स्येन्द्रासन में बायाँ पैर नितम्ब के नीचे रखते हैं और पूर्ण मत्स्येन्द्रासन में बायाँ पैर दाहिने पैर के ऊपर रखते हैं। शेष अभ्यास पहले जैसे ही है एवं लाभ भी लगभग बराबर हैं।

श्वासक्रम : मुड़ते समय रेचक करें फिर बाह्य कुंभक करें एवं मूल अवस्था में आते समय पूरक करें।

समय : अधिकतम 2 मिनट के लिए मुड़ें या कठिनाई महसूस हो तो वापस मूल अवस्था में आ जाएँ।

लाभ :
- अर्द्ध मत्स्येन्द्रासन के समान समस्त लाभ प्राप्त होते हैं।
- इस आसन को लगाने से उदर प्रदेश के अवयव एक ओर से सिकुड़कर और दूसरी ओर खिंचाव होने के कारण उन्हें पर्याप्त लाभ मिलता है।
- नितम्बों के जोड़ों का दर्द अतिशीघ्र दूर होता है।
- मेरुदण्ड के पार्श्वगत घुमाव के कारण, पीठ व कमर दर्द एवं नितंबों के जोड़ों का दर्द अतिशीघ्र दूर होता है।
- जननेंद्रिय के रोग दूर करता है एवं पेट की जमीं चर्बी को दूर करता है।

सावधानियाँ : साइटिका, पेट का अल्सर, मेरुदण्ड संबंधी चोट वाले, गर्भवती महिलाएँ, स्लिप डिस्क आदि रोग वाले इस आसन को न करें।

मेरु वक्रासन

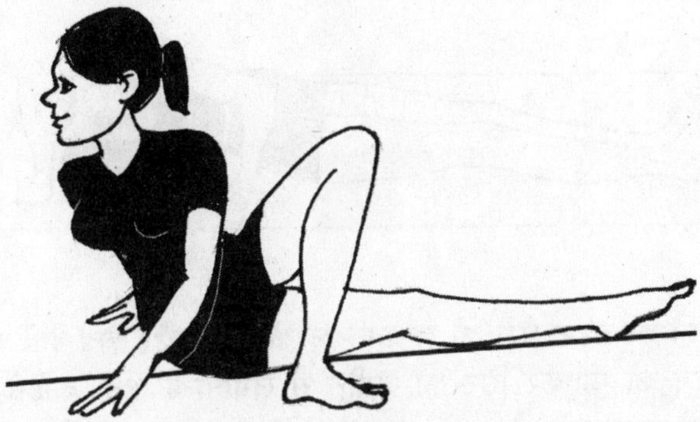

शाब्दिक अर्थ : वक्र का मतलब टेढ़ापन।

विधि : पैरों को सामने की तरफ़ फैलाकर बैठ जाएँ। दाहिने पैर को मोड़कर बाईं जाँघ की दूसरी तरफ़ रखें और कमर से ऊपर के हिस्से को बाईं तरफ़ मोड़ें। पहले श्वास लें। शरीर मोड़ते समय कुंभक करें। मूल अवस्था में आने पर श्वास छोड़ें। इसी स्थिति में पैरों को बदलकर ऊर्ध्व शरीर को दूसरी तरफ़ मोड़ें।

श्वासक्रम/समय : श्वासक्रम विधि में समाहित है एवं दोनों तरफ़ पांच-पांच बार करें।

ध्यान : मूलाधार और स्वाधिष्ठान चक्र पर।

लाभ :
- यह क़ब्ज़ को हरता है। पाचन तंत्र के अंगों की मालिश स्वतः हो जाती है।
- मेरुदण्ड लचीला व सशक्त बनाता है।
- आलस्य दूर करता है।
- नियमित करने से कमर पतली और चर्बी को कम करता है।
- नियमित करने पर सुषुम्ना को खोलता है।

सावधानी : मेरुदण्ड एवं पीठ से संबंधित जटिल रोग वाले व्यक्ति धैर्यपूर्वक करें।

तिर्यक मेरु भू-नमनासन

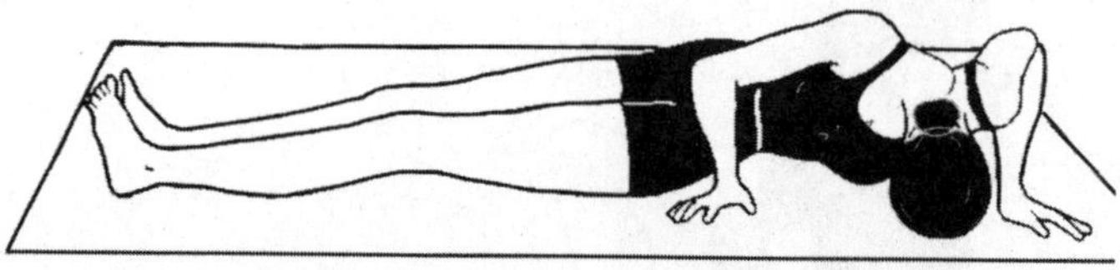

विधि : सामने की तरफ़ पैरों को लम्बवत् करके बैठ जाएँ। चित्र देखें चूंकि बाएँ तरफ़ उर्ध्वभाग को मोड़कर सिर को ज़मीन से लगाना है अतः दाहिने हाथ को बाएँ नितम्ब के पास रखें और बाएँ हाथ के पंजे को दाहिने हाथ के पंजे से थोड़ा दूर रखें। स्वभाविक रूप से ऊपरी हिस्सा मुड़ेगा (लगभग 90 डिग्री मोड़ें) फिर सिर को सामने की तरफ़ झुकाते हुए ज़मीन से स्पर्श कराने की कोशिश करें। कुछ देर रुके और मूल अवस्था में लोट आएँ, यही क्रम दाहिने तरफ़ से भी करे।

लाभ :
- बाएँ तरफ़ मोड़ते समय सिर को बाएँ हाथ की तरफ़ लाएँ।
- सिर को झुकाते समय मेरुदण्ड तना हुआ रखें एवं नितम्ब और पैर को उठने न दें।
- दोनों तरफ़ बराबर समय से करें।

श्वासक्रम/समय :

- उर्ध्व भाग मोड़ते समय श्वास लें। झुकते समय श्वास छोड़ें एवं सिर को ऊपर उठाते समय श्वास लें।
- 5 से 10 सेकण्ड रुकें एवं दोनों तरफ़ से 5 चक्र पूरे करें।

लाभ :
- मेरुदण्ड में लोच (लचीलापन) लाता है।
- पीठ एवं कमर में खिंचाव पैदा कर रक्त संचार सुचारु करता है।
- पाचन तंत्र के अंगों की मालिश कर उन्हें क्रियात्मक करता है।
- कमर के आसपास जमी चर्बी को कम करता है।

तिर्यक् कटि चक्रासन (तीन प्रकार)

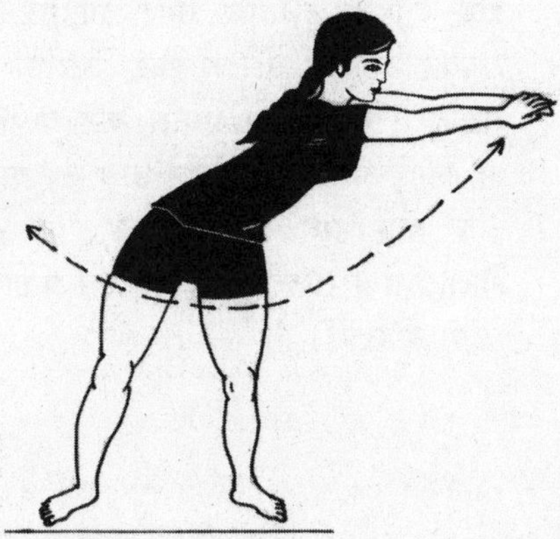

विशेष : यह शरीर की शुद्धि करता हुआ निर्मलता बढ़ाता है। विशेषरूप से यह क्रिया शंख-प्रक्षालन के लिए भी की जाती है।

प्रथम प्रकार :

विधि : सावधान की स्थिति में खड़े हो जाइए और दोनों पैरों को इतना फैला लें कि उनके बीच एक से डेढ़ फ़ुट का अंतर हो जाए। दोनों हाथों के पंजों को आपस में फंसाकर सामने की तरफ़ ज़मीन के समानान्तर उठा लें और हथेलियों को सामने की तरफ़ कर दें। अब कमर को झुकाएँ परंतु पीठ तनी हुई हो। दृष्टि सामने की ओर रखें और धीरे-धीरे दाहिने तरफ़ घूमें और कमर के ऊर्ध्वभाग को गतिमय बनाते हुए बाईं ओर घूम जाएँ। अब वापस उसी गति से सामने की ओर मूल अवस्था में आ जाएँ।

नोट :
- दाहिने एवं बाईं तरफ़ जितना अधिक मुड़ सकते हैं उतनी कोशिश करें।
- अभ्यास के समय पूरक करते हुए अंतर्कुंभक करें।
- मूल अवस्था में रेचक करें।
- श्वास का क्रम इस प्रकार भी कर सकते हैं : जैसे दाहिनी ओर जाते समय श्वास लें और मूल अवस्था में आते समय श्वास छोड़ दें। अब बाईं तरफ़ जाते समय श्वास लें और मूल अवस्था में आते समय श्वास छोड़ दें। इस प्रकार करने से शंख-प्रक्षालन की क्रिया में अधिक लाभ की संभावना रहती है। कम से कम 4 से 8 बार यह क्रिया करें।

द्वितीय प्रकार

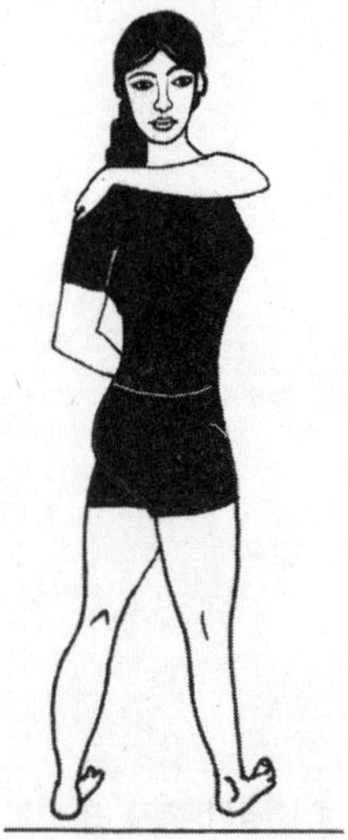

विधि : इस विधि में हाथों की स्थिति बदलकर बायाँ हाथ दाहिने कंधे पर और दाहिना हाथ पीठ के पीछे रखकर दाहिनी ओर घूमकर जितना पीछे की तरफ़ देख सकते हैं देखने का प्रयास करें वापस मूल अवस्था में आ जाएँ और अब दाहिने हाथ को बाएँ कंधे पर रखकर और बाएँ हाथ को पीठ के पीछे रखकर बाईं तरफ़ जितना देख सकते हैं, देखें। इस प्रकार 4 से 8 बार यह क्रिया दोहराएँ।

तृतीय प्रकार

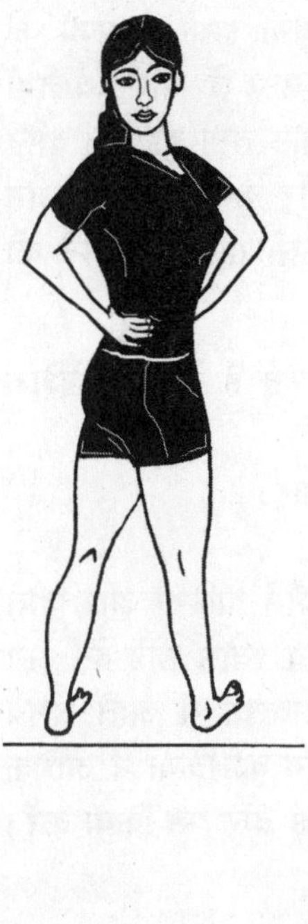

विधि : इसमें हाथों की स्थिति बदलकर कमर पर रखना होता है बाक़ी क्रिया उपरोक्तानुसार ही है।

लाभ :
- कमर, मेरुदण्ड, पीठ, फुफ्फुस, गर्दन आदि के विकारों को दूर कर उन्हें स्वस्थता प्रदान करता है।
- क़ब्ज़ का दुश्मन है। पाचनशक्ति तीव्र करता है।
- मोटी कमर को छरहरी एवं पतली करता है।
- गैस बन रही हो या डकार नहीं निकल रही हो तो यह क्रिया पानी पीकर भी कर सकते हैं।
- मेरुदण्ड में लचीलापन लाता है।
- शारीरिक/मानसिक तनाव दूर होता है।

पीठ के बल किए जाने वाले आसन

सुप्त पवन मुक्तासन

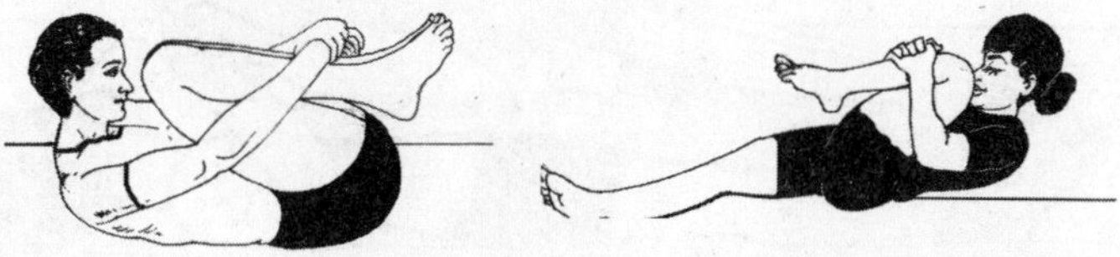

शाब्दिक अर्थ : पवन का अर्थ है हवा, वायु। मुक्त का अर्थ स्वतंत्र। वह आसन जिसे करने से पवन शरीर से मुक्त होती है, उसे पवन मुक्तासन कहते हैं।

विधि : पीठ के बल लेट जाएँ। पैरों को सामने की तरफ़ ज़मीन के समानांतर सीधे रखें। श्वास छोड़ें और बाह्य कुंभक करते हुए हाथों का सहारा लेकर दाहिना घुटना मोड़कर सिर की तरफ़ ले आएँ। अब घुटने को नाक से स्पर्श कराने के लिए सिर को ऊपर उठाएँ। जाँघ से पेट को दबाने की कोशिश करें। कुछ देर रुकें। अब श्वास लेते हुए वापस मूल स्थिति में आएँ। यही क्रिया बाएँ पैर से करें। यही क्रिया एक साथ दोनों घुटनों को मोड़कर करें। दाहिने पैर के द्वारा किया गया आसन **दक्षिण पवन मुक्तासन** और बाएँ पैर के द्वारा किया गया आसन **वाम पवन मुक्तासन** कहलाता है तथा दोनों पैरों के द्वारा किया गया आसन **पूर्ण सुप्त पवन मुक्तासन** कहलाता है।

श्वासक्रम/समय : घुटने को नाक से स्पर्श कराते समय श्वास छोड़ें। मूल अवस्था में लौटते समय श्वास लें। 5 से 10 बार इस क्रिया को दोहराएँ।

नोट : एक पैर के घुटने को जब नाक से स्पर्श करें, तो दूसरा पैर जमीन के समानांतर स्पर्श करता हुआ रखें।

लाभ : ○ नाम के अनुरूप अपान वायु को शरीर से निष्कासित करता है। ○ पुराने से पुराना गठिया और कमर दर्द इसके अभ्यास से क्रमशः क्षीण होता जाता है। ○ क़ब्ज़, खाने में अरुचि, आलस्य, आंत्रवृद्धि, रक्तविकार आदि रोगों की यह संजीवनी बूटी है। ○ सिर घूमना, मानसिक कमज़ोरी, सिर दर्द आदि रोगों में लाभकारी है। ○ मेद (चर्बी, मोटापा) कम करता है तथा मेरुदण्ड व ग्रीवा को मज़बूत करता है।

सावधानियाँ : अति उच्च रक्तचाप, स्लिपडिस्क एवं साइटिका वाले न करें।

विशेष : जब इसी आसन को बैठ कर किया जाता है तो उसे कुछ योग शिक्षक इसे सिर्फ़ **पवन मुक्तासन** भी कहते हैं।

सुप्तपादांगुष्ठ नासा स्पर्शासन

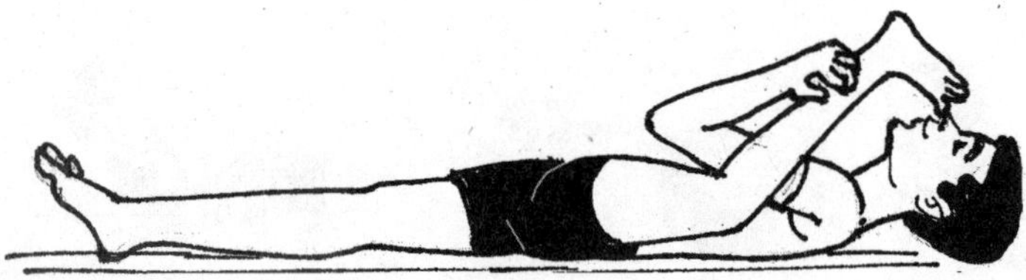

शाब्दिक अर्थ : सुप्त का अर्थ सोया हुआ, लेटा हुआ या लेटना। पाद का अर्थ पैर। अंगुष्ठ का अर्थ अँगूठा। नासा का अर्थ नाक या नासिका। स्पर्श का अर्थ छूना।

विधि : पीठ के बल चित्त लेट जाएँ। अपने दोनों हाथों से दाहिने पैर को उठाते हुए मोड़ें और चेहरे की तरफ़ लाएँ। पैर के अँगूठे को नासिका से स्पर्श कराने का प्रयत्न करें। बायाँ पैर ज़मीन से स्पर्श करता रहे। धीरे-धीरे मूल अवस्था में वापस आएँ। अब यही क्रम बाएँ पैर को उठाकर करें। अभ्यास हो जाने पर दोनों पैरों को एक साथ मोड़ते हुए नासिका से स्पर्श कराएँ।

श्वासक्रम : अंर्तकुंभक करते हुए अँगूठे का स्पर्श नासिका से कराएँ मूल स्थिति में लौटते समय श्वास छोड़ें।

समय : दाएँ पैर द्वारा तीन से पाँच बार फिर बाएँ पैर द्वारा तीन से पाँच बार एवं दोनो पैर से तीन से पाँच बार तक करें।

लाभ :
- कमर की पीड़ा कम होती है।
- कमर में लोच पैदा होती है। जमी हुई चर्बी कम होती है।
- नितम्ब और जाँघें सुदृढ़ एवं पुष्ट होते हैं।
- पाचन शक्ति बढ़ती है।
- मेरुदण्ड को लाभ मिलता है।

नोट : एक पैर नासिका से लगाते समय दूसरा पैर ज़मीन को स्पर्श करता रहें अभ्यस्त हो जाने पर सिर को ज़मीन से न हटाएँ।

सावधानी : यह आसन जटिल होने के कारण जल्दबाजी न करते हुए क्रमशः विवेक पूर्वक करें।

कंधरासन

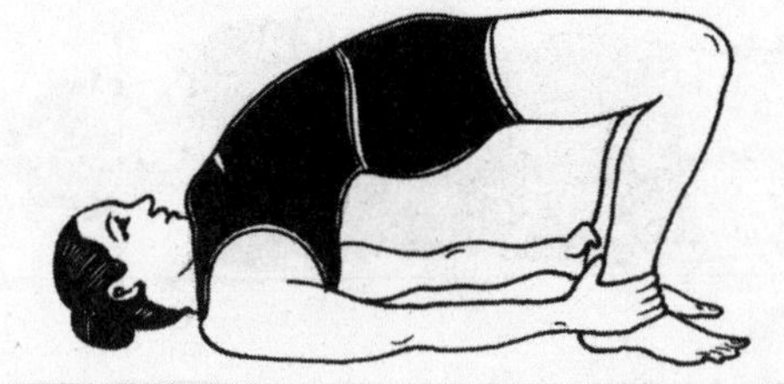

विधि : पीठ के बल कम्बल पर लेट जाइए। अब घुटने मोड़ते हुए एड़ियों को नितम्बों के पास रखिए। बाएँ हाथ से बाएँ पैर का टखना एवं दाएँ हाथ से दाएँ पैर का टखना पकड़िए और नितम्बों को पूरे प्रयास के साथ ऊपर उठाइए। साथ ही नीचे से पीठ को, ऊपर की और धकेलते हुए धनुषाकार बनाएँ। इस प्रकार का आकार बनाने के लिए वक्षःस्थल, उदर प्रदेश को ऊपर की ओर तानें। कुछ देर रुके वापस मूल अवस्था में आएँ। टखनों को छोड़ते हुए पैरों को आगे की ओर फैला लें।

श्वासक्रम : नितम्बों को ऊपर की ओर करते समय श्वास अंदर रोकें। मूल अवस्था में आते समय श्वास छोड़ें।

समय : इस प्रकार इसकी 5 से 10 बार यह क्रिया करें।

ध्यान : विशुद्धिचक्र एवं अनाहत चक्र पर।

लाभ :
- स्त्रियों के रोगों के लिए यह आसन विशेष लाभदायक हैं। जैसे अनियमित, मासिक धर्म, गर्भपात आदि जैसे रोग दूर कर उनके प्रजनन अंगों को भी पुष्ट करता है।
- सामान्यतः यह उदर प्रदेश के आंतरिक अंगों की शिथिलता को दूर करता है।
- ऑफिस में काम करने वाले इसके नियमित अभ्यास से पीठ एवं मेरुदण्ड के दर्द से निजात पा सकते हैं।
- मेरुदण्ड को व्यवस्थित कर पीठ दर्द ठीक करता है।
- दमा नाशक है एवं श्वसन तंत्र सुचारु करता है।
- थायरॉइड संबंधी रोगों में लाभकारी।

सावधानी : उदर प्रदेश में कोई जटिल रोग हो, मेरुदण्ड सख़्त हो, हार्निया, अल्सर और ग्रीवा संबंधी विकार हो तो क्रमशः धीरे-धीरे करें।

विशेष नोट : कुछ योग शिक्षक इसको **सेतु बंधासन** कहते हैं।

द्वि-पार्श्व आसन/पार्श्व धनुरासन

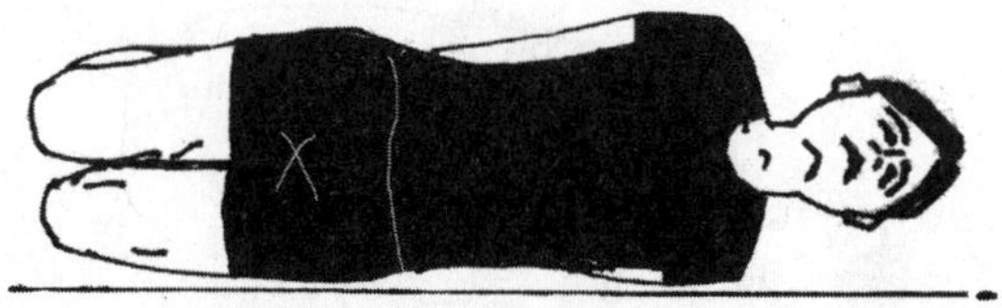

विधि : कंबल के ऊपर पीठ के बल लेटकर करवट ले लें एवं श्वास छोड़ते हुए दोनों पैरों को पीछे की तरफ़ मोड़ें और दोनों हाथों से दोनों पैरों के पंजों को पकड़ लें। तदुपरांत श्वास लेकर अंतर्कुंभक करते हुए यथासंभव करवट बदलते रहें एवं अनुकूलतानुसार इसे करके श्वास बाहर निकाल दें। वापस सामान्य स्थिति में आ जाएँ।

श्वासक्रम/समय : आसन करते समय अंतःकुंभक करें। यही क्रिया 4 बार करें।

लाभ :
- क़ब्ज़ दूर करता है और पाचन-तंत्र मज़बूत करता है।
- मोटे व्यक्तियों को अवश्य करना चाहिए। इस क्रिया को करने से उदर-प्रदेश में जमी हुई चर्बी कम होती है।
- छाती मज़बूत एवं चौड़ी होती है।
- साइटिका वाले अवश्य करें।

सावधानियाँ : जटिलता या हृदय रोग से पीड़ित व्यक्ति विवेक का प्रयोग करें।

नोट : विशेष रूप से यह गतिमय क्रिया शंख-प्रक्षालन के लिए की जाती है।

विशेष : हमने इसी पुस्तक में पीठ के बल किए जाने वाले आसन और भी जगह दिए हैं। कृपया निम्नलिखित आसन भी देखें।
चक्रासन, पूर्ण चक्रासन, चक्र बंधासन, सेतु बंधासन, शीर्ष पादासन, ग्रीवासन, रपटासन, सेतु आसन, विपरीत दण्डासन, पूर्वोत्तानासन।

उच्च अभ्यास एवं संतुलन के आसन

पाद प्रसारणकच्छप आसन/कूर्मासन (द्वितीय प्रकार)

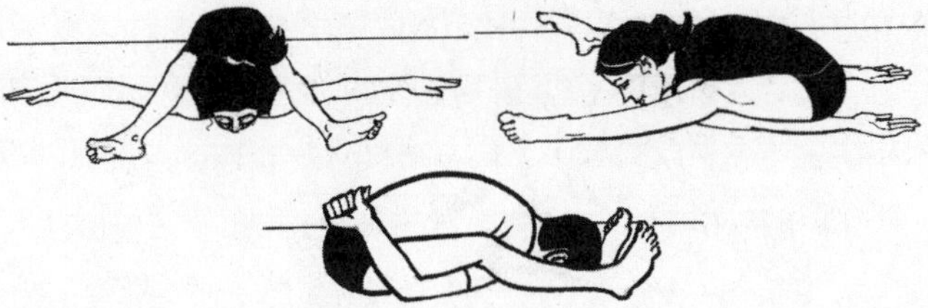

शाब्दिक अर्थ : कूर्म का अर्थ कछुआ है।

विधि : ज़मीन पर पैर लंबवत् करके बैठ जाएँ। दोनों घुटनों के बीच लगभग 1 या 1/2 फ़ीट का अंतर रखें। सिर सामने की तरफ़ झुकाएँ और इसी क्रम में हाथों को दाहिने घुटने के नीचे से दाहिने हाथ को, बाएँ घुटने के नीचे से बाएँ हाथ को बाहर निकालें और दोनों हाथों को धीरे-धीरे पीठ की तरफ़ ले जाएँ। दोनों हाथों की हथेलियों को एक दूसरे से मिलाएँ या दोनों हाथों को धरती के समानान्तर फैला लें। आसन पूर्ण करने के लिए घुटनों को ऊपर उठाते हुए पैर के तलवों को ज़मीन के समानांतर रखें। श्वास क्रिया सामान्य रखें। पहले झुकते समय रेचक करें। इसी क्रम में दोनों पैरों के टखनों को एक दूसरे में फँसा लें और हाथों को पीठ पर बाँध लें तो **सुप्त कूर्मासन** कहलाएगा।

श्वासक्रम : सामने झुकते समय श्वास बाहर निकालें। अंतिम स्थिति में श्वास-प्रश्वास सामान्य रखें एवं मूल स्थिति में आते समय श्वास लें।

समय : यथासंभव। आध्यात्मिक लाभ हेतु अधिक देर तक करें।

ध्यान : स्वाधिष्ठान और मणिपूरक चक्र पर।

लाभ :
- यह आसन शारीरिक स्थिरता प्रदान करता है।
- मस्तिष्क को तनाव मुक्त करता है। मन प्रफुल्लित करता है।
- पीठ दर्द, कमर दर्द व ग्रीवा दर्द के लिए उपयोगी।
- उदर के अवयवों को सक्रिय करता है।
- क़ब्ज़ दूर करता है।
- यह आसन विषय-कषायों को जीतना सिखाता है।
- गुर्दों को शक्ति प्रदान करता है।

सावधानियाँ : स्लिप डिस्क व साइटिका से पीड़ित रोगी इस आसन को न करें।

कंदपीड़ासन/कंदासन

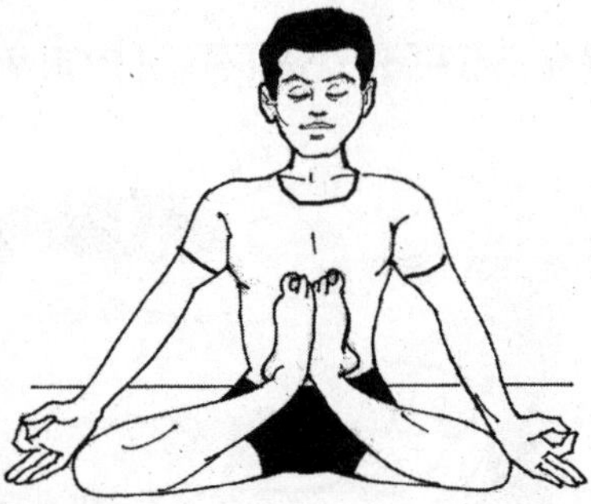

शाब्दिक अर्थ : कंद का अर्थ मूलग्रंथि, जड़ या गाँठ।

हठयोग प्रदीपिका के तृतीय अध्याय में लिखा है कि कुंडलिनी कंद पर शयन करती है। यह योगियों, महात्माओं को मोक्ष और भोगियों को बंधन दिलाती है।

विधि : अपने आसन में प्रसन्नतापूर्वक बैठें। पैरों को सामने सीधा फैला लें। घुटने मोड़ते हुए जाँघों को चौड़ा करें और एड़ियों को आमने-सामने आपस में मिला लें (यह लगभग बद्ध कोणासन के समान हो जाता है)। दाहिने पैर के पंजे को दाहिनी हथेली से और बाएँ पैर के पंजे को बाईं हथेली से पकड़ें। अब हाथों से पैर के पंजों को ऊपर धड़ की तरफ़ खींचें। टखनों को उल्टा करें। पंजे पकड़कर घुटने व जाँघों को खींचें एवं नाभि व सीने से एड़ियों और पैरों के बाह्य भाग को चिपका लें। प्रथम अभ्यासी पैरों को पकड़े रखें एवं अभ्यास हो जाने पर हाथों को घुटनों पर रखें।

श्वासक्रम/समय : अंतिम स्थिति में श्वास सामान्य रखें एवं अनुकूलतानुसार करें।

ध्यान : स्वाधिष्ठान चक्र या मणिपूरक चक्र पर।

लाभ : काम-वासना को नियंत्रित करता है। बिंदु (ऊर्जा) ऊर्ध्वमुखी करता है। नाभि के नीचे की प्रत्येक माँसपेशी को व्यायाम मिलता है। नितम्ब, घुटने, टखने की संधियों को लचीला बनाता है। जिससे कड़ापन दूर होता है। मन की चंचलता का शमन करता है।

सावधानियाँ:
- चूँकि यह उच्च अभ्यास का आसन है, इसलिए विशेष सावधानी रखें।
- जिनके घुटने के जोड़ों में लोच और मजबूती हो, वे ही इस आसन को करें।

नाभि पीड़ासन

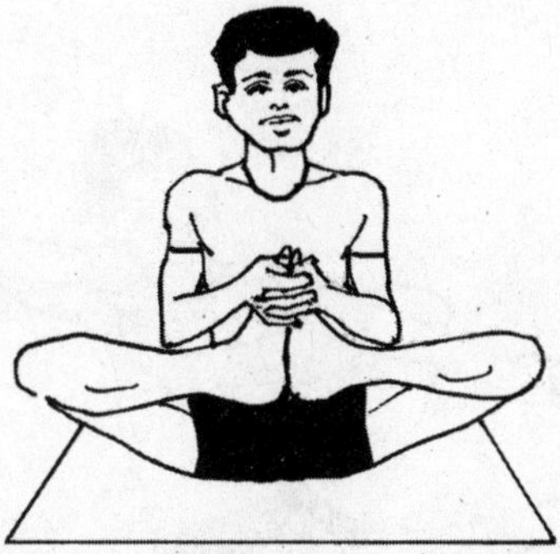

विधि : अपने आसन में सामने की तरफ़ पैर फैलाकर बैठ जाएँ। घुटनों को मोड़ें व दोनों तलवे आपस में मिला लें। दोनों हाथों से दोनों पंजों को पकड़ें और उनको अंदर की तरफ़ खींचते हुए नाभि के पास लाकर सटा दें। चूँकि इसमें घुटने ऊपर उठ जाएँगें अतः पूरा भार नितम्ब पर आएगा। इसलिए संतुलन लाने की कोशिश करते हुए यथाशक्ति इस आसन को करें।

श्वासक्रम/समय : पैरों को उठाते समय अंतःकुंभक करें एवं मूल स्थिति में वापस आते समय रेचक करें। 4 से 5 बार यथाशक्ति करें।

लाभ :
- पाचन-तंत्र, उदर और आँतों की शक्ति में वृद्धि होती है।
- हाथ व पैरों को बल मिलता है।
- प्राण की गति बराबर होती है और यदाकदा सुषुम्ना में भी उसकी गति होने लगती है।
- वीर्य वाहिनी नसें पुष्ट होती हैं।
- आत्म उत्थान के साथ जीवन में संतुलन का क्रमशः विकास होता है।

सावधानी : साइटिका, स्लिपडिस्क, घुटनों के जोड़ों के रोगी इसे न करें।

धनुराकर्षणासन/आकर्णधनुरासन (प्रथम प्रकार)

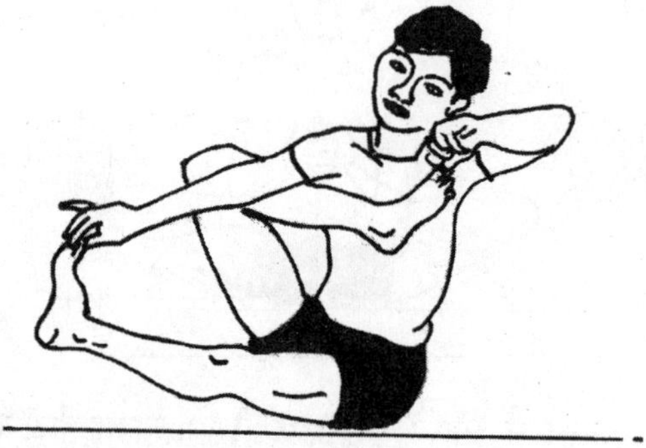

विधि : दोनों पैर सामने की ओर फैलाकर बैठिए। अब बाएँ पैर के ऊपर दाहिने पैर को अर्द्ध पद्मासन की अवस्था में रखिए। दाहिने हाथ से बाएँ पैर के अँगूठे को पकड़िए। घुटना ज़मीन से उठने न पाए। अब बाएँ हाथ से दाहिने पैर का अँगूठा पकड़कर कान के समीप लाइए। पीठ, गर्दन, सिर सीधा तना हुआ रहे।

श्वासक्रम/समय : अर्द्ध पद्मासन की अवस्था में पूरक, अंतिम अवस्था में कुंभक और मूल अवस्था में आते समय रेचक करें। यही आसन पैर बदल कर करें। अनुकूलतानुसार या 5 बार करें।

लाभ :
- जाँघ, पिंडली, घुटना, पंजे आदि सभी अंगों को स्थिरता मिलती है।
- पैरों का कंपन बंद होता है।
- उदर-प्रदेश के अधोभाग को शक्ति मिलती है।
- मलोत्सर्ग में मदद मिलती है।
- हाइड्रोसील बीमारी के रोगी इससे लाभ प्राप्त कर सकते हैं।
- मेरुदण्ड को लाभ पहुँचाता है।
- आत्मविश्वास में वृद्धि करता है।

सावधानी : साइटिका, स्लिपडिस्क के रोगी इसे न करें।

आकर्ण धनुरासन (द्वितीय प्रकार)

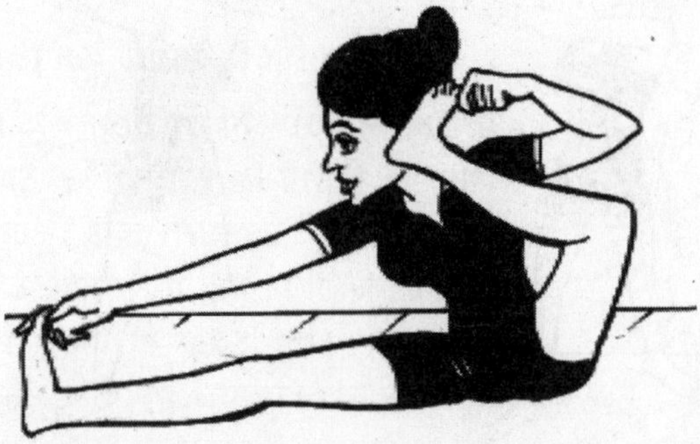

शाब्दिक अर्थ : कर्ण का अर्थ कान। उपसर्ग आ का अर्थ तक। धनु का अर्थ धनुष।

विधि : ज़मीन पर पैर फैलाकर बैठ जाएँ। दाहिने पैर के अँगूठे को दाहिने हाथ से पकड़कर ऊपर कान की तरफ़ लाएँ एवं बाएँ हाथ से बाएँ पैर के अँगूठे को पकड़ें। 5 से 10 सेकंड तक इसी स्थिति में रहें। आसन करते समय यदि दाहिने पैर का अँगूठा दाहिने कान के पास है, तो बायाँ पैर सीधा तानकर रखें (घुटने को ऊपर न उठने दें)। अब पैरों को बदलकर यह आसन करें।

श्वासक्रम/समय : अँगूठा कान के पास लाते समय अंतःकुंभक करें, मूल स्थिति में लौटते समय रेचक करें। पाँच-पाँच बार दोनों पैरों से करें।

लाभ :
- पैरों की माँसपेशियाँ लचीली होती हैं।
- नितम्ब सुडौल बनते हैं।
- उदर विकार दूर होते हैं।
- मलोत्सर्ग में मदद मिलती है।
- शरीर का उचित विकास होता है।

सावधानियाँ :
- मेरुदण्ड सीधा रखें। तीव्र कमर दर्द वाले विवेक का उपयोग करें।
- जिस पैर को नहीं मोड़ा है वह सीधा लंबवत् रखें।
- साइटिका, स्लिपडिस्क के रोगी न करें।

टिप्पणी : कुछ योगाचार्य इस आसन को भिन्न प्रकार से भी करवाते हैं।

धनुष बाण चालन क्रिया/आकर्ण धनुरासन (तृतीय प्रकार)

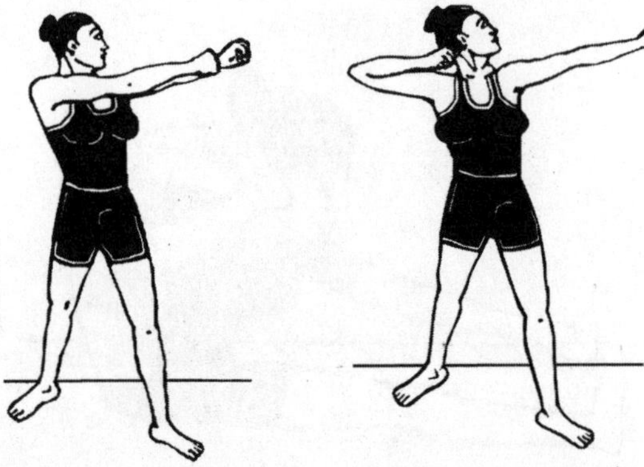

विधि : दोनों पैरों के बीच लगभग दोनों कंधों की चौड़ाई के बराबर अंतर रखकर खड़े हो जाएँ। दाहिने पंजे को थोड़ा सा एक क़दम आगे रखें। दाहिने हाथ को शरीर के बगल से लम्बवत् करें और मुट्ठी बाँधे परंतु थोड़ा ज़मीन के समानान्तर से ऊँचा रखें। अब बाएँ हाथ की मुट्ठी बाँधे और दाहिने हाथ की मुट्ठी से थोड़ा पीछे रखें। अब दाहिने हाथ की मुट्ठी को ऐसा देखें मानो आपने धनुषबाण हाथ में लिया हुआ हो। श्वास लें और धनुष की जैसे प्रत्यंचा खींचते हैं, वैसे ही बाएँ हाथ की मुट्ठी को धीरे-धीरे पीछे खींचते हुए कान के पास लाएँ। दोनों भुजाएँ तनी हुई हों। सिर को थोड़ा सा पीछे लाएँ। श्वास छोड़ें, फिर कल्पना करें कि तीर छोड़ दिया है। तनाव कम करें और वापस बाईं मुट्ठी को दाहिने मुट्ठी के पास ले आये। इस प्रकार 5 बार करें और पैरों तथा हाथों की मुद्राएँ बदलकर 5 बार करें।

विशेष : इस क्रिया को हल्केपन से न लें, क्योंकि यह क्रिया दो चीज़ें सिखाती है। पहली है एकाग्रता और दूसरी है लक्ष्य। जब हम प्रत्यंचा खींचते हैं, तब हम एकाग्र होकर उस लक्ष्य को देखते हैं, जिसका हमने निशाना साधा है।

इसी प्रकार हम अपने जीवन में विकास का लक्ष्य बनाकर एकाग्रता से उस काम को करेंगे तो सफल अवश्य होंगे। हमें जीवन में ये दो चीजें हमेशा याद रखनी चाहिए।

लाभ :
- जीवन जीने का विकास मंत्र मिलता है।
- एकाग्रता शक्ति बढ़ती है। लक्ष्य हासिल के रास्ते खुलते हैं।
- कंधे हाथ गर्दन के विकार समाप्त होते हैं।

नोट : इस विधि में साधक धनुष की प्रत्यंचा को खींचने का उपक्रम करता है।

पृष्ठासन

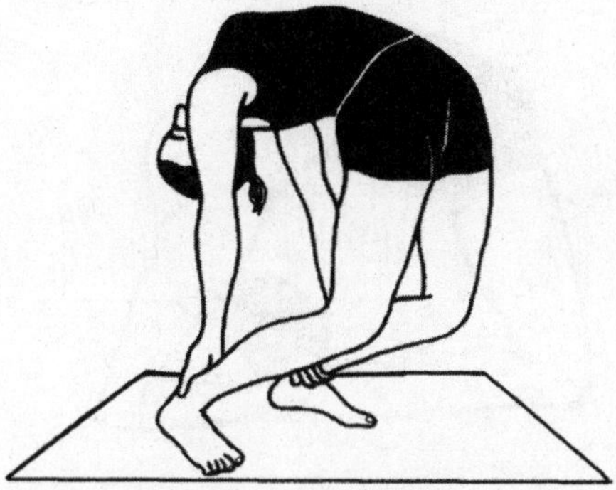

विधि : सीधे खड़े हो जाएँ। दोनों पैरों के बीच लगभग 1 फीट का अंतर रखें अब घुटनों को थोड़ा-सा आगे झुकाते हुए हाथों को पीछे ले जाकर पिंडली के निचले हिस्से (टखनों) को पकड़े। ऐसा करने से कमर और सीना मुड़ता हुआ धनुषाकार हो जाएगा। सिर को भी पीछे झुकाएँ (सिर को ज़मीन की तरफ़ अधिकतम झुकाने का प्रयास करें।) यह इस आसन की पूर्णता है।

श्वासक्रम/समय : पीछे की तरफ़ झुकते समय श्वास छोड़ें। पूर्ण स्थिति में श्वसन क्रिया धीमे-धीमे करें। वापस आते समय अंतःकुंभक करें। शुरू-शुरू में यथाशक्ति रुकें बाद में क्रमशः समय बढ़ाएँ।

लाभ :
- ग्रीवा शक्ति विकास के लिए यह आसन अच्छा हैं।
- उदर प्रदेश के अंगो को अधिक कार्यशील बनाता है।
- कमर, पीठ, मेरुदण्ड के विकार दूर करता है।
- पैरों को सशक्त बनाता है।

सावधानियाँ :
- अल्सर, उच्च रक्तचाप, पीठ या पेट के जटिल रोग में इस आसन को न करें।
- इस आसन के बाद सामने झुकने वाले आसन अवश्य करें।

कपोतासन (प्रथम प्रकार)

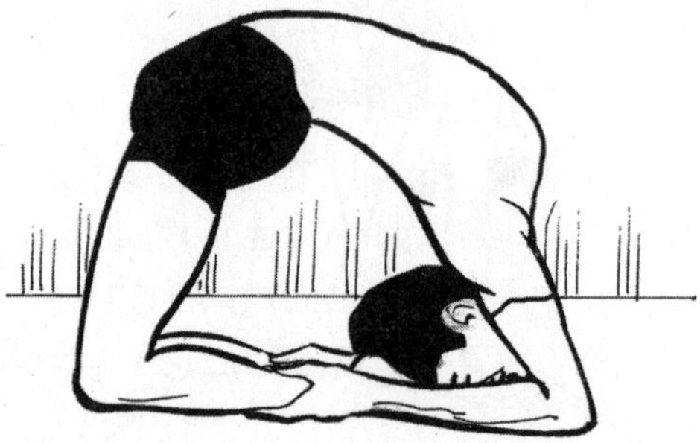

शाब्दिक अर्थ : कपोत का अर्थ कबूतर है। पूर्ण आसन के समय छाती चौड़ी होकर कबूतर की तरह फूलती है, इसलिए इसका नाम कपोतासन है।

विधि : वज्रासन में बैठ जाएँ एवं पीछे की ओर लेट जाएँ। अब हाथों को कोहनी से मोड़ते हुए हथेलियों को कान के पास ज़मीन पर रख दें और धीरे-धीरे कमर, छाती एवं सिर के हिस्से को ऊपर उठाएँ। एड़ी से लेकर घुटने ज़मीन के समानांतर ही रखने हैं। चूँकि इस आसन को पूर्ण करने के लिए सिर को पैर के तलवों के ऊपर रखना होता है, अतः इसमें बहुत अभ्यास की ज़रूरत पड़ती है। इसलिए धीरे-धीरे शरीर को ऊपर उठाते हुए सिर को तलवों के पास लाने की कोशिश करें और कुछ सेकेण्ड उसी स्थिति में रुकें एवं क्रमशः समय को बढ़ाएँ। पूर्ण आसन में स्वाभाविक श्वास लें। आसन बनाते समय श्वास-प्रश्वास के प्रति सजगता रखें। श्वास छोड़ते हुए वापस सिर को धीरे-धीरे उठाते हुए गर्दन, पीठ और सिर को ज़मीन पर रखें। फिर धीरे-धीरे पैरों को सीधा करते हुए आराम करें।

ध्यान : स्वाधिष्ठान चक्र या आज्ञा चक्र पर।

लाभ :
- छाती चौड़ी होती है। फेफड़े पुष्ट होते हैं। हृदय की उत्तम देख-रेख होती है।
- मेरुदण्ड सम्बंधी कोई रोग नहीं होता।
- प्रजनन तंत्र और वस्ति-प्रदेश को उचित लाभ।
- जंघाएँ सुडौल होती हैं।

सावधानियाँ : चूँकि इस आसन को करने से जंघा, उदर प्रदेश, हृदय प्रदेश सभी तनावग्रस्त होते हैं, अतः उच्च्य रक्तचाप, हृदय रोगी इस आसन को न करें।

नोट : कहीं-कहीं शिक्षकगण इसे भिन्न प्रकार से भी कराते हैं।

कपोतासन (द्वितीय प्रकार)

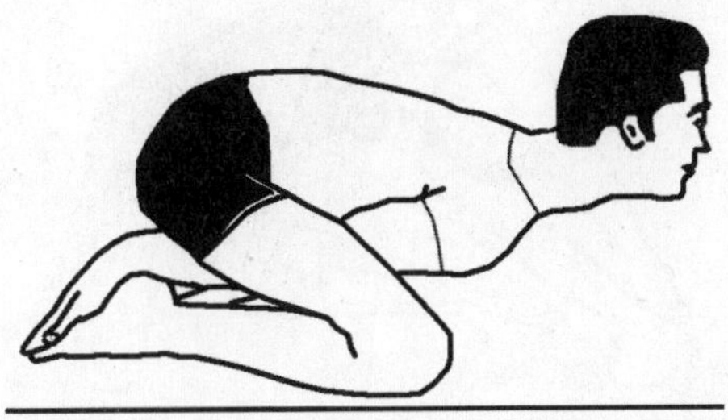

विधि : पहले घुटने टेक कर बैठ जाएँ एवं दोनों घुटनों के बीच लगभग डेढ़ फिट का अंतर दें और दोनों पैरों के पंजों को आपस में मिला दें। अब दोनों हाथों को जाँघों के बीच में से पीछे ले जाकर पादतल में स्थापित करते हुए आगे झुक कर बैठ जाएँ। (दोनों हाथों की हथेलियों से दोनों पैरों के पंजों को ढक दें) तत्पश्चात् कुंभक करते हुए सिर को थोड़ा सा ऊपर की तरफ़ उठा लें। अब रेचक करते हुए (श्वास छोड़ते हुए) सिर नीचे कर लें। इस प्रकार 6 से 8 बार करें।

ध्यान : अनाहत चक्र पर।

लाभ :
- वक्षःस्थल चौड़ा, फेफड़े मज़बूत होते हैं
- गले के विकार समाप्त होते हैं।
- अपानवायु की गति सरल होती है।
- हाथ एवं पैरों में सुदृढ़ता आती है।

योग विद्या हमारे ऋषि-मुनि, यति, संत-महात्माओं द्वारा प्रदत्त दिव्य उपहार है। आइए हम इसे संभालें और वितरित करें।

-RJT

परिघासन

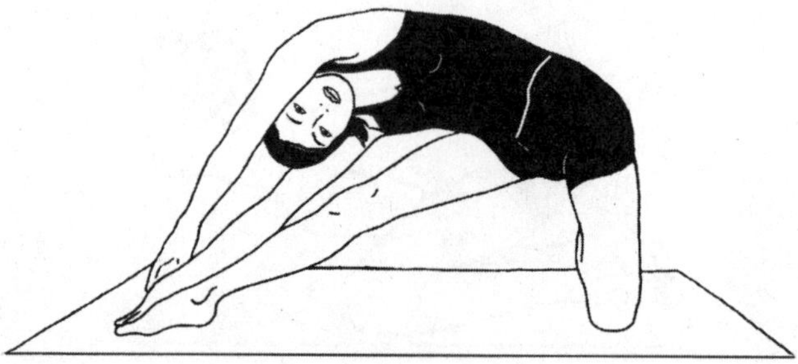

विधि : घुटनों के बल खड़े हो जाएँ दोनों घुटनों को पास-पास रखें। अब दाहिना पैर बग़ल में फैलाएँ एवं पादतल को ज़मीन पर जमाएँ। दाहिने पैर का पंजा बाएँ पैर के घुटने की सीध में ही रखें। दोनों बाहों को अगल बग़ल में कंधे की सीध में फैलाएँ दाहिने हाथ और कमर के ऊपरी हिस्से को दाहिनी तरफ़ झुकाते हुए हथेली को आसमान की तरफ़ कर दाएँ पैर के पंजें के ऊपर रखें। कुहनी का निचला हिस्सा पैर के टखने को स्पर्श करते हुए रखें। सिर को इतना झुकाएँ कि दाहिना कान दाहिनी भुजा को स्पर्श करें।

अब बाएँ हाथ को ऊपर उठाकर बाएँ कान का स्पर्श कराते हुए अंगुलियों को दाहिने हाथ की हथेली से स्पर्श कराएँ। दाहिना पैर, दोनों हाथ और सिर, बाएँ पैर के घुटने की सीध में रहेगें। यह आसन की अंतिम अवस्था है। लगभग 20 से 30 सेकण्ड इसी स्थिति में रहें और अपनी मूल स्थिति में वापस आ जाएँ। यही क्रिया बाएँ पैर से भी करें।

श्वासक्रम/समय : सिर को झुकाते समय श्वास छोड़ें। अंतिम स्थिति में सामान्य श्वसन करें। मूल अवस्था में आते समय श्वास लें। दोनों दिशाओं में 20 से 30 सेकण्ड तक रुकें। अभ्यास होने के बाद समय को 1 से डेढ़ मिनिट तक करें।

लाभ :
- कमर, एवं उसके आस-पास जमी चर्बी को कम करता है और शरीर को छरहरा बनाता है।
- उदर प्रदेश में खिंचाव और सिकुड़ने के कारण अंदुरूनी अंगो की मालिश करता है।
- पाचन तंत्र को क्रियाशील बनाता है।

सावधानी : संतुलन का विशेष ध्यान दें।

मूलबंधासन

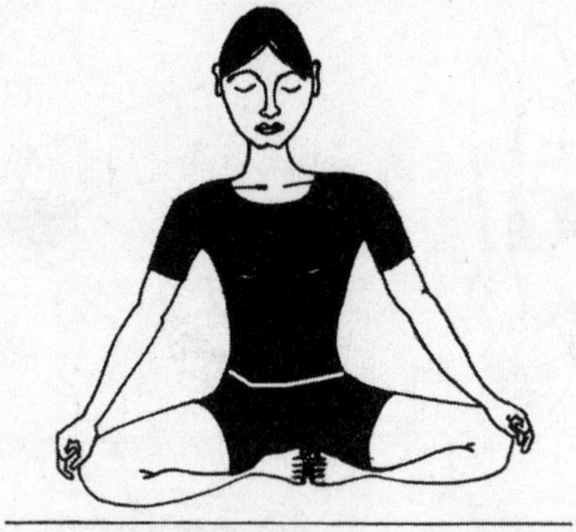

शाब्दिक अर्थ : मूल का अर्थ जड़ या उद्गम स्थान और बंध का अर्थ बंधन या कड़ी।

विधि : प्रसन्नतापूर्वक अपने आसन पर सामने की तरफ़ पैर फैलाकर बैठें। दोनों घुटनों को मोड़ते हुए पैर के तलवों को आपस में मिलाएँ। यह स्थिति बद्ध कोणासन की स्थित हो जाएगी। अब लिंग स्थान और गुदा-द्वार (सीवनी नाड़ी) के मध्य एड़ियों को रखकर बैठ जाएँ जिससे एड़ियों का दबाव मूलाधार पर पड़े। इसका अच्छे से अभ्यास हो जाने पर एड़ियों के स्थान पर पंजे के अँगूठे को रखने का अभ्यास कर सकते हैं।

श्वासक्रम/समय : श्वसन क्रिया गहरी हो। इसे आधे से एक मिनट तक करें।

ध्यान : मूलाधार चक्र से ऊर्जा ऊर्ध्वमुखी हो रही है, ऐसा ध्यान करें।

लाभ:
- आध्यात्मिकता की तरफ़ साधक का मन लगता है। ऊर्जा ऊर्ध्वमुखी होती है।
- जनन संस्थान और शिश्न ग्रंथियों को लाभ मिलता है।
- काम-वासना का शमन होता है। ब्रह्मचर्य का पालन करने वालों के लिए यह उत्तम आसन है।
- मानसिक शांति प्रदान कर नकारात्मक विचारों का नाश करता है।

सावधानी :
- अधिकतम प्रभाव घुटनों पर पड़ता है। जिनके घुटनों के जोड़ों में दर्द या किसी प्रकार की तीव्र वेदना हो, वे न करें।
- तीव्र कमर दर्द वाले भी न करें।

नोट : कुछ योग शिक्षक इस आसन को **गोरक्षासन** भी कहते हैं।

वृश्चिकासन

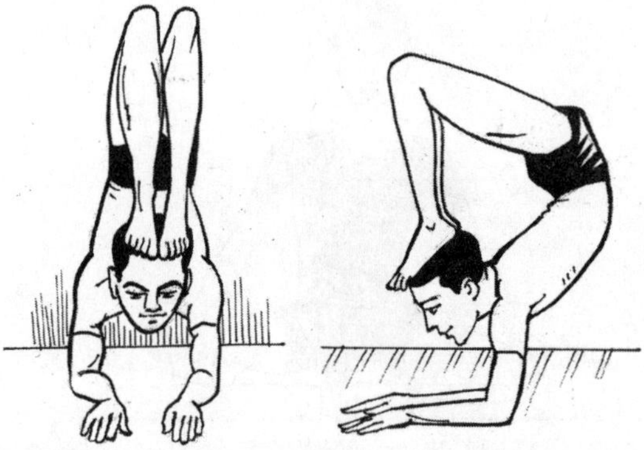

शाब्दिक अर्थ : वृश्चिक का अर्थ बिच्छू है। जब यह डंक मारता है तो अपनी पूँछ को सिर की तरफ़ मोड़ता है। आसन की आकृति आक्रामक बिच्छू के समान होने के कारण इसका नाम वृश्चिकासन पड़ा है।

विधि : अपने आसन में घुटने टेककर आगे की ओर झुकें और ज़मीन पर दोनों हाथों की कोहनी से लेकर हथेलियाँ तक समानांतर रखें। हाथों को कंधों के समकक्ष ही रखें। गर्दन और सिर ऊपर उठाएँ। श्वास छोड़ें। पैरों और कमर के भाग को ऊपर उछालते हुए शीर्षासन जैसी स्थिति में पहुँचें और संतुलन बनाते हुए कमर के भाग को और पैरों को घुटनों से मोड़ते हुए पंजों को सिर की तरफ़ लाएँ। यथाशक्ति गर्दन और सिर ऊपर ऊँचा उठाएँ चूँकि यह उच्च अभ्यास का आसन है अतः सावधानीपूर्वक करें। मेरुदण्ड को इतना मोड़ने की कोशिश करें कि पैरों की एड़ियाँ सिर के ऊर्ध्व भाग को स्पर्श करने लग जाएँ। कोहनी से कंधे तक भुजाएँ लंबवत् रूप में होनी चाहिए। भुजाओं और ज़मीन में रखे हाथ की स्थिति समकोण होनी चाहिए। इस आसन की अंतिम स्थिति में गर्दन, कंधे, सीना, मेरुदण्ड, पृष्ठभाग और उदर स्थान सभी तने हुए रहते हैं। अतः श्वास क्रिया तेज़ हो जाती है। स्वाभाविक श्वास लेने की कोशिश करें। यथाशक्ति रुकें और मूल अवस्था में वापस आ जाएँ।

श्वासक्रम : शीर्षासन जैसी स्थिति में आते समय श्वास को अंदर रोककर कुंभक करें फिर सामान्य श्वसन करें। मूल स्थिति में लौटते समय श्वास छोड़ें।

ध्यान : आज्ञा चक्र पर।

लाभ : ○ यह आसन चेहरे को कांति, लावण्य और सौम्यता प्रदान करता है।

○ कंधे, भुजाएँ, शक्तिशाली बनते हैं।

○ उदर-विकार दूर होते हैं एवं पाचनतंत्र सक्रिय हो जाता है।

○ पृष्ठभाग के संस्थान सशक्त और स्वस्थ होते हैं।

○ मेरुदण्ड और ग्रीवा के रोगों में लाभ मिलता है।

○ योगाचार्यों का कहना है कि यह आसन मनोवैज्ञानिक प्रभाव भी डालता है। इसमें साधक अपने पैरों से अपने सिर को स्पर्श कर या मारकर उसमें से घृणा, द्वेष, अहंकार, ईर्ष्या आदि कलुषित भावनाओं को उन्मूलित करता है। इससे साधक दयावान, विनयशील और संयमी बनता है। अतः यह कहना कि यह साधक को आध्यात्मिक ऊर्जा प्रदान करता है, अतिशयोक्ति नहीं होगी।

सावधानियाँ : ○ पीठ के तनाव को कम करने के लिए पश्चिमोत्तानासन या सामने की तरफ़ झुकने वाले आसन करें।

○ उच्चरक्तचाप, हृदयरोगी, मेरुदण्ड से संबंधित विकार हो तो यह आसन न करें।

○ जब तक अभ्यस्त ना हो जाएँ तब तक किसी व्यक्ति का सहारा लें।

○ अति उच्च अभ्यास की क्रिया होने के कारण धैर्य का परिचय दें।

नोट : कुछ योग शिक्षक इस आसन को **पूर्ण वृश्चिकासन** कहते हैं।

जिन-जिन साधनों से आत्मा की शुद्धि और मोक्ष का उपाय होता है, उन सब साधनों को योग कह सकते हैं।

- श्री यशोविजयकृता द्वात्रिंशिका 10/1

उत्थित वृश्चिक आसन

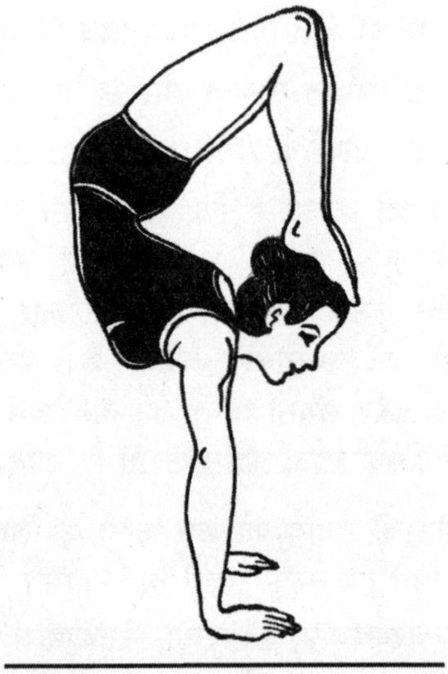

विशेष : यह आसन अपेक्षाकृत कठिन आसन है। जिनका मेरुदण्ड व पीठ लचीली हो, कलाई मजबूत हो एवं जो संतुलन के अभ्यासी हैं तथा जो वृश्चिक आसन लगा लेते हैं, वे ही इस आसन को करें।

विधि : ताड़ासन में खड़े हो आगे झुकें और हथेलियों को ज़मीन पर कंधों के बीच के अंतर के बराबर ही रखें एवं भुजाओं को पूरी तरह से फैला लें।

अब हाथों पर पूरा वज़न देते हुए पैरों को उठाएँ, घुटनों को मोड़ें। श्वास छोड़ें। धड़ और पैरों को लम्बवत् रूप में ऊपर की ओर उछालें। यथा शक्ति सिर और गर्दन को उठाएँ। संतुलित हो जाएँ। मेरुदण्ड और सीना तानते हुए घुटने मोड़ें और पैर के पंजों को सिर के पिछले हिस्से से स्पर्श कराएँ, पैरों की अंगुलियाँ सामने की तरफ़ रखें।

श्वासक्रम/समय : हाथों के पंजों व कलाईयों पर संतुलन बनाते हुए 10 से 15 सेकण्ड तक रुकें व अंतिम स्थिति में स्वभाविक श्वास प्रश्वास करें।

नोट : जो साधक वृश्चिक आसन लगाते हैं, वे उसी अवस्था में हाथों को सीधा करते हुए पंजों के बल खड़े हो जाएँ।

इस आसन के लिए द्रढ़ संकल्प और प्रतिदिन के अभ्यास की आवश्यकता होती है।

इस आसन में पूरा शरीर तन जाता है। जैसे गर्दन, कंधे, वक्षःस्थल और फेफड़े, मेरुदण्ड एवं उदर प्रदेश इस कारण श्वास क्रिया अधिक तेज एवं कष्ट कर प्रतीत होती है।

लाभः
- फुफ्फुस पूरी तरह फैलते हैं, अतः सुचारु रूप से काम करते हैं।
- मेरुदण्ड लचीला एवं सशक्त होता है।
- चेहरे का तेज, ओज बढ़ाता है, चेहरे में झुर्रियों को समाप्त कर नई कान्ति से प्रदीप्त करता है।
- बालों का असमय पकना, गिरना, रुखेपन से मुक्ति मिलती है।
- उदर विकार समाप्त होते हैं।
- आँखों की रोशनी बढ़ती है।
- क्रोध, मान, माया-लोभ का नाश होता है चारों तरफ़ शाँति का वातावरण होता है।
- पूरा शरीर एक नव चेतना से भर जाता है।

सावधानियाँ :
- सख्त मेरुदण्ड वाले इस आसन को न करें।
- उच्च रक्त चाप, हृदयरोग, चक्कर आने जैसी समस्याओं से पीड़ित व्यक्ति इसे न करें।
- किसी योग शिक्षक की देख-रेख में करें।
- आगे झुकने वाले आसन इस आसन के बाद करें।
- अत्यधिक लोच वाले ही इस आसन को करें।
- धैर्य का अवलंबन लें।

योग एक वैज्ञानिक कला है, जिसका उद्देश्य
शरीर को निरोग रखते हुए आत्मा की शक्तियों
एवं ऊर्जा को उर्ध्वमुखी बनाना है।

-RJT

नटराज आसन (दो प्रकार)

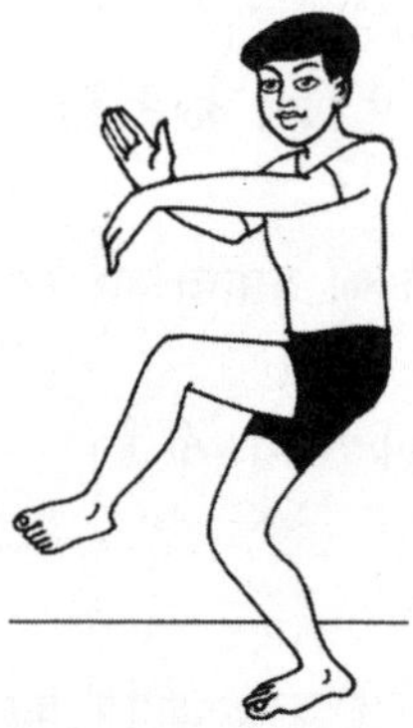

शाब्दिक अर्थ : नट का अर्थ नर्तक। नटराज भगवान शिव का एक नाम है और उनका यह (आसन) चित्र बहुत प्रसिद्ध भी है। नटराज की मूर्ति दक्षिण भारत (तमिलनाडु) की प्रसिद्ध पूजित मूर्तियों में से एक है।

विधि : 1. सीधे खड़े हो जाएँ। दाहिने घुटने को थोड़ा मोड़ते हुए बाएँ पैर को चित्रानुसार ऊपर उठाएँ। अब बाएँ हाथ को बाएँ पैर के ऊपर कुछ दूरी पर चित्रानुसार रखें। दाहिने हाथ को कोहनी से मोड़कर बाएँ हाथ के ऊपर रखें। हथेलियों को आशीर्वाद की मुद्रा में रखते हुए ज्ञान मुद्रा लगाएँ। दृष्टि सामने स्थिर रखें।

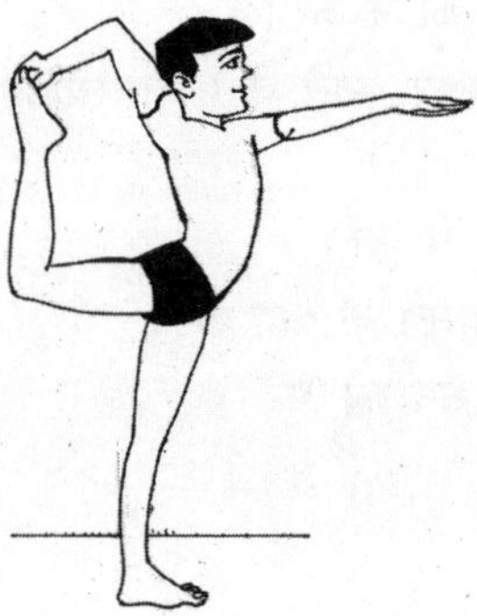

2. ताड़ासन में खड़े हो जाएँ। दाहिने पैर को पीछे की ओर मोड़ें। सरलता के लिए दाहिने हाथ से दाहिने पैर के अंगूठे को पकड़ लें और धीरे-धीरे संतुलन बनाते हुए पैर को जितना संभव हो सके ऊपर की तरफ़ ले जाएँ। बाएँ पैर पर संतुलन बनाकर खड़े हों और बाएँ हाथ को सामने की तरफ़ लंबवत् फैला दें। हथेली ज़मीन की तरफ़ और अंगुलियाँ परस्पर जुड़ी हुई हों। श्वास-प्रश्वास स्वाभाविक रहने दें।

ध्यान : आज्ञा चक्र पर। यही क्रिया बाएँ तरफ़ से भी करें।

लाभ :
- पैरों से लेकर मेरुदण्ड तक सम्पूर्ण स्नायुतंत्र की मालिश एवं संतुलन का अभ्यास व मेरुदण्ड का सशक्तिकरण होता है।
- छाती चौड़ी एवं शरीर सुगठित होता है।
- द्वितीय प्रकार के आसन से उपरोक्त लाभ के अलावा उदर प्रदेश के विकार दूर होते हैं।

नोट : उपरोक्त दोनों विधियाँ प्रचलित होने के कारण यहाँ दी गई हैं।

सावधानी : द्वितीय प्रकार की विधि में संतुलन, आत्मविश्वास एवं लोच सहित मेरुदण्ड वाले ही करें।

वातायनासन

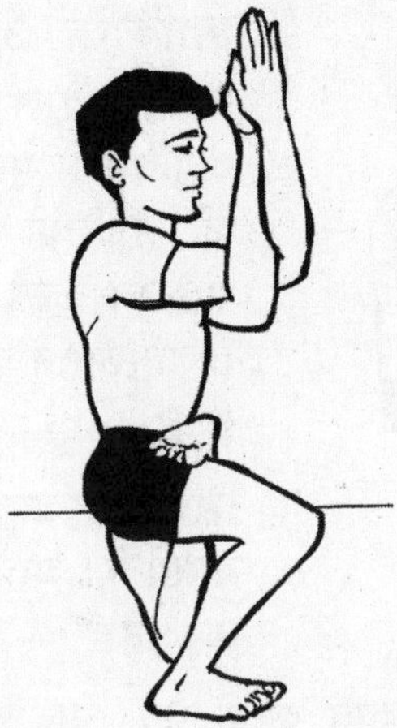

शाब्दिक अर्थ : वातायन का अर्थ घोड़ा है। अश्व की मुखाकृति जैसा होने के कारण यह नाम पड़ा है।

विधि : ताड़ासन की स्थिति में खड़े हो जाएँ। बाएँ पैर को मोड़कर दाहिनी जाँघ के ऊपर रखें। यह अर्द्ध पद्मासन जैसा हुआ। अब दोनों हाथों को सीने के ऊपर नमस्कार जैसी स्थिति में रखें (कुछ योग शिक्षक दोनों हाथों को आपस में लपेटने जैसी स्थिति बनवाते हैं)। जिस जाँघ के ऊपर पैर रखा हुआ है उस पैर को धीरे-धीरे घुटनों से मोड़ते हुए ज़मीन की तरफ़ लाएँ। संभव हो सके तो बाएँ घुटने को ज़मीन से स्पर्श करा दें। यथासंभव रुकें। यही क्रम पैर बदलकर उतने ही समय करें जितना समय पहले लगाया था।

नोट : प्रारंभ में हाथों का सहारा लें।

श्वासक्रम/समय : एक पैर पर खड़े रहने पर पूरक। आसन को पूर्ण करने पर कुंभक एवं वापस मूल अवस्था में आते समय रेचक करें। यथाशक्ति प्रयास करें।

ध्यान : संतुलन बनाते हुए अनाहत चक्र पर।

लाभ :
- योगियों को यह आसन अधिक प्रिय होता है क्योंकि यह ओज, तेज को ऊर्ध्वमुखी करता है। जिससे ब्रह्मचर्य की रक्षा होती है एवं काम-विकार नष्ट होता है।
- नितम्ब और जाँघों की छोटी-मोटी बीमारियों का नाश होता है। गठिया रोग से निजात दिलाता है।
- अंडकोश और प्रजनन संस्थान पर अच्छा प्रभाव पड़ता है।

तोलांगुलासन

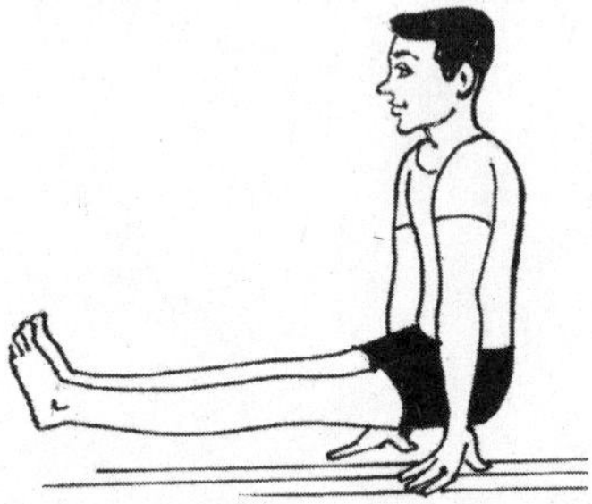

शाब्दिक अर्थ : तोल का अर्थ तराज़ू, अंगुल का अर्थ हथेलियों के साथ अँगुलियाँ। पूरे शरीर को दोनों हाथों की अँगुलियों के बल पर ऊपर उठाकर संतुलित करने के कारण इस आसन को तोलांगुलासन कहते हैं।

विधि : अलग-अलग योग केन्द्रों में योग शिक्षक तोलांगुलासन को दो प्रकार से कराते हैं। अतः हम दोनों का उल्लेख यहाँ कर रहे हैं :

1. ज़मीन पर पैरों को लंबवत् करके बैठें। अब दोनों हाथों को ज़मीन पर रखकर दसों अँगुलियों के सहारे शरीर को ऊपर उठाएँ। अंतिम अवस्था में श्वास लें। वापस आते समय श्वास छोड़ें।

लाभ :
- हाथ, अँगुलियाँ और भुजाएँ मज़बूत होकर दृढ़ होती हैं।
- उदर विकार दूर होते हैं।
- हृदय को बल मिलता है। सीना चौड़ा होता है। कंधे मज़बूत होते हैं।
- काम-विकार का नाश करता है।

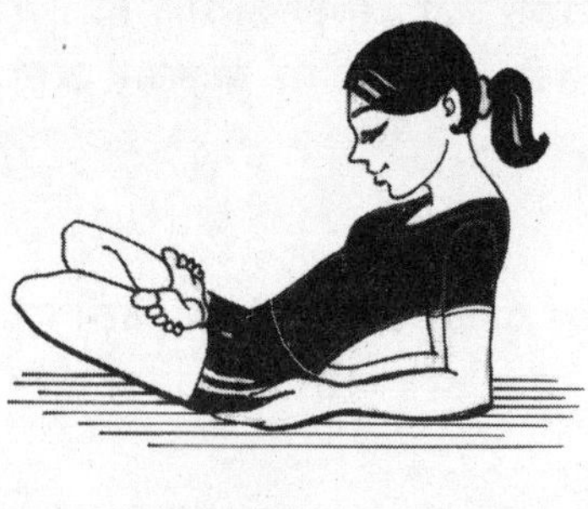

2. पद्मासन की अवस्था में बैठें। दोनों हाथों को नितम्ब पर रखें एवं पीछे कोहनियाँ ज़मीन पर टिकाएँ। अब धीरे-धीरे कोहनियों को ज़मीन पर गड़ाते हुए हथेलियों के बल पूरे शरीर को उठाएँ। इस प्रकार शरीर का पूरा भार नितम्बों पर पड़ेगा और हथेलियाँ पूरा भार सहन करेंगी। श्वास की प्रक्रिया उपरोक्तानुसार ही रहेगी।

लाभ :
- कंधे, पीठ, मेरुदण्ड को मज़बूती प्रदान करता है।
- सीना चौड़ा, फेफड़े मज़बूत होते हैं।

नोट : कुछ योगाचार्य प्रथम विधि को **ब्रह्मचर्यासन** के नाम से जानते हैं। कुछ योगाचार्य इसको **अंगुष्ठासन** भी कहते हैं। जबकि कुछ योगाचार्य **तुलासन** को ही **तोलांगुलासन** कहते हैं।

मयूरासन/पद्म मयूरासन/मयूरी आसन

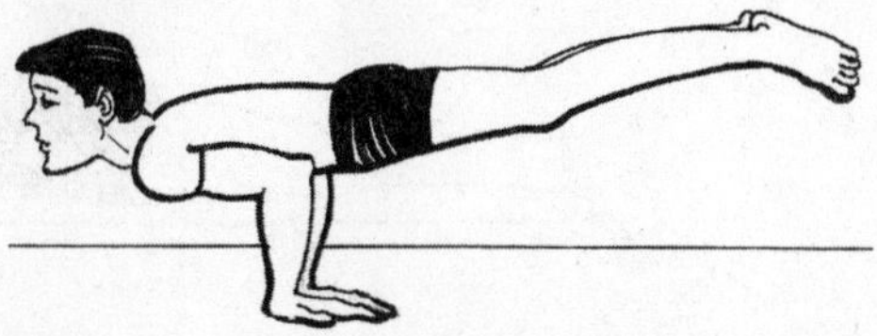

आकृति : मोर के समान।

विधि : घुटनों और पैरों के पंजों के बल ज़मीन पर बैठें। अब दोनों हाथ के पंजों को आगे रखें (अँगुलियाँ पैर की तरफ़। दोनों हाथ की कनिष्ठा अँगुलियाँ एक-दूसरे को स्पर्श करते हुए रखें। कोहनियाँ मोड़ें व नाभि से लगाने की कोशिश करें। धीरे-धीरे पूरे शरीर का वज़न हाथों पर रखते हुए पैरों को समानांतर ज़मीन से ऊपर उठाते हुए लंबवत् करें (अपने अभ्यास अनुसार चाहे तो पहले एक पैर लंबवत् करें फिर क्रमशः दूसरा पैर लंबवत् करें)। आसन पूर्ण होने पर शरीर ज़मीन से ऊपर पूर्ण समानांतर की स्थिति में आ जाता है। अभ्यास हो जाने पर धीरे-धीरे पैरों को और ऊपर की तरफ़ ले जाने की कोशिश करें।

श्वासक्रम/समय : ऊपर उठते समय पूरक, पूर्ण आसन पर यथासंभव कुंभक, शरीर को नीचे करते समय रेचक करें। यह आसन 5 से 15 सेकेण्ड तक करें।

लाभ :
- यह आसन मेद वृद्धि (मोटापा) रोकता है।
- हाथ की माँसपेशियों को बल प्रदान करता है।
- पूरे शरीर को स्थिरता प्रदान करता है।
- उदर भाग को ठीक रखता है, जिस कारण क़ब्ज़ दूर होती है। पाचन शक्ति बढ़ती है। कहते हैं यह आसन सामान्य रूप से विष को भी अमृत बना देता है।
- रक्त-परिभ्रमण के बढ़ जाने के कारण चेहरे को लाल सुर्ख, कांतिमय बनाता है।

विशेष : इसी आसन को जब पद्मासन युक्त करते हैं तो वह **पद्म मयूरासन** या **मयूरी आसन** कहलाता है। दोनों के लाभ लगभग एक जैसे ही हैं।

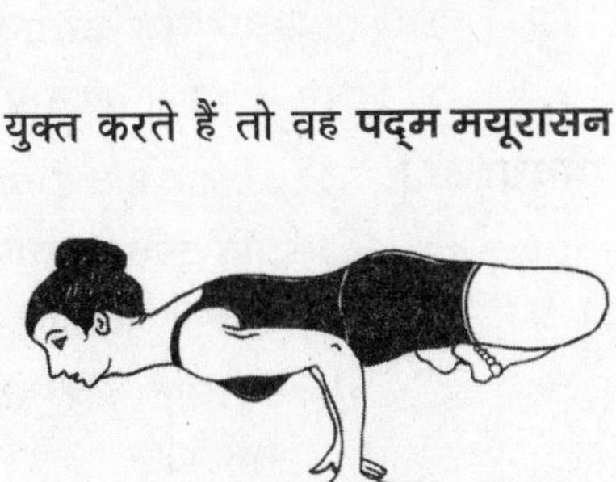

नोट : महिलाएँ इसे ज़बरदस्ती न करें। कुछ योग शिक्षक इसे महिलाओं के लिए वर्जित मानते हैं।

हंसासन

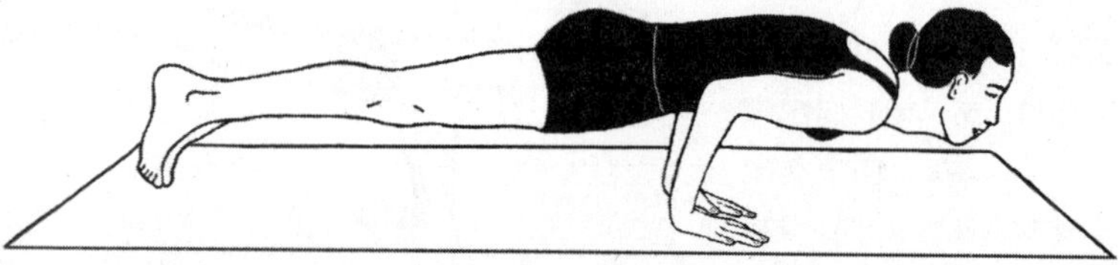

विधि : घुटनों के बल ज़मीन पर बैठें। अंगुलियाँ सामने की तरफ़ करते हुए हथेलियाँ ज़मीन पर रखें। आगे झुकें और कुहनियों पर पेट को तथा भुजाओं पर सीना स्थापित करें। एक-एक करके दोनों पैरों को पीछे करें और कुहनियों व भुजाओं पर शरीर का भार देते हुए तथा पैरों को ज़मीन से उठाते हुए सन्तुलन बनाएँ। यथाशक्ति जितनी देर रुक सकते हैं रुकें तत्पश्चात् पैरो को ज़मीन पर रखकर वापस मूल अवस्था में आ जाएँ।

नोट : कुछ योगी यह आसन पंजों को ज़मीन पर ही स्पर्शित करते हुए कराते हैं। अर्थात् हंसासन में पैरों के अंगूठे को ज़मीन से ऊपर नहीं उठाने देते एवं हाथों की अंगुलियों को पैरों की तरफ़ करवाकर ही करते हैं।

श्वासक्रम/समय : आसन निर्मित करते समय श्वास बाहर ही रोककर रखें। रुकने का अभ्यास हो तो धीरे-धीरे श्वसन क्रिया करें। वापस आते समय बाहर ही श्वास रोककर रखें। यथाशक्ति रुकें एवं 3 बार दोहराएँ।

लाभ :
- पाचन तंत्र के सभी अंगो को प्रभावित करता है। कब्ज़, दूषित वायु ठीक करता हैं।
- आमाशय, अग्नाश्य, छोटी आंत, बड़ी आंत, किडनी, लीवर आदि अंगो को प्रभावित कर उनसे होने वाले रोगों से बचाता है।
- रक्त संचार तेज करता है। चेहरे में ओज-तेज बढ़ता है।
- जीवन में भी सन्तुलन पैदा करता है।

सावधानियाँ:
- कमज़ोर कलाई वाले धीरे-धीरे अभ्यास में लाएं।
- अति उच्चरक्तचाप, अल्सर, हर्निया वाले रोगी न करें।
- गर्भवती महिलाएँ इस आसन को बिल्कुल न करें।
- मयूरासन और हंसासन में हाथ के पंजों की स्थिति का ही फ़र्क़ है।

द्वि-हस्त भुजासन

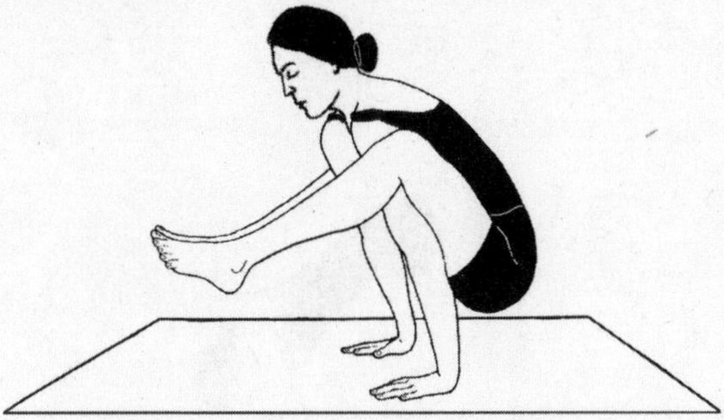

विधि : दोनों पैरों के बीच लगभग डेढ़ फीट का अंतर रखकर खड़े हो जाएँ और घुटनों को मोड़कर बैठ जाएँ। दोनों पैरों के बीच अंगुलियाँ आगे की तरफ़ रखते हुए हथेलियों को ज़मीन पर रखें। दृष्टि सामने रखें और दोनों भुजाओं पर शरीर का भार एवं सन्तुलन बनाते हुए शरीर को ऊपर उठाएँ। पैरों को सामने की तरफ़ रखें।

श्वासक्रम/समय : आसन बनाते समय अंतःकुंभक (श्वास अंदर रोककर रखें) करें। अंतिम अवस्था में सामान्य श्वसन करें। मूल अवस्था में आते समय श्वास छोड़े। 10 से 20 सेकण्ड रुकें। 2 या 3 बार करें।

लाभ :
- भुजाओं की मांसपेशियों को मज़बूती देता हैं कंधे के जोड़ सुदृढ़ होते हैं।
- अग्नाश्य को उद्दीप्त करता है।
- पाचन तंत्र के अंगो को क्रियाशील करता है।

सावधानी : सन्तुलन में ध्यान दें कमज़ोर कलाई वाले न करें।

नोट : पैरों के पंजो को आपस में फंसा ले तो उसे **भुज पीड़ासन** कहते है।

बकासन (द्वितीय प्रकार)/उर्ध्व प्रसाारित एकपादासन

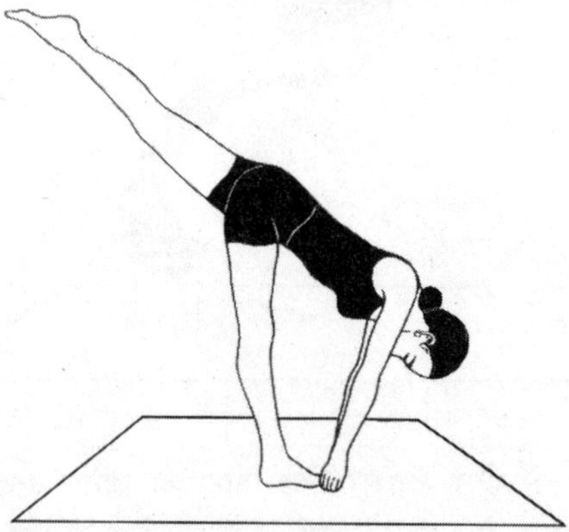

विधि : दोनों पैरों को एक साथ रखकर खड़े हो। दोनों हाथों को कान से स्पर्श कराते हुए ऊपर की तरफ़ ले जाएँ। अब कमर के हिस्से को सामने की तरफ़ झुकाएँ और दोनों हाथों से दाहिने पैर का अंगूठा पकड़ें एवं इसी समय बाएँ पैर को धीरे-धीरे पीछे ले जाते हुए ऊपर की तरफ़ तान दें, इस अवस्था में बायाँ पैर और सिर एक सीध में रहता है। वापस मूल अवस्था में आ जाएँ। यही क्रम दूसरे पैर से भी करें।

श्वासक्रम/समय : नीचे झुकते समय श्वास छोड़ें। अंतिम अवस्था में श्वास सामान्य रखें। मूल अवस्था में आते समय श्वास लें। 5 से 10 सेकण्ड रुकें और दोनों पैर से 3 चक्र पूरे करें।

लाभ :
- वे सभी लाभ जो एकपादासन/वीर भद्रासन से प्राप्त होते हैं।
- मस्तिष्क एवं सिर के विकार दूर करने में सहायक है।

सावधानी : हाईब्लड प्रेशर, चक्कर आना एवं चक्षुपटल से पीड़ित व्यक्ति न करें।

पद्म पर्वतासन/पद्मासनयुक्त "जानुस्थिरासन"/ उत्थित पद्मासन (द्वितीय प्रकार) /गोरक्षासन (प्रथम प्रकार)

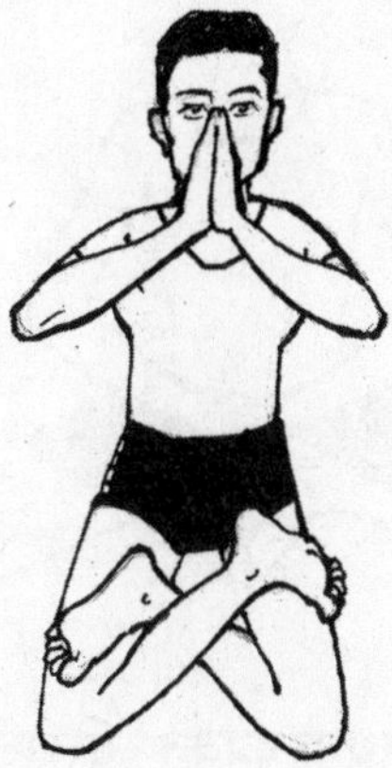

विधि : पद्मासन में बैठ जाइए। अब हाथों के सहारे आगे की तरफ़ झुकते हुए नितम्बों को उठाइए। संतुलन बनाते हुए दोनों घुटनों के सहारे खड़े होने का प्रयत्न कीजिए और दोनों हाथों को नमस्कार की मुद्रा में ले आइए। कमर और मेरुदण्ड सीधा रखें। यह आसन धीरे-धीरे अभ्यास में लाएँ एवं पैरों को बदलते हुए उतने ही समय के लिए करें जितना समय पहली स्थिति में लिया था।

श्वासक्रम/समय : पूर्ण स्थिति में पहुँचने पर श्वास-प्रश्वास सामान्य कीजिए। यथाशक्ति करें।

लाभ :
- एकाग्रता बढ़ती है व मस्तिष्क सम्बंधी दोष दूर होते हैं।
- यह आसन साधक को संतुलित जीना सिखाता है।
- नाड़ी दोष ठीक करता है। पद्मासन के सभी लाभ मिलते हैं।
- जो करता हो गोरक्षासन, कमरदर्द की तरफ़ न जाता मन।
- ऊर्जा (चेतना) ऊर्ध्वमुखी करता है।

नोट : प्रथम नाम आयंगारजी की परंपरानुसार है और द्वितीय नाम (अगले पेज पर) घेरण्डसंहितानुसार है। प्रथम विधि को कहीं-कहीं पर **पर्वतासन** के नाम से भी जाना जाता है।

सावधानी : इस आसन में अत्यधिक संतुलन की आवश्यकता पड़ती है। अतः किसी दीवार का सहारा लें।

गोरक्षासन (द्वितीय प्रकार)

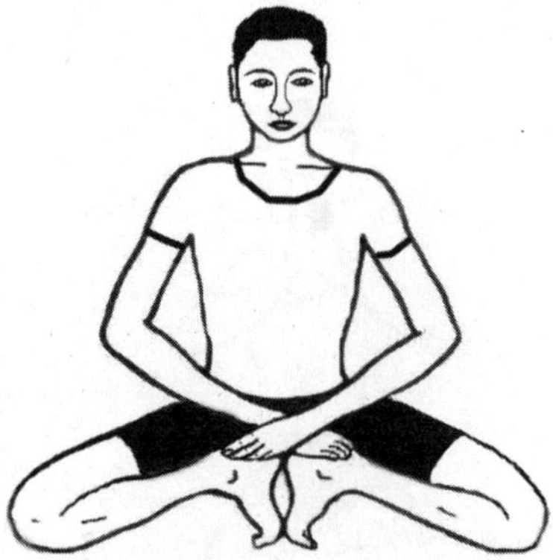

जानूर्वोरन्तरे पादौ उत्तानो व्यक्त संस्थितौ।
गुल्फौ चाच्छाद्य हस्ताभ्यामुत्तानाभ्यां प्रयत्नतः।।
कण्ठसंकोचनं कृत्वा नासाग्रमव लोकयेत्।
गोरक्षासनमित्याहुयोगिनां सिद्धिकारणम्। (घे.सं. 2/25-26)

घेरण्ड संहितानुसार : दोनों जंघाओं और दोनों घुटनों के बीच में दोनों एड़ियों को ऊपर की ओर उठाकर गुप्त रखें। दोनों हाथों से दोनों एड़ियों को पकड़कर कंठ का संकोचन करें और दृष्टि को नासिका के अग्रभाग पर जमाएँ। यह आसन योगियों के लिए सिद्धि प्रदाता है।

लाभ :
- कण्ठ का संकोचन करने से कण्ठ रोगों में लाभ पहुँचता है।
- दृष्टि नासिका के अग्रभाग पर स्थिर करने से त्राटक का अभ्यास अपने आप हो जाता है एवं नेत्र विकार दूर हो कर आँखों में आकर्षण पैदा होता है।
- प्रतिदिन अभ्यास करने से काम विकार का नाश होता है।
- ऊर्जा को ऊर्ध्वमुखी करता है।
- प्रतिदिन के अभ्यास से ध्यान की अवस्था में काफ़ी देर तक बैठा जा सकता है।

उर्ध्व कुक्कुटासन/पद्मबकासन

विशेष : यह आसन दो प्रकार से कर सकते हैं।

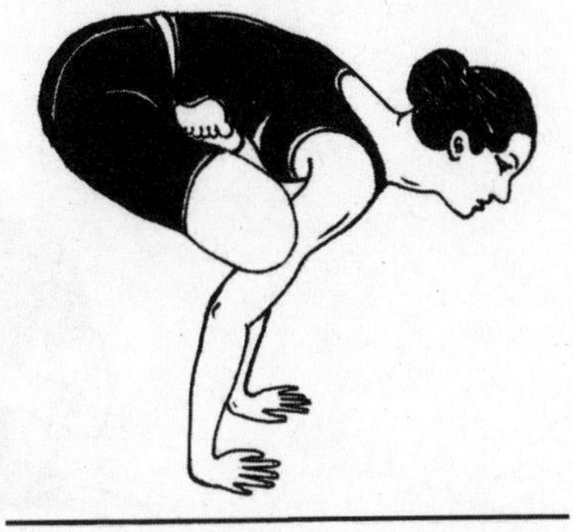

विधि : 1. पद्मासन की स्थिति में बैठ जाएँ। दोनों हाथों की हथेलियों को सामने ज़मीन पर स्थिर करें और घुटनों के बल खड़े हो जाएँ। हाथों पर ज़ोर देते हुए पद्मासन की ही स्थिति में ऊपर की तरफ़ उठे। पूर्णतः संतुलन को बनाए रखें। यथाशक्ति रुकें। अभ्यास को क्रमशः बढ़ाते जाएँ।

2. पद्मासन युक्त शीर्षासन की स्थिति में आएँ। धीरे-धीरे उसी अवस्था में श्वास छोड़ते हुए, कमर के हिस्से को मोड़ लें और उक्त आसन में घुटनों को हाथों के पृष्ठ भाग पर रखें। इसी स्थिति को सामान्य श्वास लेते हुए संतुलन बनाएँ। अब श्वास छोड़ें हथेलियों में दृढ़ता लाएँ और धड़ को ऊपर की तरफ़ खींचें एवं सिर को ऊपर की तरफ़ उठाएँ। भुजाएँ सीधी और तनी हुई रखें। नितम्ब ज़मीन से अधिक से अधिक उठाएँ। कुछ सेकेण्ड तक हाथों में संतुलन बनाएँ रखें। प्राकृतिक रूप से श्वास-प्रश्वास करें। मूल स्थिति में लौटने के लिए श्वास छोड़ें। कुहनियाँ मोड़ें, घुटनों को भुजाओं के पार्श्व पर टिकाएँ। सिर ज़मीन की ओर नीचा करें और पद्मासन युक्त शीर्षासन में आएँ। अब पाद बंधन को मुक्त करते हुए सालम्ब शीर्षासन में आएँ। या पद्मासन की अवस्था में बैठ कर पैरों को बंधन से मुक्त करें। शवासन की स्थिति में थोड़ी देर विश्राम करें। पद्मासन के पैरों की स्थिति बदलकर यह क्रिया दोहराएँ।

श्वासक्रम/समय : श्वासक्रम विधि में समाहित है एवं यथाशक्ति करें।

लाभ :
- हाथों में सुद्रढ़ता आती है। कलाई मज़बूत होती है।
- उदर प्रदेश एवं मेरुदण्ड को सम्पूर्ण रूप से लाभ प्राप्त होता है
- जीवन दायिनी शक्ति बढ़ती है।
- पूरे शरीर में रक्त संचार की मात्रा बढ़ जाती है। अतः समस्त नस- नाड़ियाँ सुचारु रूप से कार्य करती हैं।

सावधानियाँ : उच्च रक्तचाप, हृदयरोगी एवं उच्च अभ्यास में सामर्थ्य न रखने वाले इस आसन को न करें।

पादांगुष्ठासन (द्वितीय प्रकार)

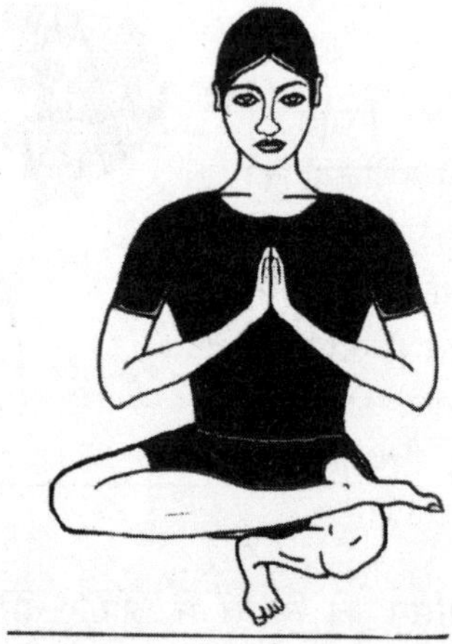

शाब्दिक अर्थ : पाद का अर्थ पैर। अंगुष्ठ का अर्थ अँगूठा।

विधि : एड़ियाँ ऊपर उठाते हुए पंजों के बल उकडू बैठ जाइए। नए अभ्यासी हाथों का सहारा लेकर दाहिने पैर को उठाकर बाएँ पैर की जंघा पर रखें, बाएँ पैर की एड़ी (सीवनी नाड़ी) गुदा और लिंग के मध्य भाग पर रखें। ताकि संतुलन की अवस्था में एड़ी का दबाव ठीक हो। अब दोनों हाथों को सामने की तरफ़ जोड़कर प्रार्थना मुद्रा में रखिए। यही आसन अब पैर की स्थिति बदलकर करें।

श्वासक्रम/समय : सामान्य श्वास प्रश्वास एवं यथा संभव जितनी देर रुक सकते हैं, रुकें।

ध्यान : संतुलन रखते हुए मूलाधार चक्र का ध्यान करें।

लाभ:
- पैरों का असमय काँपना बंद होता है।
- समस्त पैरों की माँसपेशियों को मज़बूती देता है।
- ब्रह्मचर्य का पालन करने वालों के लिए यह उपयुक्त आसन है।
- धातु दौर्बल्य दूर करता है।
- प्रजनन संस्थान के विकारों को दूर करता है।

सावधानियाँ : एड़ी को सीवनी नाड़ी पर ही लगाकर आसन करें, ताकि मूलाधार चक्र व्यवस्थित हो सके।

टिप्पणी : पादांगुष्ठासन को भिन्न मतानुसार दो प्रकार से किया है।

जानुशिर एकपाद स्कंधासन/एक पाद शिरासन/स्कंदासन

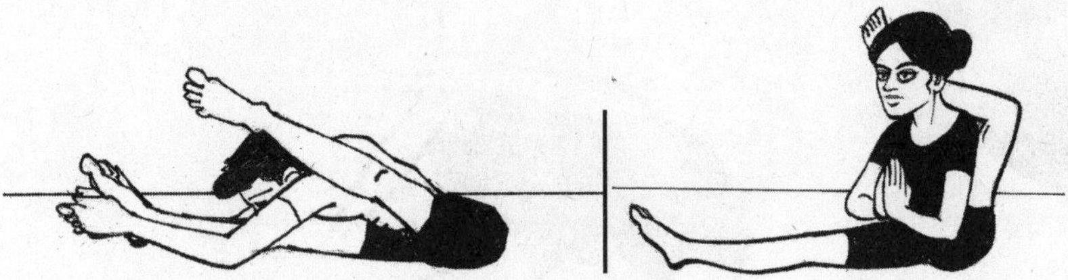

शाब्दिक अर्थ : पाद का अर्थ पैर है और स्कंध का अर्थ कंधे हैं।

विधि : ज़मीन पर समानांतर पैर फैलाकर बैठ जाएँ। अब आपको एक पैर कंधे पर रखना है। इसके लिए नए अभ्यासी पहले दोनों पैर थोड़े-थोड़े मोड़ लें, अब दाहिने पैर के टखने को पकड़ें और धीरे-धीरे सिर के ऊपर से दाहिने पैर (पिंडली) को कंधे पर रखने की कोशिश करें। कठिनाई हो रही हो तो सिर व धड़ को थोड़ा आगे की तरफ़ झुका लें। याद रहे दूसरा पैर सीधा ज़मीन से सटा रहे। एक पैर कंधे पर रखते समय श्वास छोड़ें। इस स्थिति को एकपाद स्कंधासन कहते हैं। अब इसी अवस्था में पश्चिमोत्तानासन करें। (इस अवस्था को **पाद ग्रीवा पश्चिमोत्तानासन** भी कहते है।) श्वास छोड़ते हुए माथे को घुटने से लगाना है किन्तु घुटने को ज़मीन से नहीं उठाना है। श्वास लेते हुए वापस आएँ और पैरों को भी सामान्य अवस्था में ले आएँ। इसी प्रकार अब पैर बदलकर आसन करें।

श्वासक्रम/समय : झुकते समय श्वास छोड़ें। लौटते समय श्वास लें। लगभग 10-15 सेकेण्ड इसी अवस्था में रहें। गहरी साँस लेते रहें।

ध्यान : विशुद्धि चक्र या आज्ञाचक्र पर।

लाभ : ○ मेरुदण्ड को अधिक मात्रा में रक्त मिलता है, जिससे संतुलन बनाए रखने वाले चक्रों को ऊर्जा शक्ति मिलती है। ○ कमर एवं नितम्बों में लोच पैदा होती है। ○ प्रजनन-तंत्र सम्बंधी विकार नष्ट होते हैं। ○ शरीर अधिक सुदृढ़ होता है। ○ ये आसन रक्त शुद्धीकरण में बहुत सहयोग प्रदान करते हैं।

सावधानियाँ : साइटिका, स्लिप डिस्क और हार्निया के रोगी इसे न करें।

नोट : इस आसन के पहले या तुरंत बाद में पीछे झुकने वाले आसन करने से आसन में आया हुआ विकार दूर होता है।

शीर्ष जानुस्पर्शासन

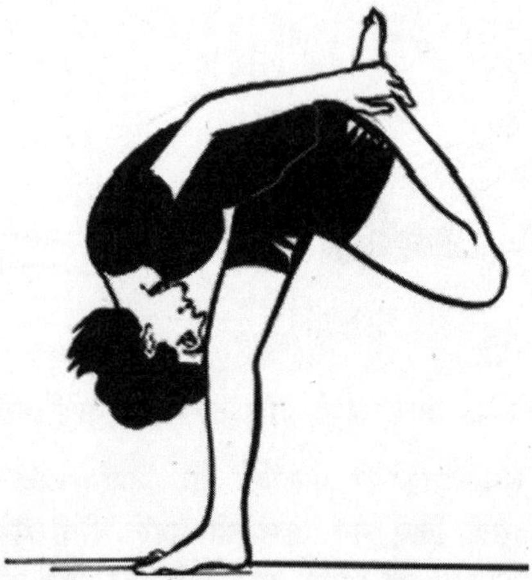

शाब्दिक अर्थ : शीर्ष अर्थात् सिर एवं जानु का अर्थ घुटना है।

विधि : यह संतुलन एवं उच्च अभ्यास का आसन है। देखने में सरल किंतु क्रियात्मक रूप से कठिन है। सावधान की स्थिति में खड़े हो जाएँ। बाएँ पैर के घुटने को मोड़ते हुए एड़ी को नितम्ब से लगाएँ। दोनों हाथों से पंजे को पकड़ें। अब सिर आगे की तरफ़ झुकाते हुए दाहिने पैर के घुटने से स्पर्श कराएँ। कोशिश करें कि घुटना मुड़े नहीं। इसी क्रिया को पैर बदलकर करें।

श्वासक्रम/समय : श्वास क्रिया के प्रति सजग रहें। झुकते समय श्वास छोड़ें। वापस आते समय श्वास लें। 4 से 5 बार करें।

लाभ :
- शरीर का वात कम होता है। कंपन रोग नहीं होता।
- संतुलन शक्ति बढ़ती है।
- मेरुदण्ड को लाभ मिलता है।
- जाँघें मज़बूत होती हैं।
- जोड़ों के दर्द में लाभ मिलता है।

सावधानियाँ :
- स्लिप डिस्क, साइटिका वाले रोगी न करें।
- उच्च रक्तचाप, चक्कर आने एवं हृदय रोग से पीड़ित व्यक्ति इसे क्रमशः धैर्य पूर्वक करें।

अर्धबद्ध पद्मोत्तानासन

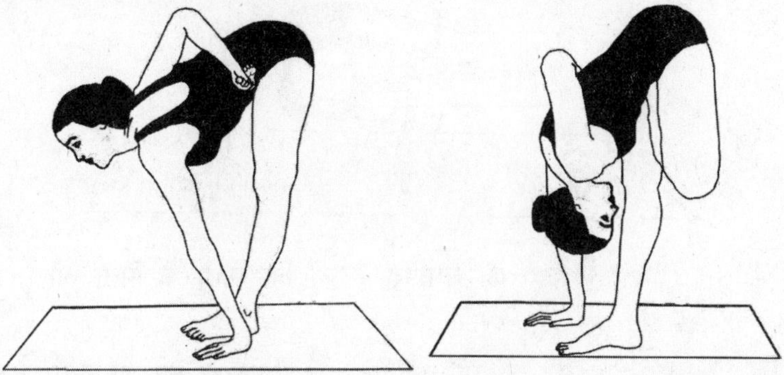

विधि : समावस्था में खड़े हो जाएँ अर्थात् दोनों पंजो को एक साथ स्थित करें। दृष्टि सामने रखें। बाएँ पैर पर सन्तुलन बनाते हुए दाहिने पैर को उठाकर घुटने से मोड़ें ओर दाहिने पंजे को बायीं जंघा पर ऊपर की तरफ़ अर्ध पद्मासन की स्थिति में हाथों का सहारा लेकर रखें। अब यहाँ पर हाथों की स्थिति दो प्रकार से कर सकते है या तो हाथों को ऊपर की तरफ़ करें और अंगुलियों को आपस में फंसा लें या फिर दाहिने हाथ को पीठ के पीछे से घुमाकर दाहिने पंजे या अंगूठे को पकड़े तत्पश्चात् धीरे-धीरे सामने की तरफ़ झुकें और हाथों को ज़मीन पर तथा नासिका को घुटने से स्पर्श कराएँ। अनुकूलतानुसार रुकें और मूल अवस्था में वापस आ जाएँ। हाथों की स्थिति सामान्य करें। दोनों पैरों को जमाकर शिथिल करें। खड़े रहने के स्थिति में विश्राम के बाद बाएँ पैर से आसन की पुनरावृत्ति करें।

श्वासक्रम/समय : सामने झुकते समय श्वास छोड़ें। अंतिम अवस्था में सामान्य श्वास-प्रश्वास करें। मूल अवस्था में लौटते समय श्वास लें। 10 से 15 सेकण्ड रुकें या अनुकूलतानुसार रुके क्रमशः 2 चक्र पूरे करें।

लाभ :
- उदर के अंगो को उद्दीप्त कर पाचन तंत्र को मज़बूत करता है।
- क़ब्ज़ दूर कर शरीर और मन में हल्कापन लाता है।
- पैरो का कंपन दूर कर उन्हें मज़बूत बनाता है।
- वायु नाशक है। शरीर के ऊर्ध्व अंग को भी बल मिलता है।

सावधानियाँ :
- धैर्यपूर्वक संतुलन बनाएँ।
- गर्भवती स्त्रियाँ, मेरुदण्ड के जटिल रोग से पीड़ित, साइटिका, स्लिप डिस्क एवं विचलित मन वाले न करें।

अष्टवक्रासन

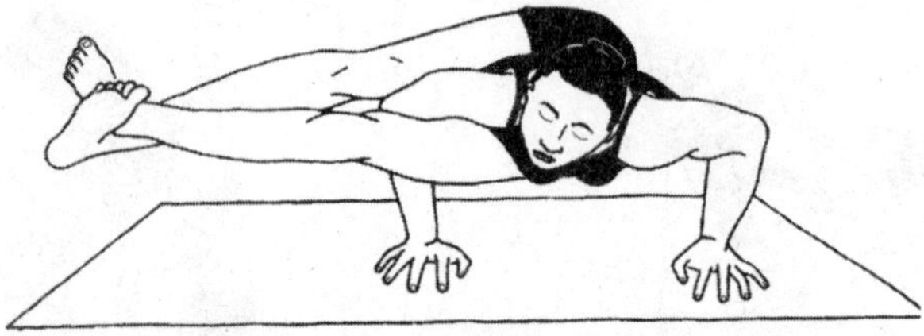

यह आसन **मुनि अष्टावक्र** को समर्पित है जो कि सीता के पिता और राजा जनक के गुरु थे।

विधि : लगभग डेढ़ फीट की दूरी पर दोनों पैर फैला कर खड़े हो जाएँ। घुटनों को मोड़े। ज़मीन पर पैरों के बीच दाहिनी हथेली और बाएँ पैर के थोड़ा आगे बायीं हथेली रखें। दाहिनी भुजा पर दाहिना पैर इस प्रकार रखें कि दाहिनी कुहनी के ऊपर दाहिनी जांघ का पृष्ठ भाग आए। अब बाएँ पैर को भुजाओं के बीच आगे दाएँ पंजे के पास रखें। श्वास छोड़ें एवं दोनों पैरों को ज़मीन से ऊपर उठाएँ। दाएँ पैर के टखने पर बायाँ पैर रखकर फंसाएँ (चित्र देखें) और पैरों को दाहिने तरफ़ तिरछे रूप में फैलाएँ इस प्रकार दोनों जांघो के बीच दाहिनी भुजा आ जाएगी अब दाहिनी कुहनी को थोड़ा झुका लें। बायीं भुजा सीधी होनी चाहिए। दोनों हाथों पर सन्तुलन स्थापित करें एवं कोहनियाँ मोड़े, ज़मीन के समानान्तर सिर एवं धड़ को लाएँ। यह इस आसन की अंतिम अवस्था है यथा संभव रुकें व श्वास लें। भुजाओं को सीधा करें। सिर एवं धड़ ऊपर उठाएँ, पैरों को अलग करें और ज़मीन पर रखें। अपनी मूल अवस्था में आ जाएं और दूसरी तरफ़ से भी इसी क्रिया को दुहराएँ।

श्वासक्रम/समय : पैरों को ऊपर उठाते समय अंतःकुंभक करें। अंतिम अवस्था में श्वसन क्रिया सामान्य रखें। पैरों को नीचे करते समय श्वास छोड़ें।

लाभ :
- मणिबंध, भुजा व कंधे को मज़बूत और सुद्रढ़ता देता है।
- उदर प्रदेश को क्रियाशील बनाता है।
- मन को नियन्त्रित करता हुआ जीवन में उत्थान लाता है।
- पूरे शरीर में रक्त संचार को विनियमित करता है।
- चेहरे के ओज-तेज को बढ़ाता है।

सावधानियाँ:
- कमज़ोर कलाई व कंधों के विकार से ग्रसित व्यक्ति न करें।
- सन्तुलन पर ध्यान केन्द्रित करें आसन के बाद शिथिलता वाले आसन करें।

उत्थित टिट्टिभासन

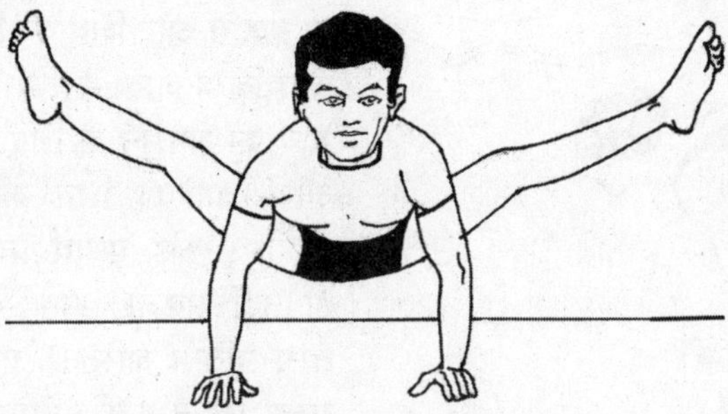

शाब्दिक अर्थ : झींगुर का संस्कृत नाम 'टिट्टिभ' है।

विधि : अपने आसन में बैठें। सामने की तरफ़ पैर तानें। अब दोनों पैरों को फैला लें। दोनों हाथों को चित्रानुसार ज़मीन पर रखें एवं हाथों के सहारे सारे शरीर को ऊपर उठा लें। पैर लंबवत् ही रखें और घुटने न मोड़ें। इसे सही ढंग से करने के लिए बहुत अभ्यास की आवश्यकता होती है। अतः जल्दी न करें।

श्वासक्रम/समय : श्वास के प्रति सजग रहें। 4–5 बार यह क्रिया करें।

ध्यान : ऊर्ध्व चेतना का ध्यान करें।

लाभ :
- 'चेतना' सूक्ष्म रूप से ऊर्ध्वमुखी होती है।
- आत्मविश्वास को बल मिलता है।
- मानसिक शांति मिलती है।
- हाथों को विशेष लाभ मिलता है।
- बुढ़ापे में कंपन वाला रोग नहीं होता।
- पूरे शरीर में दृढ़ता आती है।

सावधानियाँ : अति उच्चरक्तचाप, हृदय रोगी एवं कमज़ोर कलाई वाले न करें।

नोट : पैरों की स्थिति सामने की तरफ़ भी करके यह आसन किया जा सकता है, परन्तु लाभों में विशेष अंतर नहीं पड़ता। उस स्थिति को **द्विहस्त भुजासन** भी कहते हैं।

लिंङ्गाकारासन

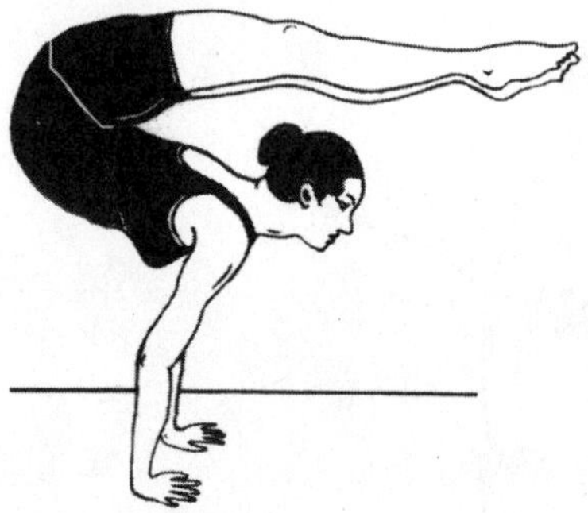

विशेष : लिंग का अर्थ चिन्ह, अनुमान या प्रकृति और शिव की विशेष मूर्ति के लिए किया जाता है। उसमें अन्तर्निहित भाव को समझने के लिए तो विवेक की आँखें चाहिए। शिव की अभिव्यक्ति के लिए कोई यथार्थ प्रकृति कृति हो ही नहीं सकती। कहा भी है कि "न तस्य प्रतिमा अस्ति।" यानी उस दिव्य सत्ता की न कोई प्रतिमा हो सकती है न प्रतिमान। इसलिए उसे गोलमटोल अथवा लम्बाकार पिण्ड के रूप में दिखाया जाता है। शिवलिंग जैसी आकृति होने के कारण इसे **लिंङ्गाकारासन** नाम से अभिनीत किया गया है।

विधि : यह एक उच्च अभ्यास वाला आसन है। वृश्चिक आसन का अच्छा अभ्यास होने के बाद धीरे-धीरे नितम्बों को पीठ से सटाते हैं एवं जंघाओं को सिर से सटाते हैं। इस प्रकार सिर से कमर तक का भाग नितम्ब, जंघा एवं पैर के समानान्तर हो जाता है और इस स्थिति में नितम्ब, जंघा एवं पैर भी ज़मीन के सामानान्तर हो जाते हैं। पैरों के पंजे सिर से आगे हो जाते हैं।

लाभ :
- शरीर के क्रमशः रोग निवारण में पूर्णतः समर्थ।
- किसी भी प्रकार के कंपवात का अचूक इलाज़।
- शरीर में लोच, लचक एवं नई ताज़गी का प्रादुर्भाव होता है।
- आत्मिक उत्थान में सहायक।
- इस आसन को करने के बाद लगभग सभी आसन आसानी से किए जा सकते हैं।
- उदर प्रदेश, फेफड़े, मेरुदण्ड, जंघा, पीठ, कमर आदि सभी में रक्त संचार को सुचारु बनाता है।

सावधानियाँ:
- बहुत अधिक प्रयास के बाद ही संभव है, अतः योग शिक्षक की देख-रेख के बिना न करें।
- चूँकि साधक का शरीर कमर के हिस्से से इतना मुड़ जाता है कि साधक की पीठ पर जंघा का स्पर्श होने लगता है, अतः महीनों के अभ्यास से ही संभव है।
- उच्च रक्तचाप, चक्कर आना, हृदय रोग एवं सख़्त शरीर वाले आसन न करें। इस आसन को करने के बाद पश्चिमोत्तानासन, पाद हस्तासन करें।

उत्थित शीर्षासन/व्याघ्रासन (द्वितीय प्रकार)

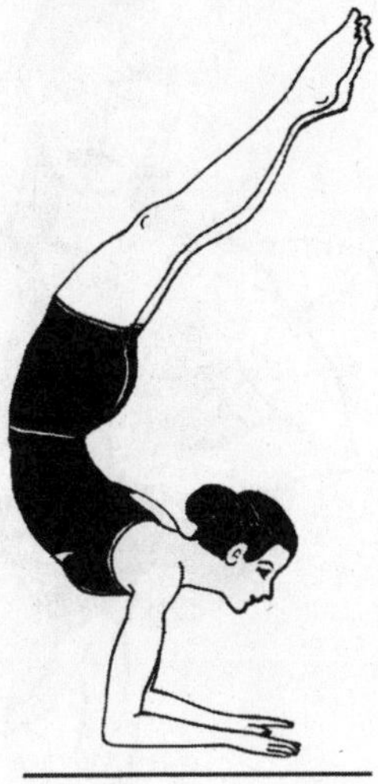

विधि : दोनों घुटनों के बल जमीन पर बैठ जाएँ। सामने दोनों हाथों की कोहनियाँ और हाथ के पंजे को जमीन पर रखें तथा शरीर का पूरा वजन हाथों पर देते हुए पूरे शरीर को शीर्षासन की तरह करें परन्तु पूरा भार हाथों पर ही रखें। सिर को उठाकर सामने देखने की कोशिश करें एवं पीठ को मोड़ते हुए पैरों को उर्ध्व में स्थिर करें (चित्र देखें)।

श्वासक्रम/समय : पैरों को उठाते समय अंतःकुम्भक करें अंतिम स्थिति मे श्वासक्रम धीमा करें और 10 से 20 सेकेण्ड तक क्षमतानुसार करें।

लाभ :
- रक्त संचार तीव्र करता है। झड़ते बालों को रोकता है। झुर्रियों का शमन कर चेहरे का तेज बढ़ाता है।
- आँखों की रोशनी बढ़ती है।
- वक्षःस्थल मजबूत होता है। फेफड़े पुष्ट होते हैं।
- हाथ, कंधे, मेरुदण्ड एवं कमर में लोच-लचक तथा मजबूती आती है।

सावधानियाँ:
- इस आसन से उच्च रक्त चाप, हृदय रोग एवं मानसिक कमज़ोरी वाले परहेज करें।
- उच्च अभ्यास का आसन होने के कारण योग शिक्षक का सहयोग प्राप्त करें।

नोट :
- व्याघ्रासन के प्रथम प्रकार का वर्णन पहले आ चुका है।
- कुछ योग शिक्षक इस आसन को **पिच्छ मयूरासन** भी कहते हैं।

सांख्यासन

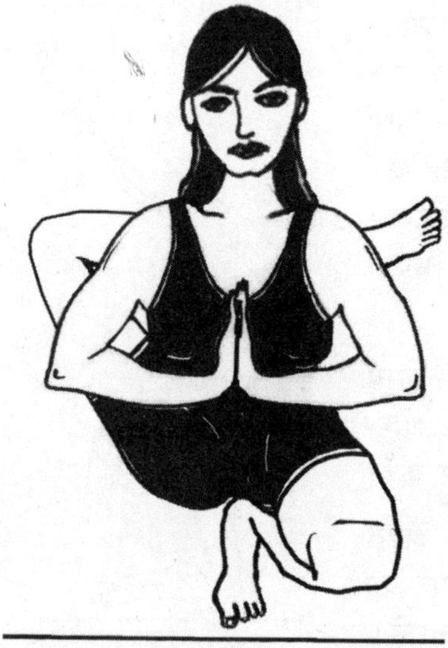

विशेष : इसको दो प्रकार से कर सकते हैं

विधि : प्रथम : कागासन में बैठ जाएँ। अब दाहिने पैर को उठाकर दोनों हाथों की सहायता से दाहिने कंधे के पीछे क्रमशः ले जाएँ व बाएँ पैर के पंजे पर पूरा संतुलन स्थापित करें। हाथों को नमस्कार की मुद्रा में बनाएँ। यथाशक्ति बैठने की कोशिश करें।

विधि : द्वितीय : दोनों पैर सामने की तरफ़ फैलाकर बैठ जाएँ और हाथों की सहायता से दाहिने पैर को उठाकर दाहिने कंधे के पीछे ले जाएँ और धीरे-धीरे फैले हुए दूसरे पैर को खींचकर हाथों की सहायता से घुटने को मोड़कर पंजे को ज़मीन पर जमाकर बैठ जाएँ। (जब दाहिने पैर को कंधे पर रखते हैं तब बाएँ पैर को भी थोड़ा सा घुटने से मोड़ लेने पर आसन लगाने में सरलता होती है) हाथों से नमस्कार की मुद्रा बना लें।

उपरोक्त दोनों विधियों में पैर बदल कर भी क्रिया को दोहराएँ।

श्वासक्रम/समय : अंतिम स्थिति में सामान्य श्वास प्रश्वास करें। 5 से 10 सेकेण्ड करें।

लाभ :
- पूरे शरीर में रक्त संचार की वृद्धि करता है
- जीवन में भी संतुलन प्रदान करता है।
- उदर प्रदेश, मेरुदण्ड, एवं श्रोणी प्रदेश को लाभ।

सावधानियाँ : उच्च्य अभ्यास के आसन होने के कारण इसे धीरे-धीरे करना चाहिए। यदि नितम्बों व कमर में अधिक लोच लचक एवं मजबूत हो तभी करें।

धराजासन (फ्लेगपोस्चर)/एकपादशीर्षस्पर्शासन/कायोत्सर्ग स्थित एक पाद शीर्षासन/उर्ध्व एक पादतल शीर्षस्पर्शासन

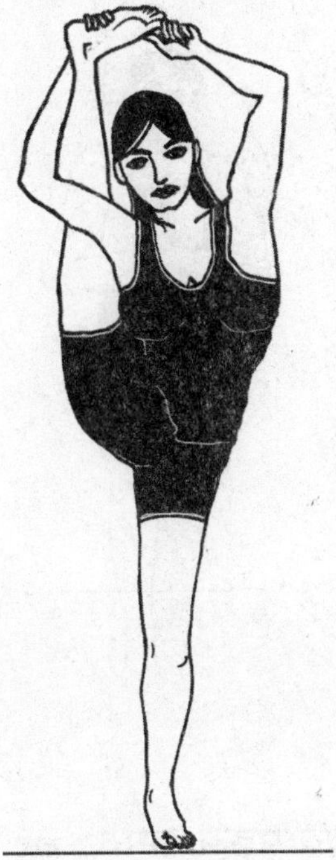

नोट : कुछ योगाचार्य उपरोक्त आसन को **एक पाद शीर्षासन** भी कहते हैं। जबकि **एक पादशीर्षासन** कई प्रकार से भी होता हैं।

विधि : समावस्था में खड़े हो जाएँ, चूँकि यह अति उच्च अभ्यास की क्रिया है। अतः सावधानी पूर्वक बाएँ पैर को धीरे-धीरे ऊपर उठाते हुए पहले 90° का कोण फिर 180° के कोण का निर्माण करें, इस अवस्था में पैर बिल्कुल गर्दन एवं सिर के समकक्ष होता हुआ पादतल आकाश की तरफ़ हो जाएगा। अंतिम अवस्था में हाथों का सहारा लेने से सरलता होती है। यही आसन पैर बदलकर भी करें। कुछ साधक एक हाथ सामने की तरफ़ तानते हैं।

श्वासक्रम/समय : पैर को ऊपर उठाते समय अंतःकुंभक करें। अंतिम स्थिति में सामान्य श्वास-प्रश्वास करें। मूल अवस्था में आते समय श्वास छोड़ें। यथाशक्ति रुकें।

लाभ : पैरों की माँसपेशियाँ सशक्त और मजबूत होती है। नितम्ब के जोड़ एवं कमर को व्यवस्थित करता है। पीठ की माँसपेशियाँ व मेरुदण्ड सुद्रढ़ होते हैं। पूरे शरीर को सौष्ठव प्रदान होता है।

सावधानी : नितम्बों के जोड़ और कमर पर जोर पड़ने के कारण धैर्य और विवेक का उपयोग करें एवं अभ्यास को धीरे-धीरे बढ़ाएँ।

दुर्वासन/उत्थित एक पाद शिरासन/ उत्थित एक पाद स्कंधासन

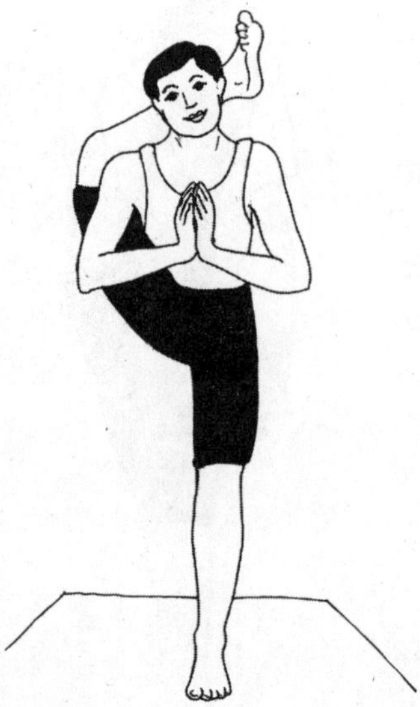

विशेष : यह आसन उन साधकों को करना चाहिए जो उच्च्च अभ्यासों में अभ्यस्त हैं।

विधि : दोनों पैरों को सामने फैलाकर बैठ जाइए। अब एक पैर को सिर के पिछले भाग पर कंधे का सहारा लेकर रखिए। और दूसरे पैर को मोड़ते हुए हाथों का सहारा लेते हुए उकड़ू बैठें और धीरे-धीरे संतुलन बनाते हुए खड़े हो जाएँ। (प्रथम अभ्यासी यदि सीधा खड़ा नहीं हो जाता है। तो थोड़ा झुककर संतुलन बनाते हुए सीधे खड़े होने का प्रयास करें) अंतिम स्थिति में हाथों से नमस्कार की स्थिति निर्मित करें। जब तक आकुलता रहित खड़े रह सकते हों, खड़े रहें। धीरे-धीरे सजगता के साथ बैठें। और इसके बाद पैर बदलकर यही आसन बनाएँ।

श्वासक्रम/समय : खड़े होने की स्थिति में श्वास लें। पूर्ण आसन पर सामान्य श्वसन करें एवं बैठते समय श्वास छोड़ें। अनुकूलतानुसार करें।

ध्यान : अनाहत चक्र पर

लाभ :
- इस आसन को करने से जीवन में संतुलन/विनम्रता आती हैं।
- स्वाभिमानी बनाता है। मृदुभाषी होता है।
- पैरों का असमय कांपना बंद होता है।
- सामान्य कमर दर्द से राहत एवं मेरुदण्ड लचीला बनता है।
- उदर प्रदेश के अवयवों को सुचारु करता है।

सावधानियाँ :
- प्रथम अभ्यासी दीवार आदि का सहारा लें।
- साइटिका, मेरुदण्ड, कमर से अत्यधिक पीड़ित एवं हृदयरोगी इसे न करें।

नोट : इसी आसन में जब हाथों को फैला दिया जाए तो उसको **यान आसन** कहते हैं।

कश्यापासन

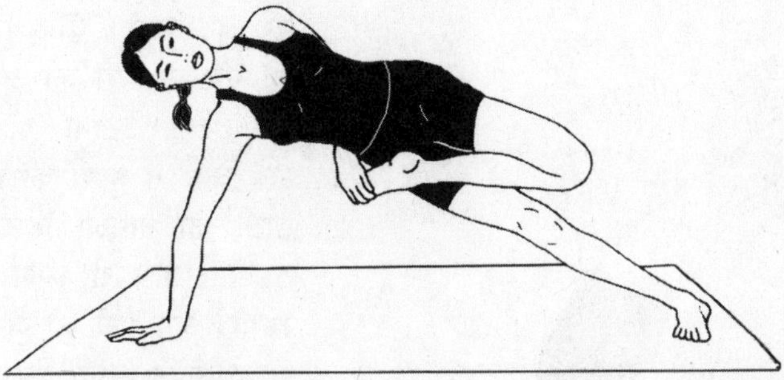

यह आसन ब्रह्मा के पुत्र मरीचि ऋषि के पुत्र कश्यप मुनि को समर्पित है।

विधि : ताड़ासन में खड़े हो जाएँ। आगे झुकें और दोनों हथेलियों को ज़मीन पर रखें एवं 4 से 5 फिट अपने पैर पीछे ले जाएँ पूरे शरीर को दायीं तरफ़ तिरछा घुमाएँ दायाँ हाथ और दाहिने पैर पर पूरे शरीर का सन्तुलन बनाते हुए रखें अब बायाँ पैर का पंजा दाहिने जांघ के ऊपर की तरफ़ इस तरह रखें कि यह अर्ध पद्मासन की तरह दिखे। बाएँ हाथ को पीठ के पीछे ले जाकर बाएँ पैर के अंगूठे को पकड़े। यह अंतिम अवस्था है। वापस मूल अवस्था में आएँ तथा यही क्रिया दूसरी तरफ़ से भी करें।

श्वासक्रम/समय : आसन बनाते समय अंतःकुभक करें। श्वास छोड़कर बाएँ हाथ से बाएँ पैर का अंगूठा पकड़ें अंतिम स्थिति में गहरी श्वास लें। वापस आते समय श्वास छोड़ें। यथाशक्ति रुकें, दोनों तरफ़ एक-एक बार करें।

लाभ :
- मेरुदण्ड की अकड़न दूर करता हैं।
- पाचन तंत्र के सभी अंगो को क्रियाशील बनाता है।
- हाथों और पैरों में पुष्ठता प्रदान करता है।
- एकाग्रता विकसित होती है।

नोट : सन्तुलन का विशेष ध्यान रखें।

पूर्ण शलभासन

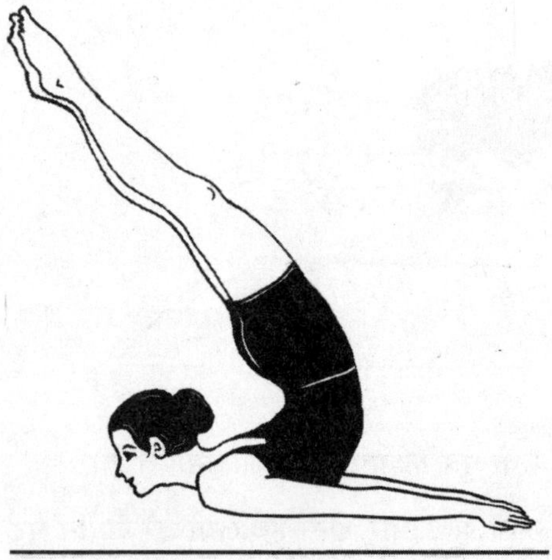

विधि : पेट के बल ज़मीन पर लेट जाएँ। चूँकि मेरुदण्ड को मोड़कर पैरों को आसमान की तरफ़ उठाना है, अतः इस विधि में हाथों की स्थिति, छाती का अगला हिस्सा एवं ठुड्डी ज़मीन से स्पर्श करती रहेगी। अब पैरों को जमीन से इतना ऊपर उठाएँ कि आपका मेरुदंड बीच में से मुड़ जाए और पेट व छाती भी कुछ हद तक उठ जाये। पैरों के तलवे आसमान की तरफ़ हों तथा ऐड़ी का अगला हिस्सा सिर की तरफ़ झुका हुआ हो। इस प्रकार पूर्ण शलभासन को करने में काफ़ी समय लग जाता है। पहली ही बार में पूर्ण प्रयास न करें। जो पूर्ण स्वस्थ हों व जिनका मेरुदंड लचीला हो, वे ही इस आसन को करें।

श्वासक्रम/समय : पैरों को ऊपर एवं नीचे करते समय अंतर्कुंभक करें। पूर्ण अवस्था में श्वास सामान्य ही रखें। 5 से 10 सेकेण्ड तक करें।

लाभ : शलभासन के सभी लाभ प्राप्त होते हैं। कुछ हद तक शीर्षासन, सर्वांगासन के भी लाभ प्राप्त होते हैं।

सावधानियाँ :
- कड़क मेरुदंड वाले न करें। गुर्दे की समस्या, कमज़ोर आँत अल्सर, हार्निया व उच्च रक्तचाप से पीड़ित रोगी न करें।
- हृदय रोगी बिल्कुल न करें।
- जो साधक वृश्चिक जैसे कठिन आसन लगा लेते हैं वे ही इस आसन को करें।

नोट :
- कुछ योगाचार्य पूर्ण शलभासन के लिए पादतलों को सिर के ऊपर भी रखवाते हैं।
- चूँकि यह उच्च अभ्यास का आसन है। अतः पूर्ण सावधानी एवं योग शिक्षक के समक्ष ही करें।

पर्यंकासन (द्वितीय प्रकार)

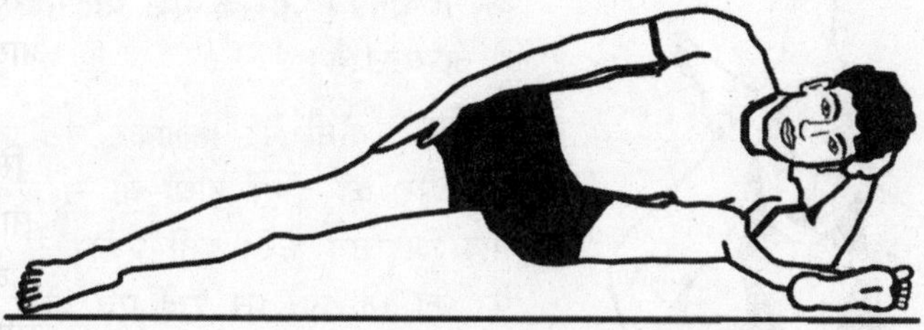

विधि : सामने की तरफ़ पैरों को फैलाकर बैठ जाएँ। अब बाएँ पैर को बाईं तरफ़ ले जाकर घुटना थोड़ा मोड़ लें। फिर बाईं तरफ़ लेटकर बायाँ हाथ बाएँ पैर पर रख लें और तकिया सा बनाकर हथेली से सिर को सहारा दें। फिर दाहिना पैर सीधा सामने की तरफ़ फैला लें और दाहिने हाथ को दाहिने पैर पर रखें। अब यही क्रिया पैर बदलकर करें।

श्वासक्रम/समय : पैरों को उठाते समय श्वास लें और अंतिम अवस्था में श्वास-प्रश्वास गहरा परन्तु धीमा करें। मूल स्थिति में लौटते समय श्वास छोड़ें। आधे से 1 मिनट करें।

लाभ : जांघ, कमर, वक्षःस्थल, मेरुदण्ड, पीठ, ग्रीवा, पाचन तंत्र पर आसन का विशेष प्रभाव पड़ता हैं। अतः सभी अंग अधिक क्रियाशील हो जाते हैं।

सावधानियाँ:
- यह आसन वे साधक ही करें जो द्विपाद शिरासन कर लेते हैं।
- शारीरिक रूप से लोच-लचक वाले साधक क्रमशः अभ्यास पूर्वक करें।

नोट : पर्यंकासन के प्रथम प्रकार का वर्णन पिछले पृष्ठों पर किया गया है।

द्विपाद शिरासन/द्विपाद स्कंधासन

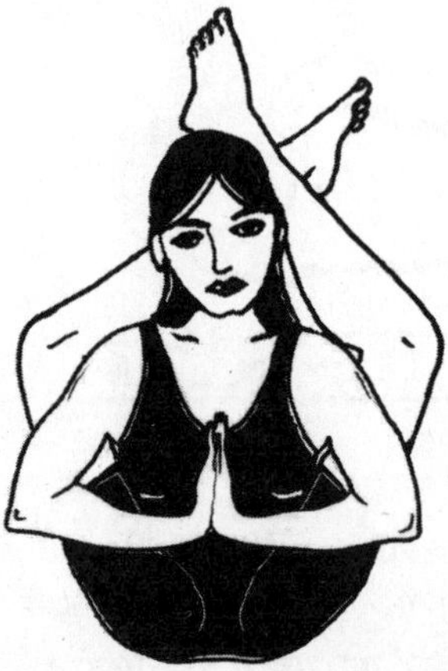

विशेष : यह आसन उन साधकों को करना चाहिए जो कि एक पाद शिरासन में अभ्यस्त है।

विधि : दोनों पैर फैलाकर बैठ जाएँ। एक पैर को दोनों हाथों के सहारे एक पाद शिरासन करें। इसी प्रकार से दूसरे पैर को भी कंधे पर रखें एवं दोनों पैरों को व्यवस्थित कर आपस में कैंचीनुमा ढंग से फँसा लें, पर ज़बरदस्ती न करें। क्रमशः अभ्यास से संभव हो जाता है। अब नितम्बों में संतुलन बनाते हुए नमस्कार की मुद्रा बनाएँ।

ध्यान : स्वाधिष्ठान चक्र पर

श्वासक्रम/समय : रेचक करते हुए क्रमशः पैरों को कंधों पर रखें। आसन की पूर्ण स्थिति में स्वभाविक श्वसन एवं रेचक ही करते हुए पैरों को निकालें। यथाशक्ति अभ्यास करें।

नोट :
- पुरुष रोगों के लिए अत्यन्त लाभकारी।
- महिलाएँ मासिक धर्म की समस्याओं से छुटकारा पा सकती हैं।
- पाचन तंत्र को व्यवस्थित कर क़ब्ज़, अपच आदि बीमारियों को दूर करता है।
- कमर और मेरुदण्ड में लोच-लचक पैदा कर उन्हें सशक्त बनाता है।
- मोटापे से निजात दिलाता है।

सावधानियाँ :
- प्रथम अभ्यासी 10/15 सेकेण्ड से ज्यादा न करें।
- मेरुदण्ड, पीठ और कमर की किसी भी समस्या से पीड़ित व्यक्ति न करें।
- गर्भवती स्त्रियाँ और उच्च रक्तचाप, साइटिका, हृदयरोग, सर्वाइकल, स्पॉण्डिलाइटिस से पीड़ित रोगी न करें।

उत्थित द्विपाद ग्रीवासन/उत्थित द्विपाद शिरासन/ उत्थित द्विपाद कंधरासन/उत्थित द्विपाद स्कंदासन

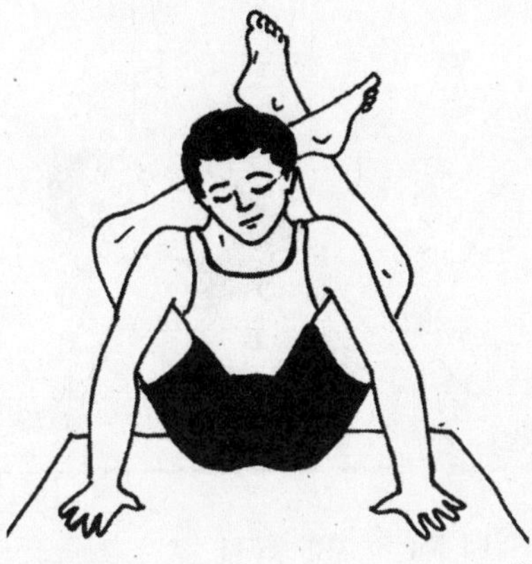

विधि : दोनों हाथों को जाँघों के पास ज़मीन पर स्थिर करें या सामने की तरफ़ पैरों को फैलाकर बैठें। पहले एक पैर को दोनों हाथों का सहारा लेते हुए कंधे पर स्थिर करें। तत्पश्चात् दूसरे पैर से भी आसन निर्मित करें और दोनों पैरों को कैंचीनुमा ढंग से फँसा लें। दोनों हाथों को जाँघों के बीच में से निकालकर सामने ज़मीन पर हथेलियों को रखें एवं संतुलन बनाते हुए भुजाओं के बल पूरे शरीर को धीरे-धीरे ऊपर उठाएँ। थकान या अस्थिरता होने पर धीरे-धीरे वापस आएँ एवं क्रमशः पैरों को बंधन से मुक्त करें।

श्वासक्रम : ऊपर उठते समय पूरक करें। अंतिम स्थिति में सामान्य श्वास-प्रश्वास एवं मूल स्थिति में लौटते समय रेचक करें।

समय : 10-30 सेकेण्ड या सुविधापूर्वक जितनी देर रह सकें।

लाभ : वे सभी लाभ प्राप्त होते हैं जो द्विपाद शिरासन, उत्थित एक पाद शीर्षासन और द्विपाद कंधरासन से होते हैं।

नोट : जो साधक उत्थित एक पाद शिरासन/द्विपाद कन्धरासन या द्विपाद शिरासन कर लेते हैं, वे ही उपरोक्त आसन करें।

सावधानियाँ : वे सभी सावधानियाँ, जो द्विपाद शिरासन/उत्थित एक पाद शीर्षासन के लिए हैं।

काल भैरवासन (द्वितीय प्रकार)

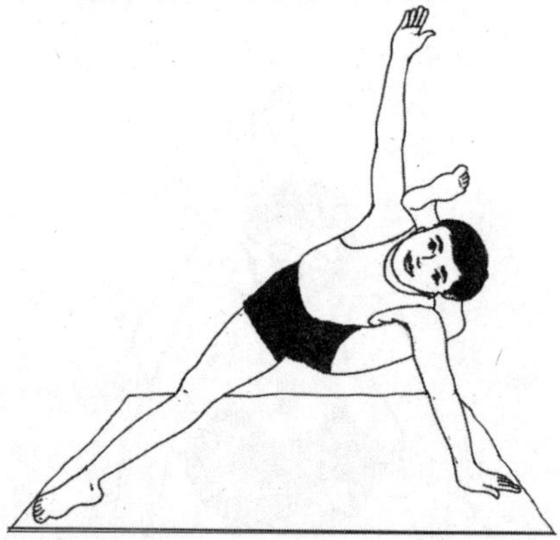

शब्दार्थ : भगवान शिव का ही एक रूप।

विधि : दोनों पैर सामने फैलाकर बैठ जाएँ। बाएँ टखने को दोनों हाथों से पकड़ें और छाती के पास लाएँ। श्वास छोड़ें। छाती और गर्दन को थोड़ा सा आगे झुकाते हुए बाएँ टखने को गर्दन के पीछे रखें। अब दोनों हाथों को नितम्बों के पास रखें और बाएँ तरफ़ मुड़ें। दाहिने हाथ को सहारे के लिए बाँईं तरफ़ रखें। दाहिने पैर को तिरछा करें। श्वास छोड़ें और दोनों हाथों से वज़न देते हुए शरीर को ऊपर उठाएँ। सामान्य श्वास-प्रश्वास करें। फिर श्वास छोड़ें। दाहिने हाथ का सहारा हटाएँ। अब इसी हाथ को सीधे आकाश की तरफ़ तान दें। इस प्रकार शरीर का पूरा भार (संतुलन) दाहिने पैर और बाएँ हाथ पर रहेगा।

श्वासक्रम/समय : लगभग 5 से 10 सेकेण्ड इसी अवस्था में रहें व धीमी और गहरी श्वास लें एवं मूल अवस्था में आते समय अंतःकुंभक करें।

लाभ :
- पूरे शरीर में एक प्रकार की ऊर्जा निर्मित होती है। जिससे हमारे सातों चक्रों का उत्थान होता है।
- रक्त संचार तीव्र गति से होने लगता है। जिस कारण हृदय प्रदेश अशुद्ध रक्त को प्रासुक करने में अधिक सहयोगी हो जाता है।
- हमारे शरीर के स्नायु संस्थान, नाड़ी संस्थान को ठीक करता है।
- छाती बलिष्ट और श्वास क्रिया अधिक परिपूर्ण ढंग से होती है।

सावधानियाँ :
- अति उच्च रक्तचाप से पीड़ित व्यक्ति न करें।
- किसी भी प्रकार की शारीरिक जटिलता हो, तो न करें।

विशेष : काल भैरवासन का प्रथम प्रकार पिछले पृष्ठों में दिया गया है।

विश्वामित्रासन

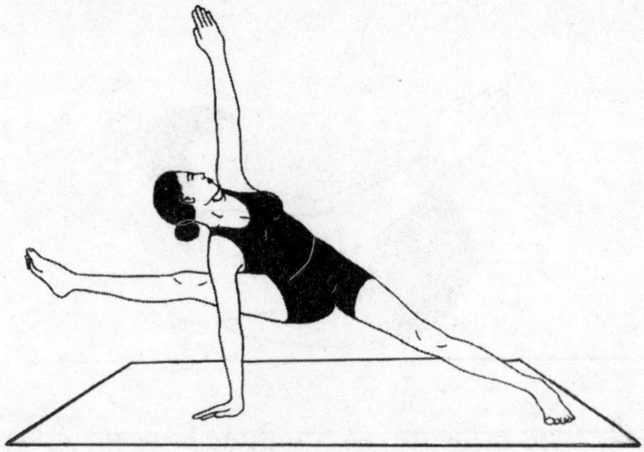

विश्वामित्र एक प्रसिद्ध ऋषि का नाम है। यह आसन उन्हीं को समर्पित है।

विधि : ताड़ासन में खड़े हो जाएँ। आगे की ओर झुकें एवं हथेलियाँ ज़मीन पर रखें। दोनों पैरों को 4 से 5 फिट पीछे ले जाएँ। श्वास छोड़ें। दायाँ पैर दाएँ हाथ के पास लाएँ। दाहिने जांघ के सामने का हिस्सा दाहिनी भुजा के ऊपर पिछले भाग पर रखें और शीघ्र ही शरीर को दायीं तरफ़ घुमाएँ। बायाँ हाथ बायीं जांघ पर रखें और सन्तुलन बनायें रखें। बाएँ पैर को तिरछा करें अब बाएँ पैर के तलवे और एड़ी को ज़मीन पर दबाएँ तथा दाहिने हाथ पर वज़न देते हुए दाहिने पैर को ऊपर सामने की और सीधा करें एवं बायाँ हाथ सीधे ऊपर की ओर कर उसकी तरफ़ देखें। यह इस आसन की अंतिम अवस्था है। वापस मूल अवस्था में आएँ। यही क्रिया दूसरे पैर से भी करें।

श्वासक्रम/समय : पैर उठाते समय अंतःकुभक करें। अंतिम स्थिति में सामान्य श्वसन करें। मूल अवस्था में आते समय श्वास छोड़ें। अंतिम स्थिति में 10 से 15 सेकण्ड रुकें एवं एक-एक बार दोनों तरफ़ से यही क्रिया करें।

लाभ :
- एकाग्रता और सन्तुलन में सामंजस्य बैठाता है।
- हाथों और पैरों को सशक्त और मज़बूत बनाता है।
- पूरे शरीर में सुद्रढ़ता प्रदान करता है।
- उदर के अंगो को पुष्ट बनाता है।

नोट : सन्तुलन में ध्यान दें।

द्विपाद कंधरासन

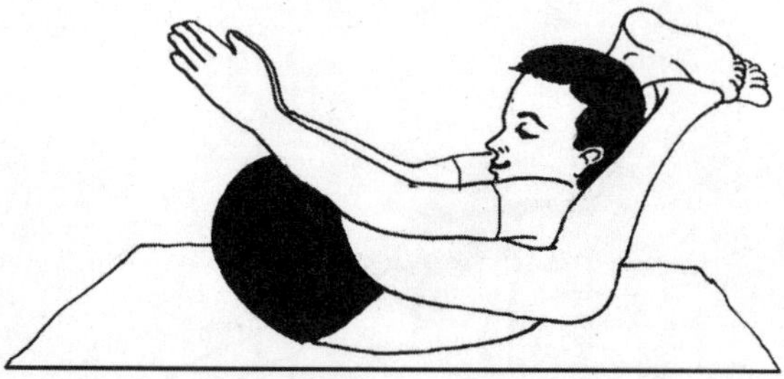

नोट : कुछ योग गुरु इस आसन को **सुप्त द्विपाद कंधरासन** भी कहते हैं।

विधि : आसन करने के लिए पहले कम्बल की मोटी तह कर लें। क्योंकि शरीर का पूरा भार पीठ व मेरुदण्ड पर ही रहता है। पीठ के बल कम्बल पर लेट जाएँ। शरीर को शिथिल करें। अब एक पैर को दोनों हाथों का सहारा लेकर धीरे-धीरे सिर के पीछे रखें और यही क्रम दूसरे पैर के लिए करें। दोनों पैरों की जाँघों को भुजाओं के नीचे अवस्थित करना होता है। अतः सजगता के साथ करें। अंतिम स्थिति में दोनों पैरों के पंजों को कैंचीनुमा ढंग से फँसा लें और हाथों से नमस्कार की मुद्रा बना लें।

ध्यान : स्वाधिष्ठान चक्र पर।

श्वासक्रम/समय : रेचक करते हुए पैरों को सिर के पीछे ले जाइए। अंतिम स्थिति में सामान्य श्वास-प्रश्वास एवं रेचक करते हुए मूल स्थिति में आएँ। यथाशक्ति अभ्यास करें।

लाभ :
- ऊर्जा उर्ध्वमुखी होती हैं। ब्रह्मचर्य में सहायक है।
- उदर प्रदेश, पाचन तंत्र, प्रजनन तंत्र सभी को व्यवस्थित करता है।
- मनोबल एवं आत्मविश्वास बढ़ता है।
- मेरुदण्ड, कमर एवं पीठ की माँसपेशियों में लोच पैदा करके और सशक्त बनाता है।

सावधानियाँ : तीव्र कमर दर्द, साइटिका, हृदयरोग, अति उच्च रक्तचाप, हार्निया से पीड़ित व्यक्ति, कड़क मेरुदण्ड और कम आत्मविश्वास वाले व्यक्ति एवं गर्भवती स्त्रियाँ इसे क़तई न करें।

प्रणवासन/योगनिद्रासन/सुप्त गर्भासन

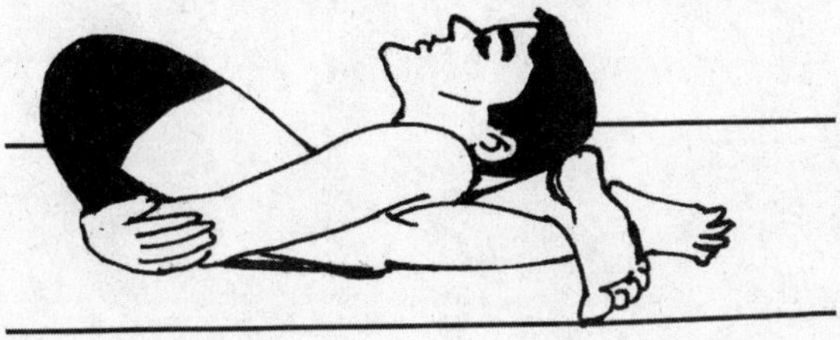

शाब्दिक अर्थ : योग निद्रासन – निद्रा का अर्थ नींद एवं योग निद्रा का मतलब कुछ हद तक समाधि की अवस्था। इसमें साधक न तो सोता है और न ही जागरण की अवस्था में होता है। दोनों के बीच की अवस्था का नाम योगनिद्रा है। प्रणवासनः प्रणव का अर्थ ब्रह्मबीज ओंकार मंत्र ॐ है।

विधि : कंबल को मोटी तह करके बिछा लें और उस पर पीठ के बल लेट जाएँ। पहले श्वास छोड़ें। अब दाहिने पैर को घुटनों से मोड़ते हुए दोनों हाथों से पकड़कर गर्दन के पृष्ठभाग पर सिर के नीचे रखें। सामान्य श्वास प्रश्वास करें। तत्पश्चात् श्वास छोड़ें। बाएँ पैर को भी इसी प्रकार रखते हुए दाहिने पैर के नीचे टखनों पर बाएँ पैर के टखने को फँसा लें। कुछ श्वास प्रश्वास करें। अब कंधे उठाएँ और दोनों हाथों को जाँघों के पृष्ठ भाग (पीठ के नीचे) पर ले जाकर अँगुलियों को आपस में फँसा लें। अंतिम स्थिति में श्वास छोड़ें। छाती को ऊपर उठाएँ एवं ग्रीवा को पीछे की ओर तानें। स्वाभाविक श्वास-प्रश्वास लेते हुए 10 से 20 सेकेण्ड इस आसन में रहें। वापस मूल अवस्था में आने के लिए श्वास छोड़ें। हाथों को खोलें एवं पैरों की पकड़ ढीली करते हुए निकालें एवं पैरों को सीधा करते हुए विश्राम करें। पुनः इस आसन को लगाएँ। परंतु पहले जो पैर रखा था, अब उसको बाद में रखें।

लाभ : प्रतिदिन के अभ्यास से गुर्दे, यकृत, प्लीहा, आँत, पित्ताशय आदि स्वस्थ रहते हैं। शिश्न ग्रंथियाँ तथा मूत्राशय स्वस्थ होते हैं। निरंतर अभ्यास से उदर के अवयव रोगमुक्त होने से साधक आनंद का अनुभव करता है। जनन ग्रंथियों को शक्ति और बल मिलता है। नकारात्मक विचार नहीं आते एवं अच्छे कार्यों में मन लगता है।

सावधानियाँ :
- उच्च रक्तचाप, साइटिका एवं हृदयरोग वाले रोगी इस आसन को न करें।
- उच्च अभ्यास का आसन होने के कारण क्रमशः अभ्यास करें।

नाड़ियाँ : प्रकार एवं कार्य

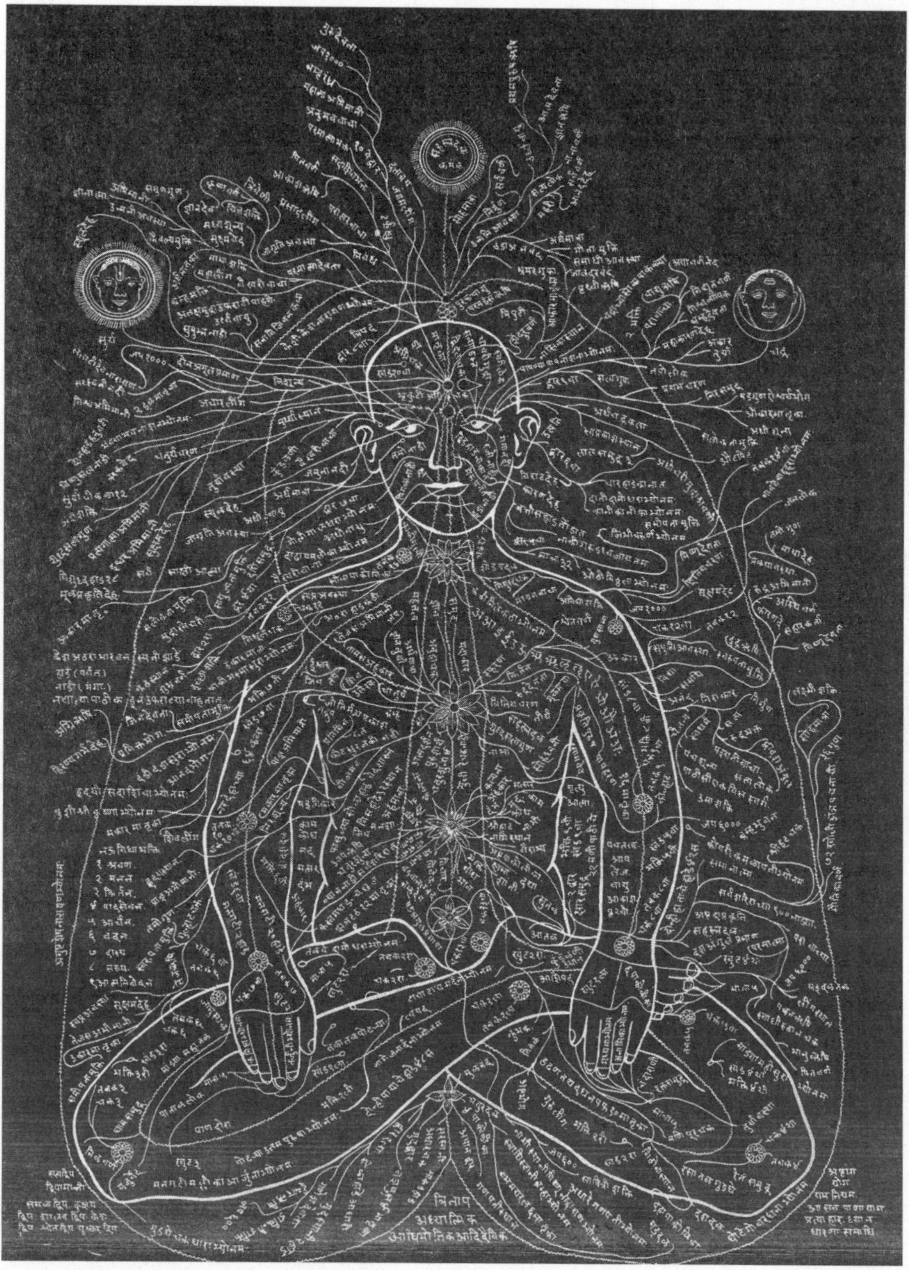

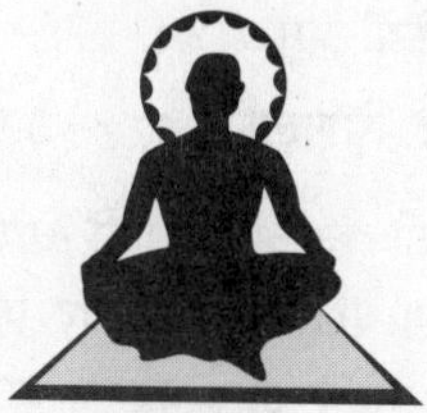

नाड़ियाँ : प्रकार एवं कार्य

नाड़ी शब्द 'नाड' शब्द से निकलता है जिसका अर्थ है 'तृण या वनस्पति का पोला, खोखला डंठल'। नाड का शब्दार्थ 'ध्वनि' या 'तरंग' भी है। नाड़ी का अर्थ शब्दकोश में लिखा है कि शरीर के अंदर माँस और तंतुओं से मिलकर बनी हुई बहुत सी नालियों में से कोई एक या हर एक जो हृदय से शुद्ध रक्त लेकर सब अंगों में पहुँचाती है। आधुनिक विज्ञान के अनुसार तंत्रिका (नर्व्स) रेशे (फाइबर्स) का एक समूह है जो शरीर के एक भाग से प्रणोदों (एम्पल्सेस) को लेकर दूसरे भाग में पहुँचाता है। प्रत्येक रेशा (फाइबर) एक तंत्रिका-कोशिका (नर्व सेल) का तंत्रिकाक्ष (एक्सॉन) होता है। योग के अनुसार नाड़ी, धमनियाँ या नलिकाएँ वे हैं जो वायु, जल, रक्त और अन्य पोषक पदार्थों के साथ पूरे शरीर में आवागमन का काम करती हैं। प्राणायाम क्रियाओं में इन्हीं नाड़ियों का उपयोग किया जाता है।

सार्धलक्षत्रयं नाड्यः सन्ति देहान्तरे नृणाम्।
प्रधानभूता नाड्यस्तु तासु मुख्याश्चतुर्दश।।
सुषुम्णेडा पिङ्गला च गान्धारी हस्तिजिह्विका।
कुहू सरस्वती पूषा शंखिनी च पयस्विनी।।
वारूणालम्बुषा चैव विश्वोदरी यशस्विनी।
एतासु तिस्त्रों मुख्याःस्युःपिङ्गालेडासुषुम्णिका।।

(शिव संहिता 2/13-15)

हमारे शरीर में साढ़े तीन लाख नाड़ियाँ हैं (परंतु 72,000 का उल्लेख सबसे ज़्यादा मिलता है।) पर उनमें मुख्य रूप से चौदह हैं, जिनके नाम इस प्रकार हैं -

1. **सुषुम्ना** 2. **इड़ा** 3. **पिंगला** 4. **गान्धारी** 5. **हस्तिजिव्हा**
6. **कुहू** 7. **सरस्वती** 8. **पूषा** 9. **शंखिनी** 10. **पयस्विनी**

11. वारुणी 12. अलंबुषा 13. विश्वोदरा 14. यशस्विनी

इनमें भी विशेष रूप से 3 नाड़ियाँ प्रमुख हैं।

1. इड़ा 2. पिंगला 3. सुषुम्ना

नाड़ियाँ बहुत छोटी-छोटी होती हैं और नाड़ी-चक्र समस्त तीनों शरीर-स्थूल शरीर, सूक्ष्म शरीर और कारण शरीर में परस्पर मिली हुई गुच्छिकाएँ होती हैं। वैसे वैज्ञानिक और चिकित्सक सूक्ष्म और कारण शरीर के अस्तित्व को नकारते आ रहे हैं। परंतु हमारे महान-ज्ञानी ऋषि-मुनियों ने इनको जाना, आत्मसात् किया और इनका विस्तृत विवेचन भी किया। वराहोपनिषद में लिखा है कि नाड़ियाँ शरीर में पैरों के तलवों से लेकर सिर के ऊर्ध्वभाग तक व्याप्त हैं। इनमें ही प्राण रहता है जो जीवन का श्वास है। उसी में आत्मा का निवास होता है जो शक्ति का आवास है और चेतन तथा पुद्गल जगत का निर्माता है।

अन्य शास्त्रों के अनुसार हमारे शरीर में 72,000 नाड़ियाँ होती हैं, जिनका उद्गम स्थल गुदा और जननेन्द्रिय के ठीक 12 अंगुल ऊपर तथा नाभि के ठीक नीचे है, जिसे कंद कहते हैं। अधिकतर योगियों ने इसका उद्गम स्थान नाभि के नीचे ही माना है परंतु कुछ नाड़ियों के अंतिम स्थान में मतभेद भी है। कठोपनिषद् और प्रश्नोपनिषद् के अनुसार नाड़ियों का उद्गम स्थान हृदय स्थली है जो सैकड़ों नाड़ियों का वितरण स्थान है।

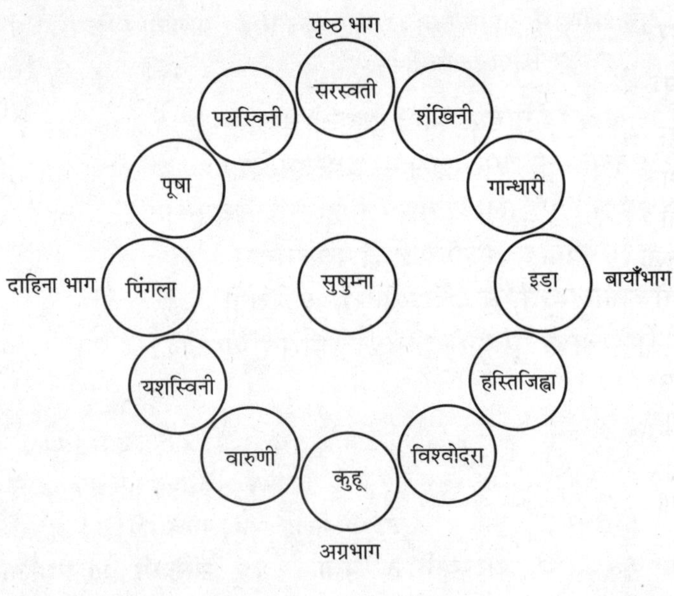

14 प्रमुख नाड़ियों का विवरण इस प्रकार है :

दिए हुए चित्र से नाड़ियों की स्थिति स्पष्ट है। सुषुम्ना कन्द के बीच में मेरुदण्ड के साथ मस्तक तक जाती है। उसके दाएँ भाग में पिंगला व बाएँ भाग में इड़ा स्थित है। इड़ा में चंद्र व पिंगला में सूर्य तत्व विचरण करते हैं। सरस्वती व कुहू नाड़ियाँ सुषुम्ना के क्रमशः पीछे व आगे रहती हैं। गान्धारी व हस्तिजिव्हा इड़ा के पीछे व आगे स्थित रहती हैं। पूषा व यशस्विनी पिंगला के पीछे व आगे हैं। कुहू व हस्तिजिव्हा के बीच में विश्वोदरा तथा यशस्विनी स्थित हैं। यशस्विनी व कुहू के बीच में वारुणी स्थित है। पूषा व सरस्वती के बीच पयस्विनी तथा गान्धारी व सरस्वती के बीच शांखिनी स्थित है। अलंबुषा कंदमध्य के नीचे स्थित है।

योग व आयुर्वेद के अनुसार सूक्ष्म शरीर का अंग होने के चलते नाड़ियाँ, प्राण प्रवाह तथा उसके नियंत्रण में व रोगों के उपचार में महत्त्वपूर्ण भूमिका निभाती हैं।

अलंबुषा नाड़ी : मूलाधार चक्र, गुदा, अपान वायु तथा उत्सर्जन तंत्र से सम्बंध रखती है।

कुहू नाड़ी : स्वाधिष्ठान चक्र, जननांग व मूत्र नलिका तथा अपान वायु से सम्बंध रखती है।

विश्वोदरा नाड़ी : मणिपूरक चक्र, पाचन तंत्र, समान वायु से सम्बंध रखती है।

वारुणी नाड़ी : अनाहत चक्र, श्वसन तंत्र तथा उदान वायु से सम्बंध रखती है।

सरस्वती नाड़ी : विशुद्धि चक्र, श्वसन तंत्र तथा उदान वायु से सम्बंध रखती है।

सुषुम्ना नाड़ी : इस नाड़ी का सम्बंध सहस्रार चक्र, मस्तिष्क व प्राणवायु से होता है।

इड़ा नाड़ी : शरीर व नासिका के बाएँ भाग व मन से सम्बंध रखती है जबकि **पिंगला नाड़ी** शरीर व नासिका के दाएँ भाग व प्राण से सम्बंध रखती है। दोनों ही नाड़ियाँ तृतीय नेत्र से सम्बंधित हैं। नाड़ी शोधन, सूर्यभेदन, चंद्रभेदन, अनुलोम-विलोम इत्यादि प्राणायामों व शरीर की ठंडी व गर्म प्रकृति को नियंत्रित करने में महत्त्वपूर्ण भूमिका निभाती है।

शंखिनी बाएँ कान से पयस्विनी दाएँ कान से तथा गान्धारी बाईं आँख से व पूषा दाईं आँख से सम्बंध रखती है। यशस्विनी दाएँ हाथ व पैर तथा उनके अँगूठों से गुज़रती है। हस्तिजिव्हा दाएँ हाथ, पैर तथा अँगूठों से गुज़रती है।

नाड़ियों में प्राण प्रवाह के असंतुलन से रोग उपजते हैं। उनसे सम्बंधित अंगों व द्वारों की मालिश व सिकाई से रोगों का उपचार किया जाता है।

पद्मासने स्थितो योगी नाडिद्वारेण पूरितम्।
मारुतं धारयेद्मस्तु स मुक्तो नाऽत्र संशय।।

अर्थ : पद्मासन में बैठकर जो योगी प्राणायाम करता है उसकी मुक्ति में कोई शंका नहीं होनी चाहिए।

किसी भी प्रकार के प्राणायाम में श्वास लेते समय यह विचार करें कि इस पूरे ब्रह्माण्ड में जो पवित्र ऊर्जा, दिव्यता, शांति और परमात्म प्रकाश है, वह मेरे अंदर प्रवेश कर रहा है। मैं अलौकिकता से परिपूर्ण हो रहा हूँ, मेरे अंदर निर्मलता आ रही है। मेरी आत्मा शुद्ध हो रही है। श्वास छोड़ते समय यह भाव रखें कि आपके कर्मों का क्षय हो रहा है – क्रोध, मान, माया, लोभ का नाश हो रहा है।

इस प्रकार चिन्तन करने से हम कई गुना लाभ प्राप्त कर सकते हैं।

-RJT

योगासन संबंधी क्रियाएँ आत्मविश्वास के साथ करें एवं पूर्ण विश्वास रखें कि हम आत्मिक एवं शारीरिक लाभ अवश्य प्राप्त करेंगे।

-RJT

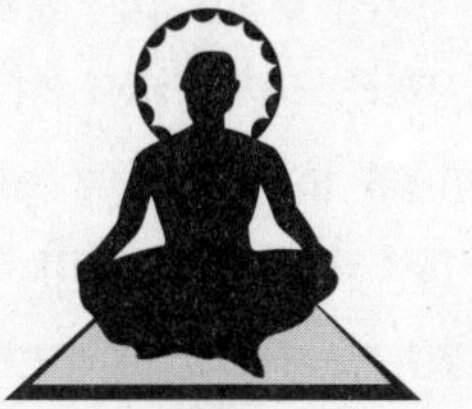

प्राणायाम

एक महत्त्वपूर्ण परिभाषित, वैचारिक दृष्टिकोण

अष्टांग योग में प्राणायाम का एक विशेष स्थान और महत्त्व है। अलग-अलग योगाचार्यों ने इसे विभिन्न तरीक़ों से परिभाषित करते हुए लगभग एक जैसे ही प्रकार के अर्थ व्यक्त किए हैं। अष्टांगयोग का चतुर्थपाद "प्राणास्य आयामः इति प्राणायामः" अर्थात प्राण का विस्तार ही प्राणायाम है। इसका अभ्यास प्रतिदिन करने से प्राणशक्ति में अत्यधिक वृद्धि होती है आगे महर्षि पतंजलि ने साधनपाद के 49वें श्लोक में इस प्रकार वर्णन किया है कि :-

तस्मिन्सति श्वास प्रश्वास योर्गति विच्छेदः प्राणायामः ।।

आसन की सिद्धि होने पर श्वास प्रश्वास का जो गति विच्छेद किया जाता है (स्वाभाविक गति का नियमन करना-रोककर सम कर देना) अर्थात् जो उदयाभाव है, वही प्राणायाम है।

प्राणायाम दो शब्दों से मिलकर बना है - प्राण + आयाम। प्राण का अर्थ है 'जीवन शक्ति'। प्राणायाम पूरे अष्टांग योग का ही प्राण है, ऐसा भाषित हो जाता है। प्राण एक ऐसी ऊर्जा है जो किसी न किसी स्तर पर सारे ब्रह्मांड में व्याप्त है। प्राण ऊर्जा सभी जीवों में सूक्ष्म और सशक्त रूप से पाई जाती है। प्राण में निहित है ऊर्जा, ओज, तेज, वीर्य (शक्ति) और जीवनदायिनी शक्ति। वही आयाम का अर्थ है विस्तार, फैलाव, विनियमन, अवरोध या नियंत्रण। अतः प्राणायाम का अर्थ हुआ प्राण अर्थात श्वसन (जीवन शक्ति) का विस्तार, दीर्घीकरण और फिर उसका नियंत्रण।

प्राणायाम का विषय विराट है। इसमें असीमित संभावनाएँ छिपी हुई हैं। इसमें शरीर और मस्तिष्क दोनों ही के मध्य भीतरी सम्बंध की खोज की जाती है।

प्राणायाम जितना सरल और आसान प्रतीत होता है, उतना है नहीं। जब कोई व्यक्ति प्राणायाम की चेष्टा करता है तो लगने लगता है कि यह कोई हँसी-खेल नहीं है, बल्कि एक जटिल परन्तु सार्थक कला है।

प्राणायाम कोई काल्पनिक क्रिया नहीं है अपितु तत्काल प्रभावशाली है। प्राणायाम की कई क्रियाएँ सूक्ष्म से सूक्ष्मतर होती चली जाती हैं।

आज के दौर का व्यक्ति कुछ ज़्यादा ही तनावपूर्ण हो गया है। संतुलित एवं शांतिमय जीवन जीना जैसे बहुत कठिन हो गया है। स्नायुविक और रक्त-संचालन प्रणालियों को प्रभावित करने वाली चिंताएँ और रोग अपेक्षाकृत बढ़ गए हैं। कुछ व्यक्ति मानसिक समस्याओं से पीड़ित हैं तो कुछ व्यावहारिक कारणों से। खुद को शांत व स्थिर बनाए रखने के लिए वह तरह-तरह के मादक द्रव्यों का सेवन करता है किंतु उनसे शांति नहीं मिलती बल्कि वह जीवन को नर्क बना लेता है। संभवतया धूम्रपान और मादक द्रव्यों से वह कुछ समय के लिए दुःख भूल जाएँ परंतु यह समस्या का हल नहीं है। वे शारीरिक और मानसिक विकार तो पुनः लौटकर आ जाते हैं। हमने प्रयोगात्मक रूप से देखा है कि जीवन में प्राणायाम जैसा सशक्त माध्यम अपनाने से हम कई समस्याओं को हल कर सकते हैं।

प्राणायाम तर्क, वाद-विवाद से परे है। इसे सीखने के लिए उल्लास, धैर्य, आत्म-समर्पण, गुरु-निर्देश और सावधानी पूर्वक की गई चेष्टा की ज़रूरत होती है और यही इसे सार्थकता प्रदान करती है।

आयुर्वेद में भी वायु का विशेष और महत्त्वपूर्ण स्थान प्रतिपादित करते हुए महर्षि चरक ने चरक संहिता सूत्रस्थान 12/7 में स्पष्ट किया है कि वायु-शरीर और शरीर अवयवों को धारण करने वाला प्राण, उदान, समान, अपान और व्यान इन पाँच प्रकारों वाला, ऊँची और नीची सभी प्रकार की शारीरिक चेष्टाओं का प्रवर्तक, मन का नियंत्रक और प्रणेता, सभी इन्द्रियों को अपने-अपने विषय को ग्रहण करने में प्रवृत्त कराने वाला, शरीर की समस्त धातुओं का व्यूह करने वाला, शरीर का संधान करने वाला है। वाणी का प्रवर्तक, स्पर्श और शब्द की प्रकृति, श्रवण और स्पर्शन इन्द्रिय का मूल, हर्ष और उत्साह की योनि, जठराग्नि को प्रदीप्त करने वाला, विकृत दोषों का शोषण करने वाला स्वेद, मूत्र, पुरीष आदि मलों को बाहर निकालने वाला, स्थूल और सूक्ष्म स्त्रोतों का भेदन करने वाला है। इस प्रकार अकुपित वायु, आयु या जीवन के अनुवृत्ति निर्वाह में सहायक है। यह भी कहा है कि प्राण को मातरिश्वा कहते हैं। वायु ही प्राण है। भूत, भविष्य और वर्तमान सब-कुछ प्राण में ही अधिष्ठित है। हठयोग के द्वितीय अध्याय में लिखा है कि –

चले वाते चलं चित्तं निश्चले निश्चलं भवेत्।
योगी स्थाणुत्वमाप्नोति ततो वायुं निरोधयेत्।। (ह.यो.प्र.2/2)

अर्थ : वायु के चलायमान होने से मन (चित्त) भी चलायमान होता है और वायु के स्थिर (निश्चल, चंचलता रहित) हो जाने से चित्त (मन) भी स्थिर हो जाता है। प्राणवायु और मन, इन दोनों के स्थिर होने से योगी स्थाणुरूप को प्राप्त होता है तथा साधक स्थिर और दीर्घकाल (लंबे समय) तक जीता है। अतः योगी प्राणवायु का निरोध करें। आगे कहते हैं कि :

यावद्वायुः स्थितो देहे तावज्जीवनमुच्यते।
मरणं तस्यनिष्क्रांतिस्ततो वायुं निरोधयेत्।। (ह.यो.प्र.2/3)

अर्थ : जब तक शरीर में वायु स्थित है तब तक संसार प्राणी को जीवित मानता है और उस प्राण (वायु) के शरीर से निकल जाने को मरण (मृत्यु) कहते हैं। अतः लंबे और स्वास्थ्यपूर्ण जीवन के लिए वायु का निरोध कर प्राणायाम करना चाहिए।

व्याख्याकार ने आगे कहा है कि -

शुद्धिमेति यदा सर्व नाड़ी चक्रम मलाकुलम।
तदैव जायते योगी प्राणसंग्रहणेक्षमः।। (ह.यो.प्र.2/5)

अर्थ : मलों से व्याकुल सम्पूर्ण नाड़ियाँ जब शुद्ध व निर्मल होती हैं, उसी समय में योगी (साधक) वायु के संग्रहण में समर्थवान हो पाता है; अतः प्राणायाम सदैव करें।

जैसा हमने बताया कि प्राण का अर्थ जीवन शक्ति है और आयाम का अर्थ विस्तार या फैलाव है। इस प्रकार प्राणायाम का अर्थ श्वास का दीर्घीकरण और फिर उसका नियंत्रण है। वायुसाधना (श्वास लेने की कला) को ही शिव संहिता में प्राणायाम कहा गया है। महर्षि पतंजलि ने स्थिरता पूर्वक एक आसन पर बैठकर श्वास लेने और निकालने की प्रक्रिया पर नियंत्रण को प्राणायाम कहा है।

हठयोग प्रदीपिका के दूसरे अध्याय के दसवें श्लोकानुसार : योगी इड़ा नाड़ी से अर्थात् वाम नाड़ी से वायु का पूरक करें (श्वास लेना), फिर उसे नियन्त्रित कर अर्थात कुंभक कर उस वायु को फिर दूसरी पिंगला नाड़ी से रेचन करें (श्वास छोड़ना)। और इसके बाद पिंगला नाड़ी से वायु का पान करें अर्थात् दक्षिण नाड़ी से वायु पूरक करें तो उस प्राणवायु का कुंभक करके वाम नाड़ी से प्राणवायु का रेचन करें। इस पूर्वोक्त सूर्य-चंद्र की विधि से अर्थात् चंद्रमा से पूरक और कुंभक करके सूर्य से रेचन करें और सूर्य से पूरक और कुंभक करके चंद्रमा से रेचन करें। इस प्रकार इस विधि से सदा अभ्यास करते हुए योगीजनों की नाड़ियों के गण तीन महीने के अनंतर शुद्ध और निर्मल होते हैं।

श्री आयंगार का कहना है कि प्राणायाम एक कला है और इसमें तकनीकें सम्मिलित की गई हैं, जो श्वसन-अवयवों को इच्छा, लय और सघनता से संचालित और प्रसारित करती हैं। इसमें पूरक क्रिया (श्वास लेना) रेचक क्रिया (श्वास छोड़ना) और कुंभक क्रिया (श्वास रोकना) का दीर्घ नियंत्रित और सूक्ष्म प्रवाह शामिल है। पूरक श्वसन प्रणाली को उत्तेजित करता है, रेचक दूषित वायु और विषाक्त पदार्थ को बाहर फेंकता है और कुंभक ऊर्जा को सारे शरीर में वितरित करता है। इन संचालनों में फुफ्फुस और पसलियों के पिंजर का ऊर्ध्वाकार विस्तार, क्षैतिज आरोह और विशालता (परिवेशीय विस्तार) शामिल होते हैं। इस प्रकार अनुशासित श्वसन से मन केंद्रित होता है और साधक लाभान्वित होता है।

प्राण के प्रकार (वायु ज्ञान)

चरक संहिता सूत्रस्थान 12/7 में महर्षि चरक ने प्राण को पाँच भागों में विभक्त किया है, उसका संक्षिप्त वर्णन यहाँ दिया गया है।

1. प्राण 2. अपान 3. समान 4. उदान 5. व्यान

1. प्राण : श्वास क्रिया पर नियंत्रण रखता है अर्थात् यह वह शक्ति है, जिसके द्वारा प्राणी श्वास को अंदर की ओर खींचता है और वक्षीय क्षेत्र को गतिशीलता प्रदान करता है। प्राणायाम में प्राणवायु अंतःश्वास से क्रियाशील होती है।

2. अपान : उदर-क्षेत्र के नीचे (नाभि-स्थान से नीचे) के स्थान में क्रियाशील रहता है। मूत्र, वीर्य और मल निष्कासन को नियंत्रित करता है। अपान बाह्यश्वास से क्रियाशील रहता है।

3. समान : उदर स्थान को गतिशील करता है। पाचन क्रिया में सहायता करता है। उदर के अवयवों को ठीक ढंग से काम करने हेतु सुरक्षा प्रदान करता है।

4. उदान : ग्रीवा द्वारा कार्य करता हुआ स्वतंत्र (वाणी) और भोजन के अंतर्ग्रहण को व्यवस्थित करता है। उदान रीढ़ की हड्डी के निचले सिरे से ऊर्जा को उठाकर मस्तिष्क तक ले जाता है।

5. व्यान : समस्त शरीर में व्याप्त रहने के कारण शरीर की गतिविधियों को नियमित, सुचारु और नियंत्रित करता है। भोजन और श्वास से मिली ऊर्जा को धमनियों, शिराओं और नाड़ियों द्वारा पूरे शरीर में पहुँचाने का कार्य करता है। व्यान वायु प्राण और अपान की क्रिया के लिए आवश्यक हैं। उपरोक्त पाँचों प्राण एक से दूसरे तक ऊर्जा पहुँचाने का माध्यम है।

प्राण को पाँच उपप्राण या पाँच भागों में भी विभक्त किया है।

उन्हें क्रमश :

1. **नाग** : जो कि उदर का भार कम करता है।

2. **कूर्म** : आँखों की बाहरी पदार्थों से रक्षा हेतु पलकों की क्रियाएँ करता है। देखने का कार्य कूर्म द्वारा नियंत्रित होता है।

3. **कृकल** : नाक एवं गले से बाह्य पदार्थ को रोकने (छींकने और खाँसने) में सहायता करता है।

4. **देवदत्त** : जम्हाई आना (नींद लाना)।

5. **धनंजय** : कफ़ पैदा करता है और शरीर का पोषण करता है।

जैसा कि ऊपर बताया गया है कि प्राण और उपप्राण के कितने प्रकार हैं, वैसे ही वेदांत के अनुसार शरीर भी तीन प्रकार या रूप का होता है। जो कि आत्मा को माण्डलिक रूप से घेरे रहता है। इन तीनों रूपों के पाँच अंतर्भेदी और अंतः आश्रित कोष होते हैं।

1. स्थूल शरीर 2. सूक्ष्म शरीर 3. कारण शरीर

1. स्थूल शरीर

शारीरिक अन्नमय कोष कहलाता है तथा आकार मोटा होता है।

2. सूक्ष्म शरीर

इसका निर्माण मनोमय, प्राणमय और विज्ञानमय कोष करते हैं।

3. कारण शरीर

आनंदमय कोष कहलाता है और इसके कारण साधक को चेतना का अनुभव होता है।

प्राणायाम की अवस्थाएँ

आचार्यों ने प्राणायाम की अवस्थाओं का वर्णन चार चरणों में किया हैं।

1. आरंभ 2. घट 3. परिचय 4. निष्पत्ति

आरंभिक अवस्था में साधक की जिज्ञासा और रुचि प्राणायाम में जाग्रत होती है। पहले पहल वह जल्दी करता है और थकान अनुभव करता है। जल्दी परिणाम की वजह से उसका शरीर काँपने लगता है और पसीना आ जाता है। जब व्यवस्थित रूप से धैर्य के साथ अभ्यास करता है तो पसीना आना एवं काँपना बंद हो जाता है और वह दूसरे चरण में पहुँच जाता है जो घटावस्था कहलाती है। शरीर की तुलना घड़े से की गई है जैसे बिना पका हुआ मिट्टी का घड़ा जल्द ही नष्ट हो जाता है। वैसे ही यह पंचतत्व से बना भौतिक शरीर भी जल्द ही नष्ट हो जाता है परन्तु यदि इसे प्राणायाम की अग्नि में खूब तपाया

जाए एवं क्रमशः अभ्यास किया जाए तो इसमें स्थिरता आ जाती है और इसके बाद वह परिचयात्मक चरण में प्रवेश करता है। इस स्थिति में उसे प्राणायाम के अभ्यासों तथा अपने बारे में विशेष ज्ञान प्राप्त होता है, जिससे वह अपने गुणों और अवगुणों को पहचान कर कर्मों के कारणों को महसूस करता है। इसके बाद साधक निष्पत्ति चरण में पहुँचता है। साधक की परम गति की यह अंतिम अवस्था है। उसकी कोशिशें सफल होती हैं। वह कर्मों की निर्जरा करता है। वह सम्पूर्ण गुणों से युक्त हो जाता है और उसे आत्मज्ञान प्राप्त हो जाता है।

प्राणायाम का उद्देश्य

प्राणायाम के कई उद्देश्य है, उनमें से एक है सम्पूर्ण स्वास्थ्य देते हुए लम्बी उम्र प्रदान करना। प्राणायाम द्वारा हम श्वास की गति को नियंत्रित कर सुखी हो सकते हैं। प्रकृति में भी देखते हैं कि जो पशु-पक्षी तेज गति से जल्दी-जल्दी श्वास-प्रश्वास करते हैं, उनकी उम्र कम होती हैं। निम्नलिखित तालिका से हम समझ सकते हैं।

1. **कछुआ:** 1 मिनिट में श्वास प्रश्वास 4 से 5 बार/उम्र लगभग 200 से 400 वर्ष
2. **सर्प** : 1 मिनिट में श्वास प्रश्वास 8 से 10 बार/उम्र लगभग 120 से 150 वर्ष
3. **मनुष्य** : 1 मिनिट में श्वास प्रश्वास 15 से 16 बार /उम्र लगभग 100 वर्ष
4. **घोड़ा** : 1 मिनिट में श्वास प्रश्वास 24 से 26 बार/उम्र लगभग 40 वर्ष
5. **बिल्ली:** 1 मिनिट में श्वास प्रश्वास 30 बार/उम्र लगभग 20 वर्ष
6. **कुत्ता** : 1 मिनिट में श्वास प्रश्वास 30 से 32 बार/उम्र लगभग 14 से 15 वर्ष

इस प्रकार सिद्ध होता है कि श्वास की गति को नियंत्रित कर हम अपने बहुमूल्य जीवन को बढ़ा सकते हैं।

स्वर योग के ग्रन्थ में प्राण के प्रमाण का वर्णन इस प्रकार से दिया है। यदि रेचक (श्वास का निकलना) कितने अंगुल बाहर निकलती हैं तो उसका क्या फल होगा जैसे सामान्य श्वास का निकलना 12 अंगुल होता है। सामान्य पूरक 10 अंगुल का होता है। गमन के समय 24 अंगुल, दौड़ते समय 42 अंगुल, मैथुन काल में 65 अंगुल का होता है। भोजन और वमन के समय 18 अंगुल होता है। आगे भगवान- शिव माँ पार्वती से कहते हैं कि योगी प्राण की गति को एक अंगुल घटा लें तो निष्कामता, दो अंगुल घटा लें तो आनंद और तीन अंगुल घटा लें तो कवित्व शक्ति प्राप्त होती है। चार अंगुल कम करें तो वाक सिद्धि, नौ अंगुल घटाने से नौ निधि और ग्यारह अंगुल कम कर लें तो छाया का भी अभाव हो जाता है। आगे कहते हैं कि 12 अंगुल प्राण घटा ले तो हंसगति और गंगा अमृत के रसपान की शक्ति आ जाती है, इस प्रकार की अभिव्यक्ति से प्राणायाम का महत्त्व और अधिक बढ़ जाता है।

प्राणायाम में श्वसन प्रक्रिया के प्रकार

प्राणायाम में श्वसन प्रक्रिया को समझने के लिए हमें उदर श्वसन, उरः श्वसन, अक्षक श्वसन एवं यौगिक श्वसन को समझ लेना चाहिए।

1. उदर श्वसन :

शवासन की स्थिति में लेट जाएँ या ध्यान के किसी भी आसन में बैठ जाएँ और स्वाभाविक श्वास प्रश्वास करें। अब दाएँ हाथ को पेट पर नाभि की जगह पर रखें और बाएँ हाथ को हृदय पटल के मध्य पर रखें। लम्बा श्वास लें। श्वास लेने के साथ ही उदर प्रदेश ऊपर उठने लगता है परन्तु बाएँ हाथ वाला हृदय पटल नीचे की तरफ़ जाता है। धीरे-धीरे गहरी श्वास लें। इस दौरान उदर प्रदेश को जितना फैला सकते हैं, फैलाएँ परन्तु हृदय प्रदेश को न फैलाएँ। अब श्वास छोड़ें। उदर प्रदेश नीचे की ओर चला जाता है दायाँ हाथ मेरुदण्ड की तरफ़ नीचे जाता है, इस प्रकार रेचक पूरक करें परन्तु वक्षः स्थल एवं कंधों को स्थिर रखें।

2. उरः श्वसन या वक्षः श्वसन :

इस प्रकार के श्वसन में पूर्णतः पसली पिंजर (वक्ष : पिंजर) को फैलाकर श्वसन क्रिया की जाती है।

ध्यान के किसी भी आसन में बैठ जाएँ या शवासन की स्थिति में लेट जाएँ। पूरा ध्यान, वक्ष पिंजर पर केन्द्रित कर श्वास लें। हमें अपने उदर प्रदेश को न फुलाते हुए श्वास को वक्ष पिंजर के अंदर लेना है। वक्ष प्रदेश को अधिक से अधिक फैलाएँ और इस प्रकार अनुभव भी करें। वक्ष पिंजर में आने वाली श्वास के प्रति सजग रहें। अब रेचक करें और अनुभव करें कि वक्ष पिंजर सिकुड़ रहा है। कुछ देर विश्राम के बाद इसे पुनः करें। इस प्रकार कुछ देर तक उरः श्वसन करें।

3. अक्षक श्वसन :

इस प्रकार के श्वसन में वक्ष पिंजर को श्वास लेते हुए पूरी तरह फैलाएँ फिर थोड़ी और श्वास लें। ऐसा करने से गर्दन की माँसपेशियों प्रमुख रूप से फुफ्फुस का ऊपरी भाग क्रियाशील होता हैं। अब रेचक करें और गर्दन की माँसपेशियों में आया हुआ तनाव एवं वक्ष पिंजर को खाली करें। प्रारम्भिक स्थिति में वापस आएँ। इसी प्रकार इस क्रिया को फिर दोहराएँ।

4. पूर्ण या यौगिक श्वसन :

इस प्रकार के श्वसन में क्रमशः उदर, वक्षः और अक्षक श्वसन तीनों विधियों का योग होता है।

ध्यान के किसी भी आसन में बैठ जाएँ या शवासन की स्थिति में लेट जाएँ। अब धीरे-धीरे गहरा श्वास लें और उदर प्रदेश को फैलने दें। उदर के बाद अब वायु फेफड़ों में प्रवेश कराएँ। धीरे-धीरे और श्वसन करें, जिससे गर्दन की माँसपेशियों के सभी भाग में तनाव आ जाए। उदर, फेफड़ें और गर्दन की माँसपेशियों के प्रति सजग रहें। अब धीरे-धीरे क्रमशः गर्दन की माँसपेशियाँ वक्षःस्थल एवं उदर प्रदेश को शिथिल करते हुए रेचक क्रिया करें। उदर प्रदेश के स्नायुओं और फेफड़ों पर हल्का दबाब देकर अधिक से अधिक वायु निकाल दें। ये सभी क्रियाएँ एक तारतम्य में लयबद्ध तरीके से होनी चाहिए न कि खंडित रूप से।

इस प्रकार चारों श्वसन को समझकर हम इसे अपने जीवन में उतारकर प्राणायाम के महत्त्व को अधिक आत्मसात् कर सकते हैं

प्राणायाम का अभ्यास काल और अवधि

हठयोग प्रदीपिका के दूसरे अध्याय के ग्यारहवें श्लोक में इसका वर्णन है। सूत्रकार कहते हैं कि प्रातःकाल सूर्योदय से लेकर तीन घड़ी दिन चढ़े तक (एक घड़ी मतलब 48 मिनिट, इसको तीन से गुणा करने पर लगभग सवा दो घंटे हुए) यानी यदि सूर्योदय पौने छह बजे होता है तो सुबह 8 बजे तक प्राणायाम करना श्रेष्ठ है। दोपहर में पाँच भाग किए तो दिन के मध्य भाग में और सायंकाल अर्थात् सूर्यास्त से पूर्व और सूर्यास्त के अनंतर तीन-तीन घड़ी संध्या के समय में तथा अर्द्धरात्रि में अर्थात् रात्रि के मध्य भाग में दो मुहूर्तों में - क्रमशः इन पूर्वोक्त चार कालों में चार बार अस्सी प्राणायाम करें। यदि रात्रि में न कर सकें तो तीन समय ही अस्सी-अस्सी (80) बार प्राणायाम करें। यदि चार बार करते हैं तो 320 बार और तीन बार करें तो 240 बार प्राणायाम करें।

उपरोक्त बातों से लगता है कि ये उत्कृष्ट योगी के लिए कही गई हैं, क्योंकि प्राणायाम के एक चक्र में पूरक क्रिया, अंतःकुंभक क्रिया, रेचक क्रिया और बाह्य कुंभक क्रिया होती है। इस प्रकार 320 चक्र पूरे करने हैं। दूसरा यह कि पहले के वातावरण और कार्य एवं आज के परिवेश, दोनों एक जैसे नहीं रहे फिर भी प्राणायाम करना आवश्यक है। प्राणायाम को संभव हो सके तो सूर्यादय के पहले ही करना बेहतर है। यह समय ताज़गी देने वाला, स्फूर्तिदायक व थकान रहित होता है। यदि प्रातःकाल न कर सकें तो सूर्यास्त के ठीक आस-पास करना अच्छा रहता है। जो साधक ध्यान या मंत्रजाप करते हैं वे इस दौरान प्राणायाम क्रिया करें तो उन्हें दोगुना लाभ प्राप्त होता है।

प्राणायाम संबंधी संकेत, सावधानियाँ व नियम

हम यहाँ पर प्राणायाम सम्बंधित लगभग सभी महत्त्वपूर्ण तथ्यों को लिख रहे हैं - जैसे यह किस समय करना चाहिए, कैसे करना चाहिए वगैरह। ऐसी तमाम बातें हम इसमें सम्मिलित कर रहे हैं, जिससे पाठक, भरपूर लाभ उठा सकें।

- बाह्य विघ्न जैसे मच्छर, मक्खियों या अन्य छोटे जीव जंतुओं से बचे रहने की पूरी व्यवस्था करनी चाहिए।
- पद्मासन या सिद्धासन में बैठकर करने से प्राणायाम उचित ढंग से हो जाता है। (वृद्ध या रोगी अन्य वस्तुओं का उपयोग कर सकते हैं जैसे स्टूल या कुर्सी वगैरह)
- स्थान शुद्ध एवं एकान्त हो, हवा की स्वच्छता एवं आवागमन भलीभाँति होना चाहिए।
- प्राणायाम करने वाले व्यक्ति को तामसिक वस्तुएँ, मांसाहार व मादक पदार्थ इत्यादि का सेवन नहीं करना चाहिए। प्राणायाम का सम्पूर्ण लाभ प्राप्त करने के लिए इनका त्याग करें व अपनी सुंदरता, तेज और बल में चार चाँद लगाएँ।
- योगासन के बाद और ध्यानाभ्यास से पहले प्रसन्नचित मन से प्राणायाम करें या अनुकूलतानुसार करें।
- कोशिश करें कि प्राणायाम का समय, स्थान व दिशा निश्चित हो।
- प्राणायाम का समय सूर्योदय और सूर्यास्त से संबंध रखता है परंतु किसी कारणवश यदि किसी और समय करें तो यह भोजन से कम से कम चार घंटे बाद होना चाहिए। प्राणायाम के आधे घंटे बाद भोजन कर सकते हैं।
- नेत्रों को नासिकाग्र पर केन्द्रित कर या बंद करके प्राणायाम का अभ्यास करें।
- मन को पूर्ण रूप से श्वास क्रिया पर लगा लेना चाहिए। इससे आपकी एकाग्रता-शक्ति, स्मरणशक्ति और मानसिक शक्ति का विकास तेज गति से होगा।
- कम आयु वाले बच्चे कुंभक क्रिया का अभ्यास न करें।
- शीघ्रता से प्राणायाम न करें और न ही फुफ्फुस रुंधे होने के समय करें।
- प्राणायाम के बाद शवासन में विश्राम करें।
- स्नान के बाद प्राणायाम करें तो ज़्यादा लाभ होगा। परंतु प्राणायाम के ठीक बाद स्नान न करें। स्नान के लिए लगभग आधे घंटे रुकें।
- यदि बहुत ज़्यादा मानसिक वेदना हो, मन और शरीर खिन्न हो, हताशा, उदासी या कोई उलझन हो तो कोई हल्का-फुल्का आसन करें या शवासन कर मन को शांति दें, तभी प्रारंभ करें।

- उचित ढंग से प्राणायाम न करना मन को बेचैन कर देता है, चिड़चिड़ापन, बेचैनी और तनाव उत्पन्न करता है। चेहरे पर भी इसका असर दिखने लगता है, अतः ऐसे अशुद्ध अभ्यास से सदैव बचें।
- नियमित आसन से फुफ्फुसों के तंतुओं में लोच आ जाता है और प्राणायाम उचित ढंग से होता है।
- प्राणायाम से पूर्व मूत्राशय और अंतराशय (आँतों) को खाली कर लेना चाहिए।
- तेज़ ध्वनि के बीच और घबराहट के समय प्राणायाम न करें।
- प्राणायाम के समय या बाद में किसी प्रकार की शारीरिक व मानसिक परेशानी हो तो तुरंत योग शिक्षक से परामर्श लें।
- सामान्य मनुष्य के लिए आवश्यक है कि उसकी नाड़ियों में प्रवाहित होने वाले रक्त में ऑक्सीजन पर्याप्त मात्रा में हो। यह पूर्ति प्राणायाम द्वारा हो जाती है।
- योग शास्त्रों के अनुसार पूरक, कुंभक और रेचक का अंतराल 1:4:2 होना चाहिए। अर्थात् जितना समय पूरक में लगे उससे चौगुना कुंभक में और पूरक से दोगुना समय रेचक में लगना चाहिए।
- प्राणायाम की संख्या का निर्धारण करें। सभी निर्देशों का पालन करते हुए संख्या बढ़ाएँ।
- कुछ प्राणायाम गर्मी बढ़ाते हैं और कुछ शीत। अतः जो परिस्थिति के अनुकूल हो, वही अभ्यास करें।
- प्रथम रूप से प्राणायाम के अभ्यास के लिए दो बातें ज़रूरी हैं। एक मन की स्थिरता और दूसरी मेरुदण्ड की स्थिरता। मेरुदण्ड को ऐसी स्थिति में रखकर बैठने का अभ्यास करें कि वह न तो ज़्यादा पीछे की तरफ़ झुका हो और न ही ज़्यादा आगे की तरफ़। पीछे की तरफ़ झुकने से फुफ्फुस का प्रसार होगा। आगे की ओर झुकने के कारण वे फैल नहीं पाते। इसलिए अभ्यासी को चाहिए कि वह मेरुदण्ड में स्थिरता लाएँ।
- सिद्धासन, पद्मासन, सुखासन एवं स्वस्तिकासन प्राणायाम के लिए अधिक उपयोगी रहते हैं।
- मन की एकाग्रता और श्वास में लय अति आवश्यक है।
- हठयोग प्रदीपिका में सूत्रकार का कहना है कि जैसे प्रशिक्षक शेर, हाथी या चीते को धीरे-धीरे पालतू बनाता है उसी प्रकार साधक को क्रमशः अपने श्वास-प्रश्वास पर नियंत्रण करना चाहिए अन्यथा परिणाम विपरीत होते हैं।
- गंभीर रोगी और गर्भवती महिलाओं को योग शिक्षक से परामर्श करना चाहिए एवं उपवासी व्यक्ति या खाली पेट अथवा भोजन करने के तुरंत बाद कभी प्राणायाम नहीं करना चाहिए।

- जिस स्थान पर प्राणायाम करें वहाँ संभव हो तो वायु मंडल को भी शुद्ध कर लें। धूप, गुग्गल या शुद्ध घी के दीपक लगाने से मन में भी पवित्रता की वृद्धि होती है। (चित्त की शुद्धता बढ़ती है।)
- आसन सही ढंग से न किया जाए तो श्वसन क्रिया मंद हो जाती है तथा सहनशीलता कम हो जाती है।
- शाण्डिल्योपनिषद् में लिखा है कि :-

युक्तं युक्तं तजेद्वायुं युक्तं युक्तं च पूरयेत्।
युक्तं युक्तं च बहनीयादेवं सिद्धि भवाप्नुयात्।।

नए अभ्यासी को प्राणायाम करते समय प्राणवायु को धीरे-धीरे पूरक और रेचक करना चाहिए। श्वास को रेचक और पूरक करते समय में जल्दबाज़ी न करें। धीरे-धीरे अभ्यास करें, इस प्रकार प्राणायाम का अभ्यास करने से कोई हानि नहीं होती और न कोई रोग होता है। कोई रोग हो भी तो धीरे-धीरे आरोग्य लाभ ही होता हैं और योग सिद्धि मिल जाती है।

प्राणायाम से होने वाले लाभ :

- प्राणायाम दीर्घ आयु प्रदान करता है।
- यह ब्रह्मचर्य कारक है। अर्थात् यह बिंदु को ऊर्ध्वमुखी बनाता है, जिससे ओज, तेज तथा बल बढ़ता है।
- ब्रह्मचर्य और प्राणायाम को एक-दूसरे का पूरक भी कह सकते हैं। क्योंकि जो मनोयोग से प्राणायाम करता है, उसके विषय-कषाय दूर होते हैं। काम-वासना का शमन होता है एवं जो ब्रह्मचर्य का पालन करता है वह साधक प्राणायाम अति शीघ्र साध लेता है।
- त्रितोष नाशक है (वात, पित्त, कफ का नाश करता है।)
- प्राणायाम से समस्त शरीर में जीवन और शक्ति का संचार होता है।
- प्राणायाम बुढ़ापे को दूर रखता है। बुढ़ापे में श्वास क्रिया के मंद हो जाने के कारण हृदय को पूरी मात्रा में ऑक्सीजन नहीं मिल पाती, जिससे फुफ्फुसों की वायु कोशिकाएँ संकुचित हो जाती हैं। प्राणायाम द्वारा साधक रक्तसंचार की गति को सामान्य करता हुआ श्वासोच्छवास की पूर्ति कर लेता है।
- दूषित नाड़ियों का शुद्धिकरण कर यह शरीर को फुर्तीला बना देता है।
- प्राणायाम शारीरिक और मानसिक बल ही नहीं बढ़ाता बल्कि वह आत्मा का भी उत्थान करता है। अतः प्राणायाम को जीवन का अंग बना लेना चाहिए।
- शुद्ध ढंग से किया गया अभ्यास सांसारिक विषय-वासनाओं से विमुख करता है और साधक में पाँचों इन्द्रियों को वश में करने की क्षमता आ जाती है।

- यदि हम आसन में परिपक्व हो जाएँ और उसके बाद प्राणायाम का लाभ लें तो हमें अप्रत्याशित लाभ प्राप्त होगा।
- प्राणायाम क्रिया करने से जठराग्नि तेज होती है, जिससे क़ब्ज़ एवं अन्य ऐसी समस्याएँ नहीं होतीं।
- प्राणायाम का सम्बंध हमारी स्नायु-प्रणाली से बहुत अधिक है। यदि ये ध्वस्त हो जाएँ तो मन एकाग्र नहीं हो पाता। स्नायु में तनाव रहता है तो मन में भी तनाव रहेगा और जब तक मन शांति की स्थिति में न हो, ग्रहणशील न हो, तब तक प्राणायाम का अभ्यास हो ही नहीं सकता।
- प्राणायाम से रोग प्रतिरोधक शक्ति का विकास होता है।
- प्राणायाम द्वारा अतीन्द्रिय ज्ञान का प्रकाश होकर अज्ञान का नाश होताहै।
- प्राणायाम करके हम एक प्रकार से इस विश्व को भी स्वास्थ्य देने में सहयोगी बन जाते हैं।
- इससे उदर प्रदेश के समस्त रोग दूर होते हैं, जैसे पाचन तंत्र संपूर्ण रूप से स्वस्थ होता है, जिस कारण क़ब्ज़ का नाश होता है। आँतों में मल नहीं चिपकता अतः वायु विकार का भी नाश होता है। इसलिए वायु संबंधी रोग जैसे सिरदर्द, माइग्रेन, बालों का असमय सफ़ेद होना, वात दर्द (घुटनों का दर्द, कमर दर्द आदि) का शमन होता है।
- पाचन तंत्र के सुचारु रूप से परिचालन होने के कारण भोजन अच्छी तरह से पचता है। अतः भोजन में पाए जाने वाले विटामिन, प्रोटीन एवं ख़निज लवण पूर्णतः हमारे शरीर को पोषकता प्रदान करते हैं, जिससे हमारा शरीर बुढ़ापे तक स्वस्थ रहता है। और स्वस्थ शरीर में ही स्वस्थ मस्तिष्क का निर्माण होता है, इसलिए बुढ़ापे में किसी प्रकार का मानसिक उद्वेग या कोई मानसिक अस्वस्थता नहीं रहती। जिस कारण बुढ़ापे में होने वाली बीमारियाँ, अतिक्रमण नहीं कर पाती।
- चूँकि प्राणायाम करने से पाचनतंत्र फुफ्फस एवं हृदय प्रदेश सुचारु रूप से काम करते हैं। अतः शरीर को भरपूर मात्रा में ऑक्सीजन मिलती है एवं रक्त की शुद्धता बढ़ती है। रक्त संचार ठीक ढंग से होता है। रक्त संचार अच्छा हो तो पूरे शरीर को नवजीवन, नवचेतना, स्फूर्ति प्राप्त होती हैं। शरीर का कायाकल्प होता है। ओज़-तेज़ बढ़ता है। चेहरे में झुर्रिया नहीं पड़ती, चेहरे में चमक रहती है। आँखें सुन्दर दिखती हैं। हम हमेशा जब तरोताज़ा दिखते हैं, तो सामने वाला भी ख़ुश रहता है। हमारे आसपास का वातावरण भी ख़ुशनुमा बन जाता है, जिस कारण हम घर, परिवार, पड़ोसी, दोस्त, शहर, प्रदेश, देश एवं विश्व को इस पंचतत्व से बने ऊर्जावान शरीर द्वारा अनुप्राणित करते हैं।

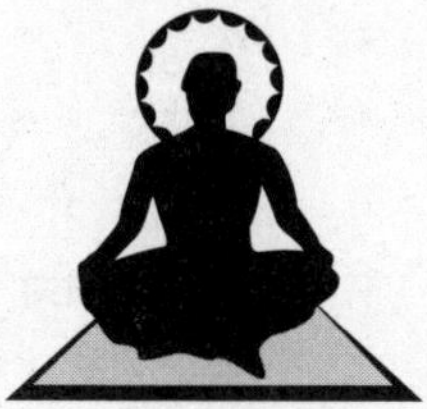

नाड़ी-शोधन प्राणायाम

एक अनुचिंतन

(नाड़ी का विवेचन हम कर चुके हैं। विस्तृत जानकारी के लिए 'नाड़ी प्रकार एवं कार्य' अध्याय देखें।)

यहाँ नाड़ी-शोधन का तात्पर्य नाड़ियों के शुद्धिकरण (प्रासुकता) से है। शरीर की तंत्रिका प्रणाली में किसी भी प्रकार का अवरोध उत्पन्न होने से तरह-तरह के शारीरिक व्यवधान उत्पन्न होते हैं। योग से सम्बंधित हमारे कई ग्रंथों में नाड़ियों के शुद्धिकरण हेतु प्राणायाम का वर्णन किया गया है जैसे शिव संहिता, हठयोग- प्रदीपिका, घेरण्ड संहिता आदि।

वैसे तो प्राणायाम की पूरी क्रिया की सफलता का श्रेय आपकी एकाग्रता और सजगता को जाता है, परंतु नाड़ी-शोधन प्राणायाम का विशेष ख़्याल रखा जाए तो बाक़ी के प्राणायामों से ज़्यादा से ज़्यादा लाभ उठाया जा सकता है। प्राणायाम का लाभ तो हमें शुरू से ही मिलने लगता है, तब भी इसमें दृढ़ निश्चय की आवश्यकता होती है। इसकी ऊर्जाओं को अति संवेदनशीलता, एकाग्रता और सूक्ष्मता के साथ श्वास-प्रश्वास को स्थिरता प्रदान करने या अनुशासित करने लिए प्रवाहित करना होता है। ताकि श्वास, प्राण और मस्तिष्क को आध्यात्मिक बनाया जा सके। आत्मा के शुद्धिकरण की यह छोटी परंतु महत्त्वपूर्ण प्रक्रिया है। आत्मा से परमात्मा तक पहुँचने का एक रास्ता यहाँ से भी मिलता है।

सभी प्राणायामों में नाड़ी-शोधन प्राणायाम सबसे अधिक संवेदनशील, जटिल और सूक्ष्म है। जब नाड़ी को सूक्ष्मतम स्तर पर प्रासुक किया जाता है तो यह आत्मानुभूति की तरफ़ ले जाती है।

नाड़ी-शोधन प्राणायाम के लिए पहले आप अपनी अँगुलियों की दक्षता बढ़ाएँ और दूसरा नासिका झिल्लियों में संवेदनशीलता का विकास करें तभी यह प्राणायाम करना सार्थक होगा।

नाड़ी-शोधन प्राणायाम/अनुलोम-विलोम प्राणायाम

अभ्यास एक

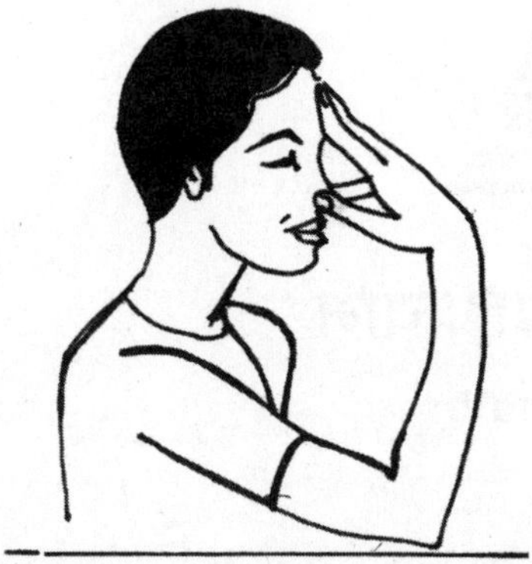

विधि : सुखासन के किसी भी एक आसन में बैंठे। (पद्मासन, सिद्धासन) जिसमें कम से कम कुछ देर आराम से बैठ सकें। मेरुदण्ड, गर्दन व सिर एक सीध में रखें। प्राणायाम के लिए तैयार रहें। बायाँ हाथ घुटने पर रखिए, दाएँ हाथ की अँगुलियों को दोनों भौंहों (मस्तक के बीचों-बीच) के बीच रखें। दोनों कंधे समानांतर होने चाहिए। अब दाएँ हाथ की तर्जनी और मध्यमा को मस्तक के बीच में रखें (कुछ योग शिक्षक सिर्फ़ तर्जनी अँगुली को ही रखवाते हैं) एवं नासिका के दाहिनी तरफ़ अँगूठे को व बाईं तरफ़ के नासिकारंध्र के बाहरी भाग पर अनामिका अँगुली को रखें। दाएँ नासिका छिद्र को अँगूठे से दबाव डालकर बंद कीजिए। बाएँ नासिका छिद्र से श्वास (पूरक) लीजिए और उसी नासिका छिद्र से रेचक करें (श्वास छोड़िए)। पूरा ध्यान श्वास की तरफ़ रखें। पूरक एवं रेचक मिलाकर एक चक्र हुआ। इस प्रकार 10 से 15 चक्र करें।

अब अनामिका अँगुली से बायाँ नासिका छिद्र बंद करें और दाहिनी तरफ़ से उपरोक्त क्रियानुसार 10 से 15 चक्र करें।

सावधानियाँ : श्वास क्रिया ध्वनि रहित होनी चाहिए। दोनों नासिका छिद्रों से बराबर लय बनाते हुए श्वास लें। सीना कम-ज़्यादा न फैलाएँ।

समय : 5 से 10 मिनिट तक दोहराएँ।

नोट : थकान महसूस हो तो शवासन कर लें। इस प्राणायाम से अँगुलियाँ और नासिका-नलिका का अभ्यास हो जाता है ताकि वे अधिक से अधिक लाभ प्राप्ति में सहायक हों।

पूरक = श्वास अन्दर लेना, रेचक = श्वास बाहर करना।

अंतःकुंभक = श्वास अन्दर रोकना, बाह्य कुंभक = श्वास बाहर रोकना।

अभ्यास द्वितीय

नाड़ी-शोधन हेतु अनुलोम-विलोम प्राणायाम करते हैं।

विधि : पूरी सजगता के साथ सुखासन, सिद्धासन या पद्मासन में बैठ जाइए।

दाएँ अँगूठे से दाएँ नासिका छिद्र को बंद कीजिए तथा बाएँ नासिका द्वार से (पूरक) श्वास लीजिये। अब बाएँ नासिका द्वार को अनामिका अँगुली से बंद कीजिए और दाएँ नासिका द्वार से रेचक कीजिए (श्वास छोड़िए)। इसी द्वार से पूरक कीजिए। अब अँगूठे से नासिका-द्वार बंद कीजिए और बाएँ नासिका द्वार से रेचक कीजिए। यह पूरी क्रिया एक चक्र है।

इस अभ्यास में साधक को क्रमशः श्वास-प्रश्वास की गति को मध्यम और फिर तीव्र करना चाहिए। तीव्र गति से पूरक करें फिर रेचक करें एवं निर्देशानुसार श्वास गति मंद, मध्यम और फिर तीव्र करें। इस कारण इसमें ध्वनि भी उत्पन्न होती है। साधक श्वास-प्रश्वास की गति को एक ॐ या दो ॐ या तीन ॐ का मानसिक जप करता हुआ और धीरे-धीरे बढ़ाकर सात ॐ तक कर सकता है। 3 मिनिट से शुरू कर 10 मिनिट तक कर सकते हैं। इसमें रेचक और पूरक के समय में समानता रहनी चाहिए।

सावधानियाँ : तनाव होने पर कुछ क्षण रुकें। विश्राम करें एवं थकान दूर होने पर पुनः प्राणायाम करें।

विशेष : मूलाधार की शक्ति ऊर्ध्वमुखी होती है।

अभ्यास तृतीय

विधि : प्राणायाम के किसी भी आसन में बैठ जाइए। पूर्वोक्त विधि के अनुसार दाएँ नासिका द्वार को बंद कर बाएँ नासिका द्वार से पूरक करें। दोनों नासिका द्वार को बंद कर अंतर्कुंभक करें। दाएँ द्वार से रेचक करें। अब दाएँ नासिका द्वार से पूरक करें, अंतर्कुंभक करें और बाएँ द्वार से रेचक करें - यह एक चक्र हुआ। श्वास रोकने के समय आप मन ही मन में ॐ बोलें या 5 तक गिनती करें। इस तरह लगभग 25 चक्र पूरे करें। बाद में पूरक, अंतर्कुंभक और रेचक का अनुपात 5:10:10 कर लें। अर्थात् पाँच गिनती तक पूरक करें, दस गिनती तक कुंभक करें और दस गिनती तक ही रेचक करें। अभ्यास हो जाने पर गिनती में वृद्धि कर लें। निराकुलता की अवस्था में श्वास-प्रश्वास एवं कुंभक करें। इसके बाद किसी योग्य गुरु से पूछकर या स्वतः निर्णय लेकर अनुपात में वृद्धि करें जैसे 1:6:2, आगे 1:6:4, अभ्यास हो जाने के बाद 1:8:6 के अनुपात में अभ्यास क्रम बनाए रखें। यहाँ 1:8:6 का मतलब यदि 5 गिनती में पूरक करते हैं तो 40 गिनती तक कुंभक करें और 30 गिनती में रेचक करें। कुल लगभग 10 से 15 मिनिट या लगभग 20 से 25 चक्र करें।

अभ्यास चतुर्थ

विशेष : चूँकि इस अभ्यास में अंतःकुंभक के साथ बहिर्कुंभक भी करना होता है अतः पूर्ण सावधानी रखें। हवादार कमरा, शांतिमय वातावरण, तनाव रहित व प्रसन्नचित होकर करें एवं अनुपात इस प्रकार रहेगा– 1:4:2:2 अर्थात् 5 गिनती तक पूरक, 20 गिनती तक अंतर्कुंभक 10 गिनती तक रेचक और 10 गिनती तक ही बहिर्कुंभक करें। यदि पूरक का समय बढ़ाएँ तो बाक़ी को भी उसी अनुपात में बढ़ा लें। योग्य शिक्षक से पूछकर या अभ्यास में दृढ़ता आने पर कुंभक के समय मूल बंध या जालधंर बंध लगाने का अभ्यास कर सकते हैं। अंत में शवासन ज़रूर करें।

विधि : बाएँ से पूरक करें। अंतर्कुंभक करें। दाएँ से रेचक करें। बहिर्कुंभक करें। फिर उल्टे क्रम से दाएँ से पूरक करें। अंतर्कुंभक करें। बाएँ से रेचक करें। बहिर्कुंभक करें। यह 1 चक्र हुआ। यथासंभव 15 चक्र करें।

लाभ :
- नाड़ी-शोधन के अभ्यास अन्य प्राणायामों के आधार-स्थल हैं अतः साधक जितना अच्छा नाड़ी-शोधन करेगा, बाक़ी के प्राणायामों का भी उतना ही लाभ मिलेगा।
- मस्तिष्क को चुस्त, क्रियात्मक और संवेदनशील बनाता है।
- शारीरिक और मानसिक संतुलन स्थापित होता है, जिस कारण शारीरिक और मानसिक रोग नहीं होते।
- धारणा, ध्यान और समाधि का स्तर बढ़ता है।
- समस्त नाड़ियों में प्रवर्त्तमान मल का शुद्धिकरण होकर वर्तमान और भविष्य के परिणाम अच्छे होते हैं।
- मन शांत, प्रसन्नचित्त रहता है।
- कई गुण स्वतः बढ़ते हैं और मिथ्यात्व का धीरे-धीरे नाश होता है।
- अस्थमा, टॉन्सिल, कफ़ सम्बंधी रोग, हड्डी, चर्म एवं ब्लड प्रेशर के नियंत्रण में अति लाभदायक, माईग्रेन एवं साइनस में विशेष लाभप्रद।

वृत्ति प्राणायाम

वृत्ति प्राणायाम दो प्रकार के होते हैं :

सम वृत्ति प्राणायाम और विषम वृत्ति प्राणायाम।

समवृत्ति प्राणायाम :

समवृत्ति प्राणायाम में पूरक, रेचक और अंतःकुंभक और बहिर्कुंभक क्रियाओं में श्वास का समय समान होता है। समवृत्ति प्राणायाम में यदि श्वास लेने का समय 5 सेकण्ड है तो अंतर्कुंभक भी 5 सेकण्ड का होगा एवं श्वास को बाहर निकालने का समय भी 5 सेकण्ड का होगा और बहिर्कुंभक का समय भी 5 सेकण्ड का ही होगा।

इस प्राणायाम में रेचक और पूरक क्रिया का समय और लय एक समान होना चाहिए। क्रमशः अभ्यास करने पर श्वास लेने का समय और रेचक एवं दोनों कुंभक का समय में संतुलन आ जाता है। परंतु सबसे पहले अभ्यास अंतर्कुंभक के साथ करें। जैसे तीनों प्रक्रियाओं में समय का अनुपात 1: 1/4 :1 रखना चाहिए। हम इसको ऐसे समझें कि जैसे 16 गिनती तक हमने पूरक किया तो अंतर्कुंभक सिर्फ़ 4 तक करें फिर रेचक को 16 गिनती में पूरा करें। क्रमशः इस अनुपात को बढ़ाकर 16:8:16 कर लें, जब इसमें अभ्यस्त हो जाएँ तो अंतर्कुंभक बढ़ाकर 16:16:16 कर लें।

अब क्रमशः बहिर्कुंभक का भी अभ्यास करें। शुरू में पूरकः अंतर्कुंभक रेचक बहिर्कुंभक को 16:16:16:4 ही रखें। धीरे-धीरे इस अनुपात को 16:16:16:8 करें। इसके बाद इस अनुपात को और बढ़ाएँ एवं 16:16:16:12 करें। जब इसमें द्रढ़ता हो जाए तब 16:16:16:16 कर लेना चाहिए। इस प्रकार समवृत्ति प्राणायाम की समयावधि को क्रमशः बढ़ाना चाहिए।

विषम वृत्ति प्राणायाम :

चूँकि यह विषम (अनियमित) होता है अतः इस प्राणायाम को करने वाला साधक स्वस्थ फेफड़े और मज़बूत नाड़ियों वाला हो। इसको विषम वृत्ति वाला प्राणायाम इसलिए कहा जाता है क्योंकि इसमें पूरक, अंतर्कुंभक, रेचक और बहिर्कुंभक की समय अवधि अलग-अलग होती है। अनुपात में अंतर के कारण यह साधकों को कठिनाई करता है।

सबसे पहले पूरक क्रिया, अंतर्कुंभक क्रिया और रेचक क्रिया 8:16:8 के अनुपात में प्रारंभ करें। इसके बाद धीर-धीरे अनुपातः बढ़ाकर 8:24:8 करें और फिर बढ़ाकर 8:32:8 करें। अब इस अनुपात को समायोजित करें और अनुकूल

बनाकर 8:32:10 करें फिर 8:32:12 फिर 8:32:14 और पुनः 8:32:16: करें। जब इसमें पूर्ण अधिकार प्राप्त हो जाएँ। तब धीरे-धीरे बहिर्कुंभक 8:32:16:2 फिर 8:32:16:4 फिर 8:32:16:6 और फिर 8:32:16:8 के अनुपात से करें। यह चारों अनुपात विषम वृत्ति प्राणायाम के एक चक्र का निर्माण करते हैं।

साधकों को पहले रेचक बहिर्कुंभक और पूरक में लय को नियमित करने में कठिनाई महसूस होगी। शुरू में साधक की साँसें फूलने लग सकती हैं, परंतु यह अभ्यास लम्बे समय तक प्रतिदिन करने से सरल लगने लगेगा।

विषम वृत्ति प्राणायाम में एक आदर्श अनुपात इस प्रकार होता है। जैसे पूर्ण पूरक क्रिया में 8 सेकण्ड तक श्वास रुक जाती है और अंतर्कुंभक में 32 सेकण्ड लग जाते हैं। रेचक क्रिया में 16 सेकण्ड लगते हैं और बहिर्कुंभक में 8 सेकण्ड लगते हैं। इस प्रकार यह अनुपात 8:32:16:8 हो जाता है या 1:4:2:1 हो जाता है। जब इस क्रम में अभ्यस्त हो जाएँ तो इस क्रिया को उल्टे तरीक़े से करना चाहिए। 16 सेकण्ड तक पूरक क्रिया और 32 सेकण्ड तक कुंभक क्रिया करें एवं 8 सेकण्ड तक रेचक क्रिया करें। इस प्रकार यह अनुपात 16:32:8 (2:4:1) हो जाता है। इस क्रिया में बहिर्कुंभक को जोड़कर इसको 16:32:8:4 फिर 16:32:8:6 फिर 16:32:8:8 करें।

समय सीमा को अलग-अलग कर सकते हैं। उदाहरण के तौर पर पूरक क्रिया 32 सेकण्ड कुंभक क्रिया 16 सेकण्ड और रेचक क्रिया 8 सेकण्ड की हो तो बहिर्कुंभक की सीमा कम करके 4 सेकण्ड कर सकते हैं। ताकि इनके बीच का अनुपात 32:16:8:4 हो जाए।

विषम वृत्ति प्राणायाम का समय भिन्न-भिन्न अनुपातों में अलग-अलग हो सकता है। जैसे 8 : 16 : 32 : 4,16:32:4:8 या 32:4:16:8 या 4:8:32:16। विषम वृत्ति प्राणायाम में अनेक क्रम परिवर्तन और संयोजन हो सकते हैं।

सावधानियाँ : हालाँकि एक नियम यह है कि जब तक पूर्ण अभ्यास न हो, तब तक इसे योग शिक्षक की देखरेख में ही करना चाहिए। ख़ासतौर पर विषम वृत्ति प्राणायाम तो ख़तरों से भरा हुआ है, अतः बिना मार्गदर्शन के न करें।

विषम वृत्ति प्राणायाम से मस्तिष्क में तनाव हो सकता है। रक्त धमनियों में रक्त संचार की तीव्रता होने से उच्च रक्तचाप या बैचेनी हो सकती है।

प्राणायाम के प्रकार

महर्षि घेरण्ड ने प्राणायाम के निम्नलिखित भेद बताए है।

सहितः सूर्यभेदश्च उज्जायी शीतली तथा।
भस्त्रिका भ्रामरी मूर्च्छा केवली चाष्टकुम्भकाः।। घे.सं. 5/46।।

1. सहित-कुम्भक 2. सूर्य भेदी 3. उज्जायी 4. शीतली
5. भस्त्रिका 6. भ्रामरी 7. मूर्च्छा 8. केवली

इस प्रकार ये आठ कुम्भक प्राणायाम है।

सहित कुम्भक दो प्रकार का होता है :

अ. सगर्भ ब. निगर्भ

सगर्भ कुम्भक में बीज मंत्र का प्रयोग होता है और निगर्भ कुम्भक में बीज मंत्र से अभ्यास नहीं किया जाता।

अ. सगर्भ : महर्षि घेरण्ड कहते हैं कि सुखासन की अवस्था में उत्तर या पूर्व की तरफ़ मुख करके बैठे एवं लाल वर्ण के रजोगुण युक्त ब्रह्मा का ध्यान करें। अब बाएँ स्वर से अं बीज का सोलह बार जप करके पूरक करें। पूरक के बाद और कुम्भक के पहले उड्डियान बंध लगाएँ। अब सतोगुणी उकार बीज रूप कृष्ण वर्ण हरि का ध्यान करें और जप करते हुए चौसठ मात्रा तक कुम्भक करें और तमोगुण युक्त मकार रूपी शुक्लवर्ण के शिवजी के ध्यान के साथ 'म' बीज मंत्र जपते हुए रेचक करें। अब उपरोक्त प्रकार से ही दाईं नासिका से पूरक, कुम्भक और बाईं नासिका से रेचक करें। बिना तर्जनी और मध्यमा लगाए अनुलोम विलोम अभ्यास करें।

ब. निगर्भ : इस प्राणायाम (कुम्भक) में बीज मंत्र का प्रयोग नहीं किया जाता। पूरक, कुम्भक और रेचक वाले प्राणायाम की एक से लेकर सौ तक मात्राएँ होती हैं। इसी प्रकार उत्तम प्राणायाम की बीस मात्राएँ मध्यम की सोलह और अधम की बारह होती हैं। इस तरह प्राणायाम के तीन अंग होते हैं। अधम प्राणायाम में स्वेद (पसीना) निकलता है, मध्यम से मेरु कम्प होता है और उत्तम द्वारा पृथ्वी से ऊपर आकाश में विचरण करता है। इस प्रकार स्वेद निकलना, मेरु कम्प होना और पृथ्वी से ऊपर उठना, ये तीनों ही लक्षण सिद्धि को प्रकट करने वाले हैं। प्राणायाम के अभ्यास से आकाश गमन, रोगनाशन और कुण्डलिनी जागरण होता है। प्राणायाम के अभ्यास से पुरुष का मन आनंदित होता है और वह सुखी होता है।

सूर्य-भेदन प्राणायाम

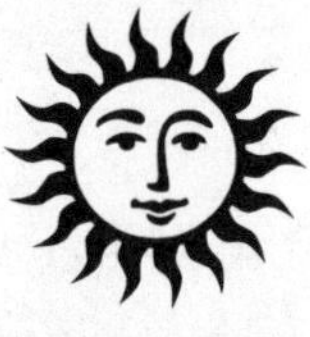

महत्त्व : सूर्य-भेदन प्राणायाम की विशेषता यह है कि इसकी सभी पूरक (श्वास लेना) क्रियाएँ दाएँ नासिका द्वार से की जाती है और रेचक (श्वास छोड़ना) क्रियाएँ बाएँ द्वार से की जाती है।

पूरक क्रिया में प्राण-ऊर्जा पिंगलानाड़ी (सूर्यनाड़ी, जमुना नाड़ी) एवं रेचक क्रिया में प्राण-ऊर्जा, इड़ा नाड़ी (चंद्र नाड़ी, गंगा नाड़ी) से प्रवाहित होती है।

विधि : सुखासन में बैठ जाइए। बाएँ नासिका द्वार को बंद कर दाएँ नासिका द्वार से गहन (दीर्घ) श्वास लीजिए। द्वार बंद कीजिए, कुंभक कीजिए, जालंधर और मूलबंध लगाइए। बंध शिथिल करते हुए बाएँ द्वार से धीरे-धीरे रेचक क्रिया कीजिए। यह एक चक्र हुआ। इस प्रकार क्रमशः 10 चक्र तक बढ़ाइए।

विशेष : कुंभक का समय धीरे-धीरे बढ़ाते जाना चाहिए। हठयोग में लिखा है कि कुंभक तब तक करें, जब तक शरीर से पसीना न निकल आए जबकि शुरू-शुरू में ऐसा संभव नहीं होता, इसलिए विवेक पूर्वक ढंग से ही क्रिया करें।

लाभ:
- पाचन-तंत्र मज़बूत करता है। क्योंकि दायाँ स्वर इस कार्य में सहायक होता है।
- शरीर में ऊष्णता बढ़ती है। वात और कफ़ का शमन होता है।
- त्वचा-विकार ठीक होते हैं।
- झुर्रियाँ मिटती हैं। चेहरे का तेज बढ़ता है।
- साइनस साफ़ और स्वच्छ होते हैं।
- निम्न रक्तचाप में नियमित अभ्यास से लाभ मिलता है।

सावधानियाँ :
- उच्च रक्तचाप वाले रोगी न करें।
- गर्मी के मौसम में यथासंभव न करें।

प्राणायाम से जीवन में संतुलन आता है
एवं आत्मशक्ति का विकास होता है।

-RJT

उज्जायी प्राणायाम

नासाभ्यां वायुमाकृष्य मुखमध्ये च धारयेत।
हृद्गलाभ्यां समाकृष्य वायुं वक्त्रे च धारयेत।।
मुखं प्रक्षाल्य सम्वन्द्य कुर्याज्जालन्धरं ततः।
आशक्ति कुम्भकं कृत्वा धारयेदविरोधतः।
उज्जायी कुम्भकं कृत्वा सर्वकार्याणिसाधयेत्।
न भवेत्कफ़रोगश्च क्रूरवायुरजीर्णकम्।।
आमवातः क्षयः कासो ज्वरः प्लीहा न विद्यते।
जरामृत्युविनाशाय चोज्जायीं साधयेन्नरः (घे.सं. 5/70-73)

इस प्राणायाम में फुफ्फुस पूरी तरह से फैलता है। छाती का भाग ऊपर उठ जाता है।

विधि : प्राणायाम के आसन सिद्धासन या पद्मासन में बैठिए। योगाचार्यों के अनुसार मुख का संयमन करके दोनों नासिका द्वारों से धीरे-धीरे वायु खींचें। वह शब्द करती हुई ग्रीवा (कण्ठ) से लेकर हृदय-पर्यंत तक भर जाए। बिना आकुलता के कुछ क्षण कुंभक करें। तत्पश्चात् बाएँ नासिका द्वार से रेचक करें। जिस समय श्वास भीतर खीचें उस समय छाती फुलाइए।

विशेष : श्वास लेते समय कण्ठ द्वार को संकुचित करें ताकि गले से हल्की ध्वनि उत्पन्न हो तत्पश्चात् मुख का प्रक्षालन करें एवं जालंधर बंध लगाकर निराकुलता पूर्वक यथाशक्ति वायु को धारण करें।

समय : अनुकूलतानुसार/यथाशक्ति पूर्वक करें।

लाभ :
- जठराग्नि बढ़ाता है। इससे सभी कार्य सिद्ध होते हैं।
- कफ़ नाशक है।
- हृदय-विकार दूर करता है।
- एकाग्रता बढ़ाकर स्मरणशक्ति तेज़ करता है।
- अनिद्रा, मानसिक चिंता एवं उन्मादी रोगियों को लाभ।
- आमवात् क्षयरोग, कास, ज्वर, प्लीहा, दुष्ट वायु आदि रोगों का भी नाश होता है।
- घेरण्डसंहितानुसार इस कुंभक को सिद्ध कर लें तो, जरा-मरण भी नष्ट होते हैं।

शीतली प्राणायाम

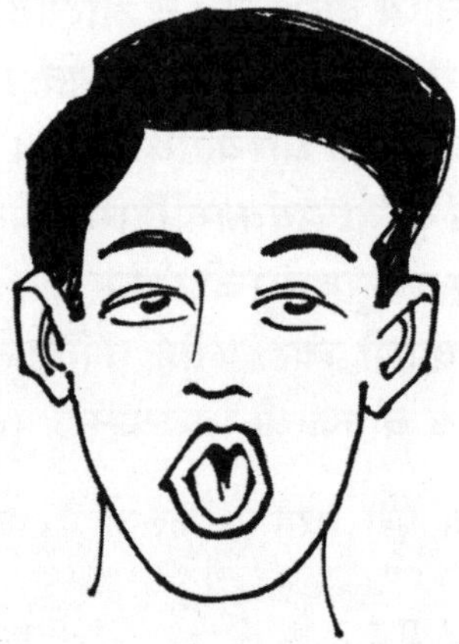

विधि : इस प्राणायाम से शरीर का तापमान कम किया जा सकता है। इस कारण इसका नाम शीतली प्राणायाम है।

सिद्धासन या पद्मासन में बैठ जाइए। दोनों हाथ घुटनों पर रखें। मेरुदण्ड, सिर तथा ग्रीवा एक सीध में रखें।

जिव्हा को मुँह से बाहर निकालते हुए इस प्रकार मोड़िए कि वह नलिका (नालीनुमा) के समान प्रतीत हो। इसी स्थिति में पूरक करें। धीरे-धीरे श्वास लेते हुए फेफड़ों को भरें। अंतःकुंभक कीजिए, जिव्हा को वापस अंदर करिए व मुख बंद रखें। सिर को नीचा करें और जालंधर बंध करें। मूलबंध के बिना या मूलबंध के साथ पाँच से सात सेकण्ड तक कुंभक करें। बंध हटाएँ और रेचक करें। यह एक चक्र पूरा हुआ पाँच से दस मिनिट तक दोहराएँ। (रेचक क्रिया नासिका से ही करें)

लाभ :
- यह प्राणायाम मन को प्रसन्न करता है तथा पित्त-दोष हरता है।
- यकृत और प्लीहा को सक्रिय बनाता है।
- प्यास बुझाता है।
- उच्च रक्त चाप को कम करता है।
- रक्त शुद्धि करता है।

सावधानी : निम्न रक्तचाप, पुरानी क़ब्ज़ एवं अधिक कफ के रोगी इसे न करें।

भस्त्रिका प्राणायाम

भस्त्रिका लोहकाराणां यथाक्रमेण सम्भ्रमेत्।
तथा वायुं च नासाभ्यामुभाभ्यां चालयेच्छनैः।।
एवं विंशतिवारं च कृत्वा कुर्याच्च कुम्भकम्।
तदन्ते चालयेद्वायुं पूर्वोक्तं च यथाविधि।।
त्रिवारं साधयेदेनं भस्त्रिकाकुम्भकं सुधीः।
न च रोगो न च क्लेश आरोग्यं च दिने दिने।। (घे.सं. 5/76-78)

नोट : भस्त्रिका का अर्थ धौंकनी होता है। इस प्राणायाम में श्वास-प्रश्वास की गति तीव्र बलशाली और सशक्त होती है। श्वास-प्रश्वास में एक प्रकार की ध्वनि निकलती है जिसकी हम लोहार की धौंकनी के स्वर से तुलना कर सकते हैं।

अर्थ : जैसे लोहार धोंकनी द्वारा वायु भरता है उसी प्रकार नासिका द्वारा वायु को उदर में भर शनैः शनैः पेट में चलाएँ। इस तरह बीस बार करके कुंभक द्वारा वायु धारण करें फिर लोहार की धोंकनी से जैसे वायु निकलती है वैसी ही नासिका द्वार से वायु निकालें यह भस्त्रिका कुंभक कहलाता है। इस प्रकार तीन बार नियम से करें। इससे किसी प्रकार के रोग नहीं होते और क्रमशः आरोग्य की वृद्धि होती है।

प्रथम विधि : पद्मासन में बैठिए। दाहिने नासिका द्वार को बंद कर बाएँ नासिका द्वार से तेज़ गति से पूरक करिए तथा वैसे ही रेचक करिए। यही क्रम लगभग बीस बार करिए। अब यही क्रिया दाहिने नासिका द्वार से करें। इस अभ्यास में रेचक-पूरक एक लय में हो। उदर-प्रदेश का फैलना और पिचकाना सुचारु और सम हो। यह एक चक्र कहलाया। इस प्रकार तीन चक्र पूरे करें। तत्पश्चात् जालंधर बंध एवं मूलबंध का प्रयोग करें।

द्वितीय विधि : प्राणायाम के लिए सुखासन में बैठिए। इस विधि में दोनों नासिका द्वार से गहरी व पूरी शक्ति के साथ श्वास लेना एवं बाहर भी पूरी शक्ति के साथ श्वास छोड़ना है। यह क्रिया बीस बार करें। तत्पश्चात् अंतःकुंभक करके जालंधर और मूलबंध (सुविधानुसार) का अभ्यास कीजिए। यह एक चक्र हुआ। इस प्रकार इस विधि को तीन बार करें।

विशेष :
- स्वास्थ्य के अनुसार श्वास गति मंद, मध्यम व तीव्र गति से करें।
- श्वास अंदर लेते समय अच्छा चिंतन करें एवं छोड़ते समय शरीर और मन के विकार निकल रहे हैं ऐसा विचार करें।

- रक्त चाप एवं हृदय रोग से पीड़ित व्यक्ति तीव्र गति से न करें।
- एक चक्र पूरा हो जाए तब विश्राम करें।
- पूरी सजगता के साथ करें। जिनके फुफ्फुस कमज़ोर हों वे न करें।
- किसी भी समय थकान, आकुलता, परेशानी महसूस हो तो उस समय प्राणायाम का अभ्यास रोक दें।

समय : रोगों के अनुसार 5 से 10 मिनट तक करें।

लाभ :
- शरीर के विजातीय, विषैले तत्व का निष्कासन होता है। जिसके परिणाम स्वरूप रक्त की शुद्धता एवं शारीरिक निरोगता बढ़ती है।
- फेफड़े मज़बूत होते हैं अतः दमा एवं क्षय रोग का शमन होता है।
- कंठ रोगों में लाभ होता है एवं कफ़ को निकालता है।
- वात, पित्त व कफ़ का नाशक है और कुण्डलिनी को जगाने वाला आसन है।
- उदर-प्रदेश के अवयव यकृत, प्लीहा एवं पाचन-तंत्र की ग्रंथियों की क्रियाशक्ति बढ़ जाती है।
- साइनस, टॉन्सिल में भी लाभदायक।

ओंकार जाप/उद्गीथ प्राणायाम

विधि : ध्यान के किसी एक आसन में बैठकर नेत्र बंद करें। गहरी श्वास भरकर ॐ का एक लय के साथ ध्वनिपूर्वक उच्चारण करें। 5 से 11 बार करें।

लाभ : इससे मानसिक विकार दूर होते हैं। मन शांत व स्थिर होता है। स्वर ठीक होता है आनंद की अनुभूति होती है। अनिद्रा, दुःस्वप्न से छुटकारा मिलता है। कई लाभ स्वतः प्राप्त हो जाते है। शारीरिक, मानसिक, भौतिक एवं अध्यात्मिक लाभ मिलते हैं।

भ्रामरी प्राणायाम

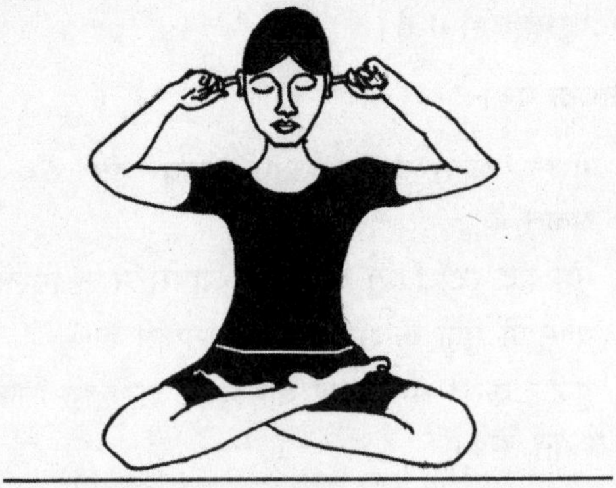

अर्थ : भ्रमर का अर्थ 'भौंरा' होता है। यह भ्रामरी प्राणायाम इसलिए कहलाता है कि रेचक करते समय जो ध्वनि उत्पन्न होती है वह भौंरे के समान गुंजायमान होती है।

विधि : पद्मासन, सिद्धासन या सुखासन में बैठ जाएँ। दोनों नासिका छिद्रों से श्वास लीजिए। दोनों हाथों की तर्जनी अँगुली से कानों के छिद्रों को बंद कीजिए। चाहे तो कुछ देर कुंभक लगा लें। अब भौंरे के समान गुंजन करते हुए धीरे-धीरे रेचक कीजिए। इसके 5 चक्र से 10 चक्र तक करें।

घेरण्ड संहितानुसार : जब अर्ध-रात्रि व्यतीत हो जाए और जीव-जन्तुओं का शब्द सुनाई न दे, तब एकान्त स्थान में जाकर साधक अपने दोनों हाथों से दोनों कानों को बंद करके पूरक और कुम्भक करें। फिर अंदर की विभिन्न ध्वनियों को दाहिनें कान से सुनें। पहले झींगुर की ध्वनि, फिर बाँसुरी की धुन, फिर बादलों के गर्जने की आवाज, फिर झाँझ के बजने की आवाज़, फिर भौरों की गुंजन, घंटे, घड़ियाल, तुरही, भेरी, मृदंग, दुंदभी आदि ध्वनि सुनाई पड़ती है। इस प्रकार नित्य अभ्यास से विभिन्न प्रकार के नाद सुनाई पड़ने लगते हैं और अनाहत में शब्द ध्वनि होने लगती है। यही अद्भुत ध्वनि है। इसमें जो ज्योति दिखाई देती है, वही ब्रह्म है। जब इसमें मन विलय हो जाता है, तब विष्णु भगवान के परम पद की प्राप्ति होती है। इस प्रकार भ्रामरी कुम्भक सिद्ध होने पर समाधि की सिद्धी होती है। घेरण्ड जी आगे कहते हैं कि जप से आठ गुना उत्तम ध्यान है ध्यान से आठ गुना तप है तप से आठ गुना संगीत (अनहद् नाद) है एवं इस संगीत (अनहद् नाद) से बढ़कर कुछ नहीं है।

टिप्पणी : इस प्राणायाम को तेज गति से करने पर भ्रमर स्वर की तरह एवं मंद गति से करने पर भ्रामरी स्वर की तरह गुंजायमान होता है। इस प्रकार करने से आनंद की अनुभूति होती है।

ध्यान : आज्ञाचक्र पर।

विशेष :
- गुंजन करते समय आप प्रणव मंत्र ॐ की ध्वनि निकाल सकते हैं।
- मुंह बंद रखें किंतु दाँतों को आपस में न मिलाएँ।
- षण्मुखी मुद्रा के साथ भी कर सकते हैं।
- गुंजन करते समय कई बार दूसरे शब्द भी निकलने लगते है अतः ध्यान रखें।

लाभ :
- स्वर मधुर होता है और आवाज़ में निर्मलता आती है।
- अनिद्रा रोग दूर होता है।
- आध्यात्मिक लाभ मिलते हैं।
- मानसिक रोग - चिड़चिड़ापन, क्रोध, आवेग व तनाव इत्यादि दूर होते हैं।
- उच्च रक्तचाप में लाभ।
- हृदय रोगों को भी लाभ मिलता है।

नोट : कुछ साधक कानों को अँगूठों से बंद करके, तर्जनी को माथे पर, मध्यमा को आँखों पर, अनामिका को नाक के पास एवं कनिष्ठा को मुँह के पास रखकर यह क्रिया करते हैं।

प्राणायाम के अभ्यास से अच्छा
स्वास्थ्य और जीवंतता प्राप्त होती है।

-RJT

मूर्च्छा प्राणायाम

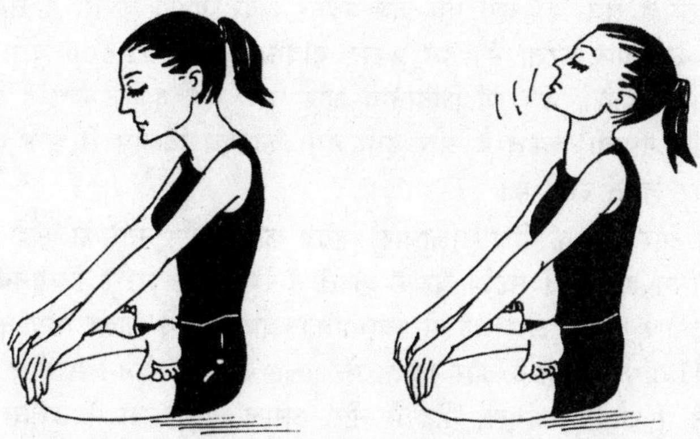

विधि : पद्मासन या सिद्धासन में बैठकर यह आसन करें ताकि निश्चलता बनी रहे। दोनों हाथ घुटनों पर रखें। आँखें बंद कर सिर को पीछे ले जाते हुए (लगभग 45 अंश का कोण) दोनों नासिका छिद्रों से पूरक करें, अंतर्कुंभक लगाएँ। मानसिक चिंता त्याग दें और सिर नीचे करते हुए रेचक करें। नेत्र बंद भी हों तो उनसे भ्रूमध्य (दोनों भौंहों के बीच) देखने की कोशिश करिये। शरीर व मन के प्रति सजग रहिए। इसी अभ्यास की पुनरावृत्ति कीजिए। कम से कम 5 बार करें या अनुकूलतानुसार करें।

घेरण्ड संहितानुसार : पहले सुखपूर्वक पूर्व में कहे हुए कुम्भक करके विषय ध्यान वासनाओं से मन को हटाकर दोनों भौहों के बीच में स्थित आज्ञा चक्र में ध्यान लगाएँ और इस पद्य में स्थित परमात्मा में लीन कर दें इसे मूर्च्छा कुंभक कहते है। इस कुम्भक से आनंद की प्राप्ति होती है।

लाभ :
- मानसिक चिंताग्रस्त व्यक्ति को अथवा मस्तिष्क के निष्क्रिय हो जाने की अवस्था में सुख लाभ महसूस होता है।
- सिर दर्द सम्बंधित रोगों में लाभ।
- कुण्डलिनी व ध्यान में सहयोगी।
- मस्तिष्क का विकास कर सभी मानसिक समस्याओं का निवारण करता है।

सावधानियाँ : उच्च रक्तचाप, हृदयरोगी, मिर्गी, चक्कर आना एवं मस्तिष्क विकार से संबंधित रोगी क्रमिकरूप से धैर्य पूर्वक करें।

केवली प्राणायाम

घेरण्ड संहितानुसार : महर्षि घेरण्ड के अनुसार प्रत्येक जीवात्मा जब श्वास बाहर छोड़ता है तब 'हं' वर्ण एवं जब श्वास अंदर ग्रहण करता है तब 'सः' (सो) वर्ण का जाप करता है। इस प्रकार चौबीस घंटे में 21,600 बार प्रत्येक जीव श्वास लेता है। 'हं' वर्ण शिवानन्द और 'सः' वर्ण शक्ति रूप हैं जिसको 'अजपा नाम गायत्री' कहते हैं और इसी हंसः को एवं विलोम से सोहं को सब जीव निरंतर जपते रहते हैं।

लिंग और गुदा के बीच (मूलाधार), हृदय कमल और नासिका छिद्रों में वायु का आवागमन होता है। महर्षि घेरण्ड कहते हैं कि स्थूल शरीर छियानवे (96) अंगुल परिमाण का है और देह से स्वाभाविक बाहर जाने वाली वायु की गति द्वादश (12) अंगुल होती है और गायन में सोलह अंगुल, भोजन में बीस अंगुल, मार्ग चलने में चौबीस अंगुल, नींद में तीस अंगुल, रतिक्रिया में छत्तीस अंगुल एवं अन्य परिश्रम में इससे भी अधिक होती है। (अलग-अलग आचार्यों ने अंगुल प्रमाण अपने-अपने मतानुसार बताया है।)

स्वाभाविक प्राण की गति से इनकी गति न्यून होती जाए तो परमायु (आयु वृद्धि) हो और बारह अंगुल से अधिक हो तो आयु घट जाती है, ऐसा योगीजन कहते हैं। जब तक प्राणवायु की स्थिति है तब तक मृत्यु नहीं होती। कुंभक के अभ्यास में यह प्राणवायु मुख्य है। शरीर के स्थिर रहने तक केवली कुंभक (प्राणायाम) करके अजपाजप को जपता रहे। केवली प्राणायाम करने से आयु में वृद्धि होती है अर्थात् इक्कीस हज़ार छः सौ बार जप पूर्ण होने से गति घट जाती है और मन प्रसन्नता से भर जाता है।

नासिका द्वारों से वायु को खींचकर केवल कुंभक करें। पहले दिन चौंसठ बार तक श्वास-प्रश्वास को धारण करें। केवली कुंभक का अभ्यास प्रतिदिन आठ प्रहर में आठ बार करना चाहिए (अर्थात् $8 \times 8 = 64$)। प्रातःकाल, मध्याह्न व सायंकाल तीनों समय, समान संख्या में अभ्यास करें। इस प्रकार केवली कुंभक की सिद्धि होने तक अजपाजप गायत्री के साथ प्रमाण से पाँच-पाँच बार वृद्धि करता जाए।

हठयोगानुसार : स्वस्तिक आसन में बैठ जाएँ। श्वासोच्छवास किए बिना ही (रेचक पूरक किए बिना ही) प्राण को (वायु को) जहाँ का तहाँ ही स्तब्ध कर देना 'केवली-कुंभक प्राणायाम' होता है।

रेचकं पूरकं त्यक्त्वा सुखं यद् वायुधारणम्।
प्राणायामोऽयमित्युक्तःस वै केवल-कुम्भकः।।

कुछ आचार्यों ने स्तम्भवृत्ति प्राणायाम और केवली-कुंभक को एक ही माना है।

कुम्भके केवले सिद्धे रेचक-पूरकवर्जिते।
न तस्य दुर्लभं किंचित त्रिषु लोकेषु विद्यते।।

रेचक पूरक को रोककर केवल कुंभक के सिद्ध हो जाने पर कुछ भी दुर्लभ नहीं रह जाता सब-कुछ सुलभ हो जाता है। योगी जन कहते हैं कि 'सहित कुंभक' जिसमें रेचक-पूरक (श्वास-प्रश्वास) के साथ कुंभक किया जाता है, के सिद्ध हो जाने पर "केवली-कुंभक" में शीघ्र सफलता मिलती है।

लाभ :
- हठयोग प्रदीपिका में लिखा है कि तीनों लोक में ऐसी कोई वस्तु न हीं है जो केवली कुंभक के सिद्ध हो जाने के बाद साधक को प्राप्त नहो।
- अपनी इच्छा के अनुसार प्राणवायु के धारण से राजयोगपद तक प्राप्त हो जाता है।
- दिव्य-दृष्टि प्राप्त हो जाती है।
- ध्यान में दृढ़ता प्रदान करता है।

प्राणायाम का अभ्यास सम्पूर्ण शरीर में प्राण के प्रवाह को विनियमित करता है।

-RJT

चंद्र-भेदन प्राणायाम

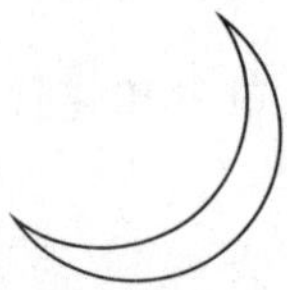

विधि : इसकी सभी क्रियाएँ सूर्य-भेदन प्राणायाम के ठीक विपरीत होती हैं। सुखासन में बैठ जाइए व बाएँ नासिका द्वार से पूरक कीजिए। पूरक क्रिया धीरे-धीरे, सावधानी पूर्वक और गहराई से होनी चाहिए। दोनों नासिका द्वार बंद करें। कुंभक के साथ जालंधर और मूलबंध लगाएँ। स्वाभाविक विराम दें। बंध शिथिल करें व दाहिने नासिका द्वार से रेचक करें। यह एक चक्र पूरा हुआ। इस प्रकार क्रमशः 10 चक्र तक करें और कुंभक की स्थिति क्रमशः बढ़ाते जाएँ।

नोट : इस प्राणायाम में सभी पूरक क्रियाएँ बाएँ नासिका द्वार से की जाती हैं एवं रेचक क्रियाएँ दाहिने नासिका द्वार की जाती हैं।

विशेष : एक ही दिन में दोनों प्राणायाम (सूर्य भेदन और चंद्र भेदन प्राणायाम) न करें।

लाभ :
- शरीर में शीतलता आती है और मन प्रसन्न होता है।
- पित्त को कम करता है।
- गर्मियों में लाभकारी है।
- मानसिक शांति पहुँचाता है, क्रोध को कम करता है।
- तनाव को कम करता है।
- स्मरण शक्ति बढ़ाने में सहायक है।
- उच्च रक्तचाप वालों को नियमित अभ्यास से लाभ प्राप्त होता है।

सावधानियाँ :
- निम्न रक्तचाप वाले न करें।
- ठंड के दिनों में यथासंभव न करें।

प्राणायाम के अभ्यास से स्नायुकोष,
ग्रंथियाँ, समस्त नाडियाँ और माँसपेशियों को
जीवन शक्ति मिलती है और वे सशक्त होकर शरीर और
मन को आरोग्यता प्रदान करती हैं।

-RJT

सीतकारी प्राणायाम

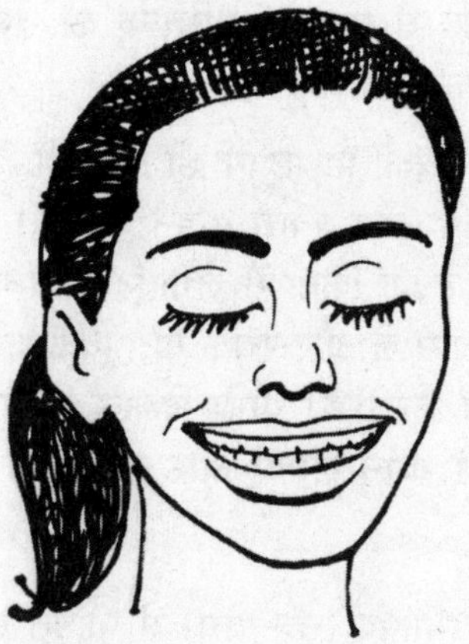

विधि : यह शीतली प्राणायाम की भाँति है किंतु जिव्हा की स्थिति में अंतर है। जिव्हा के आगे के भाग को इस तरह पीछे की तरफ़ मोड़िए कि उसके आगे के भाग का स्पर्श ऊपरी तालु से हो। दाँतों की पंक्ति को एक-दूसरे से मिलाइए और होठों को फैलाइए। अब सी..सी.. की आवाज़ करते हुए श्वास लें और फेफड़ों में भरें। जालंधर बंध लगाएँ व मुँह बंद करें तथा नाक से धीरे-धीरे रेचक करें। यह एक चक्र हुआ। इस तरह 8-10 बार करें।

विशेष : बिना बंध के भी कर सकते हैं।

लाभ :
- ग्रीष्म ऋतु में करने से शरीर ठंडा रहता है।
- शीतली के सभी लाभ मिलते हैं।
- गले, मुख, नाक रोग में लाभ मिलता है।
- पित्त-प्रकृति वाले अवश्य करें। लाभ प्राप्त होता है।
- उच्च रक्तचाप को सामान्य करता है।

नोट : यह प्राणायाम भी शीतली प्राणायाम का एक प्रकार है। यह भी शरीर को ठंडा रखता है।

सावधानियाँ :
- निम्न रक्तचापवाले न करें।
- वात-प्रकृति के व्यक्ति न करें।

कपाल-भाति प्राणायाम

अर्थ : कपाल-भाति का अर्थ कपाल यानी खोपड़ी और भाति का अर्थ चमक या प्रकाश है। जिस प्राणायाम से माथे या मस्तिष्क का तेज प्रकट हो वह प्राणायाम कपाल-भाति प्राणायाम कहलाता है।

विधि : यह प्राणायाम भस्त्रिका प्राणायाम की तरह ही है। इस प्राणायाम में श्वास लेने की गति धीमी होती है और श्वास छोड़ने की गति सशक्त होती है। सामान्य पूरक करें व पूरा ध्यान रेचक क्रिया में लगाएँ। अर्थात् शक्तिपूर्वक श्वास बाहर निकालें। सहज रूप से श्वास लें और रेचक गतिपूर्वक करें (कुछ विद्वान इसके साथ बंध के अभ्यास की बात करते हैं। योग्य शिक्षक के निर्देश में करें)। दोनों नेत्रों को बंद कर आज्ञाचक्र में ध्यान लगाएँ और ताज़गी व शक्ति का अनुभव करें।

सावधानियाँ :

- मोतियाबिंद (नेत्र-रोग) से पीड़ित हों या कान में पीप वगैरह या अन्य बीमारी हो तो न करें।
- उच्च रक्तचाप हृदयरोगी, चक्कर आना, गैस्ट्रिक अल्सर से पीड़ित व्यक्ति विवेक का उपयोग करते हुए धीरे-धीरे करें।

लाभ :

- इस प्राणायाम से ताज़गी, शांति और प्रसन्नता आती है।
- मधुमेह और क़ब्ज़ का शमन होता है।
- मस्तिष्क रोगों में फ़ायदा मिलता है।
- मोटापा कम करता है।
- शरीर का वज़न संतुलित करता है।
- कई असाध्य बीमारियों को ठीक करता है।
- कैंसर जैसे रोगों में भी लाभदायक।
- श्वास की गति बलपूर्वक होने के कारण डायफ्राम में संकुचन एवं फैलाव के कारण समस्त उदर प्रदेश को लाभ पहुचाता है जैसे गुर्दा, आमाशय अग्नाशय, यकृत, प्लीहा, गर्भाशय आदि सभी अंग सुव्यवस्थित होते हैं।

नोट :

- कुछ विद्वान इस क्रिया को प्राणायाम मानते हैं, जबकि अन्य विद्वान इसको षट्कर्मों की क्रिया कहते हैं। विशेष जानने के लिए लेखक की अन्य पुस्तक सम्पूर्ण योग विद्या भी अवश्य देखें।
- एक सामान्य स्वस्थ व्यक्ति के लिए रेचक संख्या 120 प्रति मिनिट संतोषप्रद मानते हैं या 3 मिनट से लेकर रोग अनुसार 15 मिनिट तक कर सकते हैं।

विशेष :
- अधिक लाभ के लिए कपाल भाति प्राणायाम गुरु निर्देश में अधिक बार कर सकते हैं। चक्कर आने या किसी प्रकार की परेशानी महसूस होने पर रोक दें और शवासन करें।
- श्वास बाहर निकालते समय यह विचार करें कि हमारे शरीर के विकार, समस्त प्रकार के रोग, भय, अज्ञान, क्रोध, मान, माया, लोभ एवं दुःख दूर हो रहे हैं और मैं शारीरिक, मानसिक एवं अध्यात्मिक रूप से सुखी हो रहा हूँ।

प्लाविनी प्राणायाम

अन्तः प्रवर्तितोदारमारुतापूरितोदरः।
पयस्यगाधेऽपि सुखात्प्लवते पद्मपत्रवत्।। (ह.यो.प्र. 2/70)

अर्थ : प्लावन का अर्थ तैरना या उतराना होता है। इस प्राणायाम का सिद्ध साधक जल में आसानी से तैरता है।

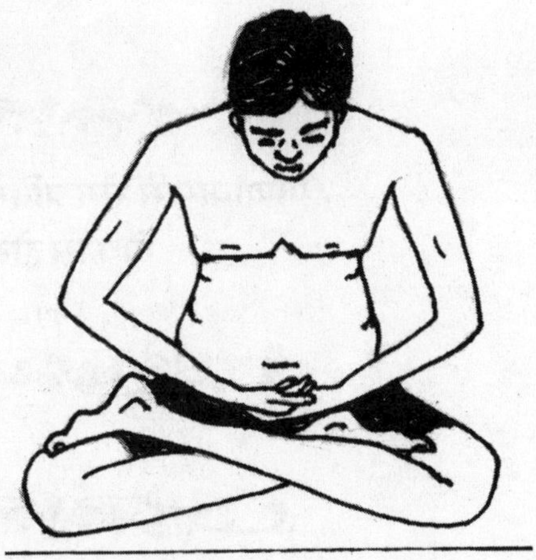

विधि : सुखासन में बैठकर दोनों नासिका छिद्रों से पूरक करिए। वायु को पेट में इतना भरिए कि वह फुग्गे के समान फूल जाए या तन जाए। यथासंभव कुंभक करें और धीरे-धीरे वायु को नासिका छिद्रों से बाहर कर दें - यह एक चक्र हुआ। यथाशक्ति इस क्रम को दोहराते रहें।

लाभ :
- इसके अभ्यास से साधक पानी के ऊपर आराम से तैर (लेट) सकता है जैसे कोई लकड़ी का टुकड़ा तैरता है।
- पाचन-तंत्र के अवयव ठीक कर क़ब्ज़ को दूर करता है।
- समान और अपान प्राण को कुपित नहीं होने देता।

स्वर्ग जैसे सुख के लिए शरीर को स्वस्थ रखना आवश्यक है।

-RJT

हमारा स्वास्थ्य हमारे इस विश्व को भी स्वास्थ्य प्रदान करने में सहयोगी बनता हैं।

-RJT

प्राणायाम से रोग प्रतिरोधक शक्ति का विकास होता है।

-RJT

राग द्वेष प्रवर्तित आत्मा के प्रयत्न अर्थात योग रूप स्पंदन के कारण (मन वचन काय) एक वायु संचालित होती है और वायु से शरीर रूपी यंत्र अपने कार्यों में प्रवृत्ति करते हैं।

– आचार्य पूज्यपाद स्वामी (समाधि तंत्र गाथा क्र. 103)

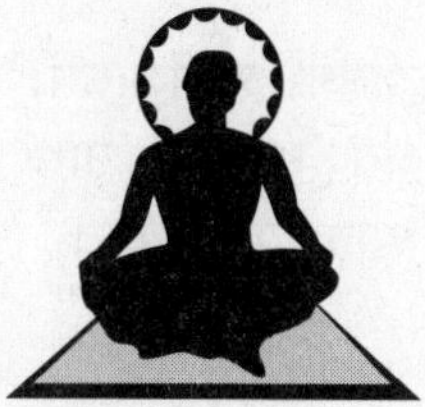

किस रोग में कौन-सा आसन करें?

दमा, श्वास संबंधी रोग - (अस्थमा)

शीर्षासन समूह, सर्वांगासन, भुजंगासन, शलभासन, धनुरासन, वीरासन, उष्ट्रासन, पर्यंकासन, पश्चिमोत्तानासन, सुप्त वीरासन, नाड़ी-शोधन प्राणायाम, सूर्यभेदन प्राणायाम, उड्डियान बंध योग निद्रा।

उच्च रक्तचाप- (हाई ब्लड प्रेशर)

पद्मासन, पश्चिमोत्तानासन, सिद्धासन, पवनमुक्तासन, नाड़ी-शोधन प्राणायाम (कुंभक न करें), सीतकारी, सीतली, चन्द्रभेदन प्राणायाम, उज्जायी, योग निद्रा। शांत भाव से बैठकर ईश्वर का ध्यान करें, एवं हमेशा बग़ैर तेल-मसाले के शाकाहारी भोजन ग्रहण करें।

निम्न रक्तचाप - (लो ब्लड प्रेशर)

सालंब शीर्षासन, सर्वांगासन, हलासन, कर्ण पीडासन, वीरासन, सूर्य नमस्कार, शशांकासन, नाड़ी-शोधन प्राणायाम, भस्त्रिका, कपाल-भाति, सूर्य भेदन प्राणायाम तथा शवासन।

मधुमेह - (डायबिटीज़)

शीर्षासन एवं उसके समूह - सूर्य नमस्कार, सर्वांगासन, महामुद्रा, पश्मिोत्तानासन, उष्ट्रासन, सुप्त वज्रासन, भुजंगासन, गौमुखासन, हलासन, अर्द्ध मत्यस्येन्द्रासन, शवासन, नाड़ी-शोधन प्राणायाम (बिना अंतर्कुंभक के)।

सिर दर्द

पद्मासन, शीर्षासन, हलासन, सर्वांगासन, पवनमुक्तासन, पश्चिमोत्तानासन, वज्रासन, मार्जारी आसन, नाड़ी-शोधन प्राणायाम/अनुलोमविलोम प्राणायाम, योग निद्रा।

मिर्गी/अपस्मार

हलासन, महामुद्रा, पश्चिमोत्तानासन, शशांकासन, भुजंगासन और बिना कुंभक के नाड़ी-शोधन प्राणायाम, अंतर्कुंभक के साथ उज्जायी प्राणायाम, शीतली प्राणायाम, शाकाहारी भोजन, ध्यान, योग निद्रा।

आधाशीशी - (माइग्रेन)

शीर्षासन, सर्वांगासन, पश्चिमोत्तानासन, पद्‌मासन में ध्यान लगाएँ या सिद्धासन में ध्यान लगाएँ, वीरासन, शवासन, बिना कुंभक के नाड़ी-शोधन प्राणायाम, उद्‌गीथ प्राणायाम योग निद्रा।

सीना/छाती रोग

सूर्य नमस्कार, शीर्षासन, सर्वांगासन, भुजंगासन, धनुरासन, पद्‌मासन, आकर्ण धनुरासन, पश्चिमोत्तानासन, अर्द्ध मत्स्येन्द्रासन, बकासन, बद्धकोणासन, चक्रासन, कपोतासन, नटराजासन, पीछे झुककर किए जाने वाले आसन, उज्जायी तथा नाड़ी-शोधन प्राणायाम, योग निद्रा।

कमर दर्द

वे सभी आसन जिनकी क्रिया खड़े होकर पीछे की तरफ़ की जाती है एवं सुप्त वज्रासन, धनुरासन, भुजंगासन, अर्द्ध मत्स्येन्द्रासन, पर्वतासन, सर्वांगासन, शीर्षासन, चक्रासन, नाड़ी-शोधन प्राणायाम कपाल-भाति।

मस्तिष्क एवं स्मरण शक्ति के विकास के लिए

शीर्षासन एवं उसका समूह, सर्वांगासन, पश्चिमोत्तानासन, उत्तानासन, योग-मुद्रासन, पादहस्तासन, पद्‌मासन में ध्यान या सिद्धासन में ध्यान, सामान्य त्राटक, शवासन, नाड़ी-शोधन प्राणायाम, सूर्य भेदन एवं भस्त्रिका प्राणायाम, योगनिद्रा।

पेट दर्द/उदरशूल

शीर्षासन, सर्वांगासन, हलासन, उत्तानासन, वीरासन, सुप्त वीरासन, वज्रासन एवं नौकासन, (नाभि सरकी हो तो नाभि ठीक करने वाले आसन करें)

गुर्दा रोग (किडनी)

सूर्य नमस्कार, सर्वांगासन, शीर्षासन एवं उसका समूह, हलासन, पश्चिमोत्ता न, उष्ट्रासन, शलभासन, धनुरासन, अर्द्ध नौकासन, मत्स्येन्द्रासन, भुजंगा हनुमानासन, कपोतासन।

नपुंसकता दूर करने व काम-शक्ति यथावत् रखने के लिए

शीर्षासन एवं उसके समूह, सर्वांगासन, उत्तानासन, पश्मिोत्तानासन,महामुद्रासन, अर्द्ध मत्स्येन्द्रासन, हनुमानासन, कपाल-भाति, अनुलोम-विलोम, नाड़ी-शोधन प्राणायाम साथ में अंतर्कुंभक लगाएँ। उड्डियान बंध, वज्रोली मुद्रा एवं विपरीतकरणी मुद्रा।

आलस्य

शीर्षासन, सर्वांगासन, पश्चिमोत्तानासन, उत्तानासन, बिना कुंभक के नाड़ी-शोधन प्राणायाम।

दस्त

शीर्षासन और उसके समूह, सर्वांगासन, जानुशीर्षासन, बिना कुंभक के नाड़ी-शोधन प्राणायाम। नाभि की स्थिति देखें।

आँत का अल्सर

शीर्षासन एवं उससे सम्बंधित समूह, सर्वांगासन, पश्चिमोत्तानासन, योग निद्रा, अर्द्ध मत्स्येन्द्रासन, उज्जायी एवं नाड़ी-शोधन प्राणायाम, अंतर्कुंभक के साथ उड्डियान बंध।

उदरस्थ उल्सर

वज्रासन, धनुरासन, चक्रासन, मयूरासन, नौकासन, पादहस्तासन, उत्तानासन, पादांगुष्ठासन, शलभासन।

हार्निया

शीर्षासन एवं उसका समूह, सर्वांगासन, आकर्ण धनुरासन।

अण्डकोष वृद्धि

शीर्षासन एवं उनका समूह, सर्वांगासन, हनुमानासन, समकोणासन, पश्चिमोत्तानासन, बद्ध कोणासन, योग मुद्रासन, ब्रह्मचर्यासन, वातयनासन, वज्रासन एवं गरुड़ासन।

हृदय में दर्द/विकार

शवासन, उज्जायी प्राणायाम बिना कुंभक के, योग निद्रा, सुखासन में ध्यान या शवासन में ध्यान, एवं नाड़ी-शोधन प्राणायाम।

पेट संबंधी रोग, जैसे – कोष्ठबद्धता/क़ब्ज़/गैस बनना/अजीर्ण मल निष्कासन में परेशानी/अम्लता एवं वात रोग/दुर्गंधित श्वास

शीर्षासन व उसका समूह, सर्वांगासन, नौकासन, पश्चिमोत्तानासन, मत्स्येन्द्रासन, धनुरासन, भुजंगासन, मयूरासन, योग मुद्रासन, उत्तानासन, पद्मासन, खड़े रहकर करने वाले सभी आसन, वज्रासन, पवनमुक्तासन व इससे संबंधित आसन, त्रिकोणासन, महामुद्रा, शलभासन, मत्स्यासन, अर्द्धचंद्रासन, शशांकासन, पादांगुष्ठासन एवं शंखप्रक्षालन वाले आसन। नाभि की स्थिति देखें।

संधिवात/जोड़ों का दर्द/वनज/मेरुदण्डीय/स्कंधास्थि/गठिया

शीर्षासन तथा उसका समूह, सर्वांगासन, पद्मासन, सिद्धासन, वीरासन, पर्यंकासन, गौमुखासन, उत्तानासन एवं पश्चिमोत्तानासन, पवनमुक्तासन समूह की क्रियाएँ।

दाँत/मसूढ़े/पायरिया/गंजापन/चेहरे की ताज़गी/झुर्रिया/ सामान्य नेत्र विकार

शीर्षासन एवं उसका समूह, सर्वांगासन, हलासन, विपरीतकरणी मुद्रा, पश्चिमोत्तानासन, शलभासन, वज्रासन (सिर के बल किए जाने वाले सभी आसन), भुजंगासन, सूर्य नमस्कार, सिंहासन एवं दृष्टि वर्धक यौगिक अभ्यासावली।

मोटापा दूर करने के लिए

ऊर्जाप्रदायक विशेष आसन एवं क्रियाएँ, सूर्य नमस्कार, शीर्षासन तथा उसका समूह, सर्वांगासन, हलासन, पवनमुक्तासन समूह की क्रियाएँ विपरीतकरणी मुद्रा एवं वे सभी आसन जो पेट सम्बंधित रोग व अजीर्णता के लिए हैं। आहार का विशेष ध्यान रखें।

फेफड़े, फुफ्फुस

शीर्षासन तथा उसका समूह, सर्वांगासन, पद्मासन, सूर्य नमस्कार, लोलासन, वीरासन, खड़े होकर किए जाने वाले आसन, चक्रासन, धनुरासन, अंतर्कुंभक के साथ सभी प्राणायाम।

स्लिप डिस्क/साइटिका/कमर, मेरुदण्ड व सर्वाइकल दर्द/ स्पॉन्डिलाइटिस

खड़े रहने की क्रिया के और पीछे झुकने वाले आसन जैसे – भुजंगासन, शलभासन, धनुरासन, उत्तानपादासन, वज्रासन, सुप्त वज्रासन, गौमुखासन, ताड़ासन, उत्कटासन, मकरासन।

शरीर की लंबाई बढ़ाने के लिए

ताड़ासन, सूर्य नमस्कार, धनुरासन, हलासन, सर्वांगासन एवं पश्चिमोत्तानासन।

लकवा (पक्षाघात) पोलियो

शलभासन, धनुरासन, मकरासन, भुजंगासन, पद्मासन, सिद्धासन, कन्धासन, हलासन, सर्वांगासन, शवासन, उज्जायी तथा नाड़ी-शोधन प्राणायाम।

सबसे अच्छा यह है कि रोगी की स्थिति देखकर किसी डॉक्टर से सलाह लेकर योग क्रिया करवाई जाए। पोलियो अधिकतर जन्म से होता है और लकवा बाल्यावस्था या उसके बाद। रोग कितना पुराना है उस हिसाब से आयुर्वेदिक औषधियों के साथ योग क्रिया ज़्यादा लाभकारी रहेंगी।

रक्त अल्पता या रक्त क्षय

शीर्षासन एवं उसका समूह, सर्वांगासन, पश्चिमोत्तानासन, सूर्य नमस्कार, उज्जायी प्राणायाम, नाड़ीशोधन प्राणायाम, कपालभाति प्राणायाम।

बवासीर (अर्श, गुदा-विकार, भगंदर)

यदि क़ब्ज़ भी है तो उसका उपाय करें। तत्पश्चात् शीर्षासन एवं उसका समूह, सर्वांगासन, हलासन, विपरीतकरणी मुद्रा, मत्स्यासन, सिंहासन, शलभासन, धनुरासन, बिना कुंभक के उज्जायी, तथा नाड़ी-शोधन प्राणायाम।

खाँसी

शीर्षासन एवं उसका समूह, सर्वांगासन, उत्तानासन, ज़ुकाम के साथ है तो सूर्य नमस्कार भी करें। पश्चिमोत्तानासन, अर्द्ध मत्स्येन्द्रासन एवं दमा रोग के भी आसन देखें।

अनिद्रा, चिंता, उन्माद, निराशा, मानसिक दुर्बलता

सूर्य नमस्कार एवं उसका समूह, सर्वांगासन, कूर्मासन, पश्चिमोत्तानासन, शशांकासन, योगमुद्रा, उत्तानासन बिना कुंभक के भस्त्रिका, नाड़ी-शोधन तथा सूर्य भेदन प्राणायाम साथ में भ्रामरी, मूर्च्छा, शीतली एवं सीतकारी प्राणायाम एवं योगनिद्रा अवश्य करें। योग द्वारा जीवन जीने की कला अवश्य पढ़ें। तथा उर्जाप्रदायक विशेष आसन एवं क्रियाएँ।

अनियमित ऋतुस्राव, मासिक धर्म, अण्डाशय व उससे संबंधित रोग

सर्वांगासन, भुजंगासन, वीरासन, वज्रासन, शशांकासन, मार्जारी आसन, योग निद्रा, नाड़ी-शोधन प्राणायाम, मूलबंध, उड्डियान बंध,विपरीतकरणी, वज्रोली मुद्रा, योनिमुद्रा एवं योग मुद्रासन।

महिलाओं के लिए

अधिक मासिक स्राव के लिए बद्ध कोणासन, जानुशीर्षासन, पश्चिमोत्तानासन, उत्तानासन एवं पवनमुक्तासन समूह की क्रियाएँ करना चाहिए एवं महिलाएं रोग विशेष के लिए संबंधित अध्याय भी देखें।

पौरुष ग्रन्थि, मूत्र-दोष (पेशाब-विकृति)

शीर्षासन तथा उसका समूह, सर्वांगासन, हलासन, शलभासन, धनुरासन, उत्तानासन, नौकासन, सुप्तवज्रासन, बद्ध कोणासन, उड्डियान, नाड़ी-शोधन।

स्वप्नदोष

शीर्षासन से सम्बंधित आसन समूह, सर्वांगासन, पश्चिमोत्तानासन, बद्ध कोणासन, मूलबंध, वज्रोली मुद्रा, योनि मुद्रा, नाड़ी-शोधन प्राणायाम (अच्छी सोच रखें) एवं रात्रि को शीतल जल से हाथ पैर धोकर सोयें एवं प्रभु ध्यान करें।

जननांग संबंधी दोष

सूर्य नमस्कार, वज्रासन, शशांकासन, उष्ट्रासन, ताड़ासन, उत्तानासन, त्रिकोणासन, योग मुद्रासन, चक्रासन, तोलांगुलासन, धनुरासन, मकरासन, वीरासन, धनुराकर्षणासन, ब्रह्मचर्यासन, मयूरासन एवं कपालभाति प्राणायाम।

गर्भावस्था

हल्के व्यायाम (यौगिक सूक्ष्म व्यायाम) पवनमुक्तासन संबंधी आसन एवं बिना कुंभक के प्राणायाम, उचित प्रशिक्षक की देख-रेख में करें।

बाँझपन

सर्वांगासन, हलासन, पश्चिमोत्तानासन, पद्मासन या सिद्धासन, चक्रासन, गरुड़ासन, वातायनासन, सभी मुद्राएँ (वज्रोली मुद्रा, योनि मुद्रा) नाड़ी-शोधन प्राणायाम, कपालभाति प्राणायाम।

निर्बल एवं कमज़ोर व्यक्तियों के लिए

प्रतिदिन प्रार्थना (भाव के साथ) एवं प्रार्थना को प्रयोगात्मक रूप से अपने जीवन में उतारें। प्राणायाम, अनुलोम विलोम कम से कम 10 से 15 मिनिट सुबह सूर्य उदय के आसपास, ध्यान योग, हल्के व्यायाम (रोग के अनुकूल) पद्मासन एवं मध्यम वर्ग के आसन। सम्पूर्ण स्वास्थ्य के टिप्स देंखे, किस महीने क्या खाये क्या न खाये अवश्य प्रयोग करें एवं गेंहू के ज्वारों का प्रयोग करें।

सौन्दर्य वृद्धि कारक आसन

ताड़ासन, व्रजासन पद्मासन, सूर्यनमस्कार, मत्स्यासन, त्रिकोणासन, मार्जारी आसन, उत्तान कूर्मासन, भुंजगासन, चक्रासन, धनुरासन, पश्चिमोत्तानासन, गोमुखासन, तिर्यक भुजंगासन, मेरु वक्रासन, सर्वंगासन, हलासन, नौकासन, पवनमुक्तासन, मर्कटआसन, अनुलोम-विलोम प्राणायाम, कपालभाति प्राणायाम, भस्त्रिका प्राणायाम, योगनिद्रा एवं ध्यान।

दुबलापन दूर करने के लिए

दुबलेपन का एक कारण वंशानुगत भी हो सकता है। दूसरा थायरॉइड, पिट्यूटरी ग्रंथि, एड्रीनल ग्लैंड्स के कार्यों में गड़बड़ी उत्पन्न होना, हॉर्मोन्स का असंतुलन, ग़लत खानपान एवं सबसे बड़ा कारण चिंता भी है।

आवश्यकता से अधिक भोजन शरीर के लिए फलदायक नहीं होता, बल्कि शरीर में दोष भी उत्पन्न करता है। भोजन को आदर दें एवं प्रसन्नतापूर्वक भोजन करें। सुयोग्य आहार लें। चिंता का त्याग कर सकारात्मक सोचें। प्रतिदिन ध्यान करें तथा दुबले व कमज़ोर व्यक्तियों के अच्छे स्वास्थ्य की प्रार्थना करें। इस प्रकार की प्रार्थना आपके शरीर को सुगठित करेगी। प्रतिदिन योग व प्राणायाम अवश्य करें।

सम्पूर्ण स्वास्थ्य के लिए

पुस्तक में दिए गए नियम एवं पवनमुक्तासन समूह के आसन शीर्षासन से सम्बंधित आसन सर्वांगासन, हलासन, विपरीतकरणी मुद्रा, पश्चिमोत्तानासन, धनुरासन, तिर्यक भुजंगासन, तिर्यक ताड़ासन, शलभासन, मार्जार आसन, मर्कट आसन, व्याघ्रासन (प्रथम प्रकार), पद्मासन, योग मुद्रा, मूलबंध, नाड़ी-शोधन प्राणायाम, वज्रोली और योनि मुद्रा, महामुद्रासन एवं कपालभाति व भस्त्रिका प्राणायाम।

नोट : समस्त योगाभ्यास की संख्या बहुत अधिक होने के कारण कई बार यह निर्णय ले पाना मुश्किल दिखता है कि कौन सा आसन करना चाहिए और कौन सा आसन नहीं करना चाहिए। यहाँ पर हमने सभी रोग/वर्ग के हिसाब से आसनों की सूची दी है। किसी योग्य शिक्षक की देख-रेख में, शरीर लोच के अनुसार, समय, रोगी और रोग की अनुकूलतानुसार, मौसम एवं अपने विवेक का प्रयोग करते हुए योगाभ्यास ध्यानपूर्वक करना चाहिए। कृपया सभी बातों का ध्यान रखें और रोगों की छुट्टी कर दें एवं आसन, प्राणायाम के साथ उनके लाभ व सावधानियों का अध्ययन अवश्य करें।

प्राणायाम करने से शरीर के सूक्ष्म कोषों के अवरोध दूर होते हैं और उनका शोधन होते हुए नाड़ियों में प्राणों का संचार एक समान होता है।

-RJT

आपका शरीर आपका है। इसे स्वस्थ रखेंगे तो यह स्वर्ग जैसी सुख-सम्पदा इसी धरती पर दे देगा।

-RJT

योग साधना प्रत्येक व्यक्ति को अपने जीवन में अपनानी चाहिए, परंतु उचित होगा कि साधक सर्वप्रथम योगाभ्यास से संबंधित सभी बातों को भलीभाँति समझ लें और फिर क्रियान्वित करें। ऐसा करने से अधिक लाभ प्राप्त होता है।

-RJT

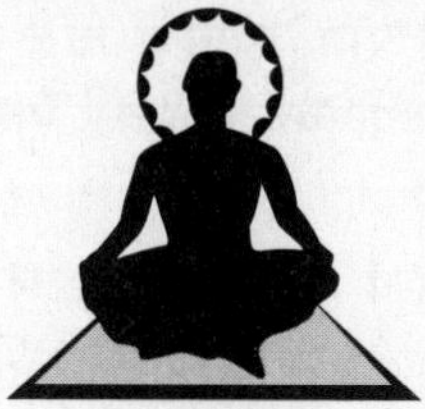

किस रोग में कौन-सा आसन न करें?

उच्च रक्तचाप/चक्कर आना/मानसिक रोग/जटिल हृदय रोगी/ गले से संबंधित पुराना रोग

शीर्षासन, हलासन, विपरीतकरणी, धनुरासन, सर्वांगासन (अधिक देर तक न करें) एवं प्रत्येक योगासन में दिए गए सावधानियों का ध्यान दें।

कानों में मवाद/स्थानांतरित चक्षुपटल से पीड़ित

उलट-पुलट वाले आसन।

अपेन्डिसाइटिस/हार्निया

पश्चिमोत्तानासन, योग मुद्रासन, पीछे मुड़ने वाले आसन मण्डूकासन जैसे अन्य आसन

स्लिप डिस्क/साइटिका/सर्वाइकल दर्द

सामने की तरफ़ झुक कर किए जाने वाले आसन।

गर्भावस्था के दौरान

उदर-प्रदेश पर किसी भी प्रकार का दबाव न पड़े ऐसे आसन ही करें। आसन करने से पूर्व योग्य शिक्षक से उचित परामर्श ज़रूर लें।

गर्भावस्था के बाद

प्रसूति के पश्चात् कम से कम तीन महीने तक कोई भी आसन न करें। इसके बाद हल्के-फुल्के सूक्ष्म व्यायाम किए जा सकते हैं।

महिलाओं के लिए

मासिक स्राव के समय कोई आसन न करें। सर्वांगासन, शीर्षासन मयूरासन जैसे आसन तो कदापि न करें।

विशेष नोट :

- ★ उच्च रक्तचाप, हृदय रोग, हार्निया वाले रोगी एवं वे सभी जो उचित अभ्यास को ढंग से क्रियान्वित नहीं कर पाते किसी योग्य योग शिक्षक की देख-रेख में ही करें।
- ★ कहीं-कहीं हमने आसनों के नीचे भी उल्लेख किया है कि वह किस रोग से सम्बंधित है अतः कृपया अभ्यास करने से पूर्व इस बात का विशेष ध्यान रखें।
- ★ वैसे तो योग के सभी आसन लाभ प्रदान करते हैं परंतु विशेष रूप से किसी रोग ग्रस्त व्यक्ति को यह जानकारी होना बेहद ज़रूरी है कि वह कौन सा आसन करे अथवा कौन सा आसन न करे। अतः योगाभ्यास प्रारंभ करने से पूर्व विवेक पूर्वक पुस्तक का अध्ययन करें।

अपने आत्मबल से वात पित्त कफ़ को संतुलित करें
वात रोग शांत करने के लिए हिंसा का त्याग करें
पित्त रोग को शांत करने के लिए भय का त्याग करें
कफ़ रोग को शांत करने के लिए चिंता का त्याग करें

-RJT

वात रोग को शांत करने के लिए करुणा भाव रखें
पित्त रोग को शांत करने के लिए क्षमा भाव रखें
कफ़ रोग को शांत करने के लिए संयम रखें

-RJT

किस बीमारी में क्या खाएँ? क्या न खाएँ?

बीमारी	क्या खाएँ, क्या पीएँ, क्या करें?	क्या न खाएँ, क्या न पीएँ, क्या न करें?
मधुमेह	**अनाजः** गेहूँ, जौ व चने की मिस्सी रोटी, चोकरयुक्त आटे की रोटी, अंकुरित अन्न एवं सुपाच्य भोजन करें। **सब्ज़ी :** सलाद, खट्टे फल, नींबू, मेथी, करेला, पालक, तुरई, शलजम, लौकी, टिण्डा, परवल, सेम, चौलाई, मूली, सहिजना की फली, मूली का साग व टमाटर का उपयोग अधिक करें। **फलः** जामुन, आँवला, संतरा, ककड़ी, मौसम्बी। **ड्रायफ्रूट्सः** कच्चा नारियल, मूँगफली के दाने, अखरोट, काजू आदि। मसाले-अदरक, सोंठ, हल्दी, लहसुन, धनिया, दालचीनी, अजमोद आदि। अन्य : सोयाबीन, दही, छाछ, मेथी दाने का सेवन करें एवं हमेशा पेट साफ़ रखें। क़ब्ज़ न होने दें।	चावल, माँसाहार, दूध का पाउडर, सिंघाड़े, घी, तेल, मक्खन, चीनी, गुड़, शहद, ग्लूकोज़, मिठाइयाँ, जैम, जैली, टॉफ़ी, चॉकलेट, आइसक्रीम, आम, केला, शीतल पेय, चाय, कॉफ़ी, रबड़ी, तिल, आलू चिप्स, घुइयाँ, चुकंदर, उड़द की दाल, पूरी, पराठे, समोसे, कचौरी, शराब, बर्फ़, ठंडा पानी, मैदे से बने आहार, मिर्च-मसाले, गरिष्ठ भोजन, आदि से बचें। भय, चिंता, अशांति को दूर रखें।
उच्च-रक्तचाप	**अनाज :** काबुली चना व अन्य चना, अंकुरित अनाज, गेहूँ-चने की मिस्सी रोटी (ख़ूब चबा-चबाकर खाएँ)। **सब्ज़ी :** परवल, अरबी, टिण्डा, तुरई, पुदीना, लौकी, गिल्की, पालक, कद्दू, चौलाई, उबली हरी सब्ज़ियाँ, अँगूर, सेब, संतरा, नाशपाती खाएँ। अपानवायु मुद्रा, शवासन या योगनिद्रा अवश्य करें।	मिर्च-मसाले, तली हुई चीज़ें, नमकीन, बासी खाना, माँसाहार, चाय, कॉफ़ी, शराब, तम्बाकू, मलाईयुक्त दूध, मक्खन, अचार, चटनी, चटपटा भोजन पूर्णतः त्याग दें। अधिक मात्रा में नमक न खाएँ एवं गरिष्ठ व उत्तेजक पदार्थों से बचें।

बीमारी	क्या खाएँ, क्या पीएँ, क्या करें?	क्या न खाएँ, क्या न पीएँ, क्या न करें?
निम्न-रक्तचाप	हल्का, सुपाच्य, पौष्टिक भोजन, सोयाबीन के व्यंजन। **वसा:** दूध, किशमिश, बादाम, मुनक्का, काजू, पिस्ता, छुहारा, घी, तिल। **फल :** अंगूर, गाजर, सेब, मीठे फल और उनका जूस। **सब्ज़ियाँ :** सभी प्रकार की सब्ज़ियाँ, सलाद, दही का रायता। प्रतिदिन 32 किशमिश रात में पानी में भिगोएँ एवं सुबह चबाकर खाएँ। उत्तेजक पेय - चाय, कॉफ़ी।	भारी, गरिष्ठ, अपौष्टिक, तले भोज्य पदार्थ, शीतल पेय, शराब, तम्बाकू एवं निम्न-रक्तचाप के समय बायाँ स्वर चल रहा हो तो तुरंत दाएँ स्वर से श्वास लेना प्रारंभ करें एवं बाईं करवट लेटकर आराम करें।
हृदयरोग	**अनाज:** चोकरयुक्त आटे की रोटी, गेहूँ का दलिया, सोयाबीन तथा सोयाबीन की वड़ी, छिलकायुक्त मूँग की दाल, अंकुरित अनाज, छिलकायुक्त देशी चना। **सब्ज़ियाँ:** लौकी का रायता, पालक, गाजर, बथुआ, मूली, टमाटर करेला, अदरक, धनिया, चौलाई, अरबी, लौकी, गिल्की, टिण्डा, परवल पुदीना, आदि। **फल:** अनानास, अनार, अँगूर, जामुन, आँवला, सेब, लीची, अमरूद, नींबू, मौसम्बी, संतरा, पपीता, केला, नारियल का पानी। **वसा:** सनफ़्लावर का तेल, सोयाबीन का तेल, सरसों का फ़िल्टर तेल, ताज़ा मीठा दही, गाय का दूध, गुड़, बादाम, पिस्ता, छाछ, कैल्शियम, सोडियम, विटामिन बी-1 युक्त आहार लें।	भारी, गरिष्ठ, मिर्च-मसालेदार भोजन, अचार, पापड़, चटनी, घी, मक्खन, वनस्पति घी, नारियल तेल, मलाई, मावा, रबड़ी, खीर, आइसक्रीम, केक, चॉकलेट, बिस्किट, पनीर, मटन, माँसाहार, शराब, कड़क चाय, कॉफ़ी, तम्बाकू, शीतल पेय।

बीमारी	क्या खाएँ, क्या पीएँ, क्या करें?	क्या न खाएँ, क्या न पीएँ, क्या न करें?
क़ब्ज़	**अनाजः** अंकुरित अनाज, गेहूँ के ज्वारों का रस, गेंहूँ, चना तथा जौ आदि की मिस्सी रोटी, दलिया, चोकर युक्त आटे की रोटी ख़ूब चबा-चबाकर खाएँ। **दालः** छिलके वाली मूँग दाल, अरहर, मिक्स दाल। हरी सब्ज़ियाँ : मेथी, पालक, ककड़ी। **फलः** केला, सेब, पपीता, अनार, गाजर, अमरूद, आम, तरबूज़, खरबूज़, नींबू एवं नारियल का पानी। लौंग या गुड़ चूसें। फलों का रस अधिक मात्रा में लें। त्रिफला चूर्ण या मेथी दाने को रात को सोते समय लें।	सिर्फ़ गेहूँ के आटे की रोटी, बासी, ठंडे, गरिष्ठ, तले-भुने व्यंजन, मिठाई, मिर्च-मसाले, मसूर दाल, चने की दाल, उड़द की दाल, अरबी, भिंडी, बैगन, प्याज़, मूली, माँसाहार एवं बार-बार पेट भर खाना अधिक चाय, कॉफ़ी पीना।
पीलिया	हल्का, सुपाच्य व ताज़ा भोजन **अनाज :** चावल, दलिया, खिचड़ी, बाजरा, जौ, गेहूँ की चोकरयुक्त रोटी, साबूदाने की खीर या सूजी की खीर। **दाल :** मूँग, मसूर, अरहर की पतली दाल। **सब्ज़ियाँः** मूली, लौकी, करेला, खीरा, पुदीना, फूलगोभी, पालक, धनिया, मेथी, परवल, गाजर टमाटर। **फलः** पपीता, तरबूज़, खरबूज़, आँवला, चीकू, खजूर, अँगूर, अनार, मौसम्बी, सेब, संतरा, पिंड खजूर। पेय पदार्थ - मलाई निकला दूध, गन्ने का रस, फलों का रस, उबला पानी। नींबू के साथ अधिक से अधिक पानी का उपयोग करें एवं नारियल पानी का भी सेवन करें।	भारी एवं गरिष्ठ व बासा भोजन, मिर्च-मसाले, नमकीन, खटाई, अचार, मैदे के व्यंजन, तेल, घी, माँसाहार, बेसन, दूध, मिठाइयाँ, हींग, अरबी, उड़द की दाल, चीनी, गुड़, चाय, कॉफ़ी, तम्बाकू, शराब एवं डिब्बाबंद भोजन।

बीमारी	क्या खाएँ, क्या पीएँ, क्या करें?	क्या न खाएँ, क्या न पीएँ, क्या न करें?
डायरिया	ओ.आर.एस. का घोल, दही, चावल, खिचड़ी, चावल का माड़, मूँग की दाल, अरारोट, मखाने, साबूदाने की खीर, छाछ, लौकी का रायता, दही की लस्सी, केला, नींबू, मौसम्बी, संतरा, अनार का रस, गन्ने का रस, पपीता, सेब।	बासी, तली, भारी, गरिष्ठ, मिर्च-मसालेदार चीज़ें, गेहूँ से बने खाद्य पदार्थ, दूध, शराब, चाय, कॉफ़ी, आलू, बैंगन, घुइयाँ, गोभी, अचार।
मलेरिया	सात्विक व सुपाच्य भोजन करें। बुखार उतरने पर साबूदाने की खीर, चावल का माड़, अँगूर, पुराने चावल का भात, सूजी की खीर, हल्का दूध, कच्चा केला, परवल, केले के फूल की सब्ज़ी का सेवन करें। गर्म पानी में नींबू एवं चीनी डालकर पिएँ। मलेरिया के मौसम में तुलसी की चार पत्तियाँ एवं चार काली मिर्च पीसकर गोली बनाकर प्रतिदिन लेने से मलेरिया की संभावना नहीं रहती।	भारी, गरिष्ठ, मिर्च-मसालेदार भोजन, माँसाहार, शराब एवं वे सभी चीज़ें जिनकी तासीर ठंडी हो।
टायफ़ॉइड (आंतरिक ज्वर)	बुखार की प्रारंभिक अवस्था में बार्ली, साबूदाना, अरारोट, पानी (फटे दूध का पानी), बिस्किट। 1 लीटर पानी में 8-10 लौंग डालकर उबाल लें फिर छानकर ठंडा कर इस पानी को पिएँ। चाय व कॉफ़ी कम मात्रा में पिएँ। आधा या एक ग्राम दालचीनी पीसकर चाशनी के साथ दिन में दो बार लेने से टायफ़ॉइड से बचा जा सकता है।	गरिष्ठ व मिर्च-मसालेदार भोजन, पेट में गैस पैदा करने वाला भोजन, खुले हुए दूषित खाद्य पदार्थ व दूषित जल का सेवन न करें।

बीमारी	क्या खाएँ, क्या पीएँ, क्या करें?	क्या न खाएँ, क्या न पीएँ, क्या न करें?
शीघ्रपतन	सुपाच्य भोजन ही करें, सफ़ेद मूसली का पाउडर रात को सोते समय दूध के साथ लें। सूखे मेवे लें। केला, सेब, जामुन एवं प्राकृतिक मीठे पदार्थ खाएँ।	क़ब्ज़ न होने दें। उत्तेजना की तासीर वाले पदार्थ न खाएँ, बुरे विचारों से बचें। देर रात तक न जागें। तेल, मिर्च-मसाले व माँसाहार त्यागें। शाम को खट्टे पदार्थ न लें
गुर्दे की पथरी व गुर्दे के रोग	गेहूँ के आटे से चोकर निकालकर बनी चपाती खाएँ। जौ से बनी चपाती, सत्तू, सहिजन (ड्रम स्टिक) की फली, ताज़े फलों का रस, करेला, ताज़ी हरी मटर, कुल्थी, शलजम, चुकंदर, पुराना कद्दू, अदरक, आम, सेब, खरबूज़, तरबूज़, पपीता, अँगूर, खीरा, नारियल का पानी, नाशपाती, गाजर। इलायची व गन्ना चूसना भी लाभदायक है। गर्म पानी थोड़ी-थोड़ी मात्रा में कई बार पीएँ।	सुपारी, गुटखा (सभी प्रकार के), देर से पचने वाले गरिष्ठ भोजन जैसे - नमकीन, चटनी, पापड़, अचार, चाय-कॉफ़ी, शराब, बीयर, सोडा, शीतल पेय, माँसाहार, पालक, बैंगन, टमाटर, मूली, जिमीकंद, प्याज़, भिंडी, चुकंदर, चावल, किशमिश, मुनक्का, ड्राईफ्रूट, दूध व दूध से बने पदार्थ, दही, पनीर, मक्खन, चॉकलेट, अधिक सोडियम वाले खाद्य पदार्थ, डबलरोटी, केक, पेस्ट्री आदि।
माइग्रेन	हल्का व सुपाच्य पौष्टिक आहार लें। दही, चावल और मिश्री मिलाकर सुबह-शाम भोजन में सेवन करें। गाय का ताज़ा घी सुबह-शाम दो से चार बूँद नाक में डालने से फ़ायदा होता है। सरसों का तेल (सात-आठ बूँद) दर्द वाले भाग की तरफ़ नाक में डालने से भी लाभ पहुँचता है। सूर्योदय के पूर्व गर्म दूध के साथ शुद्ध घी से निर्मित जलेबियाँ या रबड़ी खाएँ, नींबू का रस, चीनी मिलाकर बनाई हुई शिकंजी भोजन के बाद पीएँ। भोजन के पूर्व सुबह-शाम एक कप अंगूर का रस लें। हींग, सौंठ, सरसों का तेल, तुलसी, आदि का सेवन करें तथा ब्रह्मचर्य का यथावत पालन करें।	माँसाहार का सेवन न करें। देर से पचने वाले आहार का त्याग करें, पेशाब, छींक आदि न रोकें। देर तक न सोएँ और न जागें। अधिक खटाई, मिर्च आदि त्याग दें। बार-बार चाय-कॉफ़ी न पीएँ। तुअर की दाल, गरम मसाले एवं गरम तासीर वाली वस्तुओं का सेवन न करें।

बीमारी	क्या खाएँ, क्या पीएँ, क्या करें?	क्या न खाएँ, क्या न पीएँ, क्या न करें?
अस्थमा (दमा)	**अनाजः** सादा सुपाच्य भोजन, चोकरयुक्त आटे की रोटी, दलिया, मूँग की दाल। **सब्ज़ियाँः** उबली हुई सब्ज़ी, पालक, परवल, मेथी, शलजम, करेला, धनिया, पुदीना, टिंडे, चौलाई, सहिजन की फली, अदरक। **फल :** पपीता, चीकू, अनार, शहतूत, गाजर, केला, तरबूज़, खरबूज़, गुड़, अंगूर किशमिश, खजूर। **अन्यः** हल्दी, सेंधा नमक, छोटी इलायची, चना, लौंग, कॉफ़ी एवं सुहागा का फूल व मुलहठी को बारीक़ पीसकर गर्म पानी से लें।	मिठाई, नमकीन, मैदा, तेल, चावल, दही, अंडा, दूध, छाछ, घी, अमचूर, इमली, बासी भोजन, शराब, शीतल पेय, बर्फ़, आइसक्रीम, उड़द की दाल, बादाम, नारियल, खमीर, ठंडा पानी, भारी व गरिष्ठ भोजन, मूली, केला, तम्बाकू, एवं धूल, धुएँ आदि से बचें। कफ़ कारक कोई भी वस्तु न लें।
एनीमिया (रक्त की कमी)	गेहूँ, चना, मोंठ, मूँग की अंकुरित दाल में नीबू मिलाकर नाश्ते में लें। गुड़ के साथ मूँगफली के दाने सुबह-शाम लें। दूध और खजूर का सेवन करें एवं सोयाबीन की बड़ी खायें। पालक, सरसों, बथुआ, चौलाई, मटर, मेथी, शलजम, चुकंदर, हरा धनिया, पुदीना, टमाटर, पपीता, अंगूर, अनार, केला, अमरूद, सेब, चीकू, नींबू, अनाज, दालें, मुनक्का, किशमिश, सूखे बेर, गाजर, पिंड खजूर, मूली के पत्ते, संतरा, आँवला आदि।	भारी, गरिष्ठ, तला व मिर्च-मसालेदार भोजन, शराब, तम्बाकू, गुटखा, चाय, कॉफ़ी, शीतल पेय, नमक, माँसाहार।

मासिक धर्म की अनियमितता के लिए - क्या खाएँ, क्या पीएँ, क्या करें?

मासिक धर्म की अनियमितता में मुख्य दो समस्याएँ सामने आती हैं :

1. मासिक धर्म में रुकावट। 2. मासिक धर्म का अधिक आना।

मासिक धर्म की अनियमितता में निम्नलिखित आहार लिए जा सकते हैं :

नारियल : नारियल खाने से मासिक धर्म खुलकर आता है।

मटर : मासिक धर्म की रुकावट को दूर करता है।

तुलसी : तुलसी की जड़ को छाया में सुखाकर और पीसकर, चौथाई चम्मच पान में रखकर खाने से अनावश्यक ऋतु-स्राव बंद हो जाता है। संतुलित भोजन लें, नींबू, मौसम्बी, गर्म चाय, कॉफ़ी, गाजर, राई, सौंफ का सेवन करें।

मासिक धर्म कम करने के लिए :

अनार के सूखे छिलकों को पीसकर छान लें। इसे 1 चम्मच भरकर काफ़ी ठंडे पानी से लेने से रक्त-स्राव बंद हो जाता है। हींग का सेवन भी लाभकारी होता है।

क्या न खाएँ, क्या न पीएँ, क्या न करें? - तेल, गरिष्ठ व अधिक मिर्च-मसालेदार भोजन, अचार, मीठे पदार्थ, पॉलिश वाले चावल, माँसाहार आदि।

मोटापा (निवारण के लिए) - प्रातःकाल ख़ाली पेट प्रतिदिन आधा नींबू के रस के साथ दो गिलास पानी पीएँ। रात को ताँबे के बर्तन में पानी भरकर रखें एवं प्रातःकाल वही पानी पीएँ। भोजन में गेंहूँ का दलिया, लौकी की सब्ज़ी, गिलकी, बरबटी, पालक, कुलथी एवं सलाद का प्रयोग अधिक से अधिक करें। टमाटर का सूप, लौकी का जूस एवं छाछ का प्रयोग प्रतिदिन करें। भोजन हमेशा सादा, संतुलित एवं सुपाच्य ही करें। सुबह प्रतिदिन पैदल घूमें। नित्य रूप से हल्के व्यायाम, योगाभ्यास एवं प्राणायाम करें। मोटापा बढ़ाने वाले अंगों जैसे थायरॉइड की पूर्णतः देखभाल करें। आलस का त्याग करें। क्षमतानुसार अधिक से अधिक कार्य अवश्य करें।

क्या न खाएँ, क्या न करें, क्या न पीयें - घी, तेल से बने खाद्य पदार्थ, गरिष्ठ भोजन, मिठाई, चावल, आलू, केला, माँसाहार, शराब, चाय, शीतल पेय, दिन का विश्राम, रात्रि भोजन के तुरंत बाद सोना, सुबह देर से उठना, आलसी बने रहना, आदि कारणों का पूर्णतः त्याग करें।

नोट : उपरोक्त किस बीमारी में क्या खाएँ, क्या न खाएँ का वर्णन सामान्य रूप से किया गया है अपने शरीर के अनुरूप एवं विवेक का पूर्णतः उपयोग करें। **अधिक जानकारी या सहयोग के लिए लेखक से सम्पर्क करें।**

वात, पित्त, कफ़ के कारण सैकड़ों बीमारियों का जन्म होता है। अतः कुछ बातें यहाँ बताई जा रही हैं। इनका ध्यान रखें :

बीमारी	क्या खाएँ, क्या पीएँ, क्या करें?	क्या न खाएँ, क्या न पीएँ, क्या न करें?
वात	गाय का दूध, गाय का घी, मिश्री, अदरक, परवल, लौकी, बथुआ, चौलाई, अंगूर, पपीता, गेंहूँ की रोटी, उड़द, सरसों, पुराना चावल, गर्म पदार्थ, मीठे, खट्टे, नमकयुक्त पदार्थ, मेथीदाना, इलायची, हरड़ का सेवन करें।	कड़वे पदार्थ, तीखे पदार्थ, बासा भोजन, डिब्बाबंद फ़ास्टफ़ूड, कोल्डड्रिंक्स, चने की दाल, तले पदार्थ, चने की भाजी, मसूर की दाल, मटर, फूलगोभी, चाय, कॉफ़ी, शराब, माँसाहार, नशीले पदार्थ।
पित्त	मीठे, ठंडे पदार्थ, ठंडा पानी, सत्तू, मूँग, मसूर, गाय का दूध, गाय का घी, मीठी लस्सी, परवल, टिण्डा, ककड़ी, हरा धनिया, पोदीना, नींबू, नींबू की शिकंजी, तरबूज़, सेब, अनार, आँवला, बहेड़ा, गुलकंद, पेठा।	उड़द की दाल से बने पदार्थ, खट्टा, मीठा, गर्म तासीर वाले पदार्थ, माँसाहार, शराब कॉफ़ी, गर्म वातावरण एवं अधिक मेहनत न करें।
कफ़	पुराने गेंहूँ का आटा, मूँग, चना, मसूर, जौ की रोटी, बकरी का दूध, गाजर, सेव, तरबूज़, सूखे मेवे, सौंठ, आँवला, काली मिर्च, हल्दी, लौंग, तुलसी, गुनगुना पानी।	खट्टा, मीठा, नमकीन गरिष्ठ भोजन, बासा भोजन, नया गेंहूँ, नया चावल, घी, मक्खन, भैंस का दूध, गन्ना, आलू, बैंगन केला, अमरूद, माँसाहार, शराब का सेवन न करें।

इन सब बातों के अलावा एक बात और ध्यान रखें :

"बहुत महत्त्वपूर्ण वाक्य **होटल** → हो सके तो टल।"

किस महीने में क्या खाएँ?

प्राचीन कहावत –	क्र.	माह	खाएँ या करें
चैत चना, बैशाखे बेल,	1.	चैत्र (मार्च-अप्रैल)	चना
जेठे शयन, आषाढ़े खेल,	2.	बैसाख (अप्रैल-मई)	बेल
सावन हर्रे, भादों तिल।	3.	ज्येष्ठ (मई-जून)	शयन
कुवार मास गुड़ सेवै नित,	4.	आषाढ़ (जून-जुलाई)	खेल
कार्तिक मूली अगहन तेल,	5.	श्रावण (जुलाई-अगस्त)	हरड़
पूस करे दूध से मेल।	6.	भाद्रपद (अगस्त-सितम्बर)	तिल
माघ मास घी-खिच्चड़ खाय,	7.	आश्विन (सितम्बर-अक्टूबर)	गुड़
फागुन उठ नित प्रात नहाय।	8.	कार्तिक (अक्टूबर-नवम्बर)	मूली
	9.	मार्गशीर्ष/अगहन (नव.-दिस.)	तेल
	10.	पौष (दिसम्बर-जनवरी)	दूध
	11.	माघ (जनवरी-फरवरी)	घी-खिचड़ी
	12.	फाल्गुन (फरवरी-मार्च)	प्रातःस्नान

किस महीने में क्या न खाएँ?

प्राचीन कहावत –	क्र.	माह	न खाएँ या न करें
चैते गुड़ बैशाखे तेल,	1.	चैत्र (मार्च-अप्रैल)	गुड़
जेठ के पंथ, अषाढ़े बेल।	2.	बैसाख (अप्रैल-मई)	तेल
सावन साग, न भादों मही,	3.	ज्येष्ठ (मई-जून)	घूमना-फिरना
क्वार करेला, कातिक दही।	4.	आषाढ़ (जून-जुलाई)	बेल
अगहन जीरा, पूसै धना,	5.	श्रावण (जुलाई-अगस्त)	हरी सब्ज़ी, सत्तू
माघै मिसरी, फागुन चना।	6.	भाद्रपद (अगस्त-सितम्बर)	छाछ (मही)
जो कोई इतने परिहरै,	7.	आश्विन (सितम्बर-अक्टूबर)	करेला
ता घर बैद पैर नहिं धरै।	8.	कार्तिक (अक्टूबर-नवम्बर)	दही
	9.	मार्गशीर्ष/अगहन (नव.-दिस.)	जीरा
	10.	पौष (दिसम्बर-जनवरी)	धनिया
	11.	माघ (जनवरी-फरवरी)	मिश्री
	12.	फाल्गुन (फरवरी-मार्च)	चना

उपरोक्त वर्णन पुरानी कहावतों के अनुसार किया गया है, अतः इनका उपयोग द्रव्य, क्षेत्र, काल एवं शारीरिक परिस्थिति के अनुरूप करें।

हास्य - योग चिकित्सा

हमको सिर्फ हँसना और हँसाना है : हा-हा-हा...ही-ही-ही...हो-हो-हो-हो...

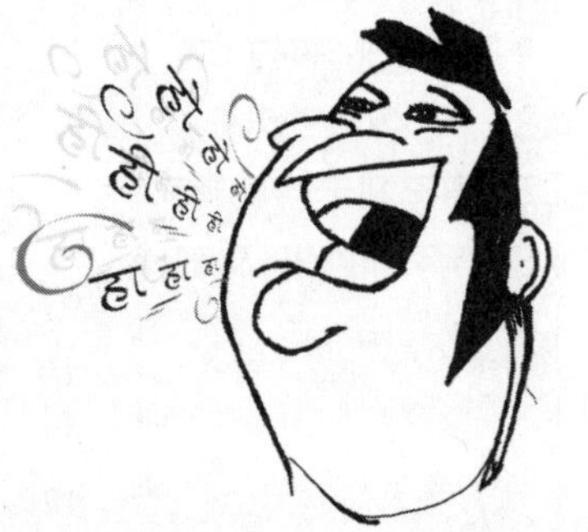

आज के जनमानस को देखकर ऐसा प्रतीत होता है कि वह हँसना ही भूल गया है जबकि हँसना शरीर व स्वास्थ्य के लिए उतना ही महत्त्वपूर्ण है जितना कि भोजन। मनुष्य धीरे-धीरे कई प्राकृतिक चीज़ें भूलता जा रहा है जिसके परिणामस्वरूप उसके अंदर कई प्रकार की विकृतियाँ आती जा रही हैं। कई व्यक्ति तो सिर्फ़ इसलिए नहीं हँसते कि कहीं कोई उन्हें 'गंभीरता रहित' (मज़ाकिया) न समझ ले। वहीं कुछ धनवान व्यक्ति या उच्च- पदाधिकारी भी स्वयं से निम्न श्रेणी के कर्मचारियों के साथ चाहते हुए भी नहीं हँसते, क्योंकि उनका विचार है कि 'यदि मैं भी इनके साथ हँसूँगा तो कहीं ये लोग मुझे अपने स्तर का न समझ लें।' यह सारी बातें निरर्थक हैं। हँसने से एक साथ कई प्रकार की बातें घटित होती हैं। पूरा परिवेश बदल जाता है, पूरा वातावरण निर्मल मन की सुगंध से सुगंधित हो जाता है। हर व्यक्ति के चेहरे पर मुस्कान छा जाती है। पूरे शरीर में एक प्रकार का कंपन होता है जिससे पूरा उदर-प्रदेश (पेट) प्रभावित होता है और पाचन-तंत्र की समस्त क्रियाएँ सुचारु रूप से काम करने लगती हैं। श्वास की गति नियंत्रित होती है जिससे निम्न रक्तचाप एवं उच्च रक्तचाप वालों को उचित लाभ मिलता है। फुफ्फुस/फेफड़ों में हवा के प्रकोष्ठ द्वारा अंतर का वातावरण निर्मल होता है। रक्त का संचार तेज़ होने से हृदय-प्रदेश की कार्यप्रणाली सुसंचारित होती है। पूरी 72,000 नाड़ियाँ खुल जाती हैं। इस कारण कई प्रकार के व्यायाम का लाभ स्वतः ही मिल जाता है। यदि आप हँसते हैं तो सामने वाला व्यक्ति भी हँसता है। आप मुस्कराते हैं तो सामने वाला व्यक्ति भी मुस्कराता है। कोई भी व्यक्ति चाहे कितना ही क्रोध में क्यों न हो, आपकी सटीक मुस्कराहट से वह भी प्रसन्नचित्त हो जाता है। कई कठिन से कठिन काम आसान हो जाते हैं। खुलकर जी भर कर हँसें - इससे जीवन में कई प्रकार की परेशानियों एवं तनावों से मुक्ति मिलती है। आपके अंदर एक नई ऊर्जा का संचार होता है। यह एक प्राकृतिक चिकित्सा है जो आपके अंदर की मनहूसियत

एवं नकारात्मकता को दूर फेंक देती है। शायद दुनिया की यही एक मात्र ऐसी क्रिया है, जिसका बिना पैसों के ही आदान-प्रदान हो सकता है। इस क्रिया को जितना बांटेंगे उतनी ही यह बढ़ती है। यह सामाजिक परिवेश को भी मज़बूती प्रदान करती है क्योंकि जब आप समूह में हँसते हैं तो आपको महसूस होता है कि आप अकेले नहीं हैं वरन् आपके साथ शिष्टाचारी लोग भी हैं। यदि आपके चेहरे पर हमेशा मुस्कराहट रहती है तो आपके कहीं भी पहुँचने पर वहाँ मौजूद लोगों के चेहरे पर मुस्कराहट आ जाती है और वहाँ का माहौल भी ख़ुशनुमा हो जाता है।

हँसने से क्रोध समाप्त होता है। आपका अहंकार स्वयं चला जाता है। लोभ और मोह दोनों का लोप हो जाता है। आपके अंदर करुणा आती है। आप क्षमा, मार्दव, आर्जव, शौच, संयम, तप, त्याग, अकिंचन और आत्म-अनुशीलन के रास्ते पर चलने को उत्कंठित हो जाते हैं। इस प्रकार से आप कहीं धार्मिकता को भी स्पर्श कर लेते हैं।

आइए, हम सब मिलकर हँसने और हँसाने को अपने जीवन का अंग बनाएँ और अपने शरीर, मन, आत्मा का ही नहीं बल्कि पड़ोस, समाज, देश व समस्त विश्व को आनंद, प्रसन्नता व निर्मलता से परिपूर्ण कर दें।

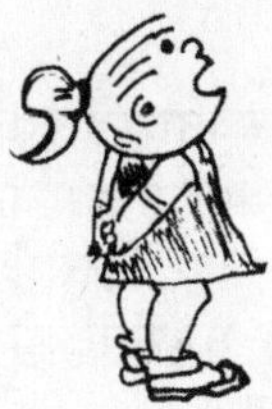

आइए अब हँसें! हा हा हा... ही ही ही... हो हो हो...।

शांति पाठ

ऊँ असतो मा सद्गमय,
तमसो मा ज्योतिर्गमय, मृर्त्योमाऽमृतंगमय।
लोकाः समस्ताः सुखिनो भवन्तु।
ऊँ त्रयम्बकं यजामहे सुगन्धिम् पुष्टिवर्धनम्।
उर्वारुकमिव बन्धनात्मृत्योर्मुक्षीयमाऽमृतात।।
ऊँ शान्तिः शान्तिः शान्तिः

उपसंहार

न धर्मस्य कर्ता न चार्थस्य हर्ता, न कामस्य भोक्ता न मोक्षस्य पाता।
नरो बुद्धिमान धीरसत्वोऽपि रोगी, यतस्तद्विनाशाद्भवेन्नैव मर्त्यः।।

कल्याणकारक

(श्री उग्रदित्याचार्य महाराज)

अर्थ : मनुष्य बुद्धिमान, द्रढ़मनस्क होने पर भी यदि रोगी हो तो वह न धर्म कर संकता हैं, न धन कमा सकता हैं, न ही काम भोग सकता है और न ही मोक्ष साध सकता है। अर्थात् वह धर्म, अर्थ, काम और मोक्ष इन चारों प्रकार के पुरुषार्थ नहीं कर सकता। जो ये चारों पुरुषार्थ नहीं कर सकता, वह मनुष्य जन्म लेने पर भी मनुष्य कहलाने योग्य नहीं हैं। क्योंकि मनुष्य जन्म की सफलता पुरुषार्थ करने में है।

सैकड़ों वर्ष पहले लिखी गई बातें हमेशा एवं प्रत्येक मनुष्य पर चरितार्थ होंगी, क्योंकि मनुष्य जन्म की सार्थकता तो उसके निरोग होने पर निर्भर है। श्री उग्रादित्याचार्य महाराज उपरोक्त श्लोक द्वारा कहते हैं कि यदि आप रोगी हैं तो पहले अपने रोग को ठीक करें और फिर चारों प्रकार के पुरुषार्थ में विवेक का उपयोग करें।

उपरोक्त बातों को प्रारुप में लाने के लिए ही इस पुस्तक की रचना हुई है। लगभग 27 वर्षों से मैं अष्टांग योग को अपने जीवन में प्रारूपित कर रहा हूँ। परन्तु एक कमी हमेशा खलती थी कि कोई ऐसी पुस्तक प्राप्त हो जाए, जिसमें अष्टांग योग के साथ उससे संबंधित सभी विषय भी हों, जिससे वह संपूर्णता को प्राप्त हो। यही चिन्तन धीरे-धीरे ईश्वर कृपा से शब्दाकिंत होता गया।

मैंने 27 वर्षों से योग विषय के संबंध में जो बारीकियाँ सीखीं एवं सिखाईं, वे सब मैं आपको इस पुस्तक के माध्यम से देने की कोशिश कर रहा हूँ। एक बात और महत्त्वपूर्ण है कि हमने इस पुस्तक में वैज्ञानिक कारण दिए, बीमारियों के हिसाब से एक सारिणी दी, आज के परिवेश को ध्यान में रखकर जीवन जीने की कला को दर्शाया। साथ ही योग क्या है, क्या करता हैं, क्या प्रदान करता है आदि ज़रूरी दृष्टिकोणों को भी इस पुस्तक में लिपिबद्ध किया। हमारा मानना है कि पाठकों को यह पुस्तक कई बार पढ़नी चाहिए और इसमें दी हुई तकनीकों एवं सिद्धांतों को विवेकपूर्वक अमल में लाना चाहिए।

हमारा उद्देश्य आपका शरीर को निरोगी रखने, सुंदरता प्राप्त कराने के साथ शारीरिक, मानसिक, भौतिक और आध्यात्मिक सुख, शांति, समृद्धि और परम आनंद प्रदान कराना है।

आप जीवन में सम्पूर्ण सम्यक्त्व स्वास्थ्य लाभ लें, यही त्रिलोक की आशा है।

इतिशुभम्

योगाचार्य राजीव जैन "त्रिलोक"

अनुक्रमणिका

B

C

D

K

L

M

T